# MENOPAUSIA **SIN** MEDICINA

"La doctora Linda Ojeda ha escrito su libro que debe ser leído por cualquier mujer que se preocupa por planificar su futuro. Se podría describir *Menopausia Sin Medicina* como una 'biblia del bienestar'. Le da a la mujer una fotografía global de su cuerpo y cómo asegurar que trabaje a su máxima capacidad. Igual que la menstruación marca el comienzo del ciclo reproductivo de la mujer, la menopausia se debe ver como la culminación, no un final amargo".

— *Whole Life Times*

"*Menopausia Sin Medicina* es más que otro vistazo a los síntomas: indaga las creencias fundamentales y los conceptos sobre el envejecimiento que pueden ser contraproducentes, y presenta sugerencias y programas designados a combatir y minimizar la depresión y el estrés asociados con la menopausia".

— *The Midwest Book Review*

"Ejemplificando actitudes recientes y mejor informadas sobre la menopausia, Ojeda mira esta materia como parte de la evolución natural del cuerpo de la mujer, no como una condición que hay que tratar o enmascarar. Ella cree además que la menopausia no es el término de la condición de mujer, sino el nacimiento de una nueva etapa en la vida. Por lo tanto, ella se enfoca en el bienestar, recomendando formas naturales—incluyendo modificaciones dietéticas, vitaminas, ejercicios, y cambios en actitudes—para sobrellevar los cambios corporales durante la menopausia. También llena el libro de apéndices, gráficas, recetas, y sugerencias de recursos disponibles. Estos, combinados con el tono accesible, afirmante y *femenino* de su escritura, hacen de éste un recurso muy provechoso".

— *Booklist*

Una Selección del Doubleday Health Bookclub

Hunter House se encuentra en las fases iniciales de editar, en español, unos libros selectos sobre la salud, la familia y temas comunitarios. Todavía nuestros procedimientos y controles están en desarrollo, a la medida que aprendemos más sobre cómo publicar en español. Si usted encuentra cualquier error en este libro, o tiene comentarios y sugerencias, tenga la bondad de mandarlos por fax a +1-510-865-4295 ó por correo electrónico a editorial@hunterhouse.com. Muchas gracias.

## PARA PEDIR LIBROS

Las librerías especializadas en los Estados Unidos y Canadá pueden comunicarse con:

Publishers Group West
1700 Fourth Street, Berkeley, CA 94710
Teléfono: (800) 788-3123    Fax: (510) 528-3444

Los libros de Hunter House se venden a descuento cuando se usan como libros de texto; a las organizaciones competentes de la comunidad, el gobierno, y de cuidado médico; y para las promociones especiales y la recaudación de fondos. Para más detalles, por favor comuníquese con:

Special Sales Department
Hunter House Inc., P.O. Box 2914, Alameda, CA 94501-0914
Teléfono: (510) 865-5282    Fax (510) 865-4295
e-mail: ordering@hunterhouse.com

Los individuos pueden pedir nuestros libros de casi cualquier librería, por llamar a **(800) 266-5592**, ó por visitar nuestro sitio web **www.hunterhouse.com**

# MENOPAUSIA
# SIN MEDICINA

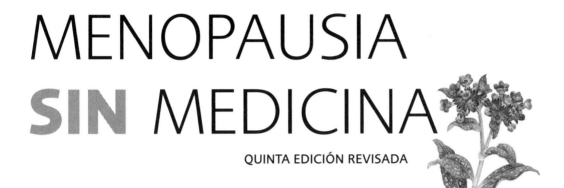

QUINTA EDICIÓN REVISADA

- SIÉNTASE SANO
- LUZCA MÁS JOVEN
- VIVA MUCHOS AÑOS

## LINDA OJEDA, PH.D.

PRÓLOGO POR JEFFREY S. BLAND, PH.D.

Hunter House PUBLISHERS

Hunter House Inc., Publishers
PO Box 2914
Alameda CA 94501-0914

*Library of Congress Cataloging-in-Publication Data*

Ojeda, Linda.

Menopause without medicine. Spanish
Menopausia sin medicina : sientase sano -- luzca mas joven -- viva muchos anos / Linda
Ojeda ; prologo por Jeffrey S. Bland.
p. cm.
Summary: "Resource on non-medical approaches to menopause for Spanish-spcakng women"--Provided by publisher.
Includes index.
ISBN-13: 978-0-89793-456-5 (pbk.) – ISBN-10: 0-89793-456-3 (pbk.)
1. Menopause. 2. Menopause--Alternative treatment. I. Title.

RG186.032518 2005
618.1'75--dc22                                                                                    2005013623

### Créditos

Diseño de Cubierta: Peri Poloni, Knockout Books
Diseño del Libro: Brian Dittmar Graphic Design
Producción del Libro: Stefanie Gold
Traductora y Corrector de Pruebas: Flor Rivas
Correctora del Manuscrito y de la Traducción: Ellen Rosenzweig
Indexación: Flor Rivas
Editora de Adquisiciones: Jeanne Brondino
Redactora: Alexandra Mummery
Publicista: Jillian Steinberger
Gerente del Servicio al Cliente: Christina Sverdrup
Cumplimento de Pedidos: Washul Lakdhon
Administradora: Theresa Nelson
Apoyo de Computerización: Peter Eichelberger
Director: Kiran S. Rana

Manufacturado en Canada por Transcontinental Printing / Printed in Canada

9  8  7  6  5  4  3  2  1            Quinta Edición            06  07  08  09  10

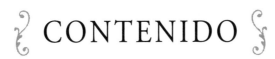

# CONTENIDO

Lista de Ilustraciones . . . . . . . . . . . . . . . . . . . . . . . . . . x

Agradecimientos . . . . . . . . . . . . . . . . . . . . . . . . . . . . .xi

Prologo . . . . . . . . . . . . . . . . . . . . . . . . . . . . . . . . .xiii

Introducción . . . . . . . . . . . . . . . . . . . . . . . . . . . . . . 1
   Un Poco De Historia Personal . . . . . . . . . . . . . . . . . . . . . 2
   Las Mujeres Tienen Opciones . . . . . . . . . . . . . . . . . . . . . 4

**PARTE I: LA MENOPAUSIA: SÍNTOMAS Y REMEDIOS** . . . . . . . 11

**Capítulo 1 ◉ Menopausia: La Realidad** . . . . . . . . . . . . . 12
   Lo que las Mujeres Realmente Piensan sobre la Menopausia. . . . . . . . . 14
   La Menopausia es un Gran Negocio . . . . . . . . . . . . . . . . . . . 15
   La Gama de Síntomas . . . . . . . . . . . . . . . . . . . . . . . . . 16
   Tipos de Personalidades . . . . . . . . . . . . . . . . . . . . . . . 18
   Crear Una Actitud Positiva . . . . . . . . . . . . . . . . . . . . . . 20
   Cómo se Define la Menopausia . . . . . . . . . . . . . . . . . . . . . 22
   ¿Cuándo Comenzará? . . . . . . . . . . . . . . . . . . . . . . . . . 22
   ¿Quién Experimenta los Síntomas? . . . . . . . . . . . . . . . . . . . 26
   El Ciclo Menstrual. . . . . . . . . . . . . . . . . . . . . . . . . . . 28
   Los Cambios durante la Menopausia. . . . . . . . . . . . . . . . . . . 30
   Los Cambios Fisiológicos Después de la Menopausia . . . . . . . . . . . 32
   Cómo Diagnosticar la Perimenopausia. . . . . . . . . . . . . . . . . . 34

**Capítulo 2 ◉ Las Hormonas: Disipando la Confusión** . . . . . . 36
   Una Breve Historia de la TRH . . . . . . . . . . . . . . . . . . . . . 37
   Un Vistazo Más Cercano al Estudio WHI. . . . . . . . . . . . . . . . . 38
   Los Estrógenos . . . . . . . . . . . . . . . . . . . . . . . . . . . . 40
   La Progesterona . . . . . . . . . . . . . . . . . . . . . . . . . . . 46
   La Testosterona. . . . . . . . . . . . . . . . . . . . . . . . . . . . 52
   La DHEA y la DHEA-S . . . . . . . . . . . . . . . . . . . . . . . . . 53
   Verificar sus Niveles Hormonales . . . . . . . . . . . . . . . . . . . 55
   El Farmacéutico Formulador, su Médico y Usted . . . . . . . . . . . . . 56
   En Conclusión. . . . . . . . . . . . . . . . . . . . . . . . . . . . . 57

**Capítulo 3 ◉ Los Sofocos.** . . . . . . . . . . . . . . . . . . . . 58
   ¿Cuál es la Causa de los Sofocos?. . . . . . . . . . . . . . . . . . . 59
   ¿Quien Tendrá los Sofocos? . . . . . . . . . . . . . . . . . . . . . . 59

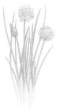

Tratamientos Naturales para los Sofocos . . . . . . . . . . . . . . . . . . . . . 60

Las Hormonas Bioidénticas Reducen los Sofocos . . . . . . . . . . . . . . . 71

¿Por Dónde Empiezo? . . . . . . . . . . . . . . . . . . . . . . . . . . . . . . . . . . 72

**Capítulo 4 ⊚ El Cansancio** . . . . . . . . . . . . . . . . . . . . . **73**

El Azúcar Bajo en la Sangre (la Hipoglucemia) . . . . . . . . . . . . . . . . 74

La Anemia . . . . . . . . . . . . . . . . . . . . . . . . . . . . . . . . . . . . . . . . . . 84

El Hipotiroidismo . . . . . . . . . . . . . . . . . . . . . . . . . . . . . . . . . . . . . 87

Las Glándulas Suprarrenales Cansadas . . . . . . . . . . . . . . . . . . . . . 91

La Inversión de Cobre y Cinc . . . . . . . . . . . . . . . . . . . . . . . . . . . . 92

Hierbas para Combatir el Cansancio . . . . . . . . . . . . . . . . . . . . . . . 94

Trazando Metas Realistas . . . . . . . . . . . . . . . . . . . . . . . . . . . . . . . 95

**Capítulo 5 ⊚ Los Cambios Sexuales** . . . . . . . . . . . . . . . . . . **96**

El Sexo: Más que Hormonas . . . . . . . . . . . . . . . . . . . . . . . . . . . . . 97

¿Está Todo en su Cabeza? . . . . . . . . . . . . . . . . . . . . . . . . . . . . . . 98

Los Cambios Físicos . . . . . . . . . . . . . . . . . . . . . . . . . . . . . . . . . . . 99

Un Equilibrio en los Niveles Hormonales, para la Salud Sexual . . . . . . . 101

Los Remedios Naturales para la Sequedad Vaginal . . . . . . . . . . . . . 104

Los Remedios Naturales contra las Infecciones de la Vejiga y la Vagina . . 106

Ejercicios para Enriquecer su Vida Sexual . . . . . . . . . . . . . . . . . . . 110

Un Cuerpo Sano para una Sana Vida Sexual . . . . . . . . . . . . . . . . . 111

**Capítulo 6 ⊚ Depresión, Cambios de Humor y Pérdida**

**de Memoria** . . . . . . . . . . . . . . . . . . . . . . . . . . . . . . . . . **115**

¿Causas Internas o Externas? . . . . . . . . . . . . . . . . . . . . . . . . . . . . 115

El Impacto de las Hormonas en las Funciones del Cerebro . . . . . . . . . 117

La Depresión Clínica versus el Desaliento . . . . . . . . . . . . . . . . . . . 119

La Depresión por Asuntos No Resueltos . . . . . . . . . . . . . . . . . . . . 120

La Nutrición y las Emociones . . . . . . . . . . . . . . . . . . . . . . . . . . . . 122

Los Efectos Emocionales de Ciertos Nutrientes . . . . . . . . . . . . . . . . 126

La Dieta y el Ejercicio Estimulan la Memoria . . . . . . . . . . . . . . . . . 130

Los Remedios Herbales . . . . . . . . . . . . . . . . . . . . . . . . . . . . . . . . 132

**Capítulo 7 ⊚ La Osteoporosis** . . . . . . . . . . . . . . . . . . . . . . **134**

El Diagnóstico de la Osteoporosis . . . . . . . . . . . . . . . . . . . . . . . . 136

Examinarse los Huesos . . . . . . . . . . . . . . . . . . . . . . . . . . . . . . . . 137

¿Quien Está en Riesgo? . . . . . . . . . . . . . . . . . . . . . . . . . . . . . . . . 139

El Valor del Ejercicio . . . . . . . . . . . . . . . . . . . . . . . . . . . . . . . . . . 146

El Valor de las Hormonas . . . . . . . . . . . . . . . . . . . . . . . . . . . . . . 149

Los Fármacos No Hormonales . . . . . . . . . . . . . . . . . . . . . . . . . . . 152

¿El Mercadeo del Temor? . . . . . . . . . . . . . . . . . . . . . . . . . . . . . . 152

El Valor del Calcio . . . . . . . . . . . . . . . . . . . . . . . . . . . . . . . . . . . . 153

Los Nutrientes Beneficiosos para los Huesos . . . . . . . . . . . . . . . . . 156

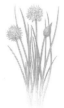

**Capítulo 8** ◉ **Sangrado, Dolores Menstruales, SPM,**
**Enfermedades de los Senos, Insomnio, Artritis – y**
**la Buena Vida** . . . . . . . . . . . . . . . . . . . . . . . . **162**

El Sangrado Fuerte (Menorragia) . . . . . . . . . . . . . . . . . . . . . . 163
Los Dolores de Ovario . . . . . . . . . . . . . . . . . . . . . . . . . . . 166
El Síndrome Premenstrual (SPM) . . . . . . . . . . . . . . . . . . . . . 167
La Enfermedad Fibroquística de la Mama . . . . . . . . . . . . . . . . 171
El Insomnio . . . . . . . . . . . . . . . . . . . . . . . . . . . . . . . . . 173
El Dolor en las Coyunturas y la Artritis . . . . . . . . . . . . . . . . . 177

**PARTE II: PREPARANDOSE PARA LOS AÑOS VENIDEROS . . . 187**

**Capítulo 9** ◉ **La Cardiopatía** . . . . . . . . . . . . . . . . . . . **188**

¿Qué es la Cardiopatía? . . . . . . . . . . . . . . . . . . . . . . . . . . 189
Las Hormonas y el Corazón . . . . . . . . . . . . . . . . . . . . . . . . 189
Los Factores de Riesgo para la Cardiopatía . . . . . . . . . . . . . . 191
El Papel del Colesterol . . . . . . . . . . . . . . . . . . . . . . . . . . . 198
Los Componentes Tóxicos en la Sangre . . . . . . . . . . . . . . . . 200
Una Dieta para un Corazón Saludable . . . . . . . . . . . . . . . . . 202
Los Antioxidantes . . . . . . . . . . . . . . . . . . . . . . . . . . . . . 212
Las Vitaminas B . . . . . . . . . . . . . . . . . . . . . . . . . . . . . . 215
La Coenzima Q10 . . . . . . . . . . . . . . . . . . . . . . . . . . . . . 216

**Capítulo 10** ◉ **El Cáncer Mamario** . . . . . . . . . . . . . . . . **220**

Los Riesgos de la TRH Convencional . . . . . . . . . . . . . . . . . . 220
La Esperanza de la TRH Natural . . . . . . . . . . . . . . . . . . . . . 222
Los Factores de Riesgo . . . . . . . . . . . . . . . . . . . . . . . . . . 224
La Dieta . . . . . . . . . . . . . . . . . . . . . . . . . . . . . . . . . . . 225
El Ejercicio . . . . . . . . . . . . . . . . . . . . . . . . . . . . . . . . . 236
Las Emociones . . . . . . . . . . . . . . . . . . . . . . . . . . . . . . . 236
Los Carcinógenos Potenciales . . . . . . . . . . . . . . . . . . . . . . 237
Los Exámenes Preventivos . . . . . . . . . . . . . . . . . . . . . . . . 237

**Capítulo 11** ◉ **Más Allá de la Superficie** . . . . . . . . . . . . **239**

La Anatomía Básica de la Piel . . . . . . . . . . . . . . . . . . . . . . 240
La Piel Cambia con la Edad . . . . . . . . . . . . . . . . . . . . . . . . 241
Las Hormonas . . . . . . . . . . . . . . . . . . . . . . . . . . . . . . . 242
El Cuidado de la Piel desde Adentro . . . . . . . . . . . . . . . . . . 243
Mantener la Piel Saludable por Dentro y por Fuera . . . . . . . . . 244
Un Régimen Básico del Cuidado de la Piel . . . . . . . . . . . . . . 248
El Cuidado del Resto del Cuerpo . . . . . . . . . . . . . . . . . . . . 250
El Cuidado del Cabello . . . . . . . . . . . . . . . . . . . . . . . . . . 251

**Capítulo 12** ◉ **El Control del Peso** . . . . . . . . . . . . . . . . **254**

La Mayoría de las Dietas no Funcionan . . . . . . . . . . . . . . . . . 255

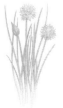

La Actitud Apropiada . . . . . . . . . . . . . . . . . . . . . . . . . . . . . . . . 258
El Vínculo entre el Estrés y la Gordura . . . . . . . . . . . . . . . . . . . 259
Evaluar Sus Hábitos de Alimentación . . . . . . . . . . . . . . . . . . . 262
¿La Grasa es la Única Culpable? . . . . . . . . . . . . . . . . . . . . . . . 265
¿Usted Sigue una Dieta Incorrecta? . . . . . . . . . . . . . . . . . . . . 267
Los Pequeños Cambios del Estilo de Vida Hacen Grandes Diferencias . . 268
El Ejercicio es Imprescindible . . . . . . . . . . . . . . . . . . . . . . . . . 268
Unas Sugerencias Más . . . . . . . . . . . . . . . . . . . . . . . . . . . . . . 269

**Capítulo 13** ⊚ **El Ejercicio Para Toda la Vida** . . . . . . . . . . **271**
Los Ejercicios Aeróbicos . . . . . . . . . . . . . . . . . . . . . . . . . . . . . 273
Cómo Fortalecer los Músculos . . . . . . . . . . . . . . . . . . . . . . . . 277
La Flexibilidad . . . . . . . . . . . . . . . . . . . . . . . . . . . . . . . . . . . . 278
El Resultado Final . . . . . . . . . . . . . . . . . . . . . . . . . . . . . . . . . 279

**PARTE III: LA NUTRICIÓN PARA TODA LA VIDA: UNA GUÍA PARA LA MUJER** . . . . . . . . . . . . . . . . . . . . . . . . . . . . . **281**

**Capítulo 14** ⊚ **La Formación de Nuevos Hábitos Alimenticios** . . . . . . . . . . . . . . . . . . . . . . . . . . . . . . . **282**
La Dieta y La Enfermedad . . . . . . . . . . . . . . . . . . . . . . . . . . . 283
¿Qué Come la Gente Sana? . . . . . . . . . . . . . . . . . . . . . . . . . . 285
¿Suplementos? ¡Si! . . . . . . . . . . . . . . . . . . . . . . . . . . . . . . . . 289

**Capítulo 15** ⊚ **Acentuar lo Positivo** . . . . . . . . . . . . . . . . . **293**
La Proteína . . . . . . . . . . . . . . . . . . . . . . . . . . . . . . . . . . . . . . 293
Los Carbohidratos . . . . . . . . . . . . . . . . . . . . . . . . . . . . . . . . . 297
La Fibra . . . . . . . . . . . . . . . . . . . . . . . . . . . . . . . . . . . . . . . . 299
La Grasa . . . . . . . . . . . . . . . . . . . . . . . . . . . . . . . . . . . . . . . 301
Las Maravillas de la Soja . . . . . . . . . . . . . . . . . . . . . . . . . . . . 303
El Agua . . . . . . . . . . . . . . . . . . . . . . . . . . . . . . . . . . . . . . . . 311

**Capítulo 16** ⊚ **Elimine lo Negativo** . . . . . . . . . . . . . . . . . **313**
Los Aditivos No Alimenticios . . . . . . . . . . . . . . . . . . . . . . . . . 313
El Azúcar . . . . . . . . . . . . . . . . . . . . . . . . . . . . . . . . . . . . . . . 315
La Sal . . . . . . . . . . . . . . . . . . . . . . . . . . . . . . . . . . . . . . . . . 318
La Cafeína . . . . . . . . . . . . . . . . . . . . . . . . . . . . . . . . . . . . . . 319
El Alcohol . . . . . . . . . . . . . . . . . . . . . . . . . . . . . . . . . . . . . . 321
Los Cigarrillos . . . . . . . . . . . . . . . . . . . . . . . . . . . . . . . . . . . 322

**Capítulo 17** ⊚ **Poner Su Dieta en Acción** . . . . . . . . . . . . . **324**
Su Salud en Gráficas . . . . . . . . . . . . . . . . . . . . . . . . . . . . . . . 324
¿Está Privando su Cuerpo de Nutrientes? . . . . . . . . . . . . . . . . 326
Cómo Interpretar su Cuerpo . . . . . . . . . . . . . . . . . . . . . . . . . 328
Comer para Vivir . . . . . . . . . . . . . . . . . . . . . . . . . . . . . . . . . 331

**Capítulo 18** ◉ **Su Programa de Suplementos** . . . . . . . . . . **332**

    La Seguridad de los Nutrientes . . . . . . . . . . . . . . . . . . . . . . . . 333

    Comprador, Tenga Cuidado . . . . . . . . . . . . . . . . . . . . . . . . . 334

    Natural versus Sintético . . . . . . . . . . . . . . . . . . . . . . . . . . . . 334

    ¿De Marca o Genérico? . . . . . . . . . . . . . . . . . . . . . . . . . . . . 335

    La Declaración de Disolución . . . . . . . . . . . . . . . . . . . . . . . . 335

    Las Fechas de Vencimiento . . . . . . . . . . . . . . . . . . . . . . . . . 336

    Proceda Lentamente . . . . . . . . . . . . . . . . . . . . . . . . . . . . . . 336

**Apéndice A** ◉ **Una Formula Básica de Nutrientes
para la Mujer** . . . . . . . . . . . . . . . . . . . . . . . . . . **340**

**Apéndice B** ◉ **Síntomas de Deficiencias Nutritivas** . . . . . . . **342**

**Apéndice C** ◉ **Guía de los Nutrientes Principales** . . . . . . . . **344**

    Vitamina A . . . . . . . . . . . . . . . . . . . . . . . . . . . . . . . . . . . . 344

    Vitamina B-1: Tiamina . . . . . . . . . . . . . . . . . . . . . . . . . . . . . 344

    Vitamina B-2: Riboflavina . . . . . . . . . . . . . . . . . . . . . . . . . . 344

    Vitamina B-3: Niacina/Niacinamida . . . . . . . . . . . . . . . . . . . . 344

    Vitamina B-5: Ácido Pantoténico . . . . . . . . . . . . . . . . . . . . . . 344

    Vitamina B-6: Piridoxina . . . . . . . . . . . . . . . . . . . . . . . . . . . 344

    Vitamina C . . . . . . . . . . . . . . . . . . . . . . . . . . . . . . . . . . . . 345

    Vitamina D . . . . . . . . . . . . . . . . . . . . . . . . . . . . . . . . . . . . 345

    Vitamina E . . . . . . . . . . . . . . . . . . . . . . . . . . . . . . . . . . . . 345

    Vitamina K . . . . . . . . . . . . . . . . . . . . . . . . . . . . . . . . . . . . 345

    Ácido Fólico . . . . . . . . . . . . . . . . . . . . . . . . . . . . . . . . . . . 345

    Calcio . . . . . . . . . . . . . . . . . . . . . . . . . . . . . . . . . . . . . . . 345

    Cinc . . . . . . . . . . . . . . . . . . . . . . . . . . . . . . . . . . . . . . . . 346

    Hierro . . . . . . . . . . . . . . . . . . . . . . . . . . . . . . . . . . . . . . . 346

    Magnesio . . . . . . . . . . . . . . . . . . . . . . . . . . . . . . . . . . . . . 346

    Potasio . . . . . . . . . . . . . . . . . . . . . . . . . . . . . . . . . . . . . . 346

    Selenio . . . . . . . . . . . . . . . . . . . . . . . . . . . . . . . . . . . . . . 346

**Apéndice D** ◉ **Ejercicios Fortificantes para las Mujeres** . . . **347**

**Notas Finales** . . . . . . . . . . . . . . . . . . . . . . . . . . . **356**

**Glosario** . . . . . . . . . . . . . . . . . . . . . . . . . . . . . . **371**

**Recursos** . . . . . . . . . . . . . . . . . . . . . . . . . . . . . . **375**

**Índice** . . . . . . . . . . . . . . . . . . . . . . . . . . . . . . . . **379**

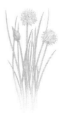

# LISTA DE ILUSTRACIONES

**Figura 1**. Glándulas y órganos en el cuerpo femenino . . . . . . . . . . . . . . 23
**Figura 2.** El ciclo menstrual . . . . . . . . . . . . . . . . . . . . . . . . . . . . . 29
**Figura 3.** Niveles de hormonas en el ciclo menstrual . . . . . . . . . . . . . . 30
**Figura 4.** Ciclos menstruales premenopáusicos . . . . . . . . . . . . . . . . . . 31
**Figura 5.** Variación en las necesidades energéticas de la mujer . . . . . . . . 255
**Figura 6.** El ritmo de su corazón . . . . . . . . . . . . . . . . . . . . . . . . . . 276
**Figura 7.** Sugerencias dieteticas revisadas . . . . . . . . . . . . . . . . . . . . . 286
**Figura 8.** Plan revisado de los "cuatro básicos" . . . . . . . . . . . . . . . . . . 287

A lo largo del texto, los números súperescritos se refieren a las Notas Finales, las cuáles se encuentran al final del libro.

Los términos médicos y de salud más usados en el texto se definen en detalle en el Glosario.

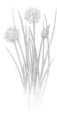

# AGRADECIMIENTOS

Escribir un libro no es un empeño solitario. Son muchas las personas que han contribuido a que este trabajo sea más que una colección de ideas y hechos. El personal de Hunter House ha reunido sus talentos y habilidades para ayudarme a producir algo que no hubiera podido lograr sola. Ha sido un verdadero placer trabajar con ellos, desde la primera edición hasta esta extensa quinta edición.

Quisiera expresar mi sincero agradecimiento a mi editora Kelley Blewster, por su atención a los detalles, su exactitud, su perspicacia, sus ideas originales, y sus anécdotas útiles. Le agradezco a Jeanne Brondino, amiga y diplomática, por su compresión y por ponerme en el camino correcto, aun antes de comenzar a escribir. Estoy muy agradecida a Alex Mummery por sus habilidades editoriales, organizacionales y (lo más importante) de computación en esta edición y la anterior. Mi apreciación sigue para el personal de Hunter House—Christina Sverdrup, Jillian Steinberger y Lakdhon Lama—por ayudar a hacer de esta edición actualizada un trabajo por la cuál todos podemos estar orgullosos.

Y finalmente, gracias a mi director y querido amigo, Kiran Rana, quien creyó en mi mensaje mucho antes de que éste estuviera de moda.

Estoy en deuda al personal de Professional Compounding Pharmacists of America (PCCA) por permitirme asistir a su simposio sobre la TRH en Houston, Texas. Los médicos, farmacéuticos, investigadores y organizadores me facilitaron una gran cantidad de información que me ahorró mucho tiempo y energía, mientras aprendí sobre las hormonas naturales. El doctor Mark González, farmacéutico y propietario de Med Specialties Compounding Pharmacy en Yorba Linda, California, continúa manteniendome al tanto de las nuevas investigaciones.

Menciones honoríficas a mi familia, Roland, Jillian, Erik, Joey y Jill; mi hermana Carol y mi hermano Ken; mis amigos Karan, Marilyn, Linda y Ursula, quienes me escucharon con esmero y apoyaron mis esfuerzos a lo largo del proceso (a veces agotador) de escribir.

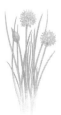

*A mi esposo, Roland*

## ➣ Nota Importante ➢

El material en este libro tiene por objeto evaluar unas terapias naturales. Todo esfuerzo se ha hecho para que la información sea precisa y fiable. Sin embargo, algunos profesionales en la materia pueden tener diferentes opiniones, y hay cambios constantemente. Se debe emprender cualquiera de los tratamientos aquí expuestos solamente bajo la supervisión de un profesional autorizado de la salud. La autora, los colaboradores, los redactores, los editores y los expertos citados en este libro no tienen responsabilidad por cualquier error, omisión, desacuerdo profesional, material anticuado o efecto adverso que pudiera derivarse del uso de cualquiera de los tratamientos o recursos de información mencionados en este libro, sea en un programa de autoayuda o bajo la atención de un profesional autorizado.

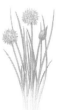

# PROLOGO

En la última década, se ha producido una revolución virtual en el campo de la bioquímica clínica aplicada. Esto se debe a que hemos reconocido con mayor claridad el importante papel que cumple la nutrición en la salud. El libro que tiene en sus manos, *Menopausia Sin Medicina,* es tanto un testimonio como un agente de dicha revolución.

En el pasado, consideramos que la herencia genética era el factor determinante de la salud humana. Sin embargo, en años recientes hemos aprendido mucho más sobre la forma en que los alimentos regulan la biología humana. Aunque los genes determinan nuestra predisposición a ciertos problemas, las condiciones alimenticias y nuestros hábitos y estilo de vida modifican el riesgo genético. De hecho, es posible que estos factores sean *más* determinantes que nuestros genes en el estado de salud durante las mediana y tercera edades.

Por eso, creo que es vital que todo el mundo entienda las bases de la alimentación apropiada y el papel importante que ésta cumple en el proceso de envejecer.

*Menopausia Sin Medicina* es una guía muy completa y bien documentada para las mujeres que se aproximan o han llegado a la menopausia. Este libro les ofrece un programa para facilitar la transición, y también presenta unos regímenes alimenticios específicos para remediar los síntomas más comunes de la menopausia. La doctora Ojeda aborda los importantes problemas físicos asociados con la menopausia: los sofocos repentinos, la sequedad vaginal y la osteoporosis. Los explica en términos fáciles de comprender y propone sensatas recomendaciones alimenticias y de estilo de vida para contrarrestarlos o reducirlos al mínimo.

Nuestra sociedad, enfocada en la juventud, tiene que llegar a entender que la vejez no es una enfermedad. Los problemas asociados con el envejecimiento y la menopausia *no* son inevitables. La doctora Ojeda pone el énfasis apropiado en la necesidad de preparar el cuerpo durante la juventud, para que los síntomas posteriores sean mínimos. Dado que la autora ha evaluado cuidadosamente muchos estudios científicos y clínicos, y ha reunido en su libro lo mejor de lo que actualmente sabemos acerca del alivio de los síntomas de la menopausia, la información contenida en *Menopausia Sin Medicina* resultará valiosa para todas las mujeres.

Igualmente importante es la actitud de la autora, que considera que todas las mujeres deben cuidar de su salud en todos los frentes: físico, mental y emocional. Su libro va más allá de los aspectos físicos para analizar los efectos de las actitudes culturales y las emociones relacionadas con la menopausia. Al escribir sobre temas como la imagen de si misma, la belleza, la sexualidad y la depresión, la doctora

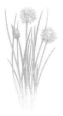

Ojeda aborda las verdaderas preocupaciones de las mujeres que desean afrontar positivamente todos los cambios que acompañan el climaterio.

Tal vez lo más importante sea que el objetivo de la doctora Ojeda, al escribir este libro, es capacitar a las mujeres que inician una nueva fase, ofrecerles esperanzas y un mayor control sobre sus vidas. Creo que *Menopausia Sin Medicina* es un libro que puede ayudar a la mayoría de las mujeres en sus empeños a lograr la buena salud, y seguramente ayudará a todas las mujeres a prepararse para asumir la menopausia con comprensión, confianza, serenidad e incluso, ojalá, con alegría.

— Jeffrey S. Bland, Ph.D.
Fundador y presidente ejecutivo de HealthComm International, Inc
Autor de *Nutraerobics, Your Health under Siege, The 20-Day Rejuvenation Diet Program,* y *Genetic Nutrioneering*

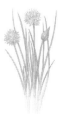

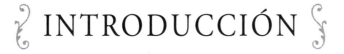

# INTRODUCCIÓN

Nunca diga que nunca. Después de escribir la cuarta edición de *Menopausia Sin Medicina*, juré que sería la última. Había pasado por la menopausia yo misma, había experimentado cada fase públicamente y estaba lista para pasar a nuevos retos. Completamente convencida, le dije a mi editor que no regresaría a esta materia, que no tenía nada más que añadir, ni nada más que contribuir. Entonces, en medio de una remodelación capital de mi casa y algunos problemas personales, algo pasó que cambió mi parecer. Los encabezados de los periódicos reportaron que la terapia de reemplazo de hormonas (TRH) incrementaba el riesgo de la cardiopatía y del cáncer mamario. Las mujeres y sus médicos entraron en pánico, tirando a la basura las píldoras que sólo el día anterior habían prometido aliviar sus sofocos, proteger sus corazones y fortalecer sus huesos. No podía entender la conmoción, especialmente entre la comunidad médica. Durante décadas se había publicado evidencia de los daños causados por algunos tipos de la TRH. Por 13 años, yo personalmente había advertido a las mujeres en ediciones previas a este libro. Pero ahora muchos investigadores, científicos y clínicos han denunciado tal preparación de hormonas, que se quitó abruptamente del mercado, aconsejando a las mujeres a que busquen alternativas. (No se condenan todas las hormonas por este anuncio; solamente las más usadas por las mujeres, una combinación de los estrógenos sintéticos más progestinas.)

Los médicos actualmente no saben la mejor manera de aconsejar a las mujeres. He visto los programas de televisión matutinos que presentan a las autoridades médicas más instruidas, que no dicen nada orientador, ni esperanzador. Realmente, me siento muy decepcionada por los médicos de la televisión y los medios masivos, cuando se refiere a ofrecer soluciones reales. Esta mañana, un médico de los Institutos Nacionales de la Salud concluyó que "necesitamos saber más". No sé de usted, pero yo no encuentro esa declaración nada provechosa. Cuando se entrevistan, las mentes médicas continúan recreando el dilema, pero no saben a donde ir. Es una vergüenza que no hayan investigado remedios fuera de su disciplina. Es una lastima que no ofrezcan ninguna respuesta para las mujeres.

Por todo esto, no puedo permanecer en la sombra. En un minuto, sabía que tenía que completar lo que había empezado hace muchos años atrás—mucho antes de que la menopausia fuera un tema digno de las noticias. Me siento comprometida a reiterar a las mujeres que de verdad tienen opciones. Hay muchos remedios naturales—vitaminas, hierbas y comidas—que pueden controlar los síntomas de la menopausia. Yo los he probado y los he encontrado efectivos. Además, si estos remedios no hormonales no resultan efectivos para usted, hay alternativas hormonales

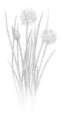

que son más seguras que las hormonas potencialmente cancerígenas que las corporaciones farmacéuticas nos imponen. Las investigaciones sobre las hormonas naturales (bioidénticas) todavía están en su infancia, porque las compañías farmacéuticas multimillonarias no pueden sacar mucho provecho de los remedios naturales, y por lo tanto no financian grandes estudios sobre este tema. De todos modos, unos estudios independientes en los Estados Unidos y Europa han demostrado que no todas las preparaciones de hormonas son iguales, y que las versiones más suaves no sólo minimizan los síntomas de la menopausia, sino también fortalecen los huesos, y pueden incluso proteger del cáncer mamario. Le aconsejo que lea las investigaciones, investigue otros medios, consulte con varios profesionales de la salud y decida por usted misma—especialmente si no está lista para prescindir de sus hormonas.

## ≋ Un Poco De Historia Personal ≋

Déjeme compartir un poco de mi historia personal, antes de abordar estos temas. Hace casi 20 años empecé a estudiar detenidamente las revistas médicas, buscando información sobre la menopausia—un tema que, durante ese tiempo, era obviamente ignorado por la comunidad médica. Había solamente un puñado de libros; ni las revistas de mujeres publicaron información sobre las experiencias y los dilemas enfrentados por las mujeres durante esta transición tan significante en la vida. ¡Cómo han cambiado los tiempos! Hoy usted puede entrar en cualquier librería y encontrar una sección sobre la salud de la mujer: los estantes están repletos de libros sobre todos los aspectos de la mediana edad, desde lo físico a lo psicológico, desde lo experimental hasta lo espiritual. La menopausia no sólo ha salido del closet; es el tema más caliente del nuevo milenio.

Recuerdo cuando colectaba los datos para la primera edición de este libro y con mucho entusiasmo, compartía mis descubrimientos con amistades y conocidos. Me sorprendía ver lo incomodo que se sentía la gente con la mera mención de la menopausia. Las reacciones variaban desde la riza nerviosa y la perplejidad, hasta una vergüenza genuina. Aprendí a bajar la voz cuando me preguntaban que hacía durante el día. Solamente en años recientes es que el tema de la menopausia ha llegado a ser parte de la conversación diaria. Mi libro salió varios años antes de *The Silent Passage* de Gail Sheehy, durante un tiempo cuando las mujeres todavía no se sentían cómodas quejándose públicamente de los sofocos y las sudadas nocturnas. Es difícil creer, pero las mujeres en la generación de mi madre ni siquiera le decían a su mejor amiga cuando entraban en "El Cambio". Dos décadas más tarde, *Menopause: The Musical* debuta en Broadway y viaja de costa a costa, contando la miseria de la menopausia, mientras que las mujeres pueden reírse de si mismas y conmiserar con otras sobre sus experiencias mutuas. Tanto los hombres como las mujeres parecen cómodos hablando de los sofocos, los cambios de humor y la terapia hormonal. En el gimnasio, en la oficina, en las reuniones de negocios, en los restaurantes, en las fiestas, todos tienen una opinión que ofrecer, o un cuento de contar.

Mi propia experiencia con la menopausia coincidió con la publicación de la tercera edición de este libro. Los síntomas que, para mí, fueron términos técnicos, tomaron un significado completamente diferente: de repente los sofocos, las noches sin dormir, las menstruaciones irregulares, las palpitaciones del corazón, las libras de más y la decisión sobre el uso de las hormonas suplementarias entraron en mi vida personal. Me remití a mis propias palabras, buscando remedios que yo había descubierto hace mucho tiempo. También experimenté con comidas nuevas, nutrientes y hierbas que habían llegado a mi atención desde la publicación de las primeras dos ediciones. Ya *Menopausia Sin Medicina* no era solamente el producto de mis extensas investigaciones como nutricionista; después de la Biblia, era mi más importante guía diario. Y puedo decir con confianza que las recomendaciones en el libro si funcionaron para mi. Aunque ya pasé la menopausia, continuo siguiendo el mismo programa dietético de nutrientes y soja que recomiendo en estas páginas, y todavía hago los ejercicios presentados en el Apéndice D.

Al principio del año 2000 completé la cuarta edición, y me encontré en otra etapa de la vida: la posmenopáusia. Tres años antes, cuando había celebrado el cumpleaños de mi menopausia (o sea, había pasado todo un año sin menstruar) y habían terminado todos mis síntomas más molestos, suspiré de alivio que lo había logrado sin depender del reemplazo hormonal. Muchas de mis amigas que habían jurado abstenerse de las terapias convencionales de hormonas cambiaron de parecer una vez que los síntomas se apoderaron de su estilo de vida. Yo sabía que ellas se sintieron muy culpables, porque también querían pasar por la menopausia sin usar medicamentos. Desafortunadamente, la dieta, las hierbas y el ejercicio no son suficientes para todas, y a veces la intervención externa es necesaria. Les he asegurado continuamente que para algunas mujeres el reemplazo de hormonas es la mejor elección, y no he cambiado de opinión. Sea gentil con usted misma, cualquiera que sea la decisión que tome.

Puesto que pasé la menopausia sin usar hormonas, nunca me imaginé que las reconsideraría como posibles tratamientos para mí. El problema ya no eran los síntomas, sino la salud de mis huesos. Puesto que yo cabía en el perfil de la mujer a riesgo de contraer la osteoporosis—pequeña, complexión clara, con huesos pequeños—y habiéndome sometido al examen DEXA que indicaba una pérdida en la densidad del hueso, al punto de osteopenia, sentí que ya era tiempo de evaluar mis opciones de nuevo. Ya hacía ejercicios diariamente, ingería comidas que fortalecían los huesos, y tomaba los suplementos requeridos, y sin embargo no era suficiente para prevenir la osteoporosis. Estaba aplastada, pero sabía que tenía que hacer algo. Las posibilidades disponibles eran la TRH (estrógeno natural más progesterona; para mí, las hormonas sintéticas no eran una opción), o probar uno de los fár-

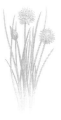

macos no hormonales prescritos para tratar la osteoporosis. Rápidamente eliminé los medicamentos más populares contra la osteoporosis; no había ningún estudio prolongado sobre su seguridad, y los informes preliminares indicaban que el hueso que se producía por esa vía era inferior al hueso normal. Y además había que pensar en los efectos secundarios de esos fármacos, como es el caso de muchas sustancias ajenas que introducimos en nuestros cuerpos. Si mi única otra opción hubiera sido los estrógenos sintéticos más progesterona, no hubiera hecho nada. Pero existe una solución que muy pocas mujeres conocen: las hormonas naturales que parecen ser más seguras, y sin embargo son efectivas en prevenir la pérdida de la masa ósea. Otro factor que me convenció fue una irregularidad del corazón que tengo que se mejora con los estrógenos. Decidí probar la TRH por un año, hacer los exámenes de mis huesos de nuevo, chequear mi sangre por el problema del corazón y después reevaluarla. Los resultados de mi examen DEXA han llegado justo a tiempo para esta publicación. Según el sumario del informe, hay un pequeño cambio negativo en comparación con los rayos X anteriores; sin embargo, no se considera estadísticamente significativo. Así que parece que voy bien. De todos modos, no estoy completamente satisfecha con estos resultados. Creo que puedo mejorar. Después de discutir las posibilidades con mi farmacéutico formulador, decidimos que me haría un examen de saliva para determinar el estado exacto de mis hormonas—los estrógenos, la progesterona y la testosterona. Aunque no tengo más síntomas que indiquen que haya una deficiencia, es posible que una o todas requieran de un aumento. También he considerado subir mis suplementos de calcio, magnesio y vitamina D, posiblemente de 200 a 500 mg por día. Y la última fase de mi nuevo plan de fortalecer los huesos es añadir una pesa de 10 libras que cargaré en mi mochila cuando camino en las colinas de mi ciudad. Seguiré este régimen por un año y luego me reexaminaré para determinar cómo trabaja el programa.

## ≫ Las Mujeres Tienen Opciones ≪

He dedicado un capítulo completo de esta nueva edición a la diferencia entre las hormonas sintéticas y las naturales, también conocidas como hormonas bioidénticas. Hace muchos años hay dudas sobre las hormonas sintéticas, ahora rechazadas por la mayoría de los médicos. No son reconocidas, utilizadas ni excretadas por el cuerpo femenino de la misma forma que las hormonas naturales, y por eso se acumulan dentro de las células y pueden provocar cáncer, coágulos de sangre, y muchos otros efectos secundarios devastadores que las publicaciones que leemos en la oficina del médico han minimizado. Además, los médicos han prescrito tales fármacos en exceso a las mujeres mayores de 40 años que enfrentan síntomas perimenopáusicos, cuando muchas de ellas hubieran podido sobrellevarse bien con hierbas y nutrientes. Igualmente, muchos médicos, de forma casi automática, dieron la misma dosis a

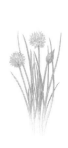

todas las mujeres mayores de 40 que los visitaban, a pesar de que unas cantidades más pequeñas pudieran haber ayudado, y hubieran sido más seguras.

La terapia de hormonas naturales difiere completamente de la TRH sintética. Para comenzar, las hormonas se llaman *bioidénticas* porque son exactamente iguales a las hormonas producidas naturalmente por nuestros cuerpos. Esto significa que el cuerpo las reconoce y se utilizan mejor. Las mujeres que se han cambiado de las sintéticas a las hormonas naturales encuentran que son más tolerables, con menos efectos secundarios. Igual que las sintéticas, las hormonas naturales son aprobadas por la Administración de Alimentos y Fármacos (FDA) y reguladas por las farmacias formuladoras licenciadas. Y así como las sintéticas, deben ser prescritas por un médico. La diferencia es que se pueden diseñar las hormonas naturales a la medida, para igualar los perfiles hormonales y síntomas individuales. Al prescribir las hormonas naturales, la meta del profesional de la salud es devolver el cuerpo de la paciente al equilibrio hormonal, por medio de analizar los niveles de las hormonas sexuales (no sólo los estrógenos) y determinar la cantidad más pequeña que puede ser efectiva para cada necesidad específica, ya sea la reducción de síntomas o la prevención de más pérdida de hueso. El uso de estas preparaciones requiere más tiempo de parte de usted, su médico y su farmacéutico, pero vale la pena saber que no está tomando más hormonas que necesita. Si usted todavía no ha enterado de la TRH natural, sepa que el tratamiento ha evolucionado por más de 15 años en los Estados Unidos, y que millones de mujeres lo usan aquí y en Europa.

Hay pocos problemas relativos a la salud de la mujer que han sido tan rodeados de confusión y controversia, como ha sido el desarrollo de un tratamiento apropiado para la menopausia. Simplemente utilizar la palabra "tratamiento" sugiere que la menopausia sea una enfermedad que requiere del cuidado médico, visitas al médico y medicamentos prescritos. La menopausia medicada ha dado a luz una industria gigantesca compuesta de productos, fármacos, libros y suplementos nutritivos. Los grandes negocios han descubierto un mercado dinámico en los "baby boomers". Pero antes de que usted se convenza por los anuncios bien diseñados que muestran a vibrantes, y saludables mujeres en su mediana edad tomando píldoras, considere la posibilidad que las compañías farmacéuticas que venden éstas tabletas multicolores para aliviar la menopausia, no representan los mejores intereses de la mujer. No estoy en contra de los médicos, ni las medicinas, ni las hormonas. Lo que quiero enfatizar es que se deben considerar una serie de preguntas y tratamientos, antes de utilizar cualquier medicamento. Primero, ¿cuán malo es el síntoma? Sentirse mal durante la menopausia no significa que algo ande mal. Puede ser una señal normal de que sus hormonas están en transición. ¿Recuerda cuando empezó su menstruación? Por unos meses se sintió fuera de sincronización, tanto física y emocionalmente, pero su cuerpo se ajustó y con el tiempo se acostumbró a su nuevo ciclo vital. A medida que deja la menstruación en el pasado, puede experimentar

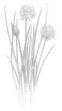

incomodidades. Si es mínimo, y le conforta saber que un poco de incomodidad es natural, ¿podría tolerarlo sin fármacos?

Segundo, ¿hay cambios naturales en su dieta, o su estilo de vida, que usted puede hacer para suavizar los síntomas? Este libro ofrece muchas alternativas científicamente comprobadas, que funcionan efectivamente para aliviar una amplia variedad de quejas. Las alteraciones nutricionales y de estilo de vida necesitan tiempo para dar resultados, pero siga efectuándolas por unos meses y verá unas diferencias notables.

Hay mujeres para las cuáles la dieta, el ejercicio, la reducción del estrés y los suplementos no son apropiados, o no funcionan lo suficientemente rápido. Si sus síntomas son intolerables e interfieren con su trabajo, sus relaciones y su disfrute de la vida, por supuesto, busque ayuda. Pero aun si llega a ese punto, usted tiene opciones. Puede pedir píldoras de baja potencia, tomarlas solamente mientras sea necesario, y después, lentamente dejarlas—siempre consultando a su médico. A muchas mujeres no se informa que el tratamiento de reemplazo de hormonas no tiene que durar para siempre.

Hay una apreciación creciente del papel de la nutrición en determinar el nivel de salud. Hasta los médicos tradicionales ahora admiten que la dieta y el estilo de vida juegan un papel principal en muchas de las principales enfermedades. Este no era el caso hace 10 años—pero siempre existen intervalos entre la teoría, la evidencia acumulada y el conocimiento del público. Pasaron cincuenta años antes de que la comunidad médica asociara los cigarrillos con el cáncer del pulmón. Pasaron décadas para que el establecimiento médico aceptara que los niveles elevados de colesterol se asociaban con la cardiopatía. Estudios que demuestran los beneficios de la vitamina E en la prevención de la cardiopatía y el tratamiento de los sofocos datan del año 1940. Sin embargo, todavía escucho a unos médicos decir que necesitan ver más estudios antes de avalar una dieta o unos suplementos como parte del cuidado de la salud. Dada la evidencia científica que apoya los suplementos nutricionales, más la ausencia de riesgos asociados, me parece irresponsable esperar más tiempo para informar al público que los nutrientes pueden salvarle la vida.

Los remedios nutricionales y herbales, a pesar de que son muy efectivos y bien estudiados, no han tenido el alcance al consumidor de la misma forma que las hormonas y otros fármacos. Hasta el 2002, todavía nos hacían considerar los suplementos solamente un poquito más eficaces que el aceite de culebra y los placebos. En los programas televisivos, los médicos invitados se movían la cabeza con condescendencia cuando alguien mencionaba la necesidad de complementar la dieta con vitaminas y plantas medicinales. Recibimos más advertencias sobre los efectos potencialmente tóxicos de estas fuentes concentrados de nutrientes, que los riesgos potenciales de los fármacos prescritos. Entonces, cuando los nutricionistas pensábamos que toda esperanza estaba perdida, otro estudio esperado hacía mucho tiempo

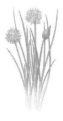

encabezó las noticias. Después de muchos años de revisar los datos presentados por escrito, la comunidad médica avaló los suplementos vitamínicos. En un cambio completo de su política, el prestigioso *Journal of the American Medical Association* recomendó que todos los adultos deberían tomar una multivitamina diariamente para ayudar a prevenir la cardiopatía, el cáncer y la osteoporosis. Me frustra que les tomara tanto tiempo en llegar a esta conclusión, pero me alegro que finalmente ocurrió. Este hecho era igualmente cierto 30 años atrás, cuando yo comencé a hablar de la vasta deficiencia de nutrientes, pero hacía falta todos esos años para probar definitivamente que pocos individuos tienen una nutrición adecuada. Sería imposible contar el número de avisos sobre la salud que son bien conocidos por los investigadores, pero que no han recibido la bendición de medicina tradicional; avisos que, si se pusieran en práctica, podrían haber incrementado tanto la calidad de nuestras vidas como la cantidad de nuestros años.

Ya es tiempo de que nos pongamos en acción. Apenas se ha abierto un poquito una puerta que nos dará la oportunidad de hablar con nuestros médicos sobre los remedios naturales y las hormonas naturales. Más y más, vemos que la gente toma responsabilidad por su propia salud. Según un estudio publicado en 1993, uno de cada tres norteamericanos usa terapias alternativas y las paga de su propio bolsillo. El costo del cuidado médico (que realmente es el cuidado de las enfermedades) ha subido astronómicamente y la gente busca tratamientos menos caros. En fin, el publico y los médicos aceptan el concepto de la prevención cada vez más. Se necesitaban tres décadas para convencer a los médicos que los suplementos vitamínicos pueden prevenir muchas enfermedades y fortalecer la salud; se espera que con nuestros conocimientos y el afán de encontrar remedios más seguros, podemos ayudar a cerrar esa laguna de tiempo.

Nosotros los "baby boomers" somos los que marcamos el camino para la siguiente generación. Hemos cambiado los papeles de la mujer en el trabajo, la familia y la sociedad. Ahora debemos abogar por nuestra propia salud. Ya no podemos aceptar complacientemente un fármaco o un procedimiento médico que nos parezca malo, aun si todos los demás lo están usando. Debemos hacer las preguntas difíciles y mantenernos firmes en lo que creemos correcto. No podemos permanecer pasivos en cuanto al cuidado de nuestra salud, aun si estar más agresivas significa hacer más investigaciones por nuestra cuenta, buscar segundas y terceras opiniones, hablar con nuestras amigas sobre sus decisiones y extendernos más allá de nuestra esfera de confort hacia las formas alternativas de curarnos. Debemos decidir cuando la medicina tradicional no es adecuada, y además cuando cualquier tratamiento alternativo no funciona para nosotras. Necesitamos informar a nuestros médicos sobre cualquier tratamiento alternativo que usamos, para evitar comprometer tanto la terapia tradicional como la alternativa, y también para educar a nuestros médicos. Es difícil para nosotras asumir un papel más grande en el mantenimiento de nuestra

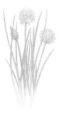

salud, pero para nuestros médicos, formados en la medicina tradicional, puede ser sumamente difícil admitir que no lo saben todo. Espero que algún día nuestros alópatas, quiroprácticos, practicantes de la medicina china, y médicos holísticas unan sus esfuerzos y trabajen juntos, respetando y complementando las ventajas únicas de cada uno. Debemos trabajar para lograr eso, pero mientras tanto, nosotras debemos ser nuestras mejores defensoras.

La menopausia es un tiempo emocionante—un tiempo cuando tenemos un mejor sentido de quienes somos, una apreciación por los ciclos de nuestra vida y una perspectiva más clara de nuestro futuro. Aunque la menopausia es una experiencia universal, cada mujer pasa por ella de su propia manera y en su propio tiempo. Hay muchas decisiones difíciles que cada una debe hacer con respecto a su salud, y no pretendo tener todas las respuestas, pero aquí le ofrezco algunas ideas, sugerencias y pensamientos nuevos sobre cómo minimizar sus síntomas inmediatos y mejorar sus años futuros.

Quiero animarla a que se sienta bien sobre cualquier decisión que haga relacionada a su salud y bienestar durante su mediana edad. Tal vez usted decidió por antemano no utilizar ningún fármaco para sus síntomas de menopausia, pero cuando los sofocos afectaron su sueño por varios meses, usted, a regañadientes, accedió. Resista culparse a si misma o a otras por sus decisiones. En cambio, animémonos y compartamos nuestras historias, aprendamos, crezcamos y seamos felices de vivir en una época cuando podemos hablar libremente de nuestras preocupaciones acera de la salud femenina y pasar esta herencia a nuestras hijas.

En los últimos años se nos ha abierto una avenida apasionante—el Internet, que ha reunido a muchos grupos con los mismos intereses. Para mí, el Internet me ha puesto en contacto con otras mujeres que comparten sus experiencias de la menopausia. He sido afortunada de participar como oradora y educadora de salud en varios sitios del Internet, de escuchar las conversaciones de otras mujeres, y escuchar a otros autores, médicos y especialistas discutir la multitud de problemas que aparecen durante la mediana edad. Le animo a que usted se una y escuche lo que otros tienen que ofrecer, para que le contesten sus propias preguntas y para que usted se mantenga al corriente con la información más reciente. El Internet es la mejor manera que conozco para comunicarse con otras mujeres y con autoridades en la materia. Yo recomiendo los sitios web www.power-surge.com y www .families-first.com/hotflash, que son relacionados con los problemas de la mujer, y especialmente la menopausia. Sintonice y aprenda sobre las opciones médicas y naturales, y comparta sus preguntas y preocupaciones con otras maravillosas mujeres menopausicas.

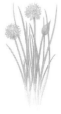

Unas pocas palabras sobre la estructura de este libro: la Parte I trata con las preocupaciones inmediatas; le habla claramente de las hormonas y ofrece ayuda para aliviar los síntomas de la menopausia. Si usted busca desesperadamente una solución natural a una condición muy molesta, posiblemente quisiera empezar con el capítulo que trata específicamente con su preocupación y comenzar su programa allí. La Parte II trata más generalmente con la preparación para su salud futura. Entre otras cosas, examina los factores de riesgo que precipitan la cardiopatía y el cáncer, los asesinos comunes de las mujeres en la posmenopáusia. Conocer los factores nutricionales y de estilo de vida que influyen en estas enfermedades, y tomar acción para prevenirlas, es la mejor forma de asegurar que tenga muchos años saludables en el futuro. El titulo de la Parte III, "Nutrición para Toda la Vida: Una Guía para la Mujer", se explica por sí solo. La sección detalla unas estrategias para mejorar su salud en todo lo posible, por medio de un programa de dieta y suplementos que usted puede ajustar a sus propias necesidades y estilo de vida. He provisto bosquejos, cuestionarios y gráficas que le ayudarán a planificar un curso de acción.

Los años venideros, creo yo, serán los más satisfactorios, provechosos, inspiradores y divertidos. Sé esto porque cada día estoy más despierta y abierta a la realidad que la vida puede ofrecer. Rezo que usted también verá la segunda parte de su vida como la porción por la cuál nos hemos estado preparando. El ensayo acabó, empecemos el show.

— Linda Ojeda, Ph.D., enero 2003

# NOTAS

# PARTE I

# LA MENOPAUSIA
## SÍNTOMAS Y REMEDIOS

## CAPÍTULO 1

# MENOPAUSIA

## LA REALIDAD

*La mujer que quiere que la segunda mitad de su vida sea la mejor debe dedicarse a determinar su futuro.*

— DR. JOYCE BROTHERS, *Better than Ever*

Nuestra sociedad de hoy, la sociedad en que nos hemos formado, está claramente orientada hacia la juventud. Por mucho que nos guste creer quc la vitalidad y belleza son alcanzables a cualquier edad, las revistas y los comerciales de televisión nos recuerdan reiteradamente que todavía domina el énfasis en los cuerpos jóvenes. Dado que nuestra población se envejece y que se ven cada vez más bellas mujeres maduras en las pantallas, la arena política y el sector corporativo, he empezado a creer que a lo mejor las normas se alejan, poco a poco, del enfoque abrumador hacia los cuerpos núbiles y sin arrugas. Las figuras de mujeres jóvenes todavía dominan en la prensa, pero más y más, modelos de mediana edad como Lauren Hutton, Beverly John y Cheryl Tiegs, y actrices como Susan Sarandon, Goldie Hawn y Candice Bergen nos miran desde las portadas de las revistas. Parecen estar confiadas y cómodas con su edad. Por supuesto, sus fotos se retocan, y cámaras con lentes especiales borran sus líneas y arrugas, pero las mujeres de mediana edad ya no están ocultas de nuestra vista. Estamos avanzando. Hace 20 años, cuando comencé a escribir sobre la menopausia, en las carátulas de las revistas nacionales no se podía encontrar ni una cara de la mediana edad. Caracterizaron a las mujeres menopausicas como figuras regordetas que no tenían ningún interés en verse bien, y que tuvieron frecuentes estallidos histéricos. Nunca se representaron como eróticas (imagine a su abuela vistiendo ropa interior de Victoria's Secret y disfrutando del sexo), y la creatividad, la aventura o el comienzo de una nueva carrera nunca fueron presentados como posibilidades para las mujeres maduras. Afortunadamente, los tiempos han cambiado.

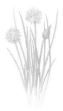

Históricamente, las actitudes médicas sobre la menopausia reflejaron los estereotipos negativos. Muchos libros de tiempos atrás describieron la menopausia como una enfermedad o un fenómeno antinatural. Los términos usados con más frecuencia para describirla era *climaterio, privación de endocrinos, años involuntarios, molestias femeninas y decadencia de vida.* No es de sorprenderse que las mujeres tuvieran tanto temor del llamado cambio de vida! Descripciones como éstas deformaron significativamente sus actitudes y respuestas hacia la menopausia, especialmente si no estaban bien informadas, y la mayoría no lo estaban. Hasta hace dos décadas, había pocos libros sobre la menopausia, y por lo tanto las mujeres no sabían qué esperar, aparte de lo que sus médicos (casi siempre hombres) les decían. No había seminarios ni discusiones en la radio, y pocas mujeres compartían sus experiencias personales ni con sus amigas más cercanas. La falta de información y el acondicionamiento negativo claramente contribuyeron a los síntomas físicos y psicológicos que muchas de las "mujeres mayores" recordamos como el estereotipo de la mujer menopausica. En los años 60, ¿cómo las mujeres podían sentirse bien al entrar en la madurez, cuando los médicos y los escritores les decían que, esencialmente, sus vidas ya no tenían relevancia?

Robert Wilson, en su libro supuestamente pro-femenino *Feminine Forever,* tituló uno de los capítulos "La Pérdida de la Feminidad y la Pérdida de la Buena Salud".[1] Describió a la mujer menopausica como el equivalente de un eunuco: insoportable, suicida, incapacitada e incapaz de percibir su situación racionalmente. Igualmente degradante fue el trabajo del doctor David Reuben, doctor en medicina, autor del libro popular *Everything You Always Wanted to Know about Sex.* Esta autoridad mantuvo que la esencia de la feminidad se liga a los ovarios, y que una vez que los estrógenos se acaban, la mujer llega a ser casi como un hombre. Esa mujer no es realmente un hombre, él explica, pero ya no es una mujer funcional; según Reuben, las mujeres menopausicas viven en "el mundo del inter-sexo".[2] Esto es absurdo. La feminidad de una mujer no se define por la cantidad de estrógenos en su cuerpo, igual que la masculinidad no se mide por la testosterona que un hombre produce. Pero esto es lo que la sociedad hizo a las mujeres creer en aquel tiempo.

La menopausia ya no es catalogada solamente como una deficiencia de los estrógenos o una enfermedad médica que requiere intervención. En cambio, la opinión aceptada de la menopausia es de un hito principal, en lo cultural, psicológica y fisiológica, para la mujer. Su definición es ahora más amplia, e incluye los síntomas asociados con las consecuencias del envejecimiento, además de los desequilibrios hormonales. Sin embargo, la implicación todavía existe de que la menopausia es un evento negativo, como el divorcio o la pérdida de un trabajo. Muchos expertos coinciden de que la menopausia es un marcador biológico del envejecimiento; significa el final de la reproductividad en una cultura donde la sexualidad y la maternidad se equiparan a la realización de la mujer, y significa el comienzo de la vejez en una

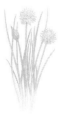

cultura que exalta la juventud. Algunos todavía se apegan a este punto de vista, pero ¿es esto cierto para todas las mujeres, algunas mujeres, o solamente unas cuantas mujeres? O ¿es un modelo obsoleto que refleja ideas anticuadas?

## ⮞ Lo que las Mujeres Realmente Piensan ⮜ sobre la Menopausia

La Asociación Americana de la Menopausia (NAMS) quiso averiguar exactamente cómo las mujeres se sentían acerca de sus experiencias menopausicas. En 1998, la NAMS redactó una serie de preguntas y, con ayuda de la Organización Gallup, condujo 752 entrevistas telefónicas por todos los Estados Unidos, con una muestra seleccionada al azar de mujeres posmenopáusicas entre las edades de cincuenta y 65 años. Aunque la mayoría de las mujeres entrevistadas tenían diferentes puntos de vista sobre la menopausia, la mayoría (el 51 por ciento) afirmaron estar más felices y más realizadas durante esta etapa de su vida, comparada con lo que sintieron cuando tenían 20 (el 10 por ciento), 30 (el 17 por ciento), o 40 (el 16 por ciento) años.[3] Informaron que muchas áreas de sus vidas habían mejorado después de la menopausia, incluyendo sus familias, sus hogares, sus sentido de realización propia, sus capacidad para enfocarse en sus pasatiempos u otros intereses, sus relaciones con sus esposos/compañeros y amistades. El 16 por ciento opinaron que sus relaciones sexuales habían mejorado después de la mcnopausia, mientras un igual número dijo que se habían empeorado; sin embargo, más de la mitad (el 51 por ciento) dijeron que habían permanecido sin cambio.

Aproximadamente tres cuartos de las mujeres entrevistadas reportaron haber hecho algún cambio en su estilo de vida durante la mediana edad, incluyendo cambios en sus hábitos de alimentación y ejercicio, reducciones en su consumo de alcohol y nivel de estrés, decisiones de dejar de fumar, más tiempo para ellas mismas y la utilización de tratamientos alternativos y naturales. Según el doctor Wulf Utian, doctor en medicina, director ejecutivo de NAMS, entre las razones por que las mujeres tienen más experiencias positivas, es que están hablando entre ellas mismas sobre sus experiencias. En vez de mirar a la generación de sus madres para consejos (puesto que sus madres se sentían muy incomodas discutiendo el tema), ellas buscan a sus amigas u otras mujeres quienes están pasando por las mismas vivencias. "Vemos que una creciente proporción de mujeres se apoyan mutuamente y guían a sus semejantes y a la nueva generación por las diferentes facetas de la vida", dijo el doctor Utian. "Las mujeres menopausicas se ven a si mismas como modelos a imitar, y parecen estar muy interesadas en ayudar a otras mujeres, además de mejorar su propia salud".[4]

Pensar en la menopausia no debe ni necesita producir ansiedad. Un estudio de otras sociedades indica que el estereotipo de la mujer turbada no es universal, y que nuestras reacciones negativas a unos procesos fisiológicos tan comunes como la menstruación y la menopausia, se inducen culturalmente. En los países donde se venera la vejez y se respeta a los ancianos por su experiencia y sabiduría, las mujeres mayores parecen presentar menos síntomas físicos y psicológicos. Por ejemplo, se ha informado que las mujeres sudafricanas, asiáticas y árabes—quienes, se dice, dan la bienvenida al final de sus años fértiles—tienen actitudes positivas sobre el cambio de vida. Donde hay diferentes conceptos predefinidos, la vejez parece más natural, menos confusa y sin imágenes negativas.[5]

Los investigadores han estudiado a las mujeres mayas, en México, porque ellas no se quejan de los síntomas característicos de la menopausia y no sufren ni de osteoporosis ni de fracturas de los huesos. Sus sistemas endocrinos no tienen ninguna diferencia con la de las mujeres en los Estados Unidos. De hecho, los niveles de los estrógenos en las mujeres menopausicas mayas son iguales o hasta un poco menores de los niveles esperados en las mujeres de Estados Unidos. Sin embargo, algo que *sí es* significativamente diferente es su actitud. Las mujeres mayas se alegran de la transición porque con ella se aliviarán de muchos deberes hogareños y serán respetadas como ancianas. Además, se librarán de los tabúes asociados con la menstruación. Se cree que las mujeres llevan un "viento maligno" durante su menstruación, así que la cesación de la menstruación eleva el estatus de la mujer en la comunidad.[6]

La menopausia, como la menarquía, es natural. Experimentamos unos cambios hormonales con la menopausia, tal como experimentamos durante la adolescencia. Cualquier cambio en la vida se acompaña de inquietudes y desequilibrios; es normal y pasará. La facilidad con que una mujer se adapte a cualquier transición depende en gran medida de su salud global—la de su cuerpo, su mente y su espíritu.

## La Menopausia es un Gran Negocio

En el Oeste, históricamente, a la mujer menopausica se le miraba con lástima e indiferencia. Porque ella se quejaba de síntomas que todavía no estaban explicados, era catalogada como una hipocondríaca neurótica, después tranquilizada por medicamentos y abandonada para sufrir en silencio. Estoy segura de que nadie se lamenta haber dejado atrás esos días de incredulidad e intolerancia. Pero lo que reemplazó la ignorancia—es decir, el modelo médico de la mediana edad—es igualmente destructivo.

Ya no se ignoran a las mujeres que tienen cincuenta y pico años; son cortejadas activamente. Actualmente son blancos de la industria médica, las compañías farmacéuticas, y otros intereses que pueden beneficiarse de una población que envejece. Y el mercado está creciendo: cincuenta millones de "baby boomers" están

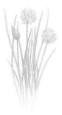

pasando por la menopausia, a un ritmo entre dos mil y cuatro mil por día. Para el año 2015, casi la mitad de la población femenina será menopausica. ¿Alguien habló del calentamiento de la tierra?

Los investigadores financiados por la industria farmacéutica nos agobian con información sobre los beneficios de tratar todos los síntomas de la menopausia, sean severos o insignificantes, con hormonas. La suposición de que la menopausia se asocia con enfermedades crónicas aumenta el uso masivo de los fármacos recetados. Las primeras terapias hormonales se comerciaron solamente a los médicos, pero ahora muchas compañías farmacéuticas apuntan directamente a la consumidora, por medio de las revistas populares. Antes de experimentar el más leve indicio de que se aproxima la menopausia, las mujeres ya están predispuestas a correr a las oficinas médicas, para pedir unas píldoras.

La menopausia es ahora un gran negocio, y las consumidoras debemos estar alertas a lo que escuchamos y leemos. Es obvio que hay una gran inclinación a medicar la menopausia. Ya que la terapia de reemplazo de hormonas (TRH) no ocupa el enfoque principal, debido a que su prestigio ha sido empañado, se presenta una abundancia de fármacos recetados para llenar el vacío y vendernos tratamientos contra la osteoporosis, la sequedad vaginal, los sofocos y la cardiopatía. Nuestro poder adquisitivo es muy grande, y nos van a cortejar y presionar a que tomemos fármacos que no necesitamos. Antes de decidir sobre un nuevo fármaco, por favor, investíguelo. Consulte con algunos profesionales de la salud que no se precipitan en recetar medicamentos, navegue por el Internet, lea los informes más recientes, hable con sus amigas que saben algo en la materia, y confíe en sus propios instintos sobre lo que es apropiado para su cuerpo. Aunque se anuncia un producto por la televisión y miles de mujeres lo toman, esto no significa que es el mejor medicamento para usted. También, indague si existe un remedio natural, potencialmente menos dañino, para sus síntomas. Muchas veces lo hay.

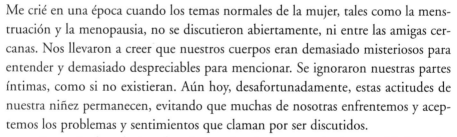

## La Gama de Síntomas

Me crié en una época cuando los temas normales de la mujer, tales como la menstruación y la menopausia, no se discutieron abiertamente, ni entre las amigas cercanas. Nos llevaron a creer que nuestros cuerpos eran demasiado misteriosos para entender y demasiado despreciables para mencionar. Se ignoraron nuestras partes íntimas, como si no existieran. Aún hoy, desafortunadamente, estas actitudes de nuestra niñez permanecen, evitando que muchas de nosotras enfrentemos y aceptemos los problemas y sentimientos que claman por ser discutidos.

Las actitudes relacionadas a la experiencia menopausica han cambiado en los últimos años, y continúan evolucionándose a medida que las mujeres leen, aprenden y hablan de sus experiencias individuales. A mediados de los 1990, se distribuyó un

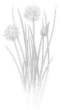

cuestionario diseñado por Fredi Kronenberg, directora de investigaciones sobre la menopausia en el Centro para la Salud Femenina en el Centro Médico Presbiteriano de Columbia, en la ciudad de Nueva York, a las lectoras de la revista *Prevention*.[7] 15 mil lectores contribuyeron su información, y se seleccionaron al azar las respuestas de dos mil empadronadas. Los resultados de este extenso cuestionario nos puede ayudar a entender y apreciar la experiencia menopausica. A continuación se presentan las conclusiones:

⊙ La intensidad de los síntomas variaba entre tormentosas y ligeras. El 58 por ciento consideraron el proceso más como una molestia que una perturbación, y más de la mitad estuvieron de acuerdo que los síntomas eran, en su mayoría, leves.

⊙ Mientras más joven es la mujer cuando comienza la menopausia, más difícil es la experiencia. Las mujeres que entran en la menopausia tienen una edad promedia de cincuenta años, y una mujer que, por ejemplo, ha esperado para tener hijos, pensando que todavía tiene 10 años más, y quien de pronto se encuentra al comienzo de la menopausia, probablemente tenga problemas físicos y psicológicos que enfrentar.

⊙ Subir de peso no es inevitable a los cincuenta; sin embargo, el 42 por ciento de las empadronadas aumentaron más de 10 libras. Las investigaciones recientes indican que tales libras adicionales son más bien una función de la edad, en vez de la falta de los estrógenos.

⊙ El predominio de problemas en conseguir el sueño no es sorprendente. El 62 por ciento de las empadronadas reportaron que los sofocos las mantuvieron despiertas. La micción frecuente, relacionada con niveles bajos de estrógenos, puede trastornar el sueño de la mujer. El envejecimiento mismo afecta el tono de los músculos, y algunas enfermedades, tales como la diabetes, influyen en el funcionamiento de la vejiga.

⊙ Parece que durante los años inmediatamente antes de la menopausia, que constituyen una etapa llamada la *perimenopausia,* se presentan los peores síntomas, tales como las fluctuaciones hormonales severas. Una vez que la mujer deja de menstruar por un año, las cosas generalmente se estabilizan.

⊙ Los buenos hábitos de salud se correlacionaron con una experiencia menopausica positiva. Hacer ejercicios tres o más veces a la semana se vinculó con menos síntomas y una transición mejor en general. No estuvo claro si el ejercicio reducía el estrés de la menopausia o tenia otros

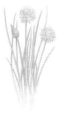

beneficios, pero mientras más estrés reporta la mujer, más difícil es su menopausia.

⊙ La relación entre una experiencia menopausica positiva y una dieta baja en grasa fue aun más fuerte que la del ejercicio. Las mujeres que describieron su dieta como primordialmente vegetariana reportaron menos síntomas. El consumo de productos de soja, como el tofú, se correlacionó fuertemente con menos síntomas. Puede ser que las mujeres que comen soja y productos vegetales disfruten de una vida más saludable en otras maneras, pero es igualmente posible que los beneficios se atribuyen a las cantidades grandes de fitohormonas en la soja. Las *fitohormonas* son sustancias similares los estrógenos que se encuentran en algunas plantas, y parecen ofrecer un efecto hormonal suficiente como para prevenir los síntomas de la menopausia. En los países donde las mujeres consumen grandes cantidades de productos de soja, los síntomas de la menopausia se reducen apreciablemente, o apenas existen.

## ⇒ Tipos de Personalidades ⇐

Parece que mujeres con determinados tipos de personalidades tienden a experimentar ciertos síntomas de la menopausia. Aunque la evidencia no es conclusa, hay valor en compartir esta información, ya que puede aplicarse y ayudar a algunas mujeres.

Los investigadores han encontrado que algunos tipos de personalidades que se traumatizan más que otras por la adaptación a los cambios de la menopausia. El ginecólogo Sheldon Cherry ha concluido que las mujeres que tienen las mayores dificultades con esta adaptación son las que cuentan con historias de problemas emocionales. Se incluyen mujeres con dificultades sexuales crónicas, mujeres inmaduras con tendencias narcisistas, mujeres para quienes su atractivo erótico era el principal elemento de su autoestima, mujeres sin niños enfrentando la innegable pérdida de su fertilidad, y mujeres casadas que sienten que sus años más relevantes se han acabado.[8]

Varios expertos han observado que la manera en la cual las mujeres reaccionan al cambio puede relacionarse a cómo ellas perciben a si mismas como mujeres. Particularmente vulnerables, según la doctora británica Barbara Evans, son las mujeres que a través de los años han definido su feminidad por las funciones de su cuerpo, tales como la menstruación, el embarazo—y la maternidad.[9] Para ellas, la menopausia significa el fin de su identidad como mujer; les quita el propósito de su existencia.

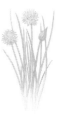

Otro fenómeno muy común son las mujeres que sumergen sus propios deseos, talentos y crecimiento personal para vivir completamente por medio de las actividades y logros de sus hijos. No es de sorprenderse que, cuando los hijos dejan el hogar, estas mujeres pasan por unos traumas emocionales parecidos a experimentar la muerte de un ser querido. Han perdido el principal componente de su identidad como mujeres y como miembros contribuyentes de la sociedad. El "síndrome de nido vacío" a menudo resulta en la depresión. La mujer en su mediana edad debe buscar una nueva identidad en su relación con sus hijos adultos.

La forma por la cual la mujer acepta o teme el envejecimiento también afecta esta transición. Todos tenemos que encararnos con la realidad de que nos envejecemos en algún momento de nuestras vidas, y a menudo este hecho coincide con, o comienza con la menopausia. Puesto que no podemos hacer revertir el reloj, no importa cuántos productos contra la vejez consumamos o embarremos en nuestros cuerpos, necesitamos encontrar alguna forma digna de aceptar el envejecimiento. No estoy en contra de usar cualquier cosmético o procedimiento que nos ayude a sentirnos mejor, pero lo más importante es mirar dentro de nuestras almas para encontrar el objetivo y el significado en nuestras vidas, o nunca seremos felices con quienes somos.

Si usted se encuentra luchando con estos problemas, debe leer sobre otras mujeres que también buscan otro punto de referencia para sus vidas. Acabo de leer *Getting Over Getting Older,* por Letty Cottin Pogrebin, y me pareció una exploración honesta, divertida y muy personal de los peligros y placeres de envejecer. Ella nos dice la verdad sobre el envejecimiento de su propio cuerpo—no poder leer las letras de la guía telefónica, tener que ampliar la cintura en todas sus faldas, tener que comprar zapatos más grandes, las marcas permanentes dejadas por los tirantes de su sostén, la arrugas al despertar que hacen que su piel pareciera papel de crespón. Me suena. A pesar de mi deseo de aceptar la sabiduría creciente y la espiritualidad más profunda que supuestamente vienen con los años, no siempre me gustan las desventajas: el deterioro de la memoria inmediata, los senos pendientes, las venas visibles en el cuello, y unos muslos que parecen ser de requesón. Pogrebin hace la pregunta que todas debemos hacernos: "¿De qué sirve cumplir los cincuenta años con un cutis sin arrugas, si no hay luz detrás de los ojos, ni pasión en la voz, ni ideas nuevas en la cabeza"?[10] Algunas tenemos más dificultad que otras en llegar a este punto, y coincido en que es triste si nos encontramos preocupadas por las señales físicas del envejecimiento mientras perdemos de la vista las cosas que podemos contribuir a nuestras familias y al mundo. Las investigaciones indican que las mujeres que aceptan la menopausia como una etapa natural de la vida tienen mejor posibilidades de salir ilesas. Para ellas, la transición es relativamente sencilla, sin eventualidades y prácticamente sin síntomas. Además, se reporta que las mujeres cuyas habilidades educativas les dan más opciones pueden manejar el cambio más fácilmente.[11] Numerosos estudios indican que las mujeres con intereses profesionales, intelectuales y creativos, y responsabilidades que las incentivan, experimentan

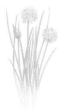

una menopausia más suave. No se sabe exactamente porque las mujeres activas parece sufrir menos dolor físico y psíquico que las mujeres que pasan su tiempo en casa, pero algunos teorizan que las primeras tienen menos tiempo para pensar en sus síntomas, y que generalmente tienen más conocimientos sobre los detalles fisiológicos de la menopausia y sus propios cuerpos, y tienen una mayor autoestima.

No se puede predecir con exactitud si los síntomas de una mujer durante la menopausia se relacionarán mucho al tipo de personalidad o los sentimientos que ella tiene de si misma. Sería engañoso retratar un proceso psicológico y físico tan complejo en términos tan sencillos. Cada mujer tiene una composición química, una predisposición genética y un equilibrio hormonal altamente individuales. Hasta la mujer más segura, equilibrada y feliz puede experimentar trastornos emocionales durante la menopausia. Afortunadamente, la mayoría de las mujeres no solamente aceptan los múltiples retos de la menopausia, sino descubren que este tiempo es el más enriquecedor de sus vidas.

## ⤜ Crear Una Actitud Positiva ⤛

Las mujeres entrando en la menopausia se aproximan a lo que pueden ser los mejores años de sus vidas. La esperanza de vida de la mujer moderna actualmente se encuentra entre los 78 y 84 años, y los gerontólogos anticipan que pronto se aumentará hasta más de 90. Hasta la conservadora Conscjo de Servicios Médicos de la Asociación Médica de los Estados Unidos (American Medical Association) afirma que, si vivimos inteligentemente, todos podemos vivir hasta los 90 o incluso 100 años. Esto significa que, antes de que pasen muchas décadas más, la mujer promedia podría vivir tantos años después de la menopausia como los que vivió antes de ella. Tenemos que preocuparnos por mejorar la calidad de esos años. Imagínese: si una mujer ha dedicado la primera mitad o el primer tercio de su vida al cuidado de su familia, después puede regresar la universidad, empezar una carrera nueva, viajar, escribir una gran novela, aprender francés o escalar el monte Everest. No tenemos que restringirnos a una sola carrera o un solo camino en la vida. Nuestras opciones aumentan, especialmente cuando estamos mental y físicamente preparadas para ejercitarlas.

Aun en vista de las oportunidades que nos abre la menopausia, no debemos menospreciar el impacto emocional que la menopausia tiene en muchas mujeres. La psicóloga Helene Deutsch califica la experiencia psicológica de la menopausia como el tiempo más molesto en la vida de una mujer, y Juanita Williams está de acuerdo: "Aunque es la señal manifiesta del final de la vida reproductiva, su significado simbólico confiere una importancia que se extiende mucho más allá de su definición biológica".[12] Ningún libro de texto o experto puede predecir si esto se aplica a usted o no—solamente usted lo puede decir. Si la menopausia representa más que un cambio físico para usted, busque un grupo de apoyo donde se siente

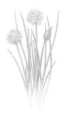

libre de discutir sus sentimientos abiertamente; hable con sus amigas; o si no tiene a nadie con quien compartir sus sentimientos (o aun si lo tiene), visite el sitio web que se llama Power Surge (www.power-surge.com). Allí encontrará no sólo el apoyo de unas mujeres maravillosas; además, usted recogerá información insuperable contribuida por varios médicos y profesionales de la salud. Lo que pensamos y creemos no sólo determina nuestras decisiones cotidianas; también establece la dirección entera de nuestras vidas. Las actitudes moldean nuestro futuro. Si usted ha aceptado una idea—proveniente de usted misma, un maestro, un padre, un amigo, un anuncio o cualquier otra fuente—y si usted está firmemente convencida de que esa idea es verdadera, ésta tiene el mismo poder sobre usted que tienen las palabras de un hipnotizador sobre un hipnotizado.[13] Traducimos a la realidad física los pensamientos y actitudes que mantenemos en la mente, sean lo que sean.

Nuestras actitudes sobre la menopausia se engendraron por nuestras familias y nuestra cultura, pero no son inalterables. Si nuestras ideas son contraproducentes, podemos reconocer los temores y ansiedades que guardamos, modificarlas y comenzar a derrumbar los obstáculos en nuestras vidas. Tenga cincuenta años o 20, usted puede revisar su sistema de creencias y sus actitudes generales. Si usted siente que su valor depende solamente de los logros de sus hijos o su esposo, entonces pocos podrán conocer y reconocer a la verdadera usted. Si usted cree que para ser bella hay que ser joven, entonces los años maduros tendrán poca felicidad para usted. Si usted está convencida de que la calidad de su vida desaparecerá a los 50, 60, o 70 años, entonces será así. Si usted cree que su salud, su belleza y su mente comienzan a deteriorarse con el principio de la menopausia, entonces probablemente lo harán. Pero si, en cambio, usted cree que sus mejores años están todavía por llegar, que la belleza incrementa con la sabiduría y la experiencia, que sus años maduros ofrecen libertad y oportunidades sin paralelo para sus esfuerzos creativos, entonces ésta será la realidad que creará.

Las mujeres somos expertas en suprimir nuestros pensamientos más íntimos. A través de muchos años de acondicionamiento, hemos aprendido a mantener las apariencias e insistir que todo está bien, aun cuando nuestros cuerpos y almas silenciosamente gritan lo contrario. Tratamos arduamente de complacer a nuestras parejas, hijos, padres, amigos y vecinos, y de ser todo lo que ellos quieren que seamos, y como resultado nos apartamos de quienes somos y de nuestras propias creencias. Tratamos de ser el todo para todos, pero terminamos siendo nadie para nosotras mismas. Cargamos con los vestigios de las tradiciones antiguas, los temores obsoletos y las creencias prestadas; nos prometemos que algún día, cuando la vida es menos agitada, pondremos todo en orden, pero perdemos contacto con nuestro ser interior.

La menopausia es un tiempo cuando muchas mujeres se redescubren a si mismas, aquella identidad que de alguna forma perdió su camino en medio del

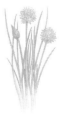

proceso de cuidar a la familia, trabajar y vivir la vida. Muchas veces este proceso no es fácil, pero la recompensa de redescubrirse a usted misma puede convertirlo en algo tremendamente provechoso. Tenga compasión con usted misma a medida que viaja por este camino, y permita que sus instintos dirijan su curso.

Ahora echemos un vistazo a los procesos fisiológicos involucrados en el fenómeno llamado *la menopausia.*

## ≳ Cómo se Define la Menopausia ≲

La palabra *menopausia* se deriva de dos raíces griegas: *mens,* que significa "mensual" y *pausia,* que significa "cesar". Se refiere a la cesación de la menstruación y la terminación de la fertilidad, sucesos que no necesariamente pasan a la vez. La fecha del último ciclo menstrual de una mujer solamente se puede determinar retrospectivamente. Cuando la mujer no ha menstruado por un año, se dice que ha terminado la menopausia y ahora es *posmenopáusica.*

El lapso de tiempo antes del final de la menstruación se conoce como la perimenopausia. Puede durar desde unos cuantos meses hasta varios años, y se caracteriza por menstruaciones irregulares y otros síntomas, tales como sofocos, cambios en los patrones de dormir, cansancio, palpitaciones del corazón, sequedad vaginal, cambios de humor y subida de peso. El número, el grado y la intensidad de los síntomas varían de mujer a mujer.

La terminología que describe la transición ovárica y hormonal asociada con la menopausia ha cambiado en los últimos años. En un tiempo, el término *climaterio,* considerado el complemento de la pubertad, se refería al proceso completo del la menopausia, desde la primera señal de la perimenopausia hasta la última menstruación. Ahora se ve mucho menos por impreso, y yo personalmente no lo extraño. La palabra denota un clímax y una finalidad. Aunque es verdad que la menstruación cesa, la menopausia no es ni remotamente el último capítulo de la vida de la mujer.

El término *cambio de vida,* o *el cambio* es más representativo de la diversa experiencia de la mediana edad y las dimensiones físicas, emocionales y espirituales que la acompañan. Estos son términos vagos, y con razón: cada mujer los define de la forma que se aplican a su propia vida. La menopausia es única para cada mujer; aun cuando algunos síntomas son iguales, el número, la intensidad y presentación de los síntomas varían de persona a persona.

## ≳ ¿Cuándo Comenzará? ≲

Para la mayoría de mujeres norteamericanas hoy, la terminación de la fertilidad generalmente ocurre entre los 48 y 52 años. Es interesante observar que la edad del comienzo de la menopausia ha incrementado en aproximadamente cuatro años

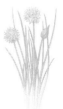

durante el pasado siglo, y los ginecólogos informan que muchas mujeres todavía menstrúan en su sexta década.[14] Mejor nutrición, estilos de vida más saludables y avances médicos son los más notables motivos por el incremento de los años fértiles. Esta noticia puede ser alentadora para las mujeres que han pospuesto la maternidad.

Muchos factores influyen en la llegada temprana o tardía de la menopausia, los cuales se analizan a continuación.

**Estilo de vida.** Varios estudios han examinado el efecto del estilo de vida en la menopausia. La nutrición en particular parece ser un factor significativo. Una extensa encuesta conducida en Nueva Guinea encontró que las mujeres mal nutridas comienzan la menopausia alrededor de los 43 años, mientras que las mejores nutridas comienzan la menopausia alrededor de los 47.[15] Investigaciones en grandes

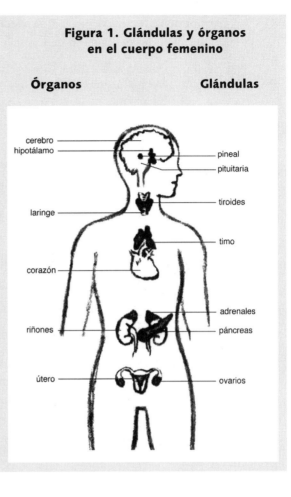

**Figura 1. Glándulas y órganos en el cuerpo femenino**

Órganos — Glándulas

cerebro
hipotálamo
pineal
pituitaria
laringe
tiroides
corazón
timo
riñones
adrenales
páncreas
útero
ovarios

grupos de población indican que las mujeres europeas, que supuestamente tienen hábitos más saludables que las norteamericanas, tienden a una menopausia tardía.

**La naturaleza y la crianza.** La herencia siempre debe tomarse en cuenta. Hay algunas indicaciones que las mujeres tienden a seguir los pasos de sus madres: si la madre tuvo una menopausia tardía, la hija también puede tenerla. ¿Pero es esto la naturaleza o la crianza? Un número creciente de científicos creen que la influencia es cultural en vez de genética. Los hijos tienden a imitar los hábitos de sus padres, en cuanto al ejercicio, cómo y cuánto comen, cómo manejan el estrés, y si fuman o toman alcohol. Estos factores ambientales pueden ser tan importantes como las tendencias heredadas.

**Fumar.** Los datos de dos grandes e independientes estudios llevados a cabo en varios países han confirmado que las fumadoras generalmente experimentan la menopausia más temprana. Hay dos posibles explicaciones para este descubrimiento: primera, la nicotina, la cuál actúa en el sistema nervioso central, puede disminuir la secreción

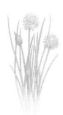

23

de hormonas; segunda, la nicotina puede activar las enzimas del hígado que alteran el metabolismo de las hormonas sexuales.[16]

**Trauma.** Una experiencia traumática puede desencadenar la menopausia temprana o prematura. La menopausia prematura ocurre cuando la menstruación cesa permanentemente antes de la edad de los 40. La menopausia temprana puede empezar en cualquier momento antes del lapso normal entre los 48 años y los 52 años. El estrés prolongado o una crisis puede parar la producción de ciertas hormonas temporalmente, y los ovarios, respondiendo a la falta de estas hormonas, pueden cesar la producción de los óvulos y, posteriormente, de los estrógenos y la progesterona. La menstruación cesa y los síntomas típicos de la menopausia aparecen. Esta *menopausia traumática* no deber confundirse con la *amenorrea psicogénica,* que es una cesación temporal de la menstruación causada por la tensión, el cansancio, el ejercicio, el bajo peso, o la mala nutrición. Si una mujer baja de peso deja de menstruar por la inadecuada cantidad de grasa en el cuerpo, usualmente ella reasumirá su ciclo normal poco después de regresar a su peso normal. En otras palabras, la amenorrea psicogénica es generalmente temporal; no es el caso de las mujeres que han entrado en la menopausia prematura o traumática.

**El peso corporal continuamente bajo.** Las mujeres desnutridas por largos períodos de tiempo son más propensas a pasar por la menopausia varios años más temprano de lo normal. Si el peso de una mujer se mantiene anormalmente bajo, al punto de la anorexia, es posible que los ovarios dejen de funcionar permanentemente, resultando en la menopausia prematura. Hay mujeres en los 30, y incluso algunas en los 20, que han terminado con sus años fértiles por una hambre autoimpuesta.

**Ooforectomía e histerectomía.** Cuando los ovarios de una mujer sufren daños irreparables o cuando se extirpan quirúrgicamente (ovariectomía u ooforectomía), ella comenzará la menopausia inmediatamente. Esta operación no debe confundirse con la *histerectomía,* la eliminación del útero solamente. Muchas mujeres tienen la impresión de que después de una histerectomía, el cambio es inminente. Aunque la mujer ya no menstrua o sea capaz de quedar embarazada, si uno o ambos ovarios—o apenas una parte de uno—se quedan intactos, ella sigue produciendo óvulos y hormonas femeninas hasta que la menopausia ocurra.[17] Una histerectomía, sin embargo, puede resultar en la menopausia temprana, tal vez varios años antes de lo normal.[18] Igualmente, puede producirse la menopausia temprana cuando se obstruye el abastecimiento de sangre o se compromete de cualquier forma, por ejemplo, durante la esterilización o ligadura de las trompas, o por daños causados por tratamientos de radiación, quimioterapia y algunas enfermedades.

Quisiera divagar por un momento. Hay mucha controversia hoy sobre las histerectomías u ovariectomías innecesarias. Con frecuencia, las mujeres han aceptado recomendaciones médicas sin preguntar o buscar segundas opiniones, y por eso

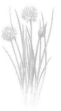

a menudo son víctimas de cirugías innecesarias. Los estudios estiman que del 15 al 60 por ciento de todas las histerectomías y ovariectomías realizadas son innecesarias. Después de las cesáreas, las histerectomías son las cirugías que más se realizan a las mujeres en los Estados Unidos. A la edad de 60 años, el 25 por ciento de las mujeres norteamericanas han consentido en que se les extirpara el útero, y el 52 por ciento de esas mujeres han elegido quitar los ovarios al mismo tiempo.[19] ¿Todas estas operaciones se hacen por razones validas? Muchos preocupados defensores de la salud piensan que no.

La decisión de extirpar los órganos femeninos es muy seria. Varios libros ofrecen orientaciones sobre cuando las histerectomías son indicadas y cuando normalmente se realizan pero no son obligatorias. Si se enfrenta la decisión de hacerse una histerectomía o no, comience por reunir toda la información que pueda, en pro y en contra. Para discusiones excelentes sobre esta materia, le recomiendo *The New Our Bodies, Ourselves,* por el Boston Women's Health Book Collective y *Sudden Menopause,* por Debbie DeAngelo, R.N.C. Pregunte a su médico por qué se indica la cirugía, qué exactamente le van a quitar, cuáles son sus alternativas y cuáles son las implicaciones para el futuro. No tenga miedo de hacer estas preguntas—es *su* cuerpo. Una vez que tenga claras las bases del diagnostico, consiga una segunda opinión. Antes de proseguir, esté segura de que ésta es la decisión correcta para usted. Si la cirugía no se puede evitar (y es posible que sea la *única* opción), prepárese emocionalmente y en su nutrición para minimizar cualquier efecto posterior. Una mente saludable y un cuerpo fuerte son las mejores garantías para una operación sin complicaciones y una recuperación rápida.

Ahora, regresemos a los factores que afectan el comienzo de la menopausia. Como ya vimos, cuando los estrógenos se disminuyen de cualquier forma, es más probable empezar la menopausia temprana. El reloj biológico también puede operar en forma opuesta: si el abastecimiento de estrógenos antes de la menopausia continúa como siempre, la menopausia se atrasará.

**Factores que Pueden Influir el Comienzo de la Menopausia**

| Temprano | Tarde |
|---|---|
| Genética | Genética |
| Estrés | Estrés |
| Fármacos | Fármacos |
| Bajo peso | Sobrepeso |
| Órganos femeninos dañados | Cáncer de la mama a o del útero |
| Histerectomía | Fibrosis |
| Ligadura de las trompas | Diabetes |
| Fumar | |
| Mala nutrición | |

**Fármacos que inducen la menopausia.** Algunos fármacos actúan como bloqueadores de los estrógenos en el cuerpo. Uno de los más comunes es el tamixifen (marca registrada: Nolvadex), empleado para prevenir el regreso del cáncer mamario y, en algunos casos, para reducir el riesgo de desarrollar el cáncer mamario en mujeres con alto riesgo de esta enfermedad. El tamixifen se pega a los receptores de los estrógenos en el tejido mamario, previniendo que los estrógenos se peguen a esos mismos

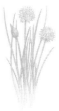

lugares e inhibiendo su acción. Como es de suponer, también bloquea los efectos de los estrógenos de otras formas, y esto resulta a menudo en síntomas parecidos a los de la menopausia, tales como sofocos y, menos frecuentemente, irregularidades menstruales y sequedad vaginal.

Lupron y Synatrel, dos medicamentos usados para tratar la endometriosis, suprimen la menstruación. Por lo tanto, pueden causar efectos secundarios parecidos a los de la menopausia como sofocos, dolores de cabeza, cambios de humor, reducido apetito sexual, sequedad vaginal y otros. Sin embargo, la mayoría de los tratamientos utilizando estos fármacos sólo duran hasta seis meses, y cuando el fármaco se descontinúa, los niveles de los estrógenos generalmente regresan a lo normal, y estos síntomas se calman.

**Grasa excesiva del cuerpo.** Una condición común que puede *retrazar* la menopausia es el exceso de grasa en el cuerpo. Las mujeres con sobrepeso menstrúan más tiempo que sus hermanas más delgadas, porque sus cuerpos fabrican más cantidad de estrógeno. Se producen los estrógenos no sólo en los ovarios, sino también en los tejidos adiposos (grasosos) del cuerpo, por otra hormona, la androsteneidiona. Mientras más gordura tiene la mujer, más estrógenos produce. Supongo que esto se puede mirar como una forma "natural" de posponer la menopausia, pero ciertamente no es la más sabia. Entre otras cosas, la sobreabundancia de estrógenos aumenta el riego de cánceres basados en estrógenos. Tener un poquito de colchón extra no es causa de preocupación y puede minimizar los síntomas, pero, como en todas las cosas, "más" no necesariamente significa "mejor".

**Otros problemas físicos.** Se sabe que algunas enfermedades pueden provocar que el sistema endocrino extienda la producción de estrógeno. Aunque la evidencia no es conclusa, los médicos han observado que las mujeres que han tenido cáncer de los senos o del útero, las mujeres con fibrosis y las mujeres diabéticas pueden comenzar la menopausia más tarde que la mujer promedia.

## ¿Quién Experimenta los Síntomas?

Se ha estimado que del 75 al 80 por ciento de las mujeres pasando por la menopausia experimentan uno o más síntomas, pero solamente del 10 al 35 por ciento son afectadas lo suficientemente fuerte para que busquen ayuda profesional. Aunque es imposible predecir quién sufrirá de los síntomas severos, se pueden hacer algunas generalizaciones:[20]

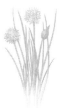

*Características de Las Mujeres Propensas a Pasar por*
*la Menopausia sin Perturbaciones*

⊙ Comienzo relativamente tardío de la menstruación

⊙ Nunca casadas

⊙ Nunca embarazadas

⊙ Dieron a luz después de los 40

⊙ Ingresos relativamente altos

⊙ Mejor educadas

### *Características de Las Mujeres Propensas a Sufrir de Síntomas Severos de la Menopausia*

⊙ Sufren del síndrome premenstrual

⊙ Tienen la menopausia prematura

⊙ Han tenido la menopausia artificial (ooforectomía)

Estas listas demuestran que la fisiología es solamente un pedazo del rompecabezas de la menopausia—y probablemente la parte más fácil de entender. ¿Por qué las mujeres que nunca se casan o que han tenido hijos después de los 40 años son menos probables de experimentar los síntomas de la menopausia? ¿Hay otro denominador común—estilo de vida, educación, dieta—que puede explicar estos paralelos? Futuras investigaciones deberán tratar estas preguntas.

Generalmente, el ritmo con que se diminuye el nivel de estrógenos influye el número y severidad de los síntomas. Generalmente, siguen uno de los tres patrones a continuación:

**Patrón A: Término abrupto.** Éste es la cesación inmediata de la menstruación, sin previo aviso. No es muy común; en la mayoría de los casos, los ovarios dejan de funcionar gradualmente. Si el abastecimiento de los estrógenos para de repente, la posibilidad de experimentar unos síntomas es más grande. Sin embargo, no todas las mujeres siguen esta norma. La investigadora de menopausia Rosetta Reitz encontró a un grupo cuyas menstruaciones cesaron abruptamente, pero se quejaron de relativamente pocos síntomas.[21] Ella asumió que estas mujeres tenían una alta tolerancia a la incomodidad. Esto sugiere que, aunque hay patrones definidos, es difícil predecir cómo las mujeres pasarán por el cambio.

**Patrón B: Término gradual.** Este es un patrón más común, en el cual se experimenta un declive progresivo, tanto en la cantidad y como en la duración del flujo menstrual. Típicamente, las menstruaciones se hacen más cortas, se tardan o no se tienen por un mes o más; finalmente, terminan del todo. Es posible que la mujer ni se dé cuenta de la irregularidad de sus ciclos. Si los ovarios se atrofian lentamente, si los órganos que estos estimulan no son hipersensibles, y si continúan suministrando una cantidad suficiente de estrógenos, los síntomas son insignificantes.[22]

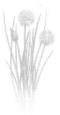

**Patrón C: Término irregular.** Igualmente, son relativamente comunes los patrones irregulares de la menstruación. El flujo puede ser esporádico; puede ser más fuerte, más ligero o alternar con los meses. El número de días entre las menstruaciones puede incrementar o disminuir. Algunas mujeres pueden pasar hasta un año completo sin menstruar y entonces, sin previo aviso, comenzar a menstruar otra vez. Muchos "niños del cambio de vida" han nacido porque las mujeres pensaban que ya no podían quedar embarazadas y que estaban por lo tanto seguras. Los médicos ahora recomiendan a las mujeres a que continúen usando anticonceptivos por dos años después de su última menstruación.

Numerosos investigadores, buscando posibles relaciones entre los papeles, el comportamiento y una tendencia hacia sufrimientos durante la menopausia, han encontrado que hay un claro componente psicológico en dichos sufrimientos.[23] Es difícil determinar cuánto de la incomodidad de la mujer es física y cuánto responde a las expectativas culturales y su propio sistema de creencias. Los síntomas y reacciones físicas de cada mujer pueden ser genuinos, y sin embargo nada parecidos a los de sus amigas.

## El Ciclo Menstrual

Para entender mejor los cambios que experimenta el cuerpo de la mujer entre los 40 y 60 años, es conveniente comprender el ciclo menstrual. Aún en esta época de más conocimiento sobre la salud y el acondicionamiento físico, muchas mujeres no saben qué ocurre dentro de sus cuerpos cada mes. Comprender cómo funciona su cuerpo es fundamental para tomar cargo de su salud y su vida. Incluso si usted cree que entiende el proceso de la menstruación, por favor lea esta sección cuidadosamente—puede servirle para tomar mayor conciencia de su cuerpo.

El ciclo menstrual femenino es un lapso de 28 o 29 días que se repite cada mes durante la vida fértil de la mujer. Requiere una interacción entre el cerebro, los ovarios y las cuatro hormonas primarias, dos secretadas en el cerebro y dos en los ovarios (véase las Figuras 1 y 2). El objetivo primordial de la secreción de estas hormonas es estimular las células de la membrana mucosa del útero, en preparación para un posible embarazo. La mucosa uterina, que también se llama el endometrio, se acumula en la primera parte del ciclo y se expulsa durante el período menstrual.

Un ciclo no tiene ni principio ni fin, pero a efectos de esta explicación, comenzaremos con las etapas físicas del ciclo menstrual en el *hipotálamo,* una glándula endocrina del cerebro. Comúnmente denominado "el regulador supremo", el hipotálamo cumple un papel clave en muchas funciones corporales: regula la temperatura del cuerpo, el equilibrio del agua, el ritmo metabólico, el apetito, los patrones del sueño y la tolerancia al estrés. El hipotálamo envía un mensaje, en forma de una hormona, a la *glándula pituitaria anterior,* otra glándula endocrina ubicada inmediatamente debajo del hipotálamo. La pequeña pituitaria responde al mensaje, secretando la primera hormona del ciclo, que es la *hormona folículo estimulante* (HFE). Como todas las hormonas endocrinas, la HFE es una mensajera que sale de un órgano para actuar en otra parte del cuerpo, en este caso los ovarios.

Dentro de los ovarios hay unos saquitos llamados *folículos* que contienen óvulos y estrógeno, la hormona femenina. La estimulación

## Figura 2. El ciclo menstrual

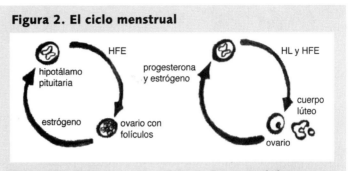

### Fase 1: Estrógeno
⊙ El hipotálamo señala a la pituitaria cuando las hormonas están en el punto mas bajo
⊙ La pituitaria envía HFE a los ovarios
⊙ Un folículo madura como óvulo
⊙ El nivel de estrógeno avisa al cerebro para secretar HL junto con HFE

### Fase II: Progesterónica
⊙ Con la influencia del HL, el óvulo maduro se desprende del ovario
⊙ El folículo remanente (cuerpo lúteo) produce progesterona y estrógeno
⊙ El folículo se desintegra; deja de producir hormonas
⊙ Al disminuir las hormonas, comienza la menstruación; la mucosa uterina es desechada

ejercida por la HFE hace crecer uno de los folículos, y mientras crece se liberan los estrógenos. Cuando circula una cantidad determinada de estrógenos por el torrente sanguíneo, la pituitaria, nuevamente siguiendo las instrucciones del hipotálamo, secreta su segunda hormona, la *hormona luteinizante* (HL). Para entonces, el óvulo está maduro y listo para irrumpir del folículo.

El óvulo se expulsa a las trompas de Falopio y de allí pasa al útero. El desprendimiento del óvulo se llama *la ovulación* y marca aproximadamente el punto medio del ciclo. El folículo remanente que queda en el ovario es ahora una glándula endocrina en funcionamiento, que se llama *el corpus luteum.* El corpus luteum produce los estrógenos y también la progesterona, la segunda hormona femenina, que es la dominante en la segunda mitad del ciclo. En la Figura 3 (en la pagina siguiente) se muestran los niveles variables de las cuatro hormonas activas en un ciclo menstrual típico.

Si el óvulo se fertiliza por un espermatozoide, se implanta en la mucosa uterina y se secreta una hormona especial, llamada *la gonadotropina coriónica.* Esta hormona estimula la secreción continuada de los estrógenos y la progesterona, que nutren el embrión en desarrollo. Sin la fertilización del óvulo y la continuada producción hormonal, el corpus luteum se encoge y muere, y la secreción de los estrógenos y la progesterona diminuye. Cuando ambas hormonas llegan a su punto más bajo, la mucosa uterina engrosada se desprende y se expulsa a través de la apertura vaginal, y

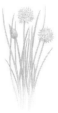

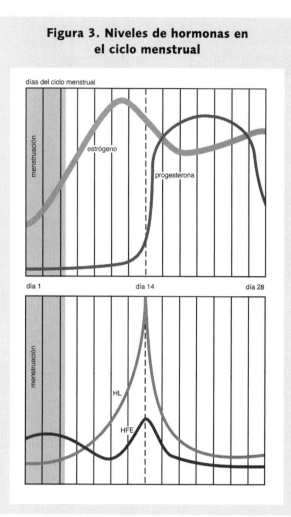

**Figura 3. Niveles de hormonas en el ciclo menstrual**

días del ciclo menstrual

menstruación

estrógeno

progesterona

día 1          día 14          día 28

menstruación

HL

HFE

comienza el flujo menstrual. Los bajos niveles sanguíneos de los estrógenos y la progesterona actúan como una señal para que el cerebro produzca la HFE, y todo el ciclo vuelve a comenzar.

Durante el ciclo, la función principal de los estrógenos es de aumentar el abastecimiento de la sangre, y por lo tanto engrosar el endometrio, con el propósito de crear un ambiente adecuado para la fecundación, la implantación y la nutrición del embrión. Con el suministro de una cantidad adecuada de nutrientes, la progesterona continúa la preparación del útero para la recepción y desarrollo del óvulo fecundado.

## ❧ Los Cambios ❦ durante la Menopausia

El primer indicio de que se aproxima la menopausia es la aparición de los *ciclos anovulatorios,* es decir, ciclos durante los cuales no hay ovulación. De hecho, la función de los ovarios comienza a declinarse varios años antes de la menopausia. La cantidad de folículos en los ovarios va disminuyendo gradualmente, de unos 2 millones de óvulos potenciales al momento del nacimiento a aproximadamente 400 mil al principio de la menarquía, hasta 250 mil al comienzo de la perimenopausia. Al haber menos folículos, algunos meses pueden pasar sin que se produzca la menstruación. La ausencia de los folículos significa que no hay ni óvulos, ni estrógenos, ni corpus luteum, ni progesterona, ni periodo menstrual (véase la Figura 4). A medida que los ovarios continúan reduciendo su producción de estrógenos y progesterona, la pituitaria, en un esfuerzo desesperado para estimular los ovarios recalcitrantes, bombea cantidades mayores de HFE y HL a la sangre. La HFE se aumenta en alto grado, alcanzando niveles 13 veces superiores a los de los ciclos normales, mientras que los niveles de HL prácticamente se triplican.[24] Como me explicó el ginecólogo Larry Francis, este aumento en la secreción hormonal es el dato que los médicos utilizan con más frecuencia y facilidad para determinar el inicio de la menopausia.

En el periodo premenopáusico, los niveles de las hormonas cerebrales aumentan, mientras los de las hormonas ováricas disminuyen. Cuando los ovarios dejan de producir óvulos, se detiene la secreción de progesterona, la cual depende de la existencia de un corpus luteum. En cambio, todavía se puede continuar la producción de estrógenos por los ovarios (aunque en menor cantidad), las glándulas suprarrenales y otras fuentes extraglandulares (incluyendo las células grasosas). Durante la etapa premenopáusica, la mucosa uterina se ve estimulada exclusivamente por los estrógenos. Al no darse el desprendimiento periódico de la mucosa uterina, los tejidos continúan proliferándose, hasta que el volumen de la mucosa es más grande que su abastecimiento de vasos sanguíneos. Pueden pasar varios meses antes de que esto suceda, por lo que los periodos menstruales suelen ser discontinuos o irregulares. Cuando la mucosa finalmente se desintegra, a menudo se desprende de manera irregular, en fragmentos desiguales, lo que da lugar a una menstruación más profusa que lo normal.

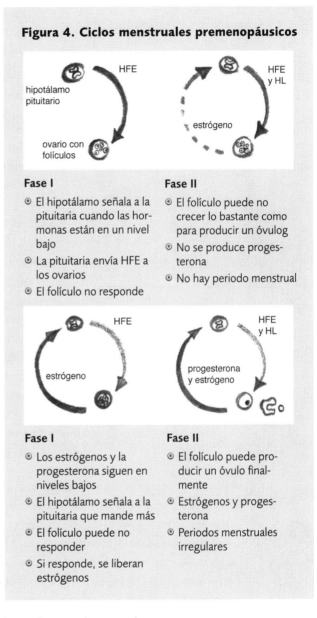

**Figura 4. Ciclos menstruales premenopáusicos**

**Fase I**
- El hipotálamo señala a la pituitaria cuando las hormonas están en un nivel bajo
- La pituitaria envía HFE a los ovarios
- El folículo no responde

**Fase II**
- El folículo puede no crecer lo bastante como para producir un óvulog
- No se produce progesterona
- No hay periodo menstrual

**Fase I**
- Los estrógenos y la progesterona siguen en niveles bajos
- El hipotálamo señala a la pituitaria que mande más
- El folículo puede no responder
- Si responde, se liberan estrógenos

**Fase II**
- El folículo puede producir un óvulo finalmente
- Estrógenos y progesterona
- Periodos menstruales irregulares

Al largo plazo, los folículos ováricos dejan de responder al estimulo de la HFE y HL. Los estrógenos descienden a niveles demasiado bajos como para causar el crecimiento de la mucosa uterina, la menstruación cesa por completo y la menopausia comienza. Pero aunque el ovario maduro ya no produce óvulos, no ha dejado de funcionar del todo. De hecho, la región central del ovario se ocupa activamente de la producción de hormonas que se convierten en *estrona,* la forma de estrógeno que continua circulando en la sangre tras la menopausia. Se ha com-

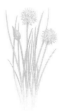

31

<table>
<tr><td colspan="1">

**Qué Sucede a Las Hormonas Durante la Menopausia**

⊙ Decrece la actividad ovárica
- Disminuye la producción de estrógenos
- Cesa la secreción de progesterona
⊙ Aumentan temporalmente las hormonas cerebrales
- Se producen mayores cantidades de HFE y HL
⊙ Hay producción de estrona a partir de diversas fuentes:
- Glándulas suprarrenales
- Grasa corporal
- Fuentes extraglandulares
- Ovarios

</td></tr>
</table>

probado median-te análisis que algunas mujeres siguen mostrando actividad estrogénica hasta 20 años después de la última menstruación.[25] Por lo general, las glándulas suprarrenales pasan a ser la principal fuente de estrógeno posmenopáusico. De hecho, mantener sanas las glándulas suprarrenales podría a ser una de las mejores formas de asegurar la continuada producción de estrógenos y facilitar así la transición.

Otra hormona, la androstenediona, también se convierte en estrona en el tejido grasoso. Como se dijo antes, las mujeres con abundante grasa en sus cuerpos no sólo empiezan la menopausia más tarde, debido a los niveles mayores de estrógenos, sino que también parecen experimentar menos molestias que las mujeres más delgadas. Se ha comprobado que la transformación de la androstenediona en estrona ocurre en los músculos, el hígado, los riñones, el cerebro y posiblemente en otras fuentes extra-glandulares.[26] Es evidente que, a medida que los ovarios reducen su funcionamiento, la producción de estrógenos disminuye, pero el cuerpo se reajusta, recurriendo a otras fuentes de estrógenos.

## ⇒ Los Cambios Fisiológicos Después ⇐ de la Menopausia

Los estrógenos tienen una importancia primordial en el ciclo vital femenino. La cantidad de esta hormona circulando por el cuerpo, su proporción comparada a otras hormonas, y su índice de cambio y decrecimiento previo a la menopausia, son factores que inciden en la salud física y en el estado emocional. Los estrógenos actúan directamente sobre el útero e influyen en otros órganos y tejidos, como la vulva, la vagina, los senos, los huesos, el cabello, la piel, el corazón y el sistema nervioso central. En consecuencia, al disminuir el nivel de estrógeno, ocurren cambios sustanciales en el aspecto y el funcionamiento de todos estos órganos. Esto no quiere decir que todos los síntomas de la menopausia se relacionen con el declive de los niveles de estrógenos; algunos se relacionan con otras hormonas en declive, como la progesterona y la testosterona, y algunos son consecuencias naturales del envejecimiento. La mujeres posmenopáusicas experimentan, en diversos grados, cambios atróficos (encogimiento y adelgazamiento) de la vagina, el cuello del útero, el útero y los ovarios. La mayoría de las mujeres pueden esperar que el cuello del útero y el útero mismo disminuyan su tamaño y que se reduzca la mucosa del cuello del útero.

Algunas mujeres se vuelven más propensas a las infecciones bacterianas, debido a la reducción de las secreciones de la mucosa en el cuello del útero. Los labios mayores (los mayores pliegues de la vulva) se hacen más delgados, más planos, más pálidos y menos elásticos. La pared vaginal se acorta y pierde su tono muscular, así como parte de sus secreciones normales, lo que a veces hace que las relaciones sexuales sean incomodas o dolorosas.

Las estructuras que rodean los órganos reproductores sufren una pérdida de tono muscular como resultado del envejecimiento natural y la falta de ejercicio. En su estado extremo, las estructuras relajadas se caen sobre otros órganos. Por ejemplo, el útero puede descender, haciendo que el cuello del útero se apoye o incluso penetre en la pared vaginal. Una sensación de pesadez en la zona vaginal o de tejidos sobresalientes podría indicar que la vejiga, el útero o el recto están descendiendo. La falta de tono muscular también puede impedir que los músculos del esfínter uretral se contraigan adecuadamente, y por lo tanto ocurren emisiones involuntarias de orina cuando la persona se ríe, estornuda, tose o levanta objetos pesados. La salida incontrolable de orina (incontinencia) se puede prevenir y/o aliviar por medio de unos ejercicios especiales llamados ejercicios Kegel, descritos en el Capítulo 5.

La grasa desaparece de los tejidos de los senos, reduciendo el tamaño, la forma y la firmeza de los senos. Los pezones tienden a volverse más pequeños y menos erectos. Algunas mujeres reportan un decrecimiento en la estimulación sexual de los senos, pero no se ha determinado si esto se debe a causas físicas o psicológicas. Como aspecto positivo, las mujeres que padecen de la enfermedad fibroquística de las mamas (que se caracteriza por nódulos y dolor en los senos) se sentirán aliviadas al saber que esta molestia generalmente desaparece durante la menopausia o después de ella.

El proceso de envejecimiento también acarrea visibles cambios en el cabello y la piel. El vello corporal; puede volverse más ralo en algunas mujeres y más abundante en otras. Nuevo crecimiento de vello en el labio superior y la barbilla se atribuye a la proporción invertida entre las cantidades de estrógenos y andrógeno. A pesar de que el andrógeno, una hormona "masculina", siempre existe en el sistema femenino, se vuelve físicamente apreciable solamente después de la menopausia.

Las arrugas y la pérdida de elasticidad de la piel son particularmente visibles en el rostro, el cuello y las manos. Se forman frunces en torno a la boca y "patas de gallo" en los ángulos externos de los ojos. Medidas preventivas naturales, tales como consumir una dieta rica en ácidos glicolitos, ácidos de alfa hidróxido y retina A, pueden minimizar, por lo menos, algunas de estas pequeñas arrugas productos del envejecimiento.

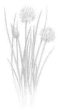

Durante mucho tiempo, las mujeres aceptaron pasivamente la imagen de "matrona" en la madurez: a medida que se envejece, la configuración del cuerpo se altera, la grasa se redistribuye, el metabolismo se hace más lento y hay una tendencia

### Cambios Físicos durante la Mediana Edad

- ⊙ Se produce cierta atrofia de la vagina, el cerviz, el útero y los ovarios.
- ⊙ La pared vaginal se acorta, se adelgaza y pierde tono muscular.
- ⊙ Los labios mayores se vuelven más delgados, más pálidos y menos elásticos.
- ⊙ Las estructuras de apoyo (los músculos de los esfínteres, la vejiga, el recto) pierden tono muscular.
- ⊙ Se reduce la secreción de mucosidad cervical.
- ⊙ Se alteran el tamaño, la firmeza y la forma de los senos.
- ⊙ El vello del cuerpo se vuelve más ralo en la mayoría de los casos; a veces, se hace más abundante.
- ⊙ Aparecen arrugas y la piel pierde tonicidad.
- ⊙ Se redistribuye la grasa corporal.
- ⊙ Se pierde masa ósea.
- ⊙ El metabolismo se hace mas lento.

a subir de peso. Pero esta imagen está cambiando. Con un poco de esfuerzo y determinación, ejercicios sistemáticos y una dieta de menos calorías, las mujeres trabajan para mantener sus figuras saludables, esbeltas y flexibles durante toda la vida.

Cuando se disminuye el nivel hormonal, los huesos tienden a perder densidad. La reducción de la actividad estrogénica se relaciona directamente con la aceleración de la pérdida de masa ósea, y el decrecimiento de los niveles de progesterona y testosterona también juegan su papel. Se cree que la pérdida de masa ósea explica la prevalecía de fracturas de cadera y de vértebras, y la postura encorvada que adoptan muchas mujeres de edad. Todas las mujeres deberían saber que la dieta y el ejercicio—especialmente en los primeros años adultos—son claves para prevenir la osteoporosis, una enfermedad tan debilitante.

Claramente, todas las hormonas femeninas son vitales en el cuerpo de la mujer. Cuando producimos demasiado o muy poquito, los síntomas ocurren. Sin embargo, aunque se han atribuido más de cincuenta síntomas a los cambios endocrinos que ocurren durante el cambio—cansancio, ansiedad, dolores de cabeza, irritabilidad, depresión, insomnio, dolores de las coyunturas y de los músculos, mareos, palpitaciones del corazón, falta de aire, e impaciencia, entre otros—no se ha precisado ninguna relación entre la causa y el efecto para cada uno de estos síntomas. El declive de la función ovárica y la disminución de los niveles hormonales no son los únicos factores que considerar. Es muy probable que tengan más importancia la salud general de la persona y su capacidad de adaptarse a las diversas transiciones que se llevan a cabo en su sistema orgánico y en su vida.

## ⇒ Cómo Diagnosticar la Perimenopausia ⇐

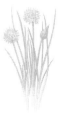

Las primeras señales de la perimenopausia aparecen como síntomas: menstruaciones profusas e irregulares, sofocos, sudores nocturnos e incontinencia urinaria. Si usted se encuentra en medio de sus 40 o tiene más años, y ha experimentando cualquiera de estas condiciones, probablemente no necesita ninguna verificación de que está en la cúspide de la menopausia. En cambio, una mujer más joven posiblemente querrá investigar sus síntomas con exámenes clínicos. A veces su médico mandará un análisis de sangre para determinar los niveles de HFE, dado a que estos niveles suelen permanecer altos durante la perimenopausia. Paradójicamente, esto no siempre es cierto. Los niveles de HFE pueden seguir fluctuando, y por lo tanto su resultado puede salir normal, aunque usted esté definitivamente premenopáusica. A veces se realizan unos análisis de sangre para medir los niveles de estrógenos y progesterona; sin embargo, generalmente los médicos encuentran que los niveles de estas hormonas son tan variables que no pueden indicar la condición de una mujer con exactitud.

La FDA ha aprobado un producto llamado Menopause Home Test (Examen Hogareño de la Menopausia), que podría ayudarles a usted y a su médico a determinar si usted ya empezó la menopausia, por medio de medir los niveles de HFE en su cuerpo. Puesto que este producto le permite mantener un rastro de sus niveles de HFE por un tiempo, en vez de darle solamente un solo resultado, puede ser beneficioso en determinar qué tipo de terapia le convendría más. Según Judith Reichman, consejera sobre la salud femenina en el programa televisivo *The Today Show,* el Examen Hogareño de la Menopausia tiene una precisión del 99 por ciento, comparado con un examen de sangre hecho por un médico. Para obtener más información sobre este análisis, visite el sitio web www.power-surge.com.

El siguiente capítulo aborda la confusión sobre las terapias de reemplazo hormonal. Los capítulos subsiguientes examinarán, en más detalle, los síntomas y problemas específicos asociados con la menopausia. Recuerde que, en su mayoría, sufrir unos síntomas severos no es ni normal ni necesario. En la mayoría de los casos, los únicos "medicamentos" que usted necesitará es una alimentación razonable, unos ejercicios sistemáticos y un estilo de vida sano.

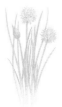

# LAS HORMONAS

## DISIPANDO LA CONFUSIÓN

*No estamos espiritualmente desconectados de los medicamentos que consumimos, ni del dolor y sufrimiento que acompaña su producción.*

— ALICE WALKER

Toda mujer mayor de más de 50 años puede decir donde estaba cuando escuchó la noticia de que ciertas preparaciones hormonales incrementan el riesgo del cáncer mamario. El estudio conocido como Women's Health Initiative (Iniciativa para la Salud de la Mujer, con las siglas WHI), auspiciado por los Institutos Nacionales de la Salud y publicado en el *Journal of the American Medical Association,* fue abruptamente terminado en el 2002 cuando unos investigadores sorprendidos descubrieron que el riesgo de tomar una combinación específica de estrógenos con progestina sobrepasaba los beneficios. Este estudio tan anticipado ahogó las esperanzas de los médicos que creían firmemente en la eficacia de tal medicamento. Además, los más de seis millones de mujeres norteamericanas a quienes se les había prescrito esta preparación hormonal, bajo escrutinio, tuvieron que cuestionar la confianza que habían puesto en el establecimiento médico. Los ejecutivos de Wyeth-Ayerst, la compañía farmacéutica que abasteció las pastillas para el estudio y vendió su producto a todas estas mujeres de mediana edad, deberían haber quedado plasmados al ver como las acciones de la firma cayeron un 24 por cierto en un día.

Antes de ese fatídico anuncio, aproximadamente el 38 por ciento de las mujeres norteamericanas entre las edades de 50 y 74 años usaron la terapia de reemplazo de hormonas (TRH).[1] La mayoría de las mujeres recibiendo hormonas tomaron Premarin, una preparación de estrógenos solamente, o Prempro, que consiste de Premarin con la adición de progestina, una forma sintética de la progesterona. Para el año 2000, con unos 46 millones de recetas, Premarin se situaba en segundo lugar

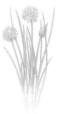

entre los medicamentos más populares en los Estados Unidos; amasó más de mil millones de dólares en ventas para Wyeth-Ayerst.[2] Aunque las ventas de Prempro llegaron a solamente la mitad de las de Premarin, habían crecido de forma estable—de igual forma que las ganancias del fabricante.

## ⋙ Una Breve Historia de la TRH ⋘

Originalmente, la FDA de los Estados Unidos aprobó el uso de estrógenos para el alivio a corto plazo de los síntomas de la menopausia. Después, también se aprobó el uso prolongado de estrógenos para la prevención de la osteoporosis, hasta que el incremento del riesgo de desarrollar el cáncer endometrial de las preparaciones hechas solamente de estrógenos resultó en adición de la segunda hormona femenina, progesterona. Dado el riesgo incrementado de desarrollar el cáncer endometrial por la aplicación de terapias de estrógenos solamente, se recomienda la combinación de estrógenos y progesterona para las mujeres que todavía tienen su útero (es decir, las mujeres que no han tenido histerectomías).

El uso extendido de estrógenos, o la combinación de estrógenos y progesterona, continuó a crecer mucho más allá de la intención original de la FDA; los médicos recetaron estos fármacos para tratar condiciones colectivamente acogidas bajo la sombrilla de "síntomas de calidad de vida". Las mujeres tragaban hormonas no solamente para eliminar los sofocos y fortalecer los huesos, sino también para que sus mentes se mantuvieran alertas, para lubricar las paredes vaginales y para que su piel se viera más joven. La TRH parecía tan prometedora que los médicos confiadamente animaban a sus pacientes menopausicas a que la tomaran para acabar con los síntomas molestos y para proteger sus corazones y huesos. Varios médicos trataron de convencerme que Premarin sería beneficioso para mi corazón, aun cuando les recordé que los resultados del Estudio sobre el Corazón y el Reemplazo de Estrógenos/Progestina (HERS) en el 2000 nos dijo que éste no era necesariamente el caso. (Para más sobre el estudio HERS, véase el Capítulo 9.) Pero estos médicos apoyaban firmemente a la TRH y no estaban dispuestos a cambiar de idea.

Siguió así, hasta que el informe en el *Journal of the American Medical Association (JAMA)* de julio del 2002 conmoviera el mundo. La prestigiosa revista afirmó que la TRH causaba un incremento en el riesgo del cáncer mamario lo suficientemente significativo para que el estudio de la gran Iniciativa de la Salud de la Mujer (WHI) se interrumpiera inmediatamente. Las mujeres y sus médicos no sabían qué hacer. Algunas mujeres dejaron el tratamiento inmediatamente, y sus síntomas regresaron. Otras decidieron seguir tomando las pastillas, esperando que no fueran ellas entre las desafortunadas mujeres que descubrieran bolitas en sus senos. Otras recurrieron a plantas medicinales y soja para contrarrestar sus síntomas de la menopausia, mientras se preocupaban por la salud de sus huesos y trataban

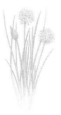

de entender precisamente qué significaban los estudios para ellas. Las respuestas no son claras y probablemente no lo serán por varios años, y es incuestionable que las respuestas no son iguales para todas las mujeres. Más que nunca, para poder hacer buenas decisiones personales, necesitamos *toda* la información—la información esta disponible hace tiempo, pero no es promovida abiertamente.

## ⤳ Un Vistazo Más Cercano al Estudio WHI ⤳

La Iniciativa para la Salud de la Mujer no era solamente otro estudio en la larga historia de las conflictivas investigaciones sobre las hormonas. Era la crema y nata, el patrón oro de la evidencia científica. Se trataba de una muestra muy grande de 16,608 mujeres posmenopáusicas, saludables y étnicamente diversas, entre las edades de los 50 y los 79 años. Se concibió para contestar definitivamente las persistentes preguntas sobre la TRH. Dividió a las mujeres en varios grupos de estudio; las integrantes de un grupo tomaron estrógenos más progestina (específicamente Prempro), y las integrantes de otro grupo recibieron una pastilla inocua que parecía igual (placebo). Como en todos los estudios doblemente ciegos, se compararon y evaluaron los dos grupos; ni las mujeres estudiadas, ni los investigadores con quien tuvieron contacto, sabían si ellas estaban en el grupo recibiendo el medicamento real, o en el grupo recibiendo placebos.

Usted sabe cómo se acaba la historia. Este largo estudio que estaba programado para continuar por tres años más, hasta el 2005, terminó abruptamente cuando una junta que monitoreaba los datos se dio cuenta de que los números acumulados excedieron el límite superior de riesgo. Según el director interino del estudio, Jacques E. Rossouw, "El riesgo del cáncer mamario excedió las barreras predefinidas de seguridad".[3] Esto significó que los mismos médicos que inflexiblemente apoyaron el uso de la TRH sintética se vieron obligaos a notificar a las mujeres a que dejaran de tomarlo inmediatamente.

La razón primordial por la que la prueba de la WHI fuera terminada antes del tiempo señalado fue porque las mujeres que tomaban Prempro mostraron un incremento en el riesgo del cáncer invasivo de la mama. Aun cuando los investigadores nos aseguran que el riesgo era pequeño de que una mujer en particular contrajera el cáncer mamario, varios otros resultados del estudio contribuyeron a la decisión de terminarlo.

Específicamente, los datos mostraron los siguientes factores adicionales por cada 10 mil personas-años entre las mujeres que tomaron la combinación de estrógenos y progestina:

⊙ ocho casos más de cáncer mamario invasivo

⊙ siete incidencias más de cardiopatía

⊙ ocho derrames cerebrales más

⊙ ocho embolismos pulmonares más

Las reducciones de riesgo por cada 10 mil personas-años entre las mujeres que utilizaron el fármaco incluyeron lo siguiente:

⊙ seis casos menos de cáncer colorrectal

⊙ cinco menos fracturas de la cadera[4]

("Personas-años" son similares a "horas-obreros". Cinco mil individuos que toman el fármaco por dos años sería el equivalente a 10 mil personas-años; de la misma forma, 10 mil individuos que toman el fármaco por un año también sería igual a 10 mil personas-años.)

De primer vistazo, estos números no parecen tan atemorizantes—a menos que, por supuesto, usted sea una de las siete u ocho mujeres adicionales que sufrieron cáncer mamario, cardiopatía, derrame cerebral o embolia pulmonar. Las estadísticas son frías y a menudo difíciles de captar y personalizar. *The John R. Lee, M.D., Medical Letter* clarifica estos números y ofrece una apreciación mayor de lo que en realidad significan. Él dice que de los seis millones de mujeres que estaban usando Prempro (un estimado conservador), los números expuestas en las listas anteriores se traducen en aproximadamente 4,800 más mujeres que pueden esperar contraer cáncer mamario, 4,200 más que pueden esperar sufrir de cardiopatía, y así por el estilo.[5] (Esto asume que dichas mujeres solamente usaran el fármaco por un año, resultando en seis millones de personas-años. Si la tomaran por más tiempo—y observe que el estudio WHI siguió a sus participantes por un promedio de 5.2 años—entonces los números son proporcionalmente más altos.) No sé qué piensa usted, pero para mí esto no parece un riesgo pequeño.

Se debe enfatizar un punto importante sobre este estudio. La prueba se trataba de solamente dos fármacos, Premarin y Prempro. (Los resultados mencionados anteriormente se observaron solamente para Prempro; el estudio WHI sobre los efectos de Premarin continúa.) Sin embargo, todo el mundo parece comparar estas dos combinaciones de hormonas con todas las TRH. No todas son iguales. Hay diferencias, y pronto elaboraré más sobre este tema. Además, la prueba usó exclusivamente un régimen de una sola dosis (una tableta que contenía 0.625 mg de estrógenos equinos conjugados, más 2.5 mg de acetato de medroxiprogesterona, una forma de progestina). No sabemos si los resultados pueden extrapolarse a dosis menores o a otras formulaciones. Aun los autores del estudio reconocen la posibilidad que estradiol transdérmico con progesterona (*en lugar de* progestina), que asemeja más la fisiología y el metabolismo normales de las hormonas sexuales humanas, pueda ofrecer un perfil diferente de riesgo-beneficio. El resto de este capítulo examina las diferentes preparaciones hormonales disponibles y usadas hoy día en los Estados

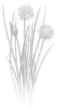

Unidos y Europa. Una o más de éstas pueden ofrecer una alternativa más segura que la TRH convencional, y resultar ser más efectivas que las preparaciones herbales.

Una reflexión personal: hemos recibido un fuerte despertar. Antes del inolvidable informe de la WHI en el 2002, los médicos distribuían muestras gratuitas de Prempro como caramelos, y muchas mujeres las tomaron sin darle mucha importancia. Alternativas más seguras contra los síntomas de la menopausia estan disponibles y analizadas hace muchos años; este libro, por ejemplo, se publicó por primera vez en el 1989. Entiendo que muchas de ustedes han mencionado las plantas medicinales, las vitaminas y la soja a sus médicos, y que ellos, a su vez, las hicieron sentir estúpidas e ingenuas. Ahora se verán obligados a abrir sus mentes y prestar atención a sus sugerencias alternas. Esta es una oportunidad fantástica para exponer nuestras opiniones. No me gusta admitir que muchísimas mujeres nunca cuestionaron esos cursos de tratamiento, aun a la luz de informes tempranos sobre sus posibles riesgos. Necesitamos tomar nuestro tiempo para aprender todo lo que podemos sobre nuestros cuerpos, y lo que introducimos en ellos. Las hormonas todavía pueden ser una opción para usted, pero antes de que haga esa decisión, entienda por qué las necesita, cuáles son las más seguras y cómo determinar si son buenas o malas para usted. Debe hacer sus propias investigaciones; no deje que ningún médico ni una persona celebre vista por televisión le convenza sobre lo mejor para usted. Abogue por usted misma. Lea, estudie y compare, y luego decida por usted misma.

## ⋙ Los Estrógenos ⋘

¿Cómo una mujer halla las respuestas a estas preguntas? ¿Cómo navega en medio de toda la promoción exagerada sobre las hormonas, para encontrar las respuestas verdaderas? Este capítulo puede ser un punto de inicio. A partir de aquí, está dedicado a describir las diferentes hormonas sexuales que circulan en nuestros cuerpos, y algunas de las opciones disponibles para equilibrarlas de nuevo, si es necesario, con diferentes terapias de reemplazo hormonal. La gama de opciones que usted tiene puede sorprenderla. Muchas mujeres no saben que existen opciones dentro de la TRH, más allá de los fármacos sintéticos que se han distribuido tan fácilmente durante varias décadas pasadas.

Comencemos mirando a la primera hormona en que piensan la mayoría de las mujeres, cuando se preguntan cómo contrarrestar los síntomas de la menopausia: los estrógenos.

### CUESTIONANDO LA TERAPIA CONVENCIONAL DE ESTRÓGENOS

Premarin, la primera preparación hormonal oral, entró en el mercado el año 1949; todavía continua siendo uno de los fármacos más prescritos en los Estados Unidos. Ha dominado todos los estudios grandes sobre la TRH y por lo tanto nos ofrece una cantidad considerable de investigaciones sobre sus beneficios, riesgos y efectos

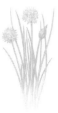

secundarios. Premarin es un compuesto oral conocido como estrógenos equinos conjugados (CEC). Si usted examina la palabra equino se dará cuenta que significa "caballo". De hecho, el fármaco consiste en orina de yeguas embarazadas. No hay duda que los estrógenos de la yegua ejerce efectos similares a los estrógenos en el cuerpo humano, y funciona muy bien para reducir los síntomas de la menopausia; contribuye a prevenir la pérdida continuada de masa ósea, y por lo tanto, a proteger a las mujeres de la osteoporosis. Pero viene de la orina de un animal de cuatro patas, embarazada y con cola. No se encuentra naturalmente en las humanas femeninas—en las yeguas, sí; en las mujeres, no.

Hay muchas mujeres que, a pesar de no molestarse por sobre el contenido de sus píldoras, se enfurecen por el método para obtener esta hormona. Si usted se preocupa por la crueldad hacia los animales, también estará enfurecida. La yegua embarazada vive en un corral de concreto, no mucho más grande que el tamaño de su cuerpo, por la mayor parte de sus 11 meses de embarazo. No puede virar, y apenas se mueve cuando se colecciona la orina en un vasito atado a su cuerpo. Después de tener al potro, disfruta de unos meses de libertad, y después es impregnada otra vez y vuelve al confinamiento. Los potrillos son desechados o dejados como reemplazos para yeguas acabadas. Para más detalles sobre esta práctica, visite el sitio web www.MenopauseOnline.com.

Premarin ha sido catalogado como "natural" porque proviene de un animal vivo, pero químicamente, no es igual a las hormonas producidas por la mujer. Nuestros cuerpos funcionan con tres estrógenos únicos, presentes en aproximadamente la siguiente proporción:

estriol, del 60 al 90 por ciento

estrona, del 10 al 20 por ciento

estradiol, del 10 al 20 por ciento

(Léase más sobre los tres estrógenos humanos más adelante.) Esto se contraste con Premarin, que es una mezcla de estrona (del 75 al 80 por ciento), equilina (del 5 al 6 por ciento) y estradiol, más otros estrógenos equinos (del 5 al 19 por ciento).[6] Note la diferencia, tanto en los tipos como en las cantidades de hormonas. El estriol, el estrógeno que se encuentra en las mayores cantidades en el cuerpo femenino, se queda completamente fuera de la mezcla, y la proporción de estrona es mucho más alta en Premarin que como ocurre naturalmente en las mujeres. La equilina y otros estrógenos de caballo son moléculas que no encontramos en ningún lugar de la estructura química humana. Son específicos a los caballos. En realidad, no sabemos cómo la equilina afecta al cuerpo femenino, porque las compañías farmacéuticas no han gastado ningún dinero para contestar esa pregunta.

Es la opinión de muchísimos médicos y otros profesionales de la salud que algunas mujeres sufren efectos secundarios horribles cuando toman Premarin porque

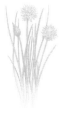

ese medicamento es ajeno al cuerpo de la mujer. Premarin no es metabolizado en el cuerpo de la misma forma que las hormonas humanas. El cuerpo de la mujer contiene todas las enzimas y los cofactores que necesita para procesar sus propias hormonas, cuando se presentan en sus proporciones naturales. Las hormonas más potentes, como el estradiol, se desintegran en compuestos "hijos" más débiles. Sin embargo, el Premarin no contiene las enzimas y los cofactores necesarios para metabolizar la equilina, y como resultado, el estrógeno de yegua se queda en el cuerpo femenino por más tiempo, produciendo un efecto más potente y duradero en nuestros receptores de estrógenos. Después de que la equilina se ingiere, los niveles de sus metabolitos (productos del metabolismo) pueden permanecer elevados en el cuerpo por hasta 13 semanas o más, debido al almacenamiento en los tejidos grasosos y su lenta liberación.[7] Quizás no sean las hormonas mismas contenidas en la TRH que aumentan el riesgo del cáncer mamario.

## LOS ESTRÓGENOS NATURALES: UNA MEJOR ELECCIÓN

Un acontecimiento reciente en el manejo de los síntomas de la menopausia es el creciente interés en las hormonas naturales o bioidénticas. Por el hecho de que estas hormonas no se han estudiado extensamente, como es el caso de las sintéticas, es posible que usted ignore que las hormonas naturales existen y ofrecen una alternativa que parece más segura y relativamente libre de efectos secundarios. Las compañías farmacéuticas tienen muy poco incentivo para invertir su dinero en un producto que no se puede patentar exclusivamente, y esto es el caso con las hormonas naturales. Se calcula que le cuesta a una compañía farmacéutica entre 300 y 500 millones de dólares para desarrollar un nuevo fármaco de receta y llevarlo al mercado. Una compañía farmacéutica no puede patentar un medicamento a menos que la fórmula química sea original. Puesto que las hormonas naturales se derivan de materiales naturales, cualquiera las puede procesar, de modo que nadie tiene la oportunidad de monopolizar el mercado. Cualquier persona puede producirlas, y por eso se comercializan a un margen de beneficio mucho más pequeño. Aun así, las hormonas naturales tienen la aprobación de la FDA, igual que las sintéticas, y están disponibles en las farmacias formuladoras con receta médica. (Léase más sobre las farmacias formuladoras en el siguiente capítulo.) Los médicos que recetan tanto las hormonas sintéticas como las naturales reportan que las mujeres que utilizan las naturales experimentan menos efectos secundarios, y que una vez que se cambian de las sintéticas, nunca regresan.

Hay considerable confusión en cuanto a la definición del término *hormona natural*. La mayoría de la gente asume que una hormona sintética se fabrica en un laboratorio, mientras que una hormona natural se origina directamente de la naturaleza. No es el caso. Ambas se fabrican en los laboratorios, y aun las sintéticas

pueden derivarse de productos naturales. La diferencia entre las dos no es su proveniencia—si provienen de la soja, los camotes, la orina, o si se desarrollaron en un tubo de ensayo. La principal distinción está en sus composiciones moleculares básicas. Si la estructura química del producto es idéntica a la hormona que ocurre naturalmente en la mujer, se considera "natural". Simplemente, una hormona natural replica exactamente la hormona femenina humana. Otra clasificación más precisa para una "hormona natural" es una "hormona bioidéntica". Premarin tiene una composición química muy parecida a la de la hormona natural de la mujer, pero las dos no son idénticas. Se alega que algunos estrógenos que provienen de la soja o del camote mexicano son naturales, pero si la composición química no es igual a la de la hormona natural de la mujer, entonces ese estrógeno no es verdaderamente natural, y no será aceptado por el cuerpo como propio.

Algunas marcas de preparaciones de hormonas naturales (solamente con estrógenos) son Estraderm, Estrace, Vivelle y Climara.

## EL TRÍO DE ESTRÓGENOS HUMANOS

El cuerpo femenino fabrica un trío de estrógenos que circulan en el cuerpo todo el tiempo. Los tres, que funcionan de maneras diferentes y en etapas diferentes en la vida de la mujer, son estradiol, estrona y estriol. Comprender cómo difieren puede ayudarnos a hacer una decisión más informada sobre los productos que usamos.

El *estradiol* se produce principalmente por los ovarios cada mes, y es el estrógeno más constante en nuestros cuerpos durante toda la vida. Como el más poderoso de los tres, el estradiol usado sin otras hormonas es el estrógeno más implicado en el riesgo incrementado del cáncer mamario. El estradiol es comúnmente, y a veces exclusivamente, usado en la terapia convencional de hormonas.

La *estrona* es el estrógeno asociado con la mujer menopausica. Se produce en las glándulas suprarrenales y los ovarios, y también se deriva de la grasa corporal. Parece que la razón por la cual las mujeres que guardan más grasa se quejan menos de los síntomas de la menopausia es la presencia de una cantidad mayor de este estrógeno circulando en sus cuerpos. La estrona funciona como el estradiol, pero sus efectos se consideran más débiles. Algunos estudios han encontrado niveles más altos de estrona en las mujeres con cáncer mamario.

El *estriol* se produce en los ovarios y la placenta durante el embarazo, y es el más débil de los tres estrógenos. Es un resultado de la descomposición de los otros dos, y ayuda a mantener el cuerpo en equilibrio. Estudios hechos en los Estados Unidos y Europa indican que probablemente es el más seguro de los tres, y es muy prometedor como sustituto para el estradiol y la equilina en las preparaciones de la TRH. Mujeres en los países europeos han usado el estriol extensamente por los últimos 50 años, primordialmente para contrarrestar los síntomas menopáusicos.

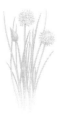

## EL ESTRIOL: LA ESPERANZA DE LA TRH

Unos estudios recientes han validado una parte de la información anécdótica de que el uso a corto plazo de estriol alivia los síntomas menopáusicos como los sofocos, la sequedad vaginal, el insomnio e las infecciones de las vías urinarias.[8,9] No se sabe todavía si las mujeres lo pueden tomar a largo plazo, pero los informes son esperanzadores. Además, sus efectos en el corazón son prometedores, aun cuando las investigaciones que tratan de este asunto son pocas. Un estudio demostró que en las mujeres que tomaron estriol, el colesterol total bajó, los niveles de LAD mejoraron y los triglicéridos bajaron (en contraste con los estrógenos conjugados, o mixtos, que los elevaron).[10] Dos décadas atrás, un estudio publicado en *Journal of the American Medical Association* indicó que cuando las mujeres tomaban entre 2 y 8 mg por día de estriol por seis meses, no afectó ni su presión sanguínea, su peso, los resultados de los exámenes de papanicolaou (pruebas citológicas), o las mamografías.[11] Lo que todavía no se sabe es si el estriol previene la pérdida de masa ósea, como hace el estradiol. Las investigaciones parecen prometedoras; sin embargo, por ahora no son lo suficientemente constantes como para llegar a cualquier conclusión todavía.

Hay un debate continuo, todavía no resuelto, sobre cómo el estriol afecta el tejido mamario. Unos estudios tempranos nos llevaron a creer que el estriol podría proteger contra del cáncer mamario; de hecho, ya se ha usado como tratamiento contra el cáncer mamario. Un estudio importante publicado en el 1966 mostró que niveles más elevados de estriol en el cuerpo se correlacionaban con la remisión del cáncer mamario.[12] Todavía es muy pronto para hacer cualquier proclamación sobre la seguridad del estriol relacionada al cáncer mamario, pero un punto está tan claro como el cristal: necesitamos más investigaciones sobre este estrógeno ignorado.

Si, de hecho, el estriol es más seguro, es efectivo para tratar los síntomas de la menopausia, y resiste la prueba del tiempo, ¿por qué se le han hecho tan pocos estudios? Hace más de 20 años se hizo esta pregunta a la comunidad médica en *Journal of the American Medical Association*. El autor del artículo, Alvin H. Follingstad, doctor en medicina, se quejó públicamente sobre la falta de extensas pruebas clínicas sobre el estriol, las cuáles se necesitan para que la FDA lo apruebe.[13] Aún en ese tiempo, el doctor Follingstad opinó que se había acumulado suficientes pruebas presuntivas y científicas indicando que el estriol era más seguro que la estrona y el estradiol; sin embargo, dos décadas más tarde, los profesionales y las mujeres todavía esperan. Sin duda, hacen falta más pruebas a gran escala para contestar las preguntas sobre el estriol, especialmente en cuanto a su relación con el cáncer. Hasta que esas pruebas se realicen, las investigaciones existentes de Europa y los Estados Unidos, aunque pocas, indican que el estriol es mejor para el reemplazo hormonal que las opciones que generalmente nos imponen.

Los profesionales que practican la "medicina alternativa" combinan el estriol con el estradiol y la estrona (los dos últimos han sido sometidos a más pruebas que el estriol) para la prevención de la osteoporosis y los síntomas de la menopausia. Jonathan Wright, doctor en medicina, un experto bien respetado en la medicina nutricional y un pionero el la rama de la TRH, ha desarrollado una fórmula triestrogénica que contiene los tres estrógenos en una proporción equilibrada que se asemeja mucho a la del cuerpo femenino: estirol (el 80 por ciento), estradiol (el 10 por ciento) y estrona (el 10 por ciento). Él y otros han usado esta receta hace casi 20 años y han encontrado que es muy efectiva en aliviar una variedad de síntomas de la menopausia. Todas las hormonas naturales utilizadas por el doctor Wright se derivan del camote silvestre mexicano (género *Diascorea*). Él enfatiza que no se puede obtener una cantidad significativa de estas hormonas directamente del camote o utilizando cremas derivadas del camote, ya que al cuerpo le faltan los cofactores químicos requeridos para convertir la sustancia contenida en éstos productos en hormonas útiles. Hay que lograr eso en un laboratorio. En su libro *Natural Hormone Replacement,* el doctor Wright elabora, en gran detalle, sobre las investigaciones y el uso de su formulación.[14]

Otra opción recetada por algunos profesionales es una fórmula biestrogenico que combina estriol (el 80 por ciento) y estradiol (el 20 por ciento). La teoría que apoya esta mezcla es que las mujeres menopáusicas ya tienen amplias cantidades de estrona en sus cuerpos, pero persiste la preocupación de que la estrona puede producir más metabolitos no deseados, y posiblemente tenga un efecto negativo en los tejidos mamarios. Las dos recetas son más seguras que los productos que contienen la orina de yegua o el 100 por ciento de estradiol.

Ambas formulas están disponibles por medio de las farmacias formuladoras, y las dos se pueden mezclar con otras hormonas, tales como la progesterona o la testosterona. Un farmacéutico experimentado, trabajando con usted y su médico, puede fácilmente ajustar la dosis de acuerdo con sus niveles hormonales y sus síntomas. También tiene alternativas en cuanto al método de administración. Los productos compuestos se pueden formular, según su preferencia, en cápsulas, cremas, pastillas y supositorios.

## ¿NECESITA USTED EL REEMPLAZO DE ESTRÓGENOS?

Es posible que la terapia de estrógenos no opuestos, también conocida como *la terapia de reemplazo de estrógenos*, o la *TRE*, no sea aconsejable para algunas mujeres que tienen historias familiares de cáncer mamario, coágulos de sangre, enfermedades de la vesícula, o migrañas, o las que tienen niveles altos de triglicéridos. Además, los estrógenos solos no son una opción segura para las mujeres que no han tenido histerectomías, debido al sustancial incremento en el riesgo de desarrollar el cáncer endometrial, que es el cáncer de la mucosa uterina. Para las mujeres que no han

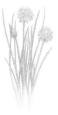

| Síntomas de la Deficiencia de Estrógenos | Síntomas del Exceso de Estrógenos |
|---|---|
| ◎ Sofocos | ◎ Cambios de ánimo (SPM) |
| ◎ Sudadas nocturnas | ◎ Pechos sensibles |
| ◎ Equedad vaginal | ◎ Senos fibroquísticos |
| ◎ Pensamientos nebulosos | ◎ Retención de agua |
| ◎ Lapsos de memoria | ◎ Nerviosismo/ansiedad |
| ◎ Irritabilidad | ◎ Irritabilidad |
| ◎ Incontinencia | ◎ Fibromas uterinas |
| ◎ Infecciones de la vagina o la vejiga | ◎ Subida de peso en las caderas |
| ◎ Llanto | ◎ Angrado menstrual abundante |
| ◎ Depresión | ◎ Severos dolores de cabeza |
| ◎ Perturbaciones al dormir | ◎ Infecciones vaginales recurrentes |
| ◎ Palpitaciones del corazón | ◎ Rostro sonrojado |
| ◎ Disminución del apetito sexual | ◎ Nausea |
| | ◎ Calambres en las piernas |

tenido histerectomías, los médicos que recetan tratamientos hormonales siempre mandan alguna forma de estrógeno más progesterona. En consideración de estos riesgos, hable con su médico sobre la terapia de estrógenos, aun si quiere tomar las hormonas naturales.

Los síntomas insoportables de la menopausia son los que a menudo llevan a las mujeres a usar las hormonas. Cuando estamos desequilibradas, probaremos casi cualquier cosa para sentirnos normales otra vez. La sabiduría convencional nos dice que una vez que la perimenopausia llega, y experimentamos síntomas, debemos elevar los estrógenos para equilibrar los niveles decrecientes. Sin embargo, éste no es siempre el caso. Nuestros cuerpos pueden luchar por establecer un nuevo equilibrio, y por lo tanto pueden producir demasiados estrógenos, en vez de faltarlos. Cualquier cosa puede pasar durante estos años premenopáusicos, y echar la culpa por todos los síntomas al decrecimiento de estrógenos es una simplificación excesiva de lo que ocurre. Además, si incrementamos la dosis de estrógenos en un cuerpo ya rico en esa hormona, los síntomas pueden empeorar en vez de mejorar. Para ayudarle a averiguar si usted tiene un exceso o una falta de estrógenos, considere las listas de síntomas que se encuentra arriba. Puede encontrarse con síntomas en ambas listas, lo cuál indica que sus síntomas de perimenopausia no se deben solamente a la deficiencia de estrógenos.

## 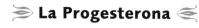 La Progesterona

La progesterona es la "otra" hormona femenina que la mujer requiere mensualmente para mantener el equilibrio hormonal. Se sintetiza en el cuerpo a base de colesterol—como todas las hormonas esteroides—e influye la segunda mitad del ciclo menstrual, después de la ovulación. También se puede producir en las glándulas suprarrenales y en la placenta durante el primer trimestre del embarazo. La progesterona es tan necesaria para el sistema reproductivo femenino como los estrógenos, pero tiene funciones completamente distintas. Es única porque es una precursora de otras hormonas y puede crear y ayudar a equilibrar los estrógenos, la testosterona y el cortisol, la hormona del estrés. Se relaciona con el funcionamiento de las tiroides y del metabolismo del azúcar en la sangre; se comunica con el sistema nervioso central y estimula el crecimiento de los huesos. La mayoría de la gente cree que el estrógeno es la hormona femenina que protege nuestros huesos; aunque es cierto que los estrógenos ayudan a prevenir la pérdida de masa ósea, en realidad es la progesterona que inicia el proceso de acumulación.

## CUESTIONANDO LAS PROGESTINAS SINTÉTICAS

En el tratamiento de los síntomas de la menopausia, las progesteronas sintéticas, correctamente conocidas como *progestinas*, se añaden a menudo a los estrógenos para contrarrestar los problemas asociados con el uso de los estrógenos solos. Generalmente se acepta que la combinación de ambas hormonas protege el tejido endometrial y reduce el riesgo del cáncer uterino.[15] La mujer que ha tenido una histerectomía y que ha optado por un tratamiento hormonal, muy probablemente tomará los estrógenos únicamente, puesto que no tiene tejido uterino que proteger. Aunque es el tratamiento de norma, muchos profesionales de la salud creen que no se debe ofrecer solamente una hormona sin la otra a cualquier mujer—no importa si tiene su útero intacto o no—porque nuestros cuerpos producen tanto los estrógenos como la progesterona. Recetar la una sin la otra puede causar un desequilibrio, síntomas y posiblemente problemas más serios en los años venideros.

Las progestinas sintéticas pueden proteger el útero, pero como parte del dúo de la TRH vienen con un alto precio: un riesgo mayor del cáncer mamario y otras condiciones serias. Como vimos antes en este capítulo, los resultados definitivos de la WHI concluyeron que la TRH convencional (especialmente el fármaco Prempro) incrementaba el riesgo del cáncer mamario, los infartos cardíacos, los derrames cerebrales y las embolias pulmonares. Cuando las noticias se conocieron en el verano del 2002, los médicos y las mujeres quedaron boquiabiertos con los resultados. Pero me pregunto por qué tuvieron esta reacción. Apenas dos años antes, el Instituto Nacional del Cáncer reportó en *Journal of the American Medical Association* que las mujeres que usaron la TRH corrieron un riesgo aun mayor de desarrollar el cáncer mamario que las mujeres que tomaban los estrógenos solos (léase más sobre este estudio en el Capítulo 10).[16] Montones de estudios precedían a este, y se han escrito varios libros alertando a las mujeres de esta conexión. Un estudio de la Universidad

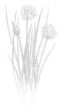

## ¿Necesita Progesterona Suplemental?

La necesidad de progesterona suplemental depende de los niveles sanguíneos de la hormona, además de sus síntomas. La siguiente lista le ofrece otras señales para ayudarle a decidir:

### Síntomas de la Deficiencia de Progesterona

⊙ Migrañas premenstruales
⊙ SPM
⊙ Sangrado menstrual excesivo o irregular
⊙ Ansiedad

### Síntomas de Desequilibrio (Disminución de Progesterona/Exceso de Estrógenos)

⊙ Hinchazón
⊙ Menstruaciones irregulares
⊙ Cambios de animo
⊙ Subida de peso (especialmente en el área del estomago)
⊙ Dolores de cabeza premenstruales
⊙ Senos dolorosos
⊙ Manos y pies fríos
⊙ Disminución del apetito sexual

### Síntomas del Exceso de Progesterona

⊙ Sueño
⊙ Mareos
⊙ Depresión

de California del Sur llegó a la misma conclusión: hay fuerte evidencia que la adición de una progestina a la TRH marcadamente aumenta el riesgo del cáncer mamario.[17] Señoras, ésta información no es nueva.

Tomar la progesterona natural en vez de los productos sintéticos es tan vital como tomar los estrógenos naturales. Claramente, una diferencia innegable existe entre lo que es originario al cuerpo humano y lo que no es. Las progestinas son hormonas químicamente alteradas, y por lo tanto no se comportan de la misma forma que las hormonas que nuestro cuerpo fabrica. Las hormonas sintéticas que se asemejan a la progesterona ejercen una influencia más poderosa, porque el cuerpo las trata como substancias ajenas y las metaboliza en substancias cuyos efectos en el cuerpo todavía no se han estudiado. Las progestinas ocupan los sitios receptores de la progesterona, y por lo tanto interfieren con la producción de la progesterona natural y su capacidad de equilibrar las deficiencias o los excesos de otras hormonas esteroides. Finalmente, se sabe ya hace tiempo que añadir la progestina a los estrógenos anula los efectos cardioprotectivos de los estrógenos, lo cuál no es el caso con la progesterona natural.[18]

La mayoría de las mujeres que reciben progestina como parte de la TRH convencional lo obtienen en la forma del acetato de medroxiprogesterona (marcas Provera y Cycrin), que es la sustancia que se añade a Premarin para hacer Prempro. A algunas mujeres les va bien tomar Premarin—pero si se añade Provera o Cycrin, reportan una letanía de síntomas. Efectos secundarios como depresión, cambios de humor, sensibilidad y crecimiento de los senos, incremento en el apetito, cólicos abdominales y dolores de cabeza son las quejas que generalmente desaniman a las mujeres de la utilización de la TRH. Otras consideraciones son las existentes condiciones médicas que pueden afectar la tolerancia de la mujer a las progestinas; estas incluyen asma, coágulos de sangre (o una historia de coágulos), cáncer (o una historia de cáncer), cambios en el sangrado vaginal, diabetes, epilepsia, enfermedades de la circulación o del corazón, alto colesterol en la sangre, enfermedades de los riñones, enfermedades del hígado o la vesícula, depresión (o una historia de depresión), migrañas, y derrames cerebrales (o una historia de derrames cerebrales).[19] Además, la progestina no se debe usar durante el embarazo o durante las pruebas de embarazo, puesto que puede dañar al feto; sin embargo, la progesterona natural se usa frecuentemente para tratar la infertilidad.

## LA PROGESTERONA NATURAL

Como vimos en la sección anterior sobre los estrógenos, la mayor parte de los tratamientos hormonales que se venden son sintéticos, pero un número creciente de médicos creen que si se usaran los productos naturales, los riesgos médicos y los efectos secundarios de la TRH se disminuirían considerablemente. Las investigaciones sobre las hormonas de fuentes naturales son pocas, pero estudios preliminares muestran que las hormonas naturales ofrecen los mismos beneficios que los análogos sintéticos, pero con menos efectos secundarios. Igual que los estrógenos naturales, la forma natural de progesterona se deriva de la soja y los camotes, pero lo que la define como "natural" o "bioidéntica" no es la fuente, sino la estructura química de la hormona. Debe ser exactamente la misma configuración molecular encontrada en el cuerpo de la mujer.

La versión bioidéntica de la progesterona funciona mejor que las progestinas en todas las esferas. Ayuda a equilibrar tanto los estrógenos como las otras hormonas sexuales; se asimila más eficientemente y se elimina del cuerpo más rápidamente, como nuestras propias hormonas; y no existen los efectos secundarios que a menudo se experimentan con las sintéticas—tales como la retención de fluidos, la sensibilidad en los senos, la depresión y la subida de peso.[20] Igualmente, la progesterona natural es bien tolerada. En un estudio de tabletas orales de progesterona micronizada, los mareos y el sueño fueron los únicos efectos secundarios mencionados, y se podrían suprimir si se tomaba la píldora al acostarse.[21]

La progesterona natural también es superior a las progestina cuando se trata del corazón. El famoso estudio PEPI (Intervenciones Posmenopáusicas de Estrógenos y Progestina) mostró que con la progesterona natural, se eliminaron los efectos adversos de las progestinas sintéticas en la grasa sanguínea y los niveles de colesterol.[22] La progesterona es clave para acumular la masa ósea. El médico John Lee, uno de los pioneros que ha conducido pruebas de la progesterona natural en un ambiente clínico, ha tratado a unas mujeres posmenopáusicas con una crema de progesterona natural, más un programa dietético que incluye suplementos de vitaminas y minerales y ejercicio moderado. Él encontró una verdadera inversión de la osteoporosis, aun en pacientes que no usaron suplementos de estrógenos.[23] Otros estudios usando cremas de progesterona no han mostrado tanto éxito, pero una crema para la piel no es la única forma de administrar la progesterona, si usted tiene una deficiencia. Esperamos ansiosamente más investigaciones en esta esfera.

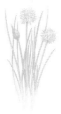

Se acumula un gran cuerpo de evidencia que indica que la progesterona protege los senos del cáncer. Puesto que la producción excesiva de los estrógenos se ha asociado al cáncer mamario, sería lógico que se podría disminuir el riesgo al equilibrar los estrógenos con la progesterona natural. Un estudio de hace casi 40 años encontró que sí había una relación entre los bajos niveles de la progesterona y la incidencia del cáncer mamario.[24]

La progesterona natural se puede tomar por varias vías: oral (como la progesterona micronizada oral), tópica como una crema transdérmica, vaginal o por inyección. Las preparaciones orales típicamente se recetan en una de dos formas: para las mujeres que todavía menstrúan, a menudo se receta en dosis de 200 mg, que se toma de 12 a 14 días por mes; para las mujeres menopausicas, generalmente se receta en dosis diarias de 100 mg. Una farmacia formuladora puede combinar la progesterona con los estrógenos en una cápsula de una formula "tri-est" (que contiene las tres formas de estrógenos) o "bi-est" (que contiene dos formas de estrógenos). Una progesterona natural de vía oral se comercializa bajo la marca Prometrium; se puede encontrar en casi cualquier farmacia. Los individuos que son alérgicos al maní (cacahuates) necesitan saber que el Prometrium se mezcla en una base de aceite de maní.

La progesterona natural también se vende comercialmente como un gel llamado Crinone, la cuál se administra por vía vaginal. Esta vía tiene la ventaja de que se absorbe más rápido que las tabletas, las cremas y hasta las inyecciones. Dos razones principales porque las mujeres descontinúan la TRH son sangrados uterinos y efectos secundarios psicológicos. Cuando dos grupos de mujeres menopáusicas utilizaron dos formas diferentes del gel vaginal Crinone del 4 por ciento (de liberación controlada y liberación prolongada), ninguno de los dos grupos sufrió de estos efectos secundarios, los cuáles se encuentran frecuentemente con la progestinas sintéticas.[25] A muchas mujeres no les gusta usar la alternativa de un gel vaginal, pero las buenas noticias son que no hay que usarlo todos los días para recibir beneficios equivalentes.

Las cremas de progesterona natural se tornan cada vez más populares y están disponibles sin receta en algunas farmacias y tiendas de comidas naturales. Muchos médicos prefieren las cremas transdérmicas o tópicas porque ofrecen un alto grado de biodisponibilidad; en otras palabras, se absorben en la sangre y se utilizan fácilmente. Generalmente se aplican sobre la piel dos veces al día en dosis de ¼ de cucharadita, para un total de ½ cucharadita por día, lo cuál provee 26 mg de progesterona. Este número suena diminuto en comparación con los niveles de progesterona micronizada oral que típicamente se recetan, pero dado que se absorbe más rápido, la dosis no necesita ser tan alta para dar los niveles equivalentes en la sangre. Algunas mujeres sienten los efectos de la crema de progesterona en menos

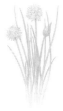

## Cremas que Contienen Más de 400 mg de Progesterona por Onza de Crema

| Marca | Fabricante | Mg de progesterona por onza de crema |
| --- | --- | --- |
| Angel Care | Angel Care USA | 579–648* |
| Balance Cream | Vitality LifeChoice | 470–517* |
| DermaGest | Broadmoore Labs | 510 |
| EssPro 7 | Young Living Essential | 548 |
| Femarone 17 | Wise Essentials | 536 |
| Fem-Gest | Bio-Nutritional Formulas | 431 |
| Renascence Progesterone | Marpé International | 1,586 |
| Maxine's Feminique | Country Life | 443 |
| NatraGest | Broadmoore Labs | 446 |
| Procreme | THG Health Products | 489 |
| Procreme Plus | THG Health Products | 926 |
| Progesterone Cream Max | Jason Natural Cosmetics | 480 |
| ProL'eve | Brain Garden | 542 |
| SupraGest | Health Alternatives West | 452 |
| Wild Yam Creme w/Prog | Wise Woman Essentials | 525 |

*Las variaciones representan diferentes cantidades encontradas en diferentes números de lote.

[Aeron LifeCycles Clinical Laboratory certifica que los productos de cremas de progesterona enumerados anteriormente contienen la cantidad de progesterona declarada. Emite esta lista en servicio a los consumidores interesados en saber el contenido de progesterona en las cremas tópicas y lociones. Los fabricantes pagan una tarifa para estar incluidos en el programa de certificación de Aeron. Aeron no fabrica, patrocina o aboga por el uso de cualquier producto en particular.]

(Fuente: sitio web de Aeron LifeCycles Laboratory, www.aeron.com/pic.htm, junio del 2003)

de una semana; en aquellas que tienen deficiencias extremadamente grandes de la hormona, puede durar hasta dos o tres meses para restituir los niveles óptimos.

*Nota:* Hay muchas cremas de progesterona en el mercado, pero no todas contienen la progesterona verdadera; hay que estar al tanto. Las cremas que contienen un extracto de camote silvestre (la diosgenina) no tienen efecto alguno en el nivel de progesterona en el cuerpo. Busque los productos de progesterona de la U.S. Pharmacopeia (U.S.P.) que contienen por lo menos 400 mg de progesterona natural por onza de crema. Aeron LifeCycles Clinical Labotarory ha evaluado el contenido de progesterona en varias cremas vendidas comercialmente que tienen una potencial actividad hormonal. Una gráfica que resume estos productos se encuentra arriba.

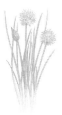

## ¿Necesita Testosterona Suplementaria?

Examine la siguiente lista de síntomas—y, si es necesario, evalúelas con su médico—para comenzar a determinar si necesita el reemplazo de la testosterona. Si muestra señales de una deficiencia de testosterona, o si ya tiene osteoporosis, es buena idea analizar los niveles en la sangre (léase más sobre estas pruebas de sangre más adelante en este capítulo). Para la mujer que tiene una deficiencia genuina, un suplemento de testosterona natural puede ser una opción.

### Síntomas de Deficiencia de Testosterona

⊙ Deseo sexual disminuido

⊙ Falta de disfrute sexual

⊙ Vello púbico disminuido

⊙ Energía disminuida

⊙ Sentido de bienestar disminuido

### Síntomas de Exceso de Testosterona

⊙ Incremento en el vello facial

⊙ Calvicie con patrón masculino

⊙ La voz más baja

⊙ Acne

⊙ Perturbaciones en el estado de ánimo

## La Testosterona

Típicamente, la testosterona se considera solamente como una hormona masculina, pero las mujeres también la producen—en los ovarios, las glándulas suprarrenales y el corpus luteum. Aunque no hay un claro declive de los niveles de la testosterona durante la menopausia natural, como lo hay después de una histerectomía, algunas mujeres muestran señales de deficiencias de la testosterona y experimentan una variada gama de síntomas; estos incluyen la disminución del apetito sexual, la pérdida de energía y la disminución en el sentido de bienestar. Varios estudios muestran que cuando se combina la testosterona con los estrógenos como reemplazo durante la menopausia, se observan varios beneficios importantes. La terapia combinada, llamada *el reemplazo estrógeno-andrógeno*, se autoriza actualmente en los Estados Unidos para las mujeres posmenopáusicas que no han encontrado alivio de los sofocos con el uso de los estrógenos solamente. También se receta para mejorar la función sexual debida a una disminución de la libido. Existe evidencia fuerte que puede reducir y posiblemente hasta revertir el desarrollo de la osteoporosis.[26] En un estudio publicado en el 1987, unas mujeres que habían pasado por una menopausia quirúrgica, y que tomaron estrógenos con testosterona, fueron comparadas con unas mujeres que tomaron solamente estrógenos; las mujeres utilizando la terapia combinada reportaron un mejor apetito, más energía y un mejor sentido de bienestar.[27] Los datos también muestran beneficios para la piel: incrementos en el engrosamiento, la cantidad del colágeno y la suavidad.[28]

En algunas mujeres, el nivel de testosterona disminuye incluso antes de la menopausia. Es posible que este fenómeno se debe a la falta de producción de testosterona por los ovarios, o a la disminución de producción de dos otras hormonas esteroides, la androsteneidiona y la DHEA, por las glándulas suprarrenales. Muchas mujeres no saben que los receptores de testosterona se encuentran en todo el cuerpo, especialmente cerca de algunas áreas consideradas estrictamente femeninas. Se encuentran en los pezones, en la vagina y incluso en el clítoris. La testosterona estimula el crecimiento de vello en el área púbica y en las axilas cuando entramos en la pubertad. Cuando se produce en cantidades inadecuadas, tenemos menos interés por el sexo, no nos excitamos fácilmente y no lo disfrutamos realmente cuando ocurre. Si tomar estrógenos no restituye su apetito sexual, tal vez sus niveles de testosterona estén bajo de lo normal. La gama debe ser entre los 30 y 60 ng/dl (nanogramos por decilitro). Muchas condiciones pueden causar el declive de los niveles de testosterona: las píldoras anticonceptivas, una ovariectomia, el parto, la quimioterapia, una cirugía, la endometriosis, la depresión, el estrés adrenal y el envejecimiento normal.[29]

Se debe tomar precauciones cuando se suplementa con la testosterona, puesto que el uso en cantidades demasiado altas puede resultar en el desarrollo de tendencias masculinas en las mujeres; estas incluyen el acné, la voz más profunda, más vello facial y corporal, y la calvicie asociada con patrones masculinos. (Me acuerdo de una caricatura que mostraba a una mujer peluda y musculosa recibiendo una inyección de su médico, quien decía, "Creo que necesitamos bajar la dosis".) Sin embargo, la evidencia clínica indica que estos cambios son poco frecuentes y fácilmente reversibles, una vez que se reduce la dosis o cesa el tratamiento. Una notificación más: la metiltestosterona oral (el tipo de testosterona usada en las pruebas clínicas) también afecta adversamente los niveles de lípidos, por incrementar el colesterol total y bajar las LAD. Claramente, es un fármaco que no debe tomarse sin justificación suficiente, especialmente si los niveles de lípidos no se encunetran en la gama saludable.

## LAS OPCIONES PARA EL CONSUMO

Solvay Pharmaceuticals fabrica tabletas de la combinación de testosterona y estrógenos, bajo la marca Estratest. La mayoría de los estudios clínicos llevados a cabo con este compuesto usaron los estrógenos conjugados. La testosterona natural también esta disponible y puede ser parte de un compuesto en una cápsula con otras hormonas, o separadamente; para cualquiera de estas opciones, se necesita una receta médica.

## ⇒ La DHEA y la DHEA-S ⇐

La dihidroepiandrosterona (DHEA) y su contraparte sulfatada (DHEA-S) son andrógenos, igual que la testosterona. En las mujeres, se producen en las glándulas suprarrenales y en los ovarios. La DHEA trabaja con otras hormonas esteroides en muchas formas interrelacionadas; de hecho, se puede metabolizar en el cuerpo, convertiendose en testosterona y estrógenos (estrona y estradiol). Como una fuente de respaldo de la hormona, el 95 por ciento de la DHEA se unen con una molécula de azufre que circula en la sangre; esta forma (DHEA-S) puede convertirse fácilmente

en su forma activa cuando sea necesario. A pesar de que las concentraciones de DHEA y DHEA-S son más altas, tanto en los hombres como en las mujeres adultas, que las de cualquier otro esteroide (excepto el colesterol), el papel fisiológico de esta hormona apenas se entiende. La mayor parte de los datos sobre la DHEA proviene de estudios animales, pero los estudios humanos han confirmado cada vez más que es una hormona importante y que juega un papel clave en la salud femenina.

Un estudio canadiense reciente describió por primera vez los beneficiosos efectos médicos de la DHEA; se administró dicha hormona a unas mujeres posmenopáusicas por 12 meses. Lo más sobresaliente, según los autores, fue que la DHEA estimuló la densidad mineral de los huesos. La observación de un declive en la reabsorción del hueso y un incremento en la formación de hueso, levanta las esperanzas de recuperar, al menos parcialmente, la masa ósea perdida durante los años peri- o posmenopáusicos. Además, este estudio y otros encontraron que la adición de los andrógenos efectivamente aliviaba los sofocos en las mujeres que tenían resultados insatisfactorios con los estrógenos solos.[30]

La literatura indica que la DHEA toca casi todos los aspectos de la salud. Es un potente estimulante del sistema inmunológico; puede mejorar el metabolismo, los niveles de energía, el humor, la memoria y las disfunciones sexuales. Niveles disminuidos de DHEA y DHEA-S se han atribuido a unas enfermedades generativas crónicas. Efectivamente, los niveles bajan con la edad y con el comienzo de enfermedades como el cáncer, la diabetes y la cardiopatía. Todavía se pregunta si la reducción de los niveles de DHEA causa estas condiciones, o son un resultado del proceso de envejecimiento. Se ha demostrado que las personas de la tercera edad que mantienen un nivel más alto de DHEA experimentan una vida más larga y más saludable. Incluso, cuando la gente toma los suplementos de DHEA, tienden a experimentar más energía, una mejor capacidad para manejar el estrés, una mejorada calidad de sueño, mejor humor y un sentimiento general de bienestar.

A base de los estudios disponibles en ese entonces, yo reporté en ediciones anteriores de este libro que la DHEA podría dañar el corazón de la mujer. Los estudios recientes, sin embargo, muestran que, mientras se toma la DHEA, se establece un perfil positivo del colesterol, incluyendo un declive en el colesterol, los triglicéridos y otros componentes de las lipoproteínas en la sangre, por hasta 12 meses. Debo mencionar que Premarin y otros estrógenos equinos conjugados elevan los niveles de triglicéridos y hacen estragos en la respuesta de la insulina. Las investigaciones recientes muestran que la DHEA tiene otra ventaja sobre los estrógenos equinos: un efecto inhibidor en los niveles de la insulina y el metabolismo de la glucosa.[31]

Los suplementos de DHEA son ampliamente disponibles sin receta en las tiendas de comidas naturales, pero antes de salir a buscarlos, considere que estas sustancias son hormonas, y no se deben tomar indistintamente. La mayoría de los médicos recomiendan que primero se examinen sus niveles hormonales, para

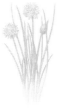

asegurarse que usted necesita los suplementos. (Léase más sobre los exámenes hormonales más adelante.) El doctor John Lee recomienda que se examinen los niveles de cortisol a la misma vez, porque si su nivel de cortisol es bajo, el suplemento de DHEA puede ser menos efectivo y puede reducir aun más un nivel de glucosa que ya bajo.[32] En este caso, las modificaciones en el estilo de vida (dieta, suplementos nutricionales, dormir más, la reducción del estrés) son más apropiados que los suplementos de DHEA. Haga un seguimiento cada tres meses con más exámenes hormonales, para asegurarse que la dosis que está tomando sea efectiva y no excesiva. Una dosis promedio para las mujeres es de 5 a 25 mg por día. La DHEA se encuentra en tabletas, tinturas sublinguales (que se aplican debajo de la lengua) o cremas trasdermales. Especialmente si usted decide probar los suplementos de DHEA sin la orientación de un especialista, lo cuál *no* recomiendo, comience con la dosis más pequeña. Busque productos del grado farmacéutico, y evite todos cuyos etiquetas dicen "precursores de DHEA" hechos de camote silvestre, porque éstos no se desintegran en una forma que el cuerpo pueda aprovechar.

Las señales que indican que la dosis de DHEA es demasiado alta incluyen un incremento en el vello facial, el acné, la calvicie con patrón masculino, y la obesidad abdominal. Estos son reversibles cuando usted deja de tomar el suplemento. La DHEA puede ser un tratamiento efectivo para algunas mujeres, pero la dosis apropiada es importante. Demasiada DHEA por un periodo de tiempo puede incrementar su riesgo de diabetes y cardiopatía; por lo tanto, consulte con un profesional de la salud, y examine sus niveles en la sangre o la saliva antes de comenzar su programa.

## ⤜ Verificar sus Niveles Hormonales ⤛

Antes de emprender cualquier programa de reemplazo de hormonas, es una buena idea pasar por unas pruebas básicas, para medir los niveles en su cuerpo de todas las hormonas específicas que planea utilizar. Por este medio usted sabrá específicamente cuáles son las hormonas que están bajas y cuáles no. Entonces, usted y su médico pueden determinar mejor las dosis que necesita. Hay una forma fácil de examinar los niveles hormonales en casa, por un análisis de la saliva. El análisis estandarizado de saliva es la mejor forma de saber el estado hormonal del cuerpo feminino. En contraste con el análisis de la sangre, que típicamente mide los niveles totales de las hormonas, el análisis de la saliva mide la cantidad en la sangre de hormonas *libres*, o sea, la parte biológicamente activa. Puesto que las hormonas se unan a proteínas especificas en la sangre, es difícil obtener una medida exacta por medio de un análisis de la sangre. Explica John Kells, presidente de Aeron LifeCycles Clinical Laboratory, un pionero en los análises de saliva, "Cuando se examina la saliva, se obtiene un panorama preciso de las hormonas libres circulando por su cuerpo e interactuando

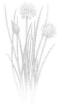

con sus receptores de hormonas. Usted sabe lo que sus hormonas están haciendo por usted ahora mismo".[33] Una vez que haya comenzado, ya sea por la terapia de reemplazo hormonal o por la integración de fitohormonas (hormonas de plantas) en su dieta, usted puede reexaminar sus niveles hormonales para determinar si su programa funciona en realidad. (Se puede encontrar información sobre los análisis de saliva y más lecturas sugeridas sobre las hormonas naturales en la sección de Recursos.)

## El Farmacéutico Formulador, su Médico y Usted

Así como todas las mujeres son diferentes, las preparaciones hormonales naturales no son genéricas; esto es, no todas vienen en una sola dosis, forma o tamaño. Deben ser diseñadas de acuerdo a sus deficiencias hormonales específicas y sus síntomas individuales. Esta es la labor del farmacéutico formulador. Los farmacéuticos formuladores van más allá de sólo contar y dispensar unas píldoras multicolores; ellos hacen la combinación correcta de hormonas en la dosis apropiada que le ofrece el mayor beneficio con el menor número de efectos secundarios. No siempre es fácil encontrar a un farmacéutico formulador que se especialice en las hormonas naturales, y quién trabaje con usted y su médico, pero es cada vez más fácil encontrarlo, a medida que las mujeres demandan las hormonas más seguras.

Algunas farmacias de pedidos hechos por correo se especializan en la salud feminina y le enviarán a usted y su médico unos paquetes de información sobre las hormonas naturales. Tres compañías con las que he trabajado son Women's International, Madison y Bajamar. Si usted prefiere encontrar una farmacia formuladora en su área, contacte la International Academy of Compounding Pharmacists en el (800) 927-4227 (su sitio web es www.iacprx.com). Esta organización le ayudará con mucho gusto. He conocido a algunas de las personas que trabajan en ella, y han ofrecido una ayuda verdaderamente útil.

Cuando le introduzca a su médico el tema de cambiar a la hormonas naturales, sepa que puede recibir un sinnúmero de reacciones. A causa de mudarme de casa a menudo durante los últimos cinco años, he consutado con varios médicos de la familia. Sus reacciones han variado desde el escepticismo a la intimidación, y finalmente a la aceptación. Una vez que decidí que probablemente necesitaba unos suplementos hormonales, llamé a un farmacéutico formulador en mi área y pedí al farmacéutico que me recomendara a un médico. Después de ver al médico y hacer todos los análisis apropiados (de sangre y saliva), ella y yo decidimos por una tableta oral de bi-est (dos formas de estrógenos) más progesterona. Puesto que mi receta ya estaba establecida, cuando tenía que cambiar de médico nuevamente, era más fácil convencer al nuevo médico que esto era lo que yo iba hacer. Pero hubiera cambiado de médico inmediatamente si éste hubiera estado en desacuerdo.

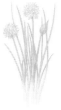

A medida que usted considera cuál forma de terapia hormonal usted necesita (o *si* la necesita), aproveche de todos los sitios web relativos a la medicina. En la mayoría de ellos, usted puede encontrar información provechosa, escuchar a unos médicos entrevistados, y hablar con otras mujeres menopáusicas. El mejor sitio de todos, en mi opinión, es el condecorado sitio Power Surge (www.powersurge.com). Dígale al moderador, que se conoce como "Dearest", que yo la envié.

## ⇒ En Conclusión ⇐

Todas las mujeres pasando por la menopausia encontrarán que sus hormonas fluctúan a medida que establecen un nuevo equilibrio. Esto no significa que todas las mujeres tendrán síntomas, o que todas las mujeres necesitarán el reemplazo de hormonas. Muchas podrán controlar los sofocos con plantas medicinales y leche de soja. Pero algunas no. Y para esas mujeres cuyas vidas son intolerables por los síntomas, o para aquellas que buscan la mejor manera de prevenir la pérdida de masa ósea, tomar hormonas puede ser un curso viable.

Puede que usted tenga temor de probar las hormonas a causa de los resultados de la Iniciativa para la Salud de la Mujer (WHI) del 2002. Pero acuérdese que las hormonas usadas en ese estudio, Premarin y Prempro, no representan todos los compuestos. Vale repetir que todas las hormonas *no* son iguales. Christiane Northrup, doctora en medicina, lo resume en pocas palabras en su boletín: "El reemplazo de hormonas no tiene que ser arriesgado si usted usa la hormona adecuada, en la dosis correcta, por las razones correctas, por el tiempo debido".[34] Ningún medicamento es libre de riesgos, si no es el correcto para usted. Use sus síntomas como guía, monitoréelos regularmente y trabaje con su profesional de salud en hacer estas decisiones.

Aquí va otro pedazo de sabiduría que a menudo se ignora: confíe en su intuición, que habla más clara y con más fuerza durante esta fase de su vida que en cualquier momento anterior. Disminuya la velocidad y póngale atención.

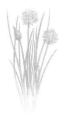

## CAPÍTULO 3

# LOS SOFOCOS

L a queja más característica de la menopausia es la molesta y repentina oleada de calor, conocida como sofocación, bochorno o sofoco. Hasta el 80 por ciento de las mujeres la experimentan, ligeramente hasta intensamente, y hasta el 40 por ciento la sufre con tanta fuerza que las lleva a buscar atención medica. Algunas mujeres nunca tienen sofocos, otras los experimentan por uno o dos años; sin embargo, hay mujeres que sufren de los sofocos durante cinco o incluso 10 años.

Los sofocos generalmente comienzan cuando los periodos menstruales todavía son regulares, o apenas empiezan a fluctuar. A menudo, son uno de los primeros indicios de que la menopausia se avecina. Por lo general, los sofocos son más molestos en las primeras etapas de la perimenopausia, y van decreciendo gradualmente en frecuencia e intensidad, a medida que el cuerpo se adapta a los cambios hormonales.

Las descripciones de los sofocos son tan variadas como las personalidades de las mujeres que los tienen. Los míos comenzaron con una oleada de calor que envolvía todo mi cuerpo, desde la cabeza hasta los pies, como si de repente alguien hubiera subido el termostato a una temperatura muy alta. Ocurrieron todas las noches y en las madrugadas por aproximadamente tres meses; después desaparecieron gradualmente. La incomodidad era mínima, pero el sueño interrumpido me ponía de mal humor y soñolienta. Me sentía como si tuviera un caso permanente de "jet lag". Una amiga describió los sofocos como una ola de calor que comenzaba en su rostro y cuello, y luego bajaba hacia el pecho. Su rostro enrojecía y ella transpiraba profusamente, y después tenía escalofríos que duraban varios minutos. Cambiarse de bata y de ropa de cama era un ritual nocturno. Su experiencia parecía afectar mucho su salud emocional. Llantos repentinos, ataques de pánico y comer compulsivamente también interrumpían sus actividades diarias.

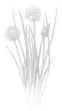

Los sofocos varían en duración, frecuencia e intensidad. Los episodios pueden ser breves—de dos o tres minutos—o pueden extenderse hasta una hora. Se pueden experimentar varias veces al día o por la noche, o solamente una o dos veces por semana.

Por si mismos, los sofocos son inofensivos; sin embargo, cuando el sistema de control de la temperatura corporal oscila entre el recalentamiento y el enfriamiento, otros sistemas corporales tienen que esforzarse más. Cuando estas oleadas son demasiado frecuentes, pueden ser acompañadas por efectos secundarios inesperados y incluso atemorizantes: insomnio, cansancio, debilidad, mareos, pulso rápido, palpitaciones del corazón, dolores de cabeza, picazón en la piel y adormecimiento de las manos y los brazos. Estos síntomas la pueden coger desapercibida y pueden despertar preocupaciones, sobre todo cuando la mente se llena de posibles causas más serias.

## ¿Cuál es la Causa de los Sofocos?

El sofoco repentino es un fenómeno que todavía no se entiende totalmente; sólo en los tiempos recientes, los investigadores han determinado que durante una sofocación se producen cambios hormonales medibles. Los niveles reducidos de los estrógenos tienen la culpa de alguna manera, pero todavía no se sabe exactamente de qué forma. El declive de los estrógenos causa un incremento en los niveles de las hormonas HFE y HL. El centro del cerebro que secreta estas hormonas, el hipotálamo, controla muchas funciones del cuerpo, incluyendo la temperatura del cuerpo, los patrones del sueño, el ritmo metabólico, las emociones y la reacción al estrés. Mientras más altos son los niveles de HFE y LH, más se expanden los vasos sanguíneos, y así se transporta más sangre a la piel y eleva su temperatura.

### Provocadores de Sofocos

- ⊙ Temperaturas altas, bebidas calientes, ropa caliente
- ⊙ Cafeína (café, te, chocolate, refrescos de cola)
- ⊙ Ejercicio (especialmente si no está en buena condición física)
- ⊙ Relaciones sexuales vigorosas
- ⊙ Fármacos de todo tipo, el alcohol
- ⊙ Comidas grandes, comer muy rápido, comidas picantes
- ⊙ Estrés

Los niveles de otras hormonas y sustancias químicas del cuerpo también parecen fluctuar en respuesta a los niveles alterados de los estrógenos, y pueden participar en propiciar un sofoco. Dos neurotransmisores, la epinefrina y la norepinefrina, interactúan con el hipotálamo y ayudan a controlar la dilatación y la contracción de los vasos sanguíneos. Las betaendorfinas, que son los controladores naturales del humor en el cerebro, se disminuyen en respuesta a los bajos niveles de estrógenos y progesterona, y pueden también llevar parte de la culpa. Las hormonas no operan por si solas; el aumento o descenso de cualquiera de ellas crea una cascada de efectos recíprocos que pueden afectar un gran número de funciones corporales.

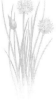

## ¿Quien Tendrá los Sofocos?

Es indiscutido que los sofocos se relacionan de algún modo con los cambios en los niveles de estrógenos. Un descenso repentino de los estrógenos tiende a producir unos síntomas más molestos. Las mujeres a quienes se les han extraído los ovarios quirúrgicamente reportan sofocos inmediatos y molestos. Las lesiones no quirúrgicas en los ovarios pueden también reducir la producción hormonal e incrementar la probabilidad de sofocos. Puesto que fumar disminuye la producción de hormonas e inhibe la circulación, las fumadoras tienden a sufrir más que las que no fuman.

Un declive gradual de los estrógenos provoca menos sofocos. Las mujeres con más grasa en el cuerpo tienen menos quejas que las mujeres más delgadas, puesto que las células grasosas producen más de cierto tipo de estrógenos, la estrona. Cuando se apoya la nutrición para contrarrestar los síntomas de la menopausia, la meta es de lograrlo sin someter el cuerpo a más molestias por un exceso de estrógenos y sobrepeso. Una dieta rica en nutrientes puede facilitar un ambiente óptimo que ayudara a sus órganos y glándulas, para que produzcan la cantidad correcta de las hormonas que se necesitan durante esta transición.

Los sofocos no parecen ser universales. En la cultura japonesa, por ejemplo, son raramente mencionados, y no existe ninguna palabra que se refiera precisamente a esta señal menopausica.[1] Puesto que el japonés es un idioma que distingue entre todos los estados del cuerpo con mucha precisión, la ausencia de dicho término indica que hay poco reconocimiento de los sofocos. Las mayas en México tampoco reportan sofocos.[2] Varios estudios sugieren que la ausencia de los sofocos puede estar asociada con la dieta. Un denominador común entre las culturas en las cuáles los síntomas de la menopausia son pocos, o no existen, es que las mujeres consumen niveles más altos de comidas que contienen estrógenos. A pesar de que sus sistemas endocrinos trabajan de la misma forma que los demás mujeres del mundo, el apoyo hormonal adicional provisto por sus dietas minimiza o previene los síntomas.[3] Su actitud positiva en cuanto al envejecimiento también debe considerarse como otro factor posible.

## 〰 Tratamientos Naturales para los Sofocos 〰

No es preciso estar en la menopausia para tener los sofocos. Estas oleadas de calor pueden afectar a cualquiera, a cualquier edad, quien tenga alguna conducta que obliga el sistema que regula el calor a intensificar su actividad.

Existen varias formas de controlar los sofocos naturalmente. El resto de esta sección explora algunas de estas terapias naturales.

### EL EJERCICIO

Los tratamientos para estabilizar el sistema nervioso autonómico (que controla nuestras respuestas involuntarias) pueden servir para dominar los sofocos. Los ejercicios sistemáticos y moderados, por ejemplo, tendrá el efecto de disminuir los niveles de HFE y HL, con lo que se reducirán y hasta eliminarán los síntomas.[4] El hipotálamo regula el ciclo de la menstruación, la temperatura corporal, y el sistema nervioso

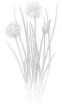

autonómico. Durante la menopausia, cuando el hipotálamo se vuelve hipersensible a las señales externas, el ejercicio puede contribuir a estabilizarlo y a reestablecer los niveles hormonales más normales.

Un estudio en el año 1999 de 79 mujeres menopáusicas, reveló que los síntomas leves y aun severos de sofocos y transpiración se redujeron tanto en duración como en severidad con el ejercicio.[5] Quiero señalar a las mujeres de mediana edad que preferirían extraer una muela a anotarse en un gimnasio, que las mujeres en este estudio hacían ejercicios de tres a cuatro horas por semana—lo cuál no es un compromiso desmedido de tiempo.

El ejercicio es mucho más eficaz, sin embargo, si se empieza a practicar mucho antes de la menopausia. Si su cuerpo no está acondicionado, un incremento de actividad nueva puede estimular precisamente el mismo mecanismo que usted trata de suprimir. Además, mantener el cuerpo en buen funcionamiento le permite controlar cualquier molestia con mayor facilidad. Para minimizar los síntomas del envejecimiento y la mediana edad, incremente su nivel de actividad física.

## LA RESPIRACIÓN PROFUNDA

Se ha mostrado que los métodos de relajación que relajan la mente y el cuerpo concientemente reducen los sofocos. En un estudio piloto de 39 mujeres posmenopáusicas que reportaban tener por lo menos cinco sofocos al día, se encontró que la respiración lenta y profunda redujo las incidencias de sofocos en aproximadamente el 50 por ciento.[6] Los investigadores concluyeron que las mujeres que no pueden recibir la terapia de reemplazo hormonal pueden beneficiarse de esta técnica.

Tiene lógica. Si el estrés provoca los sofocos, entonces las actividades que pueden reducir la oleada de hormonas relacionadas a la ansiedad serán de beneficio. Muchos libros describen las técnicas de relajación y respiración profunda. Mi favorito es el clásico escrito por el médico Herbert Benson, *The Relaxation Response* (reeditado en 1990). Si usted no quiere esperar para comprar el libro, y quiere empezar inmediatamente a practicar las técnicas de relajación y los ejercicios de respiración profunda, aquí mismo se presenta un resumen de la técnica básica de respiración: Siéntese en una posición cómoda. Cierre sus ojos y relaje todos sus músculos. Lentamente, respire y exhale por la nariz, conciente de cada respiro. Suena fácil, pero las distracciones pueden infiltrarse en sus pensamientos continuamente, y así romper su tranquilidad. Intente ignorar estas intrusiones y mantenga su respiración profunda de 10 a 20 minutos.

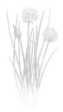

## LA DIETA

Los buenos hábitos de alimentación y los suplementos nutritivos adicionales pueden a menudo ayudar a prevenir y tratar los sofocos. Las hormonas se forman a partir de los componentes básicos de la comida, y si falta aunque sea un solo elemento nutritivo, podría resultar en una deficiencia o un desequilibro hormonal. Siempre es mejor prevenir que tener que curar una dolencia física, cualquiera que sea; por lo tanto, cuidar los órganos y las glándulas durante toda la vida, mediante una alimentación adecuada, deber ser nuestra meta principal. (La Parte III de este libro se dedica a ayudarle a desarrollar un plan nutricional para toda la vida.)

## REDUCIR EL CONSUMO DE DULCES Y GOLOSINAS

La reducción de las comidas con poco contenido nutritivo es crucial para las mujeres menopausicas. Los dulces después de comer, los cafés especiales, los vinos con la cena, a pesar del placer de le pueden ofrecer, no les sirven de bien a las mujeres menopausicas. Si usted ya se encuentra a mediados de su menopausia, posiblemente se ha dado cuenta que tiene menos tolerancia ahora para sus golosinas favoritas. El mismo café o chocolate que antes le encantaba tomar por la noche ahora puede mantenerla despierta hasta la madrugada, y causar pesadillas, palpitaciones del corazón y sofocos. Ponga atención y evite comidas cuyo placer momentáneo ya no vale la pena.

El exceso de dulces es especialmente agravante para el cuerpo durante la menopausia. Un consumo elevado de azúcar obliga que la glándula suprarrenal y el páncreas se esfuercen más, durante un tiempo cuando ambos deben estar funcionando bien. En su libro titulado *Sweet and Dangerous*, John Yudkin, de la Universidad de Londres, nos advierte acerca de los efectos nocivos que puede tener el azúcar refinado en las hormonas. Una dieta que contiene mucho azúcar, informa, puede ocasionar un claro aumento en el nivel de la hormona corticosteroide. Puede reducir el movimiento de las sustancias químicas hormonales en hasta dos tercios en una sola semana.[7] Algunas veces, se puede controlar los incómodos sofocos simplemente por regular su consumo de azúcar. A través del tiempo, el alto consumo de azúcar puede debilitar las glándulas suprarrenales e impedir, por resultado, la eficiente conversión de los estrógenos. Recuerde que durante la menopausia, las glándulas suprarrenales se encargan de la producción de los estrógenos; cuando pueden hacer este cambio sin problemas, los síntomas son menos intensos y menos frecuentes.

Es claro que las fluctuaciones del azúcar en la sangre, o hipoglucemia, es un factor que contribuye a los sofocos.[8] Si su primer síntoma menopáusico son los sofocos, considere su dieta. De hecho, haga algo más activo: apunte todo lo que usted come por una o dos semanas. A lo mejor esto le parece innecesario, pero una encuesta hecha por el Human Nutrition Research Center encontró que más del 80 por ciento de la población subestima o sobreestima lo que consume. Parece que pocas mujeres están claras sobre la cantidad de calorías, azúcar, sal, grasa y nutrientes que consumen diariamente, y seguir nuestra dieta de cerca puede ser educativo.

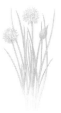

## LAS FITOHORMONAS: PLANTAS QUE CURAN

Se ha generado mucho entusiasmo alrededor a las fitohormonas en la esfera de la salud femenina durante los últimos años. Estas son sustancias en los alimentos que provienen de plantas que inducen respuestas hormonales. Antes de que se desarrollara la terapia de reemplazo hormonal, las culturas tradicionales usaban ciertos alimentos y plantas para curar una variedad de quejas femeninas. Las investigaciones hoy confirman que muchas mujeres menopausicas que no experimentan sofocos tienen una dieta basada en las plantas, o son primordialmente vegetarianas. Ahora sabemos que algunas plantas y alimentos comunes, hierbas y especies contienen sustancias naturales que ayudan al cuerpo a producir sus propios estrógenos y progesterona. Estas fitohormonas también se conocen como *adaptógenas,* porque trabajan dentro del sistema para equilibrar los niveles hormonales, elevándolos si están demasiado bajos, y bajándolos si están demasiado altos.

Las fitohormonas, también llamadas *fitosteroles,* son similares a las hormonas esteroides en sus estructuras y funciones. Las hormonas de plantas no contienen hormonas humanas; sin embargo, promueven su producción en el cuerpo. Puesto que las hormonas de las plantas actúan sistemáticamente, ellas sirven como tratamientos para una gran variedad de condiciones, tales como los sofocos, la sequedad vaginal, las irregularidades menstruales, y los tumores fibrosos. Parece que mejoran la circulación en los órganos de la mujer, mantienen las arterias sin acumulaciones de placa y ofrecen protección del cáncer.

### Fuentes Naturales de Fitohormona

| | |
|---|---|
| Ajo | Grama de palmito |
| Alfalfa | Granadilla |
| Anís | Habichuela |
| Arroz | Hinojo |
| Avena | Lúpulo |
| Café | Manzana |
| Cebada | Papa |
| Centeno | Perejil |
| Cereza | Regaliz |
| Chícharo | Salvia |
| Dátiles | Semilla de colza |
| Ejotes | Sésamo |
| Frijol de soja | Trigo |
| Frijoles rojos | Zanahoria |
| Grama azul | |
| Grama de orquídea | |

Fuente: Rami Kaldas y Hugo Claud, "Reproductive and General Metabolic Effects of Phytoestrogen in Mammals", *Reproductive Toxicology* 3.2 (1989): 81–89.

Las hormonas de plantas tienen un record de seguridad que se remonta a varios siglos. Comparadas con los fármacos preparados comercialmente, su potencia es minúscula. Sin embargo, estimulan el cuerpo de la mujer eficientemente a producir las hormonas que necesita, sin causar efectos secundarios tóxicos (si las dosis que se usan son seguras). Muy parecidas a las secreciones naturales del cuerpo, las fitohormonas mantienen las arterias libres de acumulaciones de grasa y ayudan a elevar las LAD (lipoproteínas de alta densidad, también conocidas como "buen colesterol", el tipo de colesterol que quita el exceso de colesterol de la sangre).[9] En contraste con los estrógenos sintéticos, parece que los fitoestrógenos no tienen

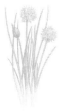

ningún aspecto negativo. Mientras que la forma sintética acarrea consigo un incremento en el riesgo del cáncer mamario, los estrógenos basados en las plantas inhiben los tumores mamarios eficientemente.[10]

Las fitohormonas abundan en la naturaleza. Hay cientos—tal vez hasta miles—dentro de las células de las plantas que consumimos cada día. Las fitohormonas se han consumido en infusiones y tinturas para aliviar una variedad de síntomas. Y comidas como la soja y los camotes forman las bases de las hormonas medicinales usadas para aliviar las incomodidades de la menstruación y la menopausia. Algunas investigaciones sugieren que los estrógenos y la progesterona naturales, tomados en forma de pastillas, son tan efectivos como las versiones sintéticas, con menos efectos secundarios y menos riesgos a largo plazo. (Para más información acerca de las hormonas sintéticas versus las naturales, véase el Capítulo 2.)

### Estudios sobre la Soja

Se ha demostrado a menudo que la soja, en particular, alivia las molestias de la menopausia. Parece que el componente de la soja que es lo más beneficioso para la salud femenina son las isoflavonas (una fitohormona con propiedades parecidas a las de los estrógenos). La soja, la mejor fuente de isoflavonas, es básica en la dieta asiática. Los asiáticos pueden ingerir hasta 150 mg por día de isoflavonas, además de cantidades significativas de otras fuentes de los estrógenos de plantas, tales como los legumbres, los cereales y los granos. La mayoría de los experimentos o pruebas utilizan extractos puros de una isoflavona específica, pero los estudios recientes han empleado productos de soja para evaluar los efectos de la soja en los sofocos, los cambios en las células vaginales y algunas condiciones relacionadas con el corazón, tales como la hipertensión y los altos niveles de colesterol. Seis estudios humanos, analizados por unos investigadores en el Segundo Simposio Internacional sobre el Papel de la Soja en la Prevención y Tratamiento de las Enfermedades Crónicas (llevado a cabo en Bruselas, Bélgica, en septiembre de 1996), encontraron por lo menos un pequeño descenso en la cantidad de sofocos, y tres de estos estudios encontraron un declive significativo.[11] Uno de ellos, proveniente de Melbourne, Australia, mostró una reducción del 40 por ciento en los sofocos cuando las mujeres consumían 40 gramos de harina de soja cada día por 12 semanas. Se encontraron unos resultados similares en el Reino Unido (usando 80 mg de isoflavonas por dos meses) y en Italia (usando 60 mg de proteínas de soja aisladas con 76 mg de isoflavonas).[12]

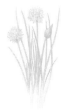

Una investigación estadounidense en 1998 apoyó estos resultados. En un estudio controlado doblemente ciego utilizando placebos, más de 100 mujeres posmenopáusicas, con edades entre los 48 y los 61 años, se dividieron en dos grupos. Cada día por tres meses, un grupo recibió placebos y el otro grupo recibió 60 gramos de proteína aislada de soja. El número de sofocos y sudadas nocturnas experimentadas por las mujeres recibiendo la soja se redujeron en el 45 por ciento durante el periodo de la prueba, comparado con el 30 por ciento en el grupo de los placebos.[13]

Algunos estudios de los efectos de la soja no encontraron ninguna diferencia significativa en el alivio de los sofocos entre el grupo que recibió la soja y el grupo de los placebos. Varios factores pueden influir en estas averiguaciones. Primero, el efecto del placebo puede ser muy fuerte; en otras palabras, tal vez las mujeres en el grupo que no recibió tratamiento se sintieron mejor simplemente porque esperaban tener un alivio. Segundo, algunas mujeres pueden ser más sensibles a la soja que otras. Finalmente, tal vez las dosis en algunos de los estudios fueron inadecuadas para provocar una respuesta.

### *¿Cuanta Soja Se Necesita?*

El consumo de las fitohormonas de todas las fuentes—no solamente la soja—difiere dramáticamente entre las poblaciones. La gente que consume una dieta vegetariana come entre 345 mg y 400 mg por día, comparado con los 80 mg por día que la gente consume en una dieta norteamericana.[14] Los estudios también demuestran que las vegetarianas sufren mucho menos de los sofocos y otros síntomas de la menopausia. Por lo tanto, hay una fuerte probabilidad de que si las mujeres comen más alimentos provenientes de las plantas ricas en hormonas naturales, los sofocos y otros síntomas menopáusicos disminuirán.

Las pruebas clínicas demuestran que los contenidos más altos de estos compuestos naturales se encuentran en los productos de soja. Aunque no se han establecido requisitos mínimos de consumo por día para la proteína de soja (o sea, las isoflavonas), hay estudios que ofrecen indicios sobre la cantidad efectiva para reducir los síntomas de la menopausia. Algunos expertos recomiendan una cantidad tan pequeña como unos 50 mg de isoflavonas por día, o dos porciones de soja, según el contenido de las isoflavonas en la comida. Para la mayoría de las mujeres, una dosis tan baja probablemente no calmará los sofocos adecuadamente. Un panel de expertos concuerda en que la dosis aceptada es la cantidad que se encuentra en la dieta asiática tradicional, la cual varía entre los 100 y los 160 mg de isoflavonas de soja por día.[15] Un artículo publicado en una prestigiosa revista médica, específicamente relacionado al tratamiento de los sofocos, anotó los beneficios de suplementar con una cantidad similar: de 150 mg a 200 mg.[16] La mayoría de los investigadores están de acuerdo en que no es necesario consumir más de éstas cantidades. En otras palabras, si la dosis más alta anotada aquí no alivia sus síntomas, añadir más no le ayudará.

Puede ser difícil determinar con exactitud el contenido de isoflavonas en la dieta. Esto es porque los niveles de isoflavonas en el fríjol de soja varían; aun más, las diferentes marcas de comidas de soja contienen diferentes niveles de isoflavonas. Algunas compañías ahora registran el contenido de isoflavonas en sus etiquetas,

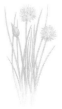

### Contenido de Isoflavonas de Seleccionados Productos de Soja

| Comida | Isoflavonas (mg) |
|---|---|
| ¹/₂ taza de frijol de soja cocinado | 150 |
| ¹/₄ taza de nueces de soja tostadas | 60 |
| ¹/₂ taza de edamame (frijol de soja verde) | 50 |
| 1 taza de leche de soja | 20–40 |
| ¹/₂ taza de tofú o tempeh | 35 |
| ¹/₄ taza de harina de soja | 25 |
| 6 onzas de yogurt de soja | 25 |

pero usted debe reconocer que es posible que la información no sea precisa. Hay amplias discrepancias entre comidas similares. Con esa advertencia, la tabla a la izquierda presenta el contiendo aproximado de las isoflavonas en algunas comidas de soja. (Véase el Capítulo 7 para más sobre las investigaciones acerca de la soja.)

Siempre es prudente recibir los nutrientes necesarios directamente de las comidas, pero si usted no puede incorporar la cantidad recomendada de isoflavonas en su dieta, no se desanime. Más y más compañías están desarrollando unas bebidas basadas en la soja y unas golosinas con altos contenidos de isoflavonas. De tales compañías, la Physicians Laboratories, fabricante de los productos de soja Revival, es una de las más grandes y más extensamente investigadas. Los productos Revival, desarrollados por unos médicos y utilizados por los hospitales Johns Hopkins y Memorial Sloan-Kettering, ya tienen patentes y son objetos de estudios clínicos controlados y doblemente ciegos utilizando placebos en muchos otros hospitales de los Estados Unidos. Revival ofrece batidos de soja que proveen hasta 160 mg de isoflavonas en una sola porción, nueces de soja cubiertas con yogur, y barras con proteína de soja. Revival también ofrece unos tipos de tés y "cafés" hechos de frijoles de soja natural recién tostados, en vez de granos de café. (Estos "cafés" contienen de 10 a 20 mg de isoflavonas por porción.) Los productos Revival se hacen del corazón del fríjol de soja, el cuál tiene una gran concentración de proteínas de soja e isoflavonas. Es por eso que una sola ración contiene de cinco a seis veces más isoflavonas que una sola porción de las comidas tradicionales de soja. Los frijoles se pelan mecánicamente (en vez de químicamente) y luego se hornean y se muelen.

Estos productos usan el fríjol de soja como comida, y por lo tanto son una alternativa a las píldoras que contienen extractos de isoflavonas, para las mujeres que resisten el uso de fármacos. Sin embargo, debo enfatizar que es vital obtener tanta soja (y otras hormonas de plantas) como sea posible de una dieta de comidas integrales. No asuma que vivir de bebidas y barras de soja procesada, mientras se ignora el resto de su dieta, la mantendrá saludable. Su cuerpo es un organismo viviente diseñado para nutrirse de las comidas de la tierra, en formas cercanas a sus estados naturales. Sin embargo, los suplementos de soja pueden ofrecerle un sistema viable de apoyo. Los productos Revival no se encuentran en las tiendas. Contacte a la compañía directamente al (800) 500-8053, o visite su sitio web, www.revival soy.com.

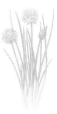

Algunos libros buenos que contienen recetas de comidas a base de la soja son: *The Simple Soybean and Your Health*, por Mark y Virginia Messina; *Estrogen: The Natural Way*, por Nina Shandler; *The Healing Power of Soy*, por Carol Ann Rinzler; y *Super Soy: The Miracle Bean*, por Ruth Winter. (Otras ideas prácticas para añadir la soja a su dieta se encuentran en el Capítulo 15 de este libro.)

El consumo de más granos, frutas y verduras—con especial énfasis en aquellos con alto contenido de fitohormonas—pueden ayudarle a pasar la menopausia más fácilmente. Recuerde, los remedios naturales toman tiempo; los resultados que se pueden observar requieren de tres a cuatro meses.

## NUTRIENTES Y HIERBAS QUE SUPRIMEN LOS SOFOCOS

**La vitamina E.** Los estudios clínicos han demostrado que ciertos nutrientes son eficaces para el tratamiento de los sofocos. El que más se ha recomendado es la vitamina E. La primera vez que las revistas médicas publicaron unos estudios sobre la vitamina E para el alivio de los sofocos fue a finales de la década de los 1940. Sin embargo, con la llegada de la terapia de estrógenos y los tranquilizantes, las soluciones nutricionales eran casi olvidadas. Se podía hacer más dinero de un fármaco que de un producto natural que no se podía patentar. Solamente cuando se hizo claro que no todas las mujeres eran candidatas aptas para el tratamiento hormonal, los investigadores sacudieron el polvo de sus libros para redescubrir esta alternativa ya comprobada.

Los estudios a finales de los 1940 se condujeron en mujeres que no podían ser tratadas con los estrógenos, porque tenían tumores basados en estrógenos. Todas las mujeres en estos estudios sufrían de constantes sofocos y cambios de humor. Después de tomar un régimen de vitamina E, las mujeres experimentaban, ya sea un alivio completo o un mejoramiento marcado—sin efectos secundarios.[17] Otros estudios previos confirman estos resultados.

La Vitamina E es una normalizadora de hormonas. Los exámenes indican que cuando hay una insuficiencia de vitamina E, se aumentan los niveles de HFE y HL. Dado que estas hormonas ya tienden a sobreabundar en las mujeres menopausicas, la falta de vitamina E podría empeorar la situación. La vitamina E parece tener un efecto estabilizador sobre los niveles de estrógenos, al aumentar la producción de hormonas deficiencientes, y reducirla en las mujeres propensas al exceso. Una dosis adecuada puede amortiguar los flujos y reflujos hormonales durante la menopausia, aliviando los síntomas correspondientes. La vitamina E suplementaria puede aliviar otros síntomas menopáusicos como ansiedad, cansancio, insomnio, mareos, palpitaciones, falta de respiración y sequedad vaginal.[18]

Muchos nutricionistas coinciden en que el incremento en la cantidad de alimentos refinados, junto con la ausencia de granos integrales, nueces y semillas

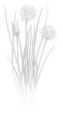

en la dieta habitual, ha resultado en una peligrosa reducción de la dosis ingerida de vitamina E. El problema se agrava porque la vitamina E se destruye cuando se expone al aire, se calienta, se congela o se almacena. Si bien es cierto que una pequeña carencia de vitamina E rara vez conduce a la clásica "deficiencia patológica", la debilidad producida al nivel celular más profundo por una dieta casi total de comidas refinadas, nos torna más susceptibles a una serie de síntomas, algunos de los cuáles parecen estar directamente relacionados con la menopausia.

Para aliviar los sofocos, Barbara y Gideon Seaman recomiendan comenzar con 100 UI (unidades internacionales) de vitamina E y aumentar la dosis gradualmente durante un periodo de unas semanas o unos meses, hasta sentir los resultados.[19] Puede tomar hasta 1,200 UI antes de notar una disminución en la frecuencia o la intensidad de los sofocos.

La vitamina E debería suplementarse junta con un mineral: el selenio. Los estudios realizados muestran que estos dos elementos operan de forma sinérgica: el efecto combinado es mayor que el de cada uno de ellos tomado por separado.

*Nota:* si usted tiene la presión alta, la diabetes o la cardiopatía reumática, no tome más de 30 UI de vitamina E sin consultar a su médico primero.

Por ser un nutriente soluble en grasa (liposoluble), la vitamina E se absorbe en el intestino solamente si hay grasa. Para asegurar su absorción, tómala con una comida que contenga alguna grasa y no, por ejemplo, con un desayuno que consiste de un café y una toronja. Usted también puede facilitar su digestibilidad y aprovechamiento tomándola con lecitina, que es una grasa considerada eficaz para reducir los sofocos.

Unas buenas fuentes de la vitamina E incluyen las semillas de girasol, las almendras, el cangrejo, los camotes, el pescado, el germen de trigo y el pan de trigo integral. (Para las cantidades exactas de cada uno de estos nutrientes en ciertas comidas, consulte el Apéndice C.)

**Los bioflavinoides.** Los bioflavinoides funcionan como unos estrógenos débiles y puede tomarse con la vitamina C para aliviar los sofocos y la sequedad vaginal. Como la vitamina E, estas sustancias parecidas a las vitaminas se han utilizado exitosamente en pacientes con cáncer, para las cuáles la terapia de reemplazo de estrógenos es contraindicada. Las dosis varían desde 500 mg a 2,000 mg por día, y se absorben mejor cuando se toman en dosis divididas.

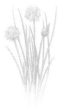

Hay más de 200 bioflavinonides, incluyendo la rutina, la hesperidina, y la quercetina; algunos dicen que la hesperidina es especialmente provechosa para las mujeres con quejas menopausicas. Las mejores fuentes dietéticas son la pulpa blanca debajo de la cáscara de las frutas cítricas; la piel de las uvas, fresas, frambuesas, y moras; las verduras de hoja verde y el vino.

**El cohosh negro.** También conocida por otros nombres—tales como "raíz india", por su uso medicinal por las mujeres indígenas norteamericanas y *Cimicifuga racemosa,* su nombre científico—este extracto de planta se usa ampliamente en Alemania como una alternativa a la TRH. La palabra *negro* en su nombre se deriva del color de la parte de la planta que se usa como medicina, la rizoma (una sección de una planta, bajo tierra y parecida a una raíz). *Cohosh* es la palabra de los indios algonquines para describir algo áspero, que se refiere a la textura de la planta.

Varios experimentos independientes hechos en diferentes tiempos durante cuatro décadas han demostrado continuamente que un extracto estandarizado del cohosh negro alivia los síntomas menopáusicos, incluyendo sofocos, depresión, y atrofias vaginales, dentro de cuatro a 12 semanas. Aunque se pensaba que el extracto del cohosh negro producía un efecto parecido a los estrógenos, unos estudios recientes indican que no es así. Efectivamente, las sustancias químicas del extracto de la planta se adhieren a los receptores de estrógenos en los tejidos, pero los investigadores dicen que la hierba actúa como bloqueadora de los receptores, en vez de un substituto verdadero de los estrógenos.[20]

El cohosh negro actúa como un estabilizador de las hormonas. Es importante notar que, aunque ésta alivia los síntomas de la menopausia, no ofrece los beneficios aparentes de los estrógenos en prevenir y tratar la cardiopatía y la osteoporosis. Por otro lado, en contraste con los estrógenos, no acarrea el posible riesgo del cáncer mamario. Con todo, el cohosh negro es más beneficioso para la mujer perimenopáusica que desea controlar sus síntomas menopáusicos, y que tiene poco riesgo de contraer la cardiopatía o la osteoporosis.

La agencia reguladora de los fármacos de Alemania, la Comisión E, limita el uso del cohosh negro a seis meses, puesto que todavía falta información concreta sobre los efectos secundarios a largo plazo. Los efectos secundarios a corto plazo, especialmente si se toman dosis más altas de lo indicado, incluyen perturbaciones gastrointestinales, problemas de sobrepeso y dolores de cabeza. El producto Remifemin, distribuido por la compañía Enzymatic Therapy, es una forma común y estandarizada del cohosh negro. (*Estandarizada* significa que la cantidad del extracto de la planta en cada dosis es constante.) Los mejores resultados ocurren con una dosis diaria entre los 160 mg y 300 mg. Tome dos cápsulas o tabletas de 40 mg, dos veces al día.

**Otros remedios a base de las plantas medicinales.** A mediados del siglo 19, Lydia Pinkham preparó un compuesto vegetal para curar las dolencias femeninas. Durante más de 100 años, su empresa continua vendiendo este remedio natural como una alternativa a las recetas médicas. Por muchos años las mujeres han intercambiado remedios naturales probados y eficaces. Pero hasta los tiempos recientes, la medicina moderna sostenía que estas recetas solo tenían un efecto de placebo para las mujeres "histéricas". Pero este criterio ha cambiado. Algunas plantas medicinales que antes se

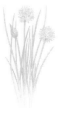

## Remedios Naturales para las Sofocos

⊙ Ejercicios moderados y regulares

⊙ Técnicas de respiración profunda o relajación

⊙ Elimine los provocadores: azúcar, café, alcohol, comidas picantes, bebidas calientes, ropa caliente

⊙ Mantenga un nivel constante de azúcar en la sangre

- Coma cada cuatro a seis horas

- Tenga cuidado con azúcar concentrado, cafeína y alcohol

- No coma en exceso

⊙ Incluya uno o mas de los siguientes en su dieta diaria:

- Vitamina E (800–1,200 UI, divididos entre una a tres dosis), preferiblemente los tocoferoles mezclados

- Selenio (15–50 mg)

- Lecitina (6–12 cápsulas, dividida entre una a tres dosis)

- Vitamina C con bioflavonoides (1,000–3,000 mg esparcidos durante el día)

- Hierbas: ginseng, sauzgatillo, cohosh negro, salvia, zarzaparrilla, raíz de regaliz, camote silvestre, dong quai, milenrama

consideraban inservibles, actualmente son objetos de investigaciones como tratamientos para muchas enfermedades y padecimientos.

Como era de esperar, las plantas medicinales comprobadas de ser más eficaces para tratar los problemas menopáusicos son muy similares a las contenidas en la formula original de Lydia Pinkham. Estas plantas, conocidas como fuentes naturales de sustancias estrogénicas, actúan sobre la pituitaria y las glándulas suprarrenales para estabilizar el ciclo menstrual. Entre ellas se encuentran el alholva (fenogreco), la zarzaparrilla, el regaliz y el camote silvestre. Nan Koehler, botánica y herbolaria, recomienda una infusión hecha con una de estas hierbas, combinada con otra rica en minerales, como las hojas de diente de león, el alfalfa o la borraja.

**El ginseng.** El ginseng, una planta especialmente potente, se conoce y se estudia desde hace 5,000 años. Millones de personas en todo el mundo hablan de sus efectos estimulantes. En varios países se utiliza para corregir los desequilibrios de la temperatura corporal, como la transpiración crónica, el estrés causado por el calor y los sofocos. También se dice que ejerce un efecto estabilizador sobre la glándula pituitaria y que ayuda a reconstruir los tejidos, estimular la energía, mejorar el rendimiento físico y mental, regular la presión sanguínea, reducir el colesterol y rejuvenecer el cuerpo en general, además de fortalecer el cueropo para resistir los efectos debilitantes del estrés. Se cree también que el ginseng incrementa los niveles de estrógenos, y se recomienda para las mujeres durante la menopausia.

Se puede conseguir en muchas formas distintas, algunas más energizantes que otras. Los agentes activos primordiales del ginseng, llamados *ginsenoisides,* se encuentran en diferentes proporciones, según donde y como se cosecha. Algunas formas tienden a estimular el cuerpo, otras lo relajan y refrescan.

El ginseng cultivado en el Oriente, también llamado *panax,* es el que produce más energía y se encuentra fácilmente en las tiendas de comidas naturales, en forma de cápsulas, extractos y tés. El ginseng de Siberia, a menudo llamado simplemente

"ginseng", no es un verdadero ginseng, sino una planta de la misma familia con las mismas propiedades de estimular la energía. Estudios muestran que el ginseng siberiano mejora el rendimiento de los corredores de fondo, lo cual demuestra su potencia y sus propiedades de fortalecer la resistencia del cuerpo. El ginseng americano ofrece más de las propiedades refrescantes y es mejor para regular el sistema que controla la temperatura.

A diferencia de la mayoría de las vitaminas y plantas medicinales, el ginseng es más eficaz cuando se toma en ayunas. Las dosis varían; por lo tanto, siga las instrucciones de la etiqueta. Se puede disolver las cápsulas en agua caliente y hacer una infusión tranquilizadora. Es mejor no tomarlo con la vitamina C o con comidas con altos contenidos de la vitamina C, pues el ácido ascórbico tiende a neutralizar su efecto. Hasta ahora, ninguno de los analices de esta antigua hierba, practicados por los científicos modernos, ha indicado que tenga ni un solo efecto secundario nocivo.[21]

**El sauzgatillo (vitex agnus-castus).** El sauzgatillo, también conocido como *la hierba de la castidad* o *el árbol casto,* se considera en toda Europa como la hierba definitiva contra la menopausia, el síndrome de la premenopausia y los quistes uterinos fibrosos. Estimula profundamente el funcionamiento de la pituitaria, alterando las secreciones de HFE y HL. El uso del sauzgatillo por unos meses incrementará sus niveles naturales de progesterona y ayudará a controlar los sofocos, la depresión y la sequedad vaginal. Una advertencia: no debe tomarse si se usan píldoras anticonceptivas.

Como la mayoría de las plantas medicinales, el sauzgatillo tiene muchas variedades. La etiqueta explicará la dosis apropiada, usualmente una cápsula hasta tres veces al día, ó de 10 a 30 gotas de extracto en jugo o agua, hasta tres veces al día. Para beneficios óptimos, tómela al menos por tres meses, porque las hierbas y nutrientes restituyen el equilibrio del cuerpo lentamente y suavemente.

Las hierbas se pueden tomar individualmente o combinadas. El cohosh negro, la salvia, el dong quai, el camote silvestre y la zarzaparrilla se combinan bien con el sauzgatillo. Algunas mezclas se venden como "fórmulas menopausicas". Experimente hasta que encuentre una que funciona bien para usted.

## Las Hormonas Bioidénticas Reducen los Sofocos

La terapia convencional de hormonas eliminará los sofocos rápidamente, pero dado el riesgo asociado con ella, debe considerarse solamente como última opción. Existen pocos estudios sobre las hormonas bioidénticas (algunas veces conocidas como *hormonas naturales*), las cuales son más suaves, pero hay suficiente evidencia de que el estriol y la progesterona naturales son tan efectivas como la terapia convencional de reemplazo de hormonas, para reducir el número y la severidad de los sofocos.

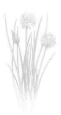

El estriol, el más débil de los estrógenos, ha demostrado que reduce dramáticamente los sofocos y muchos otros síntomas asociados con la menopausia cuando se usa en dosis de 2 a 8 mg por día.[22] Varias investigaciones publicadas han sugerido que el estriol no estimula el crecimiento de las células ni en el útero ni en los senos; sin embargo, otros nos recuerdan que no se han hecho pruebas a largo plazo, y por lo tanto el uso continuo de las dosis altas del estriol todavía es controvertible.

Históricamente, los estrógenos han sido el principal tratamiento para los sofocos, pero un número creciente de estudios indican que la progesterona natural o bioidéntica (igual que su contrapartida sintética, la progestina) tiene un efecto similar. En un estudio controlado, basado en una muestra seleccionada al azar y administrando placebos a una porción de la muestra, los investigadores observaron una mejora del 83 por ciento en los síntomas de los sofocos entre las mujeres que usaban una crema trasdermal de progesterona, en una dosis de 20 mg, comparada con el 19 por ciento de mejora entre el grupo tomando los placebos.[23] Mientras que el estriol requiere una receta medica, la crema de progesterona es un producto que se vende sin receta y que se puede comprar en las tiendas de comidas naturales y las farmacias. (Véase el Capítulo 2 para una discusión detallada de las terapias de hormonas naturales y sintéticas, incluyendo el estriol y las cremas de progesterona.)

## ¿Por Dónde Empiezo?

Si usted sufre los sofocos incesantes, comience por eliminar de su dieta los alimentos que obviamente desencadenan ese fenómeno. Verifique si su alimentación promueve niveles extremos del azúcar en la sangre. Ayunar todo el día y comer demasiado por la noche puede ser tan perjudicial para el cuerpo como tragarse cuatro tazas de café y dos pasteles llenos de chocolate. Verifique si su dieta contiene las cantidades adecuadas de las sustancias nutritivas mencionadas. Si no es así, agregue más alimentos con estas sustancias a su dieta, o supleméntela según se ha indicado. Cuando se suplementa la dieta, trate de introducir una sola sustancia o hierba a la vez, para no agobiar el organismo. De esta forma, si tiene alguna reacción alérgica, la fuente sería obvia.

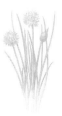

Su cuerpo es único, y su programa alimenticio será también. El hecho de que la vitamina E le haya servido a su amiga no significa necesariamente que también la alivie a usted de los sofocos. Robert C. Atkins, el autor de *Dr. Atkins' Nutritional Breakthrough* y otros libros, relata el esfuerzo que realizó hasta encontrar el remedio natural conveniente: "Mientras la vitamina E en 800 UI funcionó para una mujer, otra probó la vitamina E combinada con la dieta, el ginseng y el dong quai, y aún no se sintió mejor hasta que se añadió la lecitina a su régimen".[24] Si la nutrición, la dieta, y el ejercicio no controlan sus sofocos adecuadamente, y si dichos sofocos interfieren con su calidad de vida, considere las hormonas bioidénticas, particularmente el estriol y la progesterona natural.

## CAPÍTULO 4

# EL CANSANCIO

*El cansancio femenino es "la enfermedad silenciosa" más común de las mujeres.*

— ELIZABETH WEISS, *Female Fatigue*

¿Cuántas veces dice usted que se siente cansada y decaída, que le falta energía al final del día? Esta clase de quejas la expresan muchas mujeres de todas las edades, no solo las que atraviesan la menopausia. Lo más exasperante es que, en la mayoría de los casos, los médicos no encuentran ningún fundamento físico para estos síntomas. Se suele atribuir al aburrimiento, el estrés, la depresión o unas tendencias psicosomáticas. Tales evaluaciones pueden ser válidas, pero debemos considerar algunas otras posibilidades que son igualmente válidas.

El cansancio excesivo durante la perimenopausia es normalmente causado por las interrupciones del sueño, debido a los sofocos u otras perturbaciones provocadas por irregularidades hormonales. La falta del sueño continuo y reposado tiende a debilitar a la persona, física y emocionalmente. Una vez que las hormonas se estabilizan, los patrones del sueño y la energía generalmente regresan a la normalidad. Si usted siente que las horas que duerme son adecuadas, pero aún se siente cansada, examine otras posibilidades.

Los niveles de energía dependen de muchos factores, algunos psicológicos y otros fisiológicos. Entre las causas fisiológicas de la fatiga crónica se destacan cuatro: los niveles bajos del azúcar en la sangre (hipoglucemia), la anemia, la insuficiencia tiroidea, y las glándulas suprarrenales cansadas. Cada una de estas condiciones puede deberse a diversos factores; los más probables, y también los que menos se tienen en cuenta, son los relacionados a la nutrición. En otras palabras, estas condiciones suelen ser causadas y tratadas por los alimentos que ingerimos o dejamos de ingerir.

Recuerde que, al envejecer, nuestros órganos ya no son tan adaptables. Muchos alimentos que antes devorábamos sin consecuencia, gradualmente se tornan tóxicos

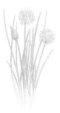

para nuestros cuerpos. A nuestro sistema glandular se lo debe tratar con respeto, a medida que pasan los años.

## ⋙ El Azúcar Bajo en la Sangre (la Hipoglucemia) ⋘

Casi todas experimentamos un decaimiento a última hora de la mañana o a media tarde, y lo consideramos como algo normal en nuestra rutina diaria. Si no hemos comido hace varias horas, no es nada extraño que nos sintamos cansadas y débiles, nos duele la cabeza, no podemos pensar con claridad, estamos de mal humor y ansiamos comer dulces. Podríamos optar por ignorar estos síntomas, pero eso no sería conveniente. Nuestros cuerpos nos están comunicando algo: nos avisa de un desequilibrio metabólico que, si no se controla, podría dar lugar a otros problemas muchos más graves.

El desequilibrio al que me refiero se denomina la *hipoglucemia,* o el azúcar bajo en la sangre. Esta condición se debe a un desequilibrio en los mecanismos reguladores del azúcar que impide el mantenimiento de un nivel estable de azúcar en la sangre. El cuerpo transforma los carbohidratos (las féculas y azucares) en glucosa, el combustible con que funcionamos. Si circula demasiada glucosa por el cuerpo, el exceso se extrae de la sangre con la ayuda de la hormona llamada insulina, y se almacena en el hígado como glicógeno. A medida que el combustible se va consumiendo durante las actividades diarias, el glicógeno vuelve a transformarse gradualmente en glucosa, manteniendo así una concentración estable de glucemia.

Cuando el azúcar inunda el sistema, este equilibrio se interrumpe y el cuerpo cae en barrena. Casi todos los órganos y glándulas tienen que trabajar más de costumbre para hacer que el cuerpo vuelva a su nivel normal de azúcar. Durante un rato nos sentimos llenos de energía, listos para enfrentarnos a todos los problemas del mundo, pero esta exaltación tiene corta vida. El páncreas reacciona contra lo que percibe como una emergencia, vertiendo cantidades adicionales de insulina en la sangre, con lo que extrae el azúcar de la sangre y restaura el equilibrio. En su reacción compensadora, el páncreas tiende a extraer demasiado azúcar, haciendo que la concentración de glucemia descienda a un punto peligrosamente bajo. Lo que experimentamos entonces es cancansio, debilidad, inestabilidad, pérdida de coordinación, dolores de cabeza, hostilidad y ansias de ingerir más azúcar. Para aplacar estas sensaciones perturbadoras y para "calmar los nervios", recurrimos rápidamente a una galletita, un refresco gaseoso, un cigarrillo o una taza de café. Estos nos pueden brindar un alivio momentáneo, pero el páncreas vuelve a reaccionar excesivamente y el ciclo continúa, subiendo y bajando, día tras día y año tras año. Al final, las glándulas y los órganos se debilitan.

En la mayoría de los casos, la hipoglucemia es autoinducida. Cuando persistimos en ingerir los carbohidratos refinados, como los azúcares concentrados y el

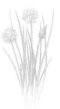

pan blanco, en beber interminables tazas de café y fumar cigarrillos, perturbamos el mecanismo delicado de control de la glucemia. Tras varios años de cometer estos abusos, muchas glándulas endocrinas pueden volverse ineficaces. Como resultado, es muy posible que las glándulas suprarrenales, la pituitaria, el páncreas y el hígado produzcan menores cantidades de hormonas, por más que se los estimule. Con el tiempo, hasta una pequeña sobrecarga (por ejemplo, una porción abundante de pastel o de helado) tiene un efecto crítico en el cuerpo, que, desgastado por los abusos, se niega a responder o bien reacciona en forma excesiva.

El sistema bioquímico humano no está preparado para lidiar con el azúcar concentrado. Éste no sólo carece de valor nutritivo, sino el esfuerzo que hacemos para digerirlo lixivia las reservas de vitaminas y minerales en el cuerpo. Todos los carbohidratos requieren de ciertas sustancias nutritivas para metabolizarse, siendo las más importantes las vitaminas del complejo B. Sin una cantidad adecuada de estas vitaminas, el azúcar se fermenta en el tubo digestivo, donde luego se transforma en ácido acético y alcohol. En consecuencia, la conjunción de un exceso de azúcar y una insuficiencia de vitamina B produce el acidez, fuertes desequilibrios nutritivos y baja azúcar en la sangre.

Esto no quiere decir que yo recomiende pasarnos la vida entera sin pastel de chocolate. Siendo realistas, si usted puede vivir sin azúcar durante cinco días a la semana, está muy bien; seis días de la semana es excelente. Recuerde que cuanta más edad tiene su cuerpo, menos capacidad dispone para recuperarse de las imprudencias en la dieta. Por lo tanto, sea buena con usted misma: disminuya su consumo del azúcar y aumente la cantidad de días de abstinencia por semana. En los días en que usted disfrute de una golosina, supleménte con la vitamina del complejo B. Los efectos adversos se reducirán y los síntomas serán más moderados.

A muchas de nosotras, que crecimos con la costumbre del postre como la culminación de cada comida, nos resulta difícil creer que el azúcar sea tan dañino. Desgraciadamente, los datos son muy claros. Los carbohidratos refinados en general, y el azúcar refinado en particular, se asocian con una amplia variedad de problemas de la salud, desde la obesidad, la diabetes, la trombosis coronaria y las caries dentales, hasta la presión alta, los dolores menstruales, el síndrome premenstrual, el cáncer y los trastornos psíquicos. Muchos de estos problemas no existen en los países donde la gente consume los alimentos integrales principalmente. Cuando se introducen el azúcar y los carbohidratos refinados en estos países, al término de 10 años aparecen las "enfermedades de la civilización".

## EL AZÚCAR Y LAS "HORMONAS ENFURECIDAS"

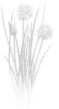

El consumo excesivo del azúcar es probablemente el crimen más grande que las mujeres perpetramos en nuestros cuerpos. Cuando estamos aburridas, ansiosas, felices o deprimidas, comemos. Hasta las mujeres que aguantan sus ansias por tres semanas al mes, sucumben los dos días antes de su menstruación y se dirigen a la barra de chocolate más cercana. No es de sorprendernos que sufrimos de la ansiedad mezclada con el cansancio, cuando escogemos someter nuestros cuerpos a una existencia de altibajos.

Muchos hombres—y especialmente el sistema de la salud, dominado por los hombres—utilizan una frase para explicar los sentimientos turbulentos que supuestamente experimentamos las mujeres cuando pasamos por las transiciones de la vida y la menstruación: "las hormonas enfurecidas". Esta absurda expresión se ha usado para desestimar todas las quejas femeninas. A pesar de que nuestros niveles de hormonas sí varían en diferentes etapas de la vida, si se "enfurecen" o no puede relacionarse a otros factores aparte del ciclo femenino. Un desequilibrio en el nivel de azúcar como resultado del estrés o una dieta inapropiada puede fácilmente causar un cambio de humor. Y si es así, entonces los hombres también pueden sufrir de "las hormonas enfurecidas". Debo añadir que muchas mujeres me han explicado que no sienten ningún síntoma relacionado a los cambios en sus hormonas. Ellas nos incomodaron durante su menstruación, y la menopausia vino y se fue sin ninguna novedad. Esto es otro recordatorio de que las mujeres no somos todas iguales y que no nos gusta que nos categoricen como si lo fuéramos.

## DIAGNOSTICAR LA HIPOGLUCEMIA

Una de las mejores formas de determinar si usted padece de la hipoglucemia es examinar sus síntomas. El cuerpo siempre emite señales, alertándole cuando algo no va bien. El cansancio puede ser la señal más común de un nivel voluble de azúcar en la sangre, pero no es la única. Revise la lista, a continuación, de los síntomas de la hipoglucemia, para ver cuántos se aplican a usted.

- Ansiedad repentina; sensación de "enloquecimiento"
- Períodos de irritabilidad sin razón alguna
- Un arranque de energía después de comer, seguido por un rápido agotamiento
- Sensación repentina de desmayo o mareo
- Ataques depresivos esporádicos
- Dolores de cabeza repentinos
- Sensación temporal de confusión y falta de memoria
- Ansiedad y preocupación sin motivo
- Sensaciones de temblores internos
- Palpitaciones

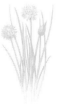

⊙ Aceleración del pulso sin hacer ejercicios

⊙ Sentimientos anormalmente antisociales

⊙ Indecisión

⊙ Llantos

⊙ Fobias inexplicables

⊙ Pesadillas frecuentes

⊙ Apetencia de dulces

⊙ Indigestión, gases, colitis

La hipoglucemia es una enfermedad con muchas causas, incluyendo una serie de desequilibrios genéticos, funcionales o alimenticios. Se sabe que puede imitar a otras enfermedades y sus síntomas, y por eso es imprescindible hacer un examen completo y la prueba de tolerancia a la glucosa de seis horas, para determinar si existe un problema más grave. Hasta el sofisticado análisis del nivel de glucosa en la sangre a veces engaña; una persona puede estar dentro del rango normal (60–100 mg/dl), y aun experimentar síntomas. Barbara Edelstein, doctora en medicina, ha visto que cuando el azúcar en la sangre desciende repentinamente, pero sin llegar a un nivel crítico, algunas mujeres se ponen muy ansiosas, algunas lloran, otras tiemblan y algunas se confunden.[1]

Si su médico no puede encontrar ninguna causa por su malestar, aunque usted experimenta varios de los síntomas mencionados, sería prudente consultar con un nutricionista o un médico con orientación a la nutrición. Muchos médicos ortodoxos no se prepararon para reconocer los desequilibrios nutricionales. Richard Brennan, fundador de la Academia Internacional de Medicina Preventiva, afirma que, "pese a la gravedad de la hipoglucemia, nueve de cada 10 médicos que atienden casos de esta enfermedad la diagnostican erróneamente".[2] La mayoría de los médicos, cuando se enfrentan problemas causados por insuficiencias nutricionales, no tratan el problema, sino solamente los síntomas individuales. A menudo—y creo que esto es especialmente cierto cuando se refiere a las mujeres—despacha con el paciente, calificándolo de hipocondríaco. A mi hija, que no sufría de la hipoglucemia sino de otra seria condición medica, se le recetó Prozac y se le dio otros tratamientos equivocados, hasta que ella consultara con un médico calificado que la diagnosticó correctamente. Desafortunadamente, esto ocurrió después de que ella había sufrido dolor insoportable por varios años.

## LA ADICCIÓN AL AZÚCAR

Se ha comparado los constantes anhelos de azúcar con la adicción. William Dufty, autoproclamado "ex-adicto al azúcar", escribe en su libro *Sugar Blues* que entre el

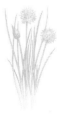

hábito de consumir el azúcar y la drogadicción, sólo hay una diferencia de grado. "El azúcar lleva un poco más de tiempo, desde unos minutos en el caso de un azúcar simple como el alcohol, a unos 10 años en el caso de otras clases de azucares".[3] Esto puede parecer una exageración, pero trata de pasarse dos días sin sus viajes nocturnos al refrigerador o su dulce de cada tarde, y luego píenselo.

Durante muchos años he escuchado a muchos médicos burlarse de William Dufty por comparar los ataques de azúcar al consumo excesivo de alcohol. Ahora, sin embargo, después de casi 30 años desde que él propuso esta posibilidad, su teoría gana reconocimiento y aceptación. Kathleen DesMaisons, Ph.D., ha continuado el trabajo pionero de los primeros investigadores sobre la nutrición adictiva, y mereció el primer título doctoral en esta especialidad. Según la doctora DesMaisons en su libro *The Sugar Addict's Total Recovery Program,* "Cuando usted es adicto al azúcar, decir que *no,* no se trata de controlar la voluntad".[4] Su antojo de pasteles y dulces se afecta profundamente por lo que come y cuando lo come, y por las sustancias químicas en su cerebro al momento del antojo. Es real. Su bioquímica puede conducirle derechito al supermercado para comprar otra caja de galletas. Es como si no pudiera evitarlo.

A las personas atraídas a las comidas llenas de azúcar blanco y harina blanca se les catalogan como "sensibles a los carbohidratos", lo cuál no es exactamente igual que la hipoglucemia. La mujer con el azúcar bajo en la sangre siempre se sentirá mejor casi inmediatamente después de comer. Esto puede o no ser el caso con alguien que es sensible al azúcar. Es posible que tal individuo no se sentirá nada satisfecha o contenta con lo que comió. Algunas veces, el consumo de comidas incorrectas promueve una reacción en cadena del incremento de azúcar en la sangre y los niveles de insulina, y puede impulsar a la persona a consumir los carbohidratos de forma obsesiva. Además, puede afectar su comportamiento y su humor directamente. Digamos que se le olvida el desayuno, y más tarde se come un pan y un refresco dietético. Poco tiempo después, puede sentirse deprimida, enojada, olvidadiza, o inusualmente cargada de energía. A largo plazo, también puede experimentar unos antojos extremos, problemas de sobrepeso, y trastornos de la alimentación. Todos estos síntomas indican una sensibilidad aguda a los carbohidratos simples, lo cual resulta en un desequilibrio del azúcar en la sangre y las sustancias químicas del cerebro, la serotonina y las beta-endorfinas.

Muchas conocemos y disfrutamos de esa ráfaga de beta-endorfinas que experimentamos después de un entrenamiento físico bien sudado. Atesoramos el sentido de relajación y satisfacción producido por esas sustancias químicas. Bien, la gente sensible al azúcar inconscientemente trata de imitar esa respuesta eufórica al consumir las comidas azucaradas. Después de devorar un postre bien dulce, pregúntese si es mejor que el sexo, mejor que su promoción en su trabajo, mejor que la blusa de $100 que encontró rebajada a $25. Si lo es, entonces las beta-endorfinas son

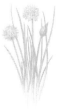

sobreestimuladas. No sólo se siente bien, sino extática. Técnicamente, su cuerpo está tratando de compensar por los niveles más bajos de endorfinas, por medio de regular hacia arriba, o abrir más receptores de beta-endorfinas. Mientras más receptores se abren, más grande es el impacto o la recompensa. Pero—y aquí viene el aspecto negativo—la caída es más fuerte cuando el efecto del azúcar se acaba. Además, los niveles bajos de serotonina la hacen sentirse deprimida, disminuyendo su resistencia y debilitando su decisión de abstener del café cargado con crema espumada.

Si algo en los últimos párrafos le resuena, por favor lea el libro de la doctora DesMaisons. Aunque yo incorporo muchas de sus sugerencias en mis recomendaciones para controlar el azúcar en la sangre (a continuación), ella ofrece mucho más, incluyendo unos consejos para mantener un diario para fomentar el conocimiento que le ayudará a hacer ajustes duraderos a su dieta. También ofrece unas orientaciones prácticas para desintoxicarse del azúcar (fíjese que no tiene que abstenerse por completo), para pedir comida en los restaurantes, y para buscar apoyo cuando lo necesite.

## RECOMENDACIONES DIETÉTICAS PARA CONTROLAR EL AZÚCAR EN LA SANGRE

Los desequilibrios de la glucemia se pueden controlar a través de un programa dietético que restablezca el equilibrio bioquímico. Puesto que son muchos los factores que pueden elevar o bajar la concentración de glucemia, es importante tratar a la persona completa. Cada persona tiene necesidades diferentes; los desequilibrios menores pueden controlarse por la dieta, pero en casos extremos tal vez se necesite una dosis intensiva de suplementos nutritivos.

Para corregir la alta concentración de glucemia y aliviar el cansancio, su dieta debe facilitar una secreción lenta de insulina por parte del páncreas. Esto, a su vez, asegurará una liberación estable de glucosa a la sangre durante todo el día. Los alimentos que favorecen este proceso son las proteínas (la carne, el pescado, el queso, los huevos, las semillas y las nueces) y los carbohidratos compuestos (los vegetales, los frijoles, el pan integral, los cereales y algunas frutas). Hay un porcentaje pequeño de personas con problemas de la regulación de la glucemia que tendrá que limitar el consumo de los carbohidratos; ellas parecen funcionar mejor al enfatizar las comidas ricas en proteínas. Experimente usted misma y vea lo que es mejor para usted.

Específicamente, usted debe integrar las proteínas en cada comida y merienda. No crea que esta deba ser una dieta alta en proteínas; mejor dicho, es una dieta con *suficiente* proteína diseñada para mantener los niveles de la glucosa en la sangre. Las porciones pequeñas son suficientes. Unas formas para incrementar la proteína son: comer mantequilla de maní (cacahuate), salmón ahumado, o un huevo con su tostada de pan de trigo integral; añadir leche de soja o de vaca, o yogur a su cereal;

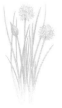

poner queso crema a su bagel; llenar sus tortillas con pollo, frijoles, o queso; salpicar camarones y piñones sobre su pasta cocinada "al dente". Marie Callendar, dueña de la cadena de restaurantes que llevan su nombre y especializan en pasteles, debía haber sido hipoglucémica; en sus menús ella recomienda, "Un pastel de manzana sin queso es como un beso sin un abrazo". Son palabras para recordar.

Sus mejores elecciones de carbohidratos son las verduras, puesto que consisten principalmente de agua y por lo tanto no provocarán respuesta alguna de la insulina. Las pastas y panes de harina integral, acompañadas de legumbres, siguen en la lista de recomendaciones. No se enloquezca con porciones grandes, y limite las jaleas y frutas. Quitar el azúcar blanco (incluso el azúcar artificial) y las harinas de su dieta calma el antojo del azúcar, porque equilibra las hormonas del cerebro. Si todavía "necesita" alguna cosita extra, cómasela inmediatamente después de comer, no sola; experimentará una descarga menor y por lo tanto, menos desgaste en su sistema. Para mí, ya no vale la pena saborear una galleta entre comidas, por las molestias que me causa unos minutos después. Incluso tengo dificultades después de la comunión; mi estómago se siente ácido, mi cuerpo débil y mi cerebro turbio hasta que consumo alguna proteína o una comida de verdad.

Se recomiendan las comidas más pequeñas y más frecuentes, junto con la eliminación de los azucares concentrados (aun los jugos de frutas para las personas sensibles), la cafeína, los cigarrillos, la marihuana y ciertos medicamentos. Hay una larga lista de medicamentos que pueden hacer estragos con sus niveles de azúcar y pueden crear síntomas confusos. Algunas medicinas que pueden alterar sus niveles de azúcar son los esteroides anabólicos, los estrógenos, la cortisona, el litio, la tiazida, los barbitúricos, las sulfonamidas, y los beta bloqueadores. Si usted toma cualquier medicamento recetado, pregúntele a su médico cuáles son sus posibles efectos en los niveles del azúcar en la sangre.

## OTROS FACTORES QUE AFECTAN LA GLUCEMIA

Aparte de lo que comemos, hay factores que pueden afectar el nivel del azúcar en la sangre. Los más significativos de estos se revisan en esta sección.

### *El Estrés*

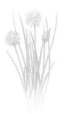

Todo tipo de estrés—físico, emocional, químico o alimenticio—obliga a las glándulas suprarrenales a trabajar en exceso, por lo que puede provocar desequilibrios en la glucemia. Unas condiciones médicas específicas que estresan al cuerpo y pueden precipitar o exacerbar la hipoglucemia son el embarazo, la lactancia, el cáncer, los tumores, las infecciones crónicas y el funcionamiento defectuoso de las glándulas. Esté al pendiente si usted tiene cualquiera de estas condiciones. Puesto que no podemos evitar todos los estresantes emocionales, y a menudo no podemos escapar de los estresantes químicos del ambiente, debemos aprender a manejar las condiciones sobre las que sí tenemos control: los factores físicos y nutricionales. Podemos fortalecer nuestro cuerpo físicamente mediante los ejercicios y nutrirlo con alimentos y suplementos, inclinando la balanza hacia la regeneración en lugar de la degeneración. Y no subestimemos los poderes recuperativos de la meditación y la terapia de relajación, la biorretroalimentación (biofeedback), la inmersión en agua y los masajes.

### La Cafeína

El azúcar no es el único factor que hay que considerar si su concentración de glucemia es irregular. El café, el chocolate, los refrescos de cola y algunas infusiones contienen cafeína, la cual deja estragos en el mecanismo de control de la glucemia. La cafeína incita a la corteza suprarrenal a producir más adrenalina, la que a su vez induce al hígado a transformar glicógeno en glucosa. Muchas personas ignoran que hay cafeína oculta en varias bebidas sin alcohol y en ciertos medicamentos comunes, de venta sin receta, como Anacin, Excedrin, Midol y los supresores del apetito.

### El Alcohol

El alcohol es un supresor del sistema nervioso central; por lo tanto, tomar en exceso puede aumentar el cansancio y la depresión. Puede intensificar los sofocos y el insomnio, y por eso las mujeres menopausicas que ya experimentan estos síntomas deben limitar, por un tiempo, su consumo de vino con la cena. Los médicos que han estudiado el alcoholismo creen que la hipoglucemia podría ser uno de los principales factores causantes de esta adicción.[5]

### Los Cigarrillos

Se sabe que el tabaco altera la velocidad con que el cuerpo procesa los alimentos. En un experimento clínico se halló que las mujeres que fuman más de 15 cigarrillos al día tienden a fatigarse como consecuencia de la cantidad de nicotina que su cuerpo debe metabolizar. Aunque los efectos dañinos del tabaco pueden compensarse en parte por medio de suplementos nutricionales, es mucho mejor poner fin al hábito de fumar. Como preparación para dejar de fumar, usted puede fortificar su cuerpo con el consumo a diario de los siguientes: una tableta multivitamínica de alta potencia con minerales; vitamina C, 1,000–3,000 mg; vitamina E, 400–1,000 UI (forma seca); cisteína, 500–1,000 mg; y selenio, 50 mcg, 1–3 veces al día. Además, tome 10,000 UI de vitamina A diariamente durante cinco días, e interrumpa durante dos días.[6] Un buen libro que explica como la nicotina y otros ingredientes encontrados en los cigarrillos afectan el cuerpo de la mujer es *How Women Can Finally Stop Smoking,* por el doctor Robert Klesges y Margaret DeBon.

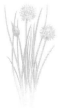

*El Ejercicio*

El ejercicio mejora la regulación del azúcar en la sangre y la receptividad de las células a la insulina. Funciona como un magnífico normalizador de las hormonas, lentamente levantando el nivel de las maravillosas beta-endorfinas, y con ellas su espíritu y su autoestima. Si usted es fiel a un programa de ejercicio y comienza lentamente, el ejercicio aumentará su energía. Mucha gente se pone metas poco realistas. Esto puede llevarla a sentirse cansada, adolorida y extenuada después de los ejercicios, lo que le aumenta la tentación de renunciar hacerlos. Haga algo divertido, olvídese de trazar metas, y mire lo que sucede.

*Suplementos Nutricionales*

Es posible que comer adecuadamente no será suficiente para una persona que tiene un desequilibrio grave del azúcar en la sangre. Los médicos que tratan la hipoglucemia consideran que se deben incluir unos suplementos nutricionales. Las personas cuyas dietas han sido deficientes en vitaminas y minerales, aminoácidos y ácidos grasos no saturados durante muchos años, requieren una cantidad mayor de estas sustancias, a efectos de corregir el ciclo hipoglucémico negativo.[7]

**Las vitaminas B.** El consumo excesivo del azúcar y otras comidas de productos blanqueados, junto a la incapacidad de manejar el estrés, son factores importantes en el desarrollo de la hipoglucemia. Las dos condiciones queman rápidamente las vitaminas B, dejando el cuerpo sin energía. Un suplemento vitamínico del complejo B puede compensar esta deficiencia. Recomiendo una formula que contenga 20–30 mg cada una de las vitaminas B-1, B-2, B-3 (niacina), y B-6, y 100–500 mg del ácido pantoténico (B-5). Las comidas ricas en las vitaminas B incluyen el hígado deshidratado, el germen de trigo, los guisantes, los frijoles y la levadura de cerveza. Todas las vitaminas B generalmente ocurren juntas en las mismas comidas; por lo tanto, una deficiencia de una normalmente indica una deficiencia de las otras.

**La vitamina A.** Las sustancias nutritivas que contribuyen directa o indirectamente a mantener el equilibrio de la glucemia son muy variadas. Si no están presentes todas las sustancias, las funciones glandulares disminuyen y la producción hormonal se vuelve errática. Por ejemplo, las hormonas procedentes de la corteza suprarrenal son muy sensibles a la deficiencia de vitamina A. Si no se dispone de suficiente vitamina A, no se sintetizará la cortisona, que es la hormona suprarrenal que equilibra los efectos de la insulina.

Usted podría consumir alimentos con vitamina A y aun así tener una deficiencia de esta vitamina. Mientras que los carotenos, que son pigmentos de la comida que se convierten a vitamina A, ocurren en cantidades grandes en las verduras verdes y amarillas, muchas personas tienen dificultad en convertir el caroteno a vitamina

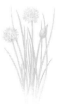

A. Los carotenos vienen en muchas formas: el betacaroteno es el más importante y el más común. Si usted tiene dificultades convirtiendo el caroteno a vitamina A, le conviene suplementar la dieta. Para la mayoría de los adultos, la cantidad indicada oscila entre las 5,000 y 20,000 UI diarias. Algunas fuentes buenas de la vitamina A (o el caroteno) incluyen la zanahoria, el camote, la calabaza, la espinaca, el brócoli y el melón. (Para las cantidades exactas de estos nutrientes contenidos en ciertas comidas, consulte el Apéndice C.)

**La vitamina C.** La vitamina C también es importante en lo que respecta a la utilización del azúcar. En 1977, el doctor Fred Dice, de la Universidad de Stanford, informó que la dosis de insulina requerida para controlar la concentración de azúcar en un paciente diabético, que carecía de la capacidad de producir la hormona, se redujo a la mitad cuando el paciente tomó altas dosis de vitamina C.[8]

> **Suplementos Diarios que Ayudan a Equilibrar la Glucemia**
>
> ⊙ Suplemento vitamínico/mineral múltiple
> ⊙ Vitaminas del complejo B (10–30 mg), tres veces al día en casos extremos
> ⊙ Ácido pantoténico (100–500 mg)
> ⊙ Vitamina A (5,000–10,000 UI)
> ⊙ Vitamina C (50–500 mg)
> ⊙ Magnesio (500 mg)
> ⊙ Potasio (2,000–3,000 mg)
> ⊙ Cromo (200 mcg)

Muchos científicos han advertido la capacidad de la vitamina C para producir energía y reducir el cansancio. Se piensa que la vitamina C elimina del cuerpo los agentes contaminantes e impide la formación de los carcinógenos que se hallan en los alimentos y en el cuerpo. También podría prevenir el "cansancio de la sangre" (sangre que tiene poco oxígeno, lo que retarda la producción de energía) mediante el aumento de la producción de los leucocitos (los glóbulos blancos que combaten la infección) y de la hemoglobina (los glóbulos rojos que transportan el oxígeno a todas las células). Sin ésta importante vitamina, el hierro que produce la energía en el cuerpo sería ineficaz. En un estudio, se entrevistaron más de cuatrocientas personas; las que tomaron más de 400 mg de vitamina C por día claramente experimentaron menos cansancio que las personas que no tomaban suplementos.[9] Algunas buenas fuentes de la vitamina C incluyen el jugo de naranja, el brócoli, la col de Bruselas, el jugo de toronja, la fresa, y el tomate crudo. (Para las cantidades exactas de estos nutrientes contenidos en ciertas comidas, consulte el Apéndice C.)

**Los minerales.** El magnesio, el potasio y el cromo son algunos minerales que intervienen en el metabolismo de los carbohidratos, por lo que afectan el nivel de energía. El magnesio desata más reacciones químicas en el cuerpo que ningún otro mineral, y una insuficiencia en la cantidad del magnesio puede causar cansancio, debilidad e irritabilidad. La mayoría de las mujeres no reciben suficientes cantidades de este mineral, que podría explicar, por lo menos parcialmente, las constantes quejas de cansancio. Algunas buenas fuentes del magnesio incluyen el maní (cacahuate), las lentejas, los chícharos, el tofú, el arroz silvestre, los brotes de soja, las almendras, el pollo, la espinaca y la carne de res.

La deficiencia del potasio podría ocasionar síntomas parecidos a los de la hipoglucemia. Este tema adquirió notoriedad pública cuando los astronautas norteamericanos hicieron uno de sus primeros viajes a la luna. Los astronautas sufrieron unas irregularidades en los latidos del corazón debido a que el jugo de naranja sintético que tomaban carecía de potasio. El uso excesivo de los laxantes y diuréticos, el vomito, la diarrea o el poco consumo crónico de agua puede resultar en la deshidratación y posiblemente los síntomas de la deficiencia de potasio. Un adulto típicamente ingiere de 1,875 a 5,625 mg diariamente; la dosis recomendada para la gente saludable es de 2,000 a 3,000 mg por día. Algunas buenas fuentes del potasio son el pescado, la papa, el aguacate, el plátano, la leche descremada, los guisantes y las naranjas. (Para las cantidades exactas de estos nutrientes contenidos en ciertas comidas, consulte el Apéndice C.)

El médico Julian Whitaker, autor del libro *Medical Secrets Your Doctor Won't Tell You*, receta el magnesio y el potasio de rutina. El cree que son esenciales para la buena salud y la energía, y que pueden proteger de las enfermedades del corazón, la alta presión sanguínea y la diabetes. Él prefiere un suplemento de los complejos de magnesio y potasio con el aspartato, un aminoácido.[10]

El cromo se ha demostrado indispensable para la producción de la insulina y para el metabolismo de la glucosa. La mejor manera de ingerir el cromo es un producto de levadura de cerveza que contenga el compuesto de cromo denominado *el factor de tolerancia a la glucosa* (FTG). Esta forma de cromo se absorbe más fácilmente y es mejor para estabilizar la glucemia que un suplemento común de cromo. Los estudios demuestran que la dosis diaria de 200 mcg mejora significativamente la tolerancia a la glucosa.[11]

La mayoría de los norteamericanos consume aproximadamente 30 mcg de cromo diariamente, mientras que el rango recomendado es de 50 a 200 mcg. Igual que muchos otros minerales, la absorción se deteriora gradualmente con la edad. Algunas buenas fuentes de cromo son los cereales integrales, el arroz inflado, el jugo de naranja y el queso.

## La Anemia

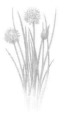

La anemia proviene de una reducción en la cantidad de la hemoglobina en la sangre, o una reducción en el número de glóbulos rojos. En ambos casos, una baja cantidad del oxígeno disponible para las células del cuerpo ocasiona una disminución de la eficiencia de los procesos corporales. El cerebro reacciona ante la falta de oxígeno con dolores de cabeza, mareos, sensaciones de desmayo, pérdida de memoria, ansiedad, irritabilidad y somnolencia. Otros signos de peligro son: la aceleración de los latidos del corazón, el entumecimiento y hormigueos en los dedos de las manos y los pies, un zumbido en los oídos, manchas negras en la vista, y antojos de hielo, tierra, barro o almidón.

La anemia no es una enfermedad en si misma: siempre tiene orígen en otros factores. La alteración en los glóbulos rojos puede resultar del uso de determinados fármacos, la exposición a ciertos insecticidas, una infección o enfermedad, trastornos endocrinos, o atrofia de la médula ósea. En la mayoría de los casos, sin embargo, se da como resultado de una pérdida crónica de sangre o de una falta de nutrientes adecuados, sobre todo del hierro.

## EL HIERRO

Dado que más de la mitad del hierro del cuerpo reside en los glóbulos rojos, como un componente de la hemoglobina, toda pérdida de sangre provoca una disminución del hierro. La hemoglobina, que es la proteína que transporta el oxígeno de los pulmones a los tejidos y las células, no sólo almacena hierro, sino también depende de él para su propia producción. Incluso, las hemorroides o úlceras pueden provocar tanta pérdida de sangre como para reducir las reservas de hierro. Cualquier persona que pierde sangre continuamente requiere más hierro.

Durante sus años fértiles, la mujer requiere más hierro que el hombre, porque pierde sangre todos los meses. Si tiene menstruaciones abundantes o prolongadas, o si utiliza un dispositivo intrauterino (DIU), es probable que pierde una cantidad de hierro que no es saludable. Por ejemplo, las mujeres que usan los DIU pueden tener una deficiencia de hierro porque durante la menstruación pierden hasta cinco veces más sangre que las demás mujeres.[12]

La deficiencia de hierro en la sangre es un problema bien extendido, tanto en las mujeres jóvenes como en las de la mediana edad. Muchos estudios indican que la gran mayoría de las mujeres ingieren de la tercera parte a la mitad del hierro total que necesitan diariamente. Esto obedece a dos razones: no consumen suficientes alimentos ricos en hierro, y el cuerpo no aprovecha totalmente el hierro contenido en los alimentos que ingieren.

Es difícil comer la cantidad adecuada de alimentos que contienen hierro. A menos que a usted le encanta el hígado y puede ingerir varios platos de frijoles al día, es poco probable que obtenga, exclusivamente a través de su dieta, la dosis diaria recomendada de 18 mg. Es posible combinar los alimentos ricos en hierro, pero por desdicha, esto no sólo requeriría tiempo y una planificación cuidadosa, sino que la cantidad necesaria de comida excedería las 3,000 calorías diarias. Aun si hiciera el esfuerzo de comer la cantidad requerida de comidas ricas en hierro cada día, de todas formas tendría que considerar el hecho que el hierro es mal absorbido por el cuerpo. La falta de los ácidos adecuados en el estómago le dificulta a la mujer

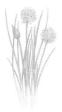

posmenopáusica la absorción del hierro. Según la mayoría de los expertos, el cuerpo aprovecha sólo el 10 por ciento del hierro ingerido.

Unas buenas fuentes del hierro son el hígado, la carne de res molida, los albaricoques secos, la melaza, las pasas, los frijoles, la espinaca cocida y el pollo. (Para las cantidades exactas de estos nutrientes contenidos en ciertas comidas, consulte el Apéndice C.) A las personas que quieren tratar de cubrir su necesidad de hierro exclusivamente a través de la dieta, les ofrezco algunos consejos: cuando se trata de la absorción, la mejor fuente de hierro es el hígado. Las otras fuentes (las espinacas, la mantequilla de cacahuate, los legumbres, las nueces, el germen de trigo, la melaza, los albaricoques y las pasas) requieren de un complemento nutritivo para tener efecto. James Cook, director de hematología del Centro Médico de la Universidad de Kansas, sugiere que si se combinan los cereales, las verduras y las frutas secas con la vitamina C, se puede aumentar el aprovechamiento del hierro hasta cuatro veces.[13]

Ciertos elementos químicos que se encuentran en algunos alimentos tienen el efecto de disminuir la absorción de hierro. El ácido tánico (contenido en muchos tipos de té), los ácidos fíticos (un ingrediente de los cereales y granos integrales) y los fosfatos (que se agregan como conservantes a la mayoría de los panes, helados y refrescos gaseosos) disminuyen mucho el aprovechamiento de hierro.

El hierro también se pierde por las excreciones del cuerpo, como la transpiración. Si usted hace ejercicios frecuentemente, usted puede perder unas cantidades significativas de hierro, y por lo tanto debe asegurarse que su dieta es abundante en hierro o que tome suplementos.

Hay varios suplementos de hierro disponibles. Los extractos de hígado ofrecen la mejor fuente cárnica, que se llama *el hierro hémico*. Tome este tipo de tableta con la comida. Unas formas del hierro no-hémico—o sea, que no proviene de la carne—que se absorbe bien incluyen el hierro unido con el succinato, el fumarato, el ascorbato, el glicinato o aspartato. Estos funcionan mejor cuando se toman entre comidas, pero si causan incomodidades abdominales, duplique la dosis y tómela con la comida.

La vitamina C favorece la absorción de hierro y otros minerales (especialmente el calcio, el cobre, el cobalto y el manganeso). Para obtener el efecto óptimo, tome vitamina C con los alimentos ricos en hierro, o como suplemento. Si usted tiene una dieta equilibrada o toma una tableta de vitaminas y minerales múltiples, ya recibe suficientes cantidades de estos "micronutrientes".

## EL ÁCIDO FÓLICO Y LA VITAMINA B-12

La anemia y el cansancio pueden resultar de una deficiencia de otros nutrientes además del hierro. La falta del ácido fólico o de la vitamina B-12 puede producir el

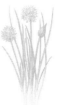

cansancio, y también otros síntomas como la apatía, el retraimiento y una lentitud para razonar. Al igual que el hierro, el ácido fólico contribuye a crear los glóbulos rojos normales. Cuando hay una deficiencia de ácido fólico, se disminuye la producción de los glóbulos rojos, lo que significa menos hemoglobina y, en consecuencia, menos oxígeno para todas las células. La deficiencia de ácido fólico es común entre las mujeres, especialmente en las que toman o producen demasiados estrógenos, y en las embarazadas, las alcohólicas, y las ancianas. El ácido fólico y la vitamina B-12 se entrelazan en su bioquímica, por lo que es mejor tomarlos juntos. Reitero que todas las tabletas multivitamínicas de calidad incluyen la gama completa de las vitaminas B.

## ≥ El Hipotiroidismo ≤

El cansancio crónico—antes, durante o después de la menopausia—es un síntoma clásico del hipotiroidismo. El hipotiroidismo, o insuficiencia tiroidea, significa que la tiroides producen una cantidad inferior a la normal de la hormona tiroidea. Esta condición es muy común, pero a menudo no se detecta. Los investigadores estiman que del 17 al 20 por ciento de las mujeres mostrará unas señales subclínicas del hipotiroidismo durante o antes de la sexta década.[14] *Subclínico* significa que usted sabe que algo anda mal porque no se siente bien, sin embargo, su médico no puede detectar nada en las pruebas médicas; sus niveles hormonales se encuentran dentro del rango normal.

La tiroides es una glándula con forma de mariposa que se ubica en la parte frontal del cuello, debajo de la nuez de Adán. Controla todas las reacciones químicas en cada célula, tejido y órgano del cuerpo. Por lo tanto, obviamente, cuando deja de funcionar al nivel optimo, otras funciones del cuerpo disminuyen a mayor o menor grado. Las primeras quejas sutiles bastan pa[ra] un riesgo: el cansancio, la susceptibilidad a las infecci[ones] tornos menstruales, el metabolismo más lento, el au[mento] la sensibilidad al frío, el estreñimiento, la pérdida de [...] el hinchazón de los ojos y la senación de frío en las m[anos] estos síntomas generales podrían corresponder a dive[rsas] cree que los tiene, realice los autoanálisis apropiados [y] consulte con su médico.

Según el médico Richard Shames, especialista [...] tiroidea puede enmascararse como otras enfermedade[s] él explica que la queja principal de un paciente pued[e] mas clásicos, pero también puede presentarse una co[...] extraños que no encajan.[15] Por ejemplo, un individuo [...] crónico y no poder bajar de peso (un caso típico del h[...]

puede padecer de la indigestión, los gases, o el estreñimiento, lo cuál indica una lentitud en el funcionamiento de los intestinos. A medida que el hígado experimenta niveles menores de la hormona tiroidea, la condición puede resultar en niveles anormalmente altos de colesterol y triglicéridos. (De hecho, hay nueva evidencia que indica que el hipotiroidismo subclínico, igual que el hipotiroidismo manifiesto, pone a las mujeres mayores en riesgo de la cardiopatía.[16])

Otras partes del cuerpo también se afectan por los niveles inadecuados de la hormona tiroidea. La piel puede padecer del acné, el eczema o los salpullidos atípicos. Los sofocos, los cambios de humor y las irritaciones vaginales de una mujer menopausica, incluso si sus niveles tiroideos están al borde de lo normal en el momento del cambio, pueden empeorarse considerablemente. Las mujeres más jóvenes aquejadas por la endometriosis o afectadas por múltiples abortos o la infertilidad, deben considerar la posibilidad de que un nivel inadecuado de la hormona tiroidea puede acarrear una parte de la culpa.

Unos estudios recientes indican que la terapia de estrógenos disminuye la función de la tiroides. Un artículo en el *New England Journal of Medicine* confirma que los estrógenos aumentan la unión proteínica de la tiroxina, creando los síntomas de insuficiencia tiroidea o incrementando la severidad del hipotiroidismo preexistente.[17] El médico John Lee también ha observado que las mujeres que toman estrógenos exhiben los síntomas tradicionales de la deficiencia tiroidea, y sin embargo sus niveles caen dentro de lo normal en los análisis. En un boletín más reciente, el doctor Lee sugiere que las mujeres pueden encontrar alivio de sus síntomas de la menopausia si disminuyen su dosis de estrógenos y/o añaden progesterona, la cual equilibra la tendencia de los estrógenos a reducir la función tiroidea.[18]

## SUSTANCIAS QUE SUPRIMEN LA FUNCIÓN TIROIDEA

Las comidas cotidianas, los aditivos y los medicamentos pueden comprometer la función tiroidea. Eliminar o reducir estas sustancias irritantes de su dieta puede ser un paso importante en aliviar los efectos creados por una tiroides lenta.

Un efecto significante puede resultar de los goitrógenos, que son sustancias alimenticias o químicas que—cuando se toman en grandes cantidades—resultan en la dilatación de la tiroides, que se conoce como bocio. Las comidas que conducen a la liberación de los goitrógenos incluyen la soja, la almendra, el cacahuate, el piñón, el sorgo, el mijo, el maíz dulce y la tapioca. Además, las comidas de la familia de verduras crucíferos interfieren con la absorción del yodo y es mejor evitarlos; estos incluyen la col de Bruselas, el coliflor, la col, y el brócoli. Si usted come estas verduras altamente nutritivas, cocínelas para neutralizar algunas de las propiedades antitiroideas.

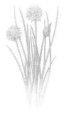

Me gustaría señalar un alimento específico que se menciona arriba, porque muchas autoridades de la salud abogan por su uso excesivo para aliviar y/o tratar los síntomas de la menopausia, la cardiopatía, el cáncer y casi todo lo que le podría molestar. Aunque el fríjol de soja y los productos de la soja pueden ser saludables, si se consumen en grandes cantidades pueden ser dañinos a las personas que tienen deficiencias tiroideas. Mi editora tiene una amiga que seguía una dieta vegan y por lo tanto comía de cuatro o cinco porciones de soja por día. Ella sufrió del hipotiroidismo subclínico. Después de eliminar toda la soja de su dieta, su hipotiroidismo se terminó dramáticamente.

## EXÁMENES CASEROS PARA LA INSUFICIENCIA TIROIDEA Y LA HIPOGLUCEMIA

Los síntomas del hipotiroidismo son muy parecidos a los de la hipoglucemia. Según Broda Barnes, un prestigioso médico que ha publicado más de 100 artículos sobre la glándula tiroides, hay una correlación directa entre la insuficiencia tiroidea y el desequilibrio de la glucemia; de hecho, la disminución de la glucemia es uno de los síntomas del hipotiroidismo.[19] Como explica el doctor Barnes, cuando la tiroides funciona por debajo de lo normal, el hígado no puede liberar su reserva de glicógeno y producir la glucosa, lo que ocasiona una condición de hipoglucemia. Esta teoría se ha verificado mediante experimentos de laboratorio. Se observó que cuando se extirpan los hígados a los animales de laboratorio, éstos sufren un rápido descenso de la glucemia y mueren por hipoglucemia, a menos que se les inyecte con glucosa por vía intravenosa.

El doctor Barnes sugiere que tanto la hipoglucemia como el hipotiroidismo se pueden diagnosticar en el hogar. En el caso de la hipoglucemia, basta con observar los síntomas. Para detectar una insuficiencia tiroidea, tómese la temperatura basal (la temperatura del cuerpo en reposo) antes de levantarse por la mañana. Si tiene menos de 97.8° F (36.5° C), hay motivos para sospechar una deficiencia tiroidea. Repita el procedimiento durante tres o cuatro días para asegurarse de haber tomado bien la temperatura. (Para tomar la temperatura basal con exactitud, deje el termómetro a su alcance, al lado de la cama, antes de dormir. Al despertar, colóquese el termómetro debajo de la axila y manténgalo inmóvil durante 10 minutos. En el caso de las mujeres que aún menstrúan, lo mejor es tomarse la temperatura durante la semana de su período, ya que la temperatura tiende a fluctuar más durante el resto del mes.)

## EL YODO

La fabricación de la hormona tiroides depende de varios nutrientes, y el mineral yodo es el elemento más importante. La deficiencia de yodo o la incapacidad de metabolizarlo ocasiona la dilatación de la tiroides, lo cual se conoce como *bocio*. Un dolor en el cuello puede indicar una disfunción glandular.

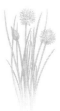

La fuente más importante del yodo es la sal yodada (que contiene 70 mcg de yodo por gramo de sal). Si usted usa la sal cuando cocina, o como condimento, probablemente no necesite más yodo. La comida rápida, la comida enlatada y la comida procesada contienen cantidades significativas de la sal yodada, y por lo tanto, si estas comidas son parte de su dieta cotidiana no hay necesidad de suplementarla. (De hecho, si su dieta incluye un alto contenido de comida procesada, puede estar ingiriendo demasiado yodo, lo cuál también daña la glándula tiroides.)

La mayor parte de la sal es yodada, pero si usted usa la sal marina (que no es yodada), o si su consumo de sal se restringe, y si no come mucho pescado, considere suplementar su dieta con tabletas de algas marinas. Una tableta, tomada cuatro veces al día, estimulará la producción de la hormona tiroides en la mayoría de las personas. A Susan Weed, una autoridad en las plantas medicinales y la menopausia, no le gustan ni píldoras ni cápsulas. Ella sugiere que las mujeres usen unas algas polvorizadas de alta calidad, o pedazos secos de algas, por un total de 3 a 5 gramos al día.[20] Los vegetales marinos son una forma excelente de obtener los minerales que ayudan a levantar la producción de la hormona tiroidea, pero no se consumen comúnmente en los Estados Unidos. Si usted está dispuesta a probar algo nuevo, es muy saludable añadir el kombu, que es otro nombre de la alga, a la sopa. Las algas marinas se usan en diferentes clases de sushi como envolturas del pescado y el arroz, y también se usan en la dieta japonesa como un ingrediente.

## LA TIROXINA

Además del yodo, la glándula tiroides requiere de la tiroxina, un aminoácido que se encuentra en unas proteínas especificas, para fabricar la hormona tiroides. Aunque la tiroxina es abundante en muchas comidas comunes, y por eso es raro que la gente padece de tal deficiencia, sería bueno repasar la siguiente lista para asegurarse que estos alimentos se encuentren en su plan dietético: carne, queso añejo, panes y pastas que contienen levadura, plátanos, almendras, aguacate, calabaza, y semillas de sésamo. Otra forma de incrementar los niveles de tiroxina a su dieta—por cierto, no es mi favorita, pero es otra opción—es comprar una mezcla de polvo de aminoácidos en una tienda de comidas naturales, combinarla con unas algas o vegetales verdes deshidratados por congelación, y mezclarla con su jugo de naranja o batido.

## EL SELENIO Y EL CINC

Para la síntesis y el metabolismo de la hormona tiroides, deben trabajar juntos numerosos nutrientes y enzimas. La importancia del yodo es bien establecida. Los efectos de una deficiencia de selenio en la concentración de la hormona tiroides son menos profundos que los de la deficiencia de yodo; sin embargo, la falta de selenio y cinc resulta en el hipotiroidismo severo y el bocio en las ratas.[21] Averigüe si su tableta diaria de vitaminas y minerales multiples incluye 25 mg de cinc y 10 mcg de selenio.

## ⋙ Las Glándulas Suprarrenales Cansadas ⋘

El cansancio generado por el agotamiento adrenal tiene su origen en el constante estrés de bajo nivel. No importa si el estrés sea físico o emocional, bueno o malo; el estrés hace estragos en el cuerpo con el pasar del tiempo, y nuestras pequeñas glándulas suprarrenales pagan las consecuencias. Las glándulas suprarrenales, que tienen la forma de luna creciente y se sitúan encima de cada riñón, tienen la responsabilidad enorme y vital de producir las importantes hormonas de estrés, la adrenalina y el cortisol, entre otras. Estas substancias nos preparan para actuar al enfrentar el estrés, incrementando los latidos del corazón y la presión sanguínea, y enviando sangre a los músculos y el cerebro. Habilitan el cuerpo para responder a las situaciones criticas y mejoran nuestra capacidad de recuperarnos de los traumas, grandes o pequeños, de la vida. Sin embargo, si vivimos muchos años de estrés crónica, podemos llegar a la menopausia "exhaustas"; entonces, los síntomas que en otras circunstancias serían normales pueden llevarnos al cansancio debilitante y la depresión. El sueño interrumpido, una de las quejas de la perimenopausia, exacerba el agotamiento adrenal aun más. El descanso y la reparación de las glándulas suprarrenales ocurren entre las 11:00 p.m. y 1:00 a.m., y si usted está despierta durante estas horas, la reparación no ocurre.

### ¿SON SUS GLÁNDULAS SUPRARRENALES EL PROBLEMA?

La fatiga adrenal se liga a la hipoglucemia y el hipotiroidismo. Cuando las glándulas suprarrenales no trabajan apropiadamente, la respuesta del azúcar en la sangre tiende a ser más sensible y la secreción de la hormona tiroides tiende a disminuir. Algunos de los síntomas de la disfunción adrenal son similares a la hipoglucemia y el hipotiroidismo, pero otros nos ayudan a distinguirla de estas dos condiciones. Los síntomas incluyen mareos (especialmente al levantarse después de estar sentada), dolores de cabeza, falta de concentración, irregularidades cardíacas, dificultades en levantarse por la mañana, lugares sensibles en los músculos, irritación de la garganta, y presión baja.

¿Cómo puede saber si su cansancio y otros síntomas se relacionan con sus glándulas suprarrenales, en vez de a otra cosa? Es posible que los análisis convencionales de la sangre no encuentren ninguna anormalidad, por lo que debe considerar pedir un análisis de la saliva, para medir los niveles del cortisol y la DHEA (véase Recursos). El médico James Kwako dice que un examen de los niveles hormonales en la saliva, hecho cuatro veces al día, puede ser muy revelador, porque el cortisol tiene un ritmo circadiano (de 24 horas) bien definido. Se encuentra en su nivel más

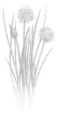

alto entre las 3:00 a.m. y las 9:00 a.m., y llega al más bajo por la noche, entre las 11:00 p.m. y las 2:00 a.m.[22]

## ESTIMULAR SUS AGOTADAS GLÁNDULAS SUPRARRENALES

Si su examen indica unos niveles elevados del cortisol en un tiempo del día que no sea apropiado, usted debe enfocarse en reconstruir su fortaleza adrenal. Comience con cambios en su dieta y las técnicas para reducir el estrés, pero si no son efectivos, usted puede necesitar unos suplementos. Un libro excelente sobre esta materia es *The Cortisol Connection: Why Stress Makes You Fat and Ruins Your Health—and What You Can Do About It*, por el nutricionista Shawn Talbott, Ph.D. El libro presenta un plan completo para contrarrestar los efectos negativos del estrés crónico, incluyendo varios capítulos dedicados al diseño de un programa de suplementación nutricional. Si sus análisis de saliva muestran niveles subnormales de la DHEA, puede ser conveniente suplementarse con esta hormona, puesto que la DHEA protege de la sobreproducción del cortisol. Escoja la DHEA del grado farmacéutico, y comience con una dosis diaria de 10 a 25 mg. Vuelva a hacerse el análisis dentro de tres meses, para ver si sus niveles de DHEA han subido al nivel normal, y también para determinar si su nivel del cortisol se asemeja más a lo normal. Si éste es el caso, puede dejar de tomar la DHEA gradualmente. Si no, su médico puede seguir recetando la misma dosis por tres meses más, o incrementarla.

Si usted tiene las suprarrenales agotadas, encontrar unas formas de relajarse y disminuir los problemas en su vida es una necesidad obvia. Sin embargo, usted debe asegurarse de evitar los estresantes dietéticos, a la vez que los estresantes emocionales. Debe dedicar tiempo y esfuerzo en descubrir y llevar a cabo un plan alimenticio que funciona para usted. Una dieta hecha para controlar la hipoglucemia funciona igualmente bien en equilibrar los niveles del azúcar; consecuentemente, todas sus glándulas tendrán la oportunidad de revitalizarse. Evite los planes dietéticos estrictos que eliminan cualquiera de los grupos alimenticios principales: las grasas, las proteínas o los carbohidratos. Y considere tomar los siguientes suplementos para fortalecer el sistema adrenal: una vitamina del complejo B que contenga 50 mg diarios cada una de B-1, B-2, y B-6, y 500 mg al día de B-12. La vitamina B-5 (el ácido pantoténico) debe de tomarse dos veces al día con la comida, en dosis de 200 mg. La vitamina C puede tomarse en dosis de hasta 500 mg por día. En casos extremos, su profesional de la salud puede recomendar unas dosis más grandes de estas vitaminas.

## La Inversión de Cobre y Cinc

Cuando todo falla en la investigación del cansancio inexplicable, un desequilibrio de dos minerales—cobre y cinc—puede ser la raíz del problema. La nutricionista Ann

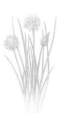

Louise Gittleman presenta una teoría innovadora en su libro, *Why Am I Always So Tired?* Su premisa es bien estudiada, fascinante y tiene lógica. Los minerales suelen trabajar en conjunto, y éste es el caso de cobre y cinc. Idealmente, coexisten mejor en una proporción cobre-cinc de 1:8. El exceso de cobre interfiere con el equilibrio y el funcionamiento normal del cuerpo. Gittleman cita muchas razones por las cuales el cobre puede aumentarse, pero el estrés y las débiles funciones suprarrenales encabezan la lista. En un ciclo vicioso, mientras más estrés tenemos, más propensas somos a desarrollar una sobrecarga de cobre o un deficiencia de cinc, y cualquiera de las dos conduce a una insuficiencia adrenal—y entonces estamos más propensas a desarrollar la insuficiencia adrenal que resulta en el exceso del cobre.[23] Además, una proporción tergiversada de cobre a cinc restringe la tiroides y el hígado, lo que contribuye al hipotiroidismo y un funcionamiento inferior de las enzimas del hígado. ¿Ve ahora cómo todos estos sistemas, glándulas y hormonas interactúan y dependen el uno del otro para el apoyo y la supervivencia? Fortalezca uno y fortalecerá los otros.

No es difícil imaginar cómo surge un desequilibrio entre el cobre y el cinc, cuando consideramos todos los factores potenciales que elevan los niveles de cobre. Varios factores ambientales contribuyen grandemente, porque el cobre se encuentra en todo, desde la tubería del agua hasta las pesticidas. El cobre sale por lixiviación de las tuberías en nuestras casas, se filtra en el agua y eventualmente entra en nuestros cuerpos. Los xenoestrógenos (imitadores de los estrógenos) abundan en nuestro mundo cotidiano: en las pesticidas que cubren nuestras verduras y frutas, en los plásticos que tocamos y manejamos diariamente, y en los productos de limpieza que usamos en casa. Puesto que los xenoestrógenos se parecen a las moléculas de los estrógenos femeninos, éstas pueden acumularse en nuestros cuerpos, y por eso retenemos el cobre. Incluso algunas comidas saludables que he insistido que las mujeres menopausicas consuman con regularidad son particularmente ricas en cobre: las nueces, los productos de soja, los cereales integrales y los mariscos.

El otro lado de este vaivén es la deficiencia del cinc, la cuál está muy extendida entre las mujeres norteamericanas, pero que se podría invertir fácilmente con un esfuerzo concentrado. Los agotadores de cinc son fáciles de detectar y controlar; incluyen el café, el alcohol, el azúcar, el estrés, y las dietas altas en carbohidratos. Varios fármacos comunes, de venta sin receta, impiden la absorción del cinc, lo que contribuye al exceso de cobre; estas incluyen Zantac, Tagamet, los antiácidos y muchos diuréticos. Tristemente, la dieta a la que muchas mujeres se aferran—baja en grasas y alta en carbohidratos, con un mínimo de proteínas—es deficiente en cinc. Esto es particularmente cierto cuando los carbohidratos que escogemos son del tipo libre de grasa y altos en contenido de azúcar, como mucha de la comida que tenemos escondida en los estantes de la cocina. También la pasta, el pan blanco y el pan dulce, todos hechos de la harina blanca, se deben contar como parte del

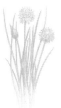

problema. No solamente faltan cinc; además, no contienen otros nutrientes como las vitaminas B y el manganeso que se necesitan para prevenir la toxicidad del cobre. Debido a circunstancias especiales, tales como la cirugía, las heridas, las enfermedades, las dietas para bajar de peso, los embarazos, y la terapia de reemplazo de los estrógenos, algunas mujeres necesitan más cinc que los 12 mg por día que generalmente se recomiendan.

Revertir la tendencia de sobrecargarse de cobre es fácil. Evite tantos xenoestrógenos como pueda, para limitar los excesivos efectos parecidos al estrógeno en el cuerpo. Examine las tuberías de su casa y el abastecimiento de agua, para ver si tiene tuberías de cobre. Lave las frutas y verduras para reducir la cantidad de residuos de pesticidas que ingiere. Tire esas galletitas cargadas de azúcar, los postres azucarados y el pan dulce hecho con harina blanca, y reemplácelos con granos integrales y meriendas más saludables. Coma más alimentos ricos en fibra, tales como frutas, verduras, granos, frijoles y salvado de trigo integral, porque ayudan a eliminar las toxinas del cuerpo. Añada más comidas ricas en cinc a su dieta diaria: huevos, carne roja y pollo. No tiene que comer porciones grandes de estos alimentos; basta con tres onzas, o una ración del tamaño de su puño. Finalmente, considere suplementar con de 15 a 30 mg de cinc cada día.

## ⋙ Hierbas para Combatir el Cansancio ⋘

Una vez que haya resuelto los problemas subyacentes de la salud que podrían causar el cansancio, considere añadir a su régimen diario una de las hierbas que tradicionalmente se usan para incrementar la energía. Pero recuerde: se deben usar las hierbas como *suplementos;* no son sustitutos para tratar los problemas crónicos de la salud. Si usted es anémica o padece del hipotiroidismo, ingerir unas cápsulas de ginseng no resolverá nada. Por eso, abogo por el uso de los suplementos solamente bajo el cuidado de un calificado y conocedor profesional de la salud.

### EL GINKGO BILOBA

El ginkgo biloba incrementa el flujo de sangre al cerebro, mejora la memoria y ha tenido éxito en el tratamiento de los problemas relacionados con la mala circulación. Se ha demostrado que ginkgo biloba incrementa la absorción de la glucosa por las células cerebrales y mejora la transmisión de las señales nerviosas.[24] Un extracto de las hojas frescas se vende en los Estados Unidos y Europa; el producto debe contener la cantidad estandarizada del 24 por ciento de glucosidos de flavona.

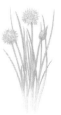

Se cree que el ginkgo biloba es la especia sobreviviente más antigua del mundo, y se puede comprobar su existencia de desde hace 200 millones de años. Se ha cultivado en China como un árbol sagrado, y ahora se cultiva ampliamente en los Estados Unidos. La medicina china ha utilizado las hojas de ginkgo por sus efectos beneficiosos en el cerebro. Para incrementar la energía, tome la dosis estandarizada de 40 mg tres veces al día. También se dispone en forma de pastillas; tómelas como recomienda el fabricante.

## EL GINSENG

Para el cansancio, tome el ginseng siberiano en polvo en dosis de 200 mg a 1,000 mg, tres veces al día, por uno a tres meses. Es mejor usar unas dosis bajas por largo tiempo, en lugar de unas dosis altas por poco tiempo. Las hierbas trabajan al nivel celular, y su efecto tónico no es dramático. Espere unas semanas antes de esperar resultados. Si tiene dificultad al dormir, no se tome el ginseng cerca de su hora de acostarse.

## Trazando Metas Realistas

Un comentario final relacionado al cansancio: no ignore lo obvio. Usted puede estar muy cansada porque trata de hacer demasiadas cosas, de ser el todo para todos, y por eso se agota. Examine su rutina diaria y sus responsabilidades; tal vez su falta de energía sea la consecuencia de un horario imposible. El libro de Georgia Witkin-Lanoil, *The Female Stress Syndrome: How to Recognize and Live with It* es una buena fuente de información sobre el llamado síndrome de súper-mujer.[25] Recuerde, la adicción al trabajo es una enfermedad.

## CAPÍTULO 5

# LOS CAMBIOS SEXUALES

*Con toda su complejidad, con todas las dificultades, la mayoría
de las mujeres en la mediana edad declaran, "¿El sexo? Se
vuelve cada vez mejor".*

— LILLIAN B. RUBIN, *Women of a Certain Age*

La menopausia no significa el fin de la vida sexual. Todo lo contrario! Para muchas mujeres, los años de mediana edad son especialmente satisfactorios y creativos, en lo que respecta a las relaciones sexuales. Píenselo: después de casi 40 años, ahora usted se ve libre del temor de quedar embarazada y de la molestia de usar anticonceptivos, tampones y toallas sanitarias. Mejor aun, ahora usted dispone de más tiempo para la actividad sexual, ocasiones muy escasas y esporádicas cuando sus hijos eran menores y se pasaban el día entrando y saliendo de la casa. Se puede dedicar la tarde entera de un sábado a un tranquilo interludio romántico. No hay por qué darse prisa. Espere estos días con alegría, pues son ocasiones para celebrar.

De hecho, algunas de las alteraciones hormonales que experimentan las mujeres durante la menopausia intensifican sus respuestas sexuales; algunas mujeres de mediana edad disfrutan más del sexo a los 50 años de edad que cuando tenían 20. La gente que imagina que las mujeres se convierten automáticamente en seres asexuados con la menopausia, deberían considerar estas reveladoras declaraciones, tomadas de *The Hite Report.*[1]

"Creo que el deseo sexual aumenta con la edad. El placer ciertamente se incrementa, de eso doy fe".

"¡Yo no sabia que la edad tenía el efecto de mejorar las relaciones sexuales! Ahora tengo 50 años y apenas estoy comenzando!"

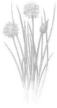

"Yo creía que la menopausia era la causa por la sequedad y la irritabilidad de mi vagina. Los médicos pensaban que se debía a la falta de hormonas [...]pero con mi nuevo amante, he vuelto a la vida. Abundante lubricación y ninguna irritación".

¿Por qué suponemos que la actividad sexual desaparecerá de nuestra vida cuando llegamos a cierta edad? Yo creo que la sociedad nos condiciona a esperar eso. Durante toda la vida, los medios de comunicación nos inducen sutilmente—y sin tanta sutileza—a creer que el sexo y la belleza se relacionan solamente a la juventud. Los anuncios en las revistas populares y los comerciales de la televisión nos confirman esto. Entonces, no es sorprendente que cuando muchas mujeres más maduras ven algunas arrugas en sus caras, o tienen algunas libras demás en sus figuras, se sienten menos deseables.

El impacto emocional de estos cambios puede ser devastador para algunas mujeres. Kaylan Pickford, una modelo de gran éxito que tiene más de 50 años, observa que si una mujer acepta la idea de que sólo en la juventud se tiene belleza, sexualidad y, por consiguiente, amor, ella cae en la trampa de hacer comparaciones poco realistas y se vuelve insegura. Es absurdo comparar las primeras flores de la primavera con las flores del fin del verano. Pickford dice que la juventud, la madurez y la vejez nunca deberían compararse. Todas estas etapas son tan singulares y hermosas como el cambio de las estaciones del año. Cada una ofrece una perspectiva nueva, una experiencia diferente.[2]

## El Sexo: Más que Hormonas

Aunque llegar a la mediana edad—y incluso pasarla—no debe significar una sentencia de muerte para el deseo sexual y la satisfacción, las mujeres en sus años menopáusicos pueden enfrentarse a verdaderos problemas sexuales. La salud sexual es un factor importante en la salud general y el bienestar. La disminución de la capacidad sexual de las "mujeres mayores" debe ser el enfoque de serias investigaciones científicas y de los medios masivos de comunicación. Mientras que algunas mujeres reportan pocos cambios en la actividad sexual durante los años de mediana edad, en unos estudios relevantes, del 50 al 86 por ciento admiten que sí han experimentado cierta pérdida en sus funciones sexuales. Las quejas más comunes son la falta de interés en el sexo y dolor durante las relaciones, debido a la sequedad vaginal. Determinar la causa de la falta de interés y la incomodidad es difícil, puesto que muchos factores influyen la sexualidad—físicos, psicológicos, sociales y relacionales.

Indagar sobre todos los matices de una materia tan complicada como la sexualidad se encuentra más allá del alcance de este libro. Pero usted debe notar que si ya no se siente sexual, es posible que enfocarse en los estrógenos no sea la solución correcta. A lo mejor, su situación sea más complicada y requiera un enfoque sin

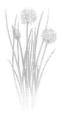

### Factores que Afectan el Deseo Sexual

- ⊙ Enfermedades
- ⊙ Desequilibrios hormonales
- ⊙ Falta de sueño
- ⊙ Ansiedad
- ⊙ Problemas psicológicos
- ⊙ Factores del estilo de vida (nutrición, fumar, uso de alcohol)
- ⊙ Medicamentos
- ⊙ Experiencias en el pasado
- ⊙ Problemas con familiares
- ⊙ Expectativas actuales
- ⊙ Factores sociales

suplementos hormonales y libre de medicamentos. Se suele pensar que tomar hormonas acaba con todos los síntomas de la mediana edad, y esto simplemente no es verdad.

Judith Reichman, corresponsal medica del programa televisivo *The Today Show,* recomienda en su libro *I'm Not in the Mood: What Every Woman Should Know about Improving Her Libido,* que antes de considerar fármacos o hormonas, debe preguntarse si está deprimida o demasiado ansiosa, o si está preocupada sobre los cambios corporales, o si se encuentra en una relación tóxica. Buscar ayuda para descifrar estas posibilidades, de un psicólogo u otro profesional de la salud, puede ser un paso positivo hacia un disfrute mayor del sexo.

## ¿Está Todo en su Cabeza?

"La vida sexual de la mujer después de la menopausia se determina más por su perspectiva psicológica, que por sus cambios físicos", dice el doctor John Moran, ginecólogo y director del Well Woman Centre de Londres. El destino del libido parece depender de un conjunto de factores, tales como la configuración genética individual, la crianza y las vivencias, que entran en juego mucho antes de la menopausia. Los psiquiatras concuerdan en que el impulso sexual es primordialmente psicológico, aunque la cantidad de esteroides que circulan en la sangre lo controla hasta cierto punto. Es posible que las mujeres que confiesan no sentir deseos sexuales después del cambio, tampoco los sintieron antes de la menopausia. En un extenso estudio hecho por Alfred Kinsey, se halló que algunas mujeres utilizan la menopausia como pretexto para eliminar unas relaciones sexuales que antes tampoco les entusiasmaron.

En gran medida, sin embargo, la respuesta sexual de una mujer depende del interés y la reacción de su compañero. Es muy posible que el marido o amante esté atravesando su propia crisis de la mediana edad. Si bien los hombres de mediana edad no experimentan la misma gama de cambios hormonales que las mujeres, lo cierto es que sufren algunos cambios anatómicos que pueden reducir sus respuestas sexuales. Al igual que los ovarios femeninos, los testículos del hombre disminuyen de tamaño. El vas deferens, el conducto angosto que transporta las espermas, se estrecha más, y las espermas se vuelven menos espesos y menos abundantes. En lo que respecta a la respuesta sexual, los hombres de mediana edad generalmente tardan más en excitarse y llegar al orgasmo. Si el hombre no sabe que esto es normal, es posible que muestre ansiedad y transfiera su propia inseguridad a su compañera.

Los investigadores observan que algunos problemas psicológicos de las mujeres, relacionados con el sexo durante esta etapa de la vida, pueden provenir de los hombres quienes, desconcertados por los cambios en su propia actividad sexual, transfieren la culpa a sus compañeras.[3]

Alrededor de los cincuenta años, tanto los hombres como las mujeres se enfrentan a nuevos problemas y deben hacer unos ajustes. A veces cambian de trabajo, al darse cuenta de que, si pretenden hacer cambios en sus carreras, más les vale hacerlo pronto. El ingreso de los hijos a la universidad tal vez les signifique una carga económica. La enfermedad podría introducirse en sus vidas y provocar ajustes físicos, inseguridad económica y tensión emocional. La incertidumbre que provocan todos estos cambios quizás sea más responsable por la aparición de los problemas sexuales y conyugales, que los cambios hormonales o fisiológicos.

Se dice que lo más difícil del envejecimiento sexual es aceptarlo. Tanto los hombres como las mujeres deben entender que todas las respuestas físicas se vuelven inevitablemente más lentas. Esto no tiene nada que ver con la feminidad ni la masculinidad de la persona: es normal. Es importante concederse más tiempo para la expresión sexual. El término *comunicación* a veces se usa demasiado, pero hablar francamente de los problemas que uno tiene es una práctica sensata y atinada. Comuníquele a su compañero lo que experimenta su cuerpo, de manera que juntos puedan buscar modos creativos de encontrar la satisfacción mutua.

Durante demasiado tiempo, unos mitos y falsos conceptos han rodeado las definiciones de los papeles sexuales. Para las mujeres adultas modernas, ha llegado la hora de diferenciar entre los hechos y la ficción acerca del envejecimiento, la menopausia y la satisfacción sexual. La información correcta es la mejor aliada que tenemos para prepararnos respecto al cambio de la vida; y, de hecho, a cualquier cambio.

## ⇒ Los Cambios Físicos ⇐

Ahora que hemos echado un vistazo a algunos de los factores más significativos, y no físicos, que afectan la sexualidad, examinemos el papel vital que nuestro cuerpo cambiante juega—incluyendo las hormonas. La mujer menopáusica experimenta determinados cambios fisiológicos en sus órganos femeninos y sus secreciones hormonales, y algunos pueden provocar un declive temporal de su respuesta sexual. Como me explicó el doctor Moran: "El cambio dramático de los niveles hormonales que se produce durante la menopausia puede ocasionar una diversidad de síntomas desagradables, sobre todo el cansancio, la falta de energía, la autoestima baja y la mala memoria. Si se presentan los síntomas vasomotores comunes—los sofocos, las jaquecas y los sudores nocturnos—éstos también pueden provocar una sensación

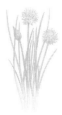

de malestar. Dados estos síntomas, no es de extrañar que se disminuya el placer sexual".

En un estudio sobre un grupo de mujeres perimenopáusicas, se encontró una asociación cercana entre el número de sofocos y la frecuencia de las relaciones sexuales.[4] Las mujeres que experimentaban sofocos tenían niveles menores de actividad sexual. Esta observación se puede interpretar de dos formas: las mujeres que tienen sofocos no quieren tener relaciones sexuales con regularidad, o la actividad sexual regular ayuda a protegerlas de los sofocos. Ambas son posibles.

Dormir mal y sentir un gran cansancio son razones suficientes para que cualquier persona, de la edad que sea, pierda interés hacia el sexo. Sin embargo, el cese de los períodos menstruales y el declive de los niveles hormonales femeninos no afectan, por si mismos, el deseo sexual. En efecto, hay crecientes pruebas de que el deseo y el placer sexuales de las mujeres no decaen durante la mediana edad, sino que aumentan, debido al cambio producido en la proporción entre las hormonas masculinas y femeninas. Pocas mujeres se dan cuenta de que la hormona más responsable para la excitación sexual es la testosterona, o sea, la hormona masculina. Aunque la testosterona existe en el sistema femenino antes de la menopausia, su efecto queda mitigado por las mayores proporciones de estrógenos y progesterona. A medida que estas hormonas femeninas decrecen durante la menopausia, la proporción de testosterona aumenta.

Es posible que el declive de los niveles hormonales no afecte a la respuesta sexual directamente, pero sí altera sutilmente los tejidos reproductivos, lo que a menudo provoca molestia y hasta dolor en las relaciones sexuales. Los cambios son particularmente evidentes en la vagina, que se torna más pequeña, más corta, más delgada, más lisa, más seca y menos elástica. A medida que los niveles de los estrógenos decaen, la circulación de sangre en los genitales disminuye y la secreción de la mucosidad vaginal es menor. La lubricación de la mujer en respuesta a la excitación sexual suele ser más lenta, y a menudo le toma un poco más tiempo para llegar al orgasmo, aunque según Neils Lauersen, ginecólogo y profesor de obstetricia del hospital Mt. Sinai en la ciudad de Nueva York, la diferencia no es grande—sólo de algunos minutos.[5] De cualquier modo, las mujeres no deben sentirse inseguras si la lubricación les lleva más tiempo; reacuérdese que el hombre maduro también tarda más en lograr la erección. En realidad, para hombres y mujeres cuyas edades son similares, probablemente ésta es la primera vez durante sus relaciones sexuales en que el tiempo de excitación es casi igual para los dos.

Otras partes del cuerpo femenino también experimentan cambios menores. Al igual que la vagina, el cuello del útero, los ovarios y el útero disminuyen de tamaño; los labios mayores (los labios externos de la vulva) se ponen más delgados, más pálidos y más pequeños; los senos pierden una parte de su grasa, su firmeza y su forma, y hasta pueden perder cierta sensibilidad; la estimulación del clitoris podría

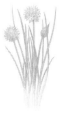

resultar irritante debido a la falta de lubricación. Algunos de estos cambios pueden ser imperceptibles y otros molestos, pero todos son normales.

## ⮞ Un Equilibrio en los Niveles ⮜ Hormonales, para la Salud Sexual

El mantenimiento de niveles adecuados de las hormonas sexuales es la clave para una vida sexual satisfactoria—y esto es cierto antes, durante y después de la menopausia. Ninguna hormona en el cuerpo actúa independientemente, incluyendo las hormonas sexuales: los estrógenos, la progesterona y la testosterona. Todas se derivan de la misma fuente original, el colesterol, y sus niveles suben y bajan en dependencia de las señales que se emiten entre sí. Cuando una es insuficiente, otra se convertirá en la hormona deficiente. Un sistema maravilloso de respaldo existe entre las hormonas sexuales, para protegernos cuando factores ajenos interfieren con su equilibrio. La sugerencia que los estrógenos son responsables por todos los síntomas de la menopausia, y que el reemplazo de los estrógenos por si solos curarán estos problemas, es una visión miope de este sistema complejo. Todas las hormonas sexuales participan en el mantenimiento de nuestra salud sexual. No sólo las hormonas femeninas, sino también las masculinas, como la testosterona, deben estar presentes en cantidades específicas para asegurar el deseo sexual y la satisfacción.

### EL PAPEL DE LOS ESTRÓGENOS

Los investigadores se han concentrado en el estrógeno como la hormona más importante relacionada a los síntomas menopáusicos, pero todavía hay preguntas sobre cómo contribuye al deseo sexual. Los receptores de los estrógenos se encuentran en todo el cuerpo, entonces sería lógico que la acción sistemática de esta hormona—porque estimula todo, incluyendo el cerebro, los huesos, la piel, los vasos sanguíneos, los intestinos y el aparato genitourinario—debe ejercer por lo menos un papel indirecto en la salud sexual. Es bien conocido que la disminución de los niveles de los estrógenos resulta en el adelgazamiento y sequedad de los tejidos vaginales, lo que resulta en unas relaciones sexuales incomodas y dolorosas. Los estrógenos estimulan la circulación de sangre en las áreas sensibles; por lo tanto, un abastecimiento inadecuado podría dificultar la estimulación placentera y el orgasmo. Pero, ¿la terapia de reemplazo de los estrógenos estimula un libido debilitado? Los estudios dicen que no. A pesar de que la TRH en forma de estrógenos sí mitiga la sequedad vaginal y las relaciones sexuales dolorosas en las mujeres con vaginitis, para las mujeres con disfunción sexual y libidos débiles, la TRH tiene poco o ningún efecto.[6]

Si la lubricación es su mayor problema, los remedios naturales pueden ser suficientes. Muchas mujeres me han dicho que la soja, las vitaminas y las plantas

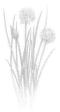

medicinales han sido muy útiles. Desafortunadamente, estas no funcionaron para mí—a pesar de que yo quería jactarme de como la soja curaba todos mis síntomas! En cambio, tuve que probar algo más fuerte, si en realidad quería tener una vida sexual (porque las muecas de dolor durante el sexo no estimulan a nadie). Entonces, probé el estriol—y déjenme decirles que ¡*SÍ!*

El reemplazo de estrógenos viene en muchas formas—algunas más suaves que otras. El estriol tiene un record más seguro que su colega más fuerte, el estradiol (un componente principal de las terapias convencionales de hormonas). El estriol combate una vagina seca efectivamente, para que el sexo sea divertido otra vez. Se puede tomar por vía oral, como parte de una formula bi-est o tri-est, o usar como una crema vaginal. La doctora Christiane Northrup también recomienda la crema vaginal del estriol para aliviar los síntomas urinarios. Por este método de administración no hay mucha absorción en el torrente sanguíneo, y las mujeres preocupadas por contraer el cáncer mamario pueden sentirse más seguras usándolo.[7] El estriol vaginal debe ser recetado por su médico y esta disponible en las farmacias formuladoras. La crema se aplica a la superficie de la vagina, o se inserta dentro de la vagina con un aplicador cada noche por hasta dos semanas, y después cuando hace falta. Las dosis varían entre 0.5 a 1.0 mg/g. (Véase el Capítulo 2 para una discusión detallada del tratamiento del estriol versus la TRH convencional.)

## LA PROGESTERONA ES UNA POSIBILIDAD

Se han realizado menos estudios sobre las propiedades de la segunda hormona femenina, la progesterona, para fortificar el libido, pero las mujeres que la usan juran que sí funciona. Además, unas investigaciones en curso han encontrando nexos entre la insuficiencia de progesterona y la disminución de la energía sexual. La progesterona es precursora de los estrógenos y la testosterona, lo que significa que si el suministro de cualquiera de estas dos hormonas es insuficiente, la progesterona viene al rescate y produce más. Por el contrario, si la progesterona reconoce que hay demasiados estrógenos y testosterona en la sangre, la progesterona puede deprimir los efectos del suministro excesivo, nivelando el desequilibrio. La progesterona se le ha nombrado la hormona de "sentirse bien", porque mejora el humor, mejora el sueño y normaliza las otras hormonas.

En un estudio clínico, el doctor John Lee notó que sus pacientes femeninas que se quejaban de haber perdido el interés en el sexo tenían una variedad de otros síntomas: retención de agua, senos fibroquisticos, depresión, piel seca y arrugada, y menstruación a veces irregular y fuerte.[8] Él llego a la conclusión de que estas señales eran indicativas de una deficiencia de progesterona, y posiblemente también un dominio de estrógenos. Para equilibrar un exceso de estrógenos, se puede tomar progesterona por vía oral, en dosis de 25 a 100 mg, o usar una crema con la dosis

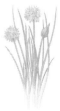

equivalente. Hable con su profesional de la salud para recibir unas instrucciones específicas relacionadas a sus síntomas.

## LA TESTOSTERONA Y LAS MUJERES

Muchas mujeres se sorprenden al saber que sus cuerpos producen hormonas masculinas, llamadas *andrógenos,* y que la producción de estas hormonas se disminuye con la edad. Ultimamente la testosterona, una de las más conocidas de los andrógenos, gana popularidad como "la hormona del deseo", puesto que se ha demostrado su efectividad en el tratamiento de las mujeres con libidos débiles. Aunque la mayor parte de los estudios del reemplazo de testosterona han incluido solamente a mujeres quienes han tenido histerec-

> ### Síntomas de Deficiencia de Testosterona
>
> ⊙ Descenso global en el deseo sexual
> ⊙ Disminución de la energía vital y el sentido de bienestar
> ⊙ Disminución de sensibilidad a la estimulación sexual del clítoris
> ⊙ Disminución de sensibilidad a la estimulación sexual de los pezones
> ⊙ Disminución global de la excitación sexual y la capacidad para los orgasmos
> ⊙ Pérdida de vello púbico (en algunas mujeres)

tomías completas, más recientemente las mujeres experimentando la menopausia natural han encontrado que suplementar la testosterona eleva su satisfacción sexual también. La siquiatra Susan Rako sabe, de su propia experiencia y de su extensa investigación sobre la materia, que si el cuerpo no produce suficiente testosterona, la deficiencia puede resultar en una incapacidad completa de experimentar los deseos sexuales, las fantasías sexuales, la excitación y/o el orgasmo. Ella explica, "No importa cuanto una mujer trate de combinar los varios elementos del funcionamiento saludable de su sexualidad—incluyendo las cantidades requeridas de las hormonas, un compañero (o compañera) amoroso, la estimulación adecuada, posiblemente una buena fantasía sexual—todo esto no tendrá éxito si ella no tiene un elemento básico: suficiente testosterona".[9]

Los síntomas de la deficiencia de andrógenos frecuentemente pasan desapercibidos y sin tratamiento, porque la comunidad médica ha sido lenta en abordar, reconocer e investigar la disfunción sexual en la mujer. La doctora Rako enumera las señales más obvias de la deficiencia de testosterona en su libro, *The Hormone of Desire.*

Se han publicado docenas de artículos en las revistas médicas mostrando que las mujeres quienes se han sometido a la menopausia quirúrgica (las ooforectomías bilaterales o la extirpación de los dos ovarios), y quienes recibieron tratamientos contínuos de estrógenos y testosterona, reportaron unos niveles más altos de deseos sexuales y excitación, más un mayor número de fantasías, que aquellas que tomaron los estrógenos solos, o que no se trataron.[10] Un estudio encontró que en algunas mujeres, un suplemento de solamente estrógenos durante la menopausia puede ser contraproducente, porque puede disminuir los niveles de la testosterona en la sangre

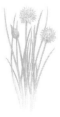

y cortar el deseo sexual aun más, además de empeorar otros síntomas menopáusicos recalcitrantes.[11] Los autores de este estudio concluyeron que la TRE (terapia de reemplazo de estrógenos) últimamente representa un tratamiento hormonal incompleto. Estudios continuos sugieren que el reemplazo de testosterona puede mejorar la sexualidad en las mujeres posmenopáusicas marcadamente.

Una preocupación significativa de las mujeres y los profesionales de la salud sin conocimientos del suplemento de testosterona son sus potenciales efectos masculinos. No tenga miedo. Las pruebas clínicas indican que estos cambios (el vello facial y corporal, la voz más profunda, el acné, calvicie con patrón masculino, y músculos más grandes) suceden con poca frecuencia y son fácilmente reversibles una vez que se deja de tomar el suplemento.[12] Estudios de mujeres que tuvieron estos indeseables síntomas encontraron que habían tomado la dosis completa del producto comercial Estratest. Esta combinación de estrógenos y testosterona, comúnmente recetada, se vende en dos dosis distintas, y además muchos médicos que la recetan insisten que las dos son demasiado altas.

Muchos médicos prefieren la forma oral de la testosterona sintética llamada *metiltestosterona,* porque la testosterona natural se convierte en estrógenos demasiado pronto. Las farmacias formuladoras pueden conseguir la testosterona natural o sintética, y puede ayudarle a regular la dosificación, manteniéndola en la más baja necesaria para reducir los síntomas. Los farmacéuticos formuladores pueden hacer sus productos en cápsulas, cremas, geles, ungüentos y pastillas. Una meta prudente es de mantener los niveles de la hormona en la sangre dentro de la gama fisiológica normal. Se pueden hacer análisis de sangre y saliva periódicamente, para mantener y monitorear los niveles apropiados.

## ⋙ Los Remedios Naturales para ⋘ la Sequedad Vaginal

En unas pocas mujeres, la decreciente elasticidad de la vagina, junto con la capacidad reducida de lubricación, pueden causar una sequedad vaginal tan severa que las relaciones sexuales se vuelven incomodas o dolorosas. En casos severos, hasta puede causar hemorragia. El tratamiento médico usual para sequedad e irritación vaginales es la terapia de reemplazo de estrógenos. Sin embargo, si los estrógenos son contraindicados para usted, o si usted prefiere no tomar hormonas, hay lubricantes internos y externos disponibles.

### LAS AYUDAS NUTRICIONALES

Los fitoestrógenos pueden ofrecer lubricación interna, al mejorar la circulación de la sangre en los tejidos uterinos. Plantas como el fríjol de soja y hierbas como el ginseng, que trabajan con el sistema de enzimas como adaptógenos, pueden

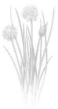

estimular el cuerpo de la mujer para que produzca estrógenos adicionales—pero solo tienen este efecto si el cuerpo
lo necesita.[13]

De todas las comidas, el tofú (cuajada de soja) contiene las mayores cantidades de isoflavonoides, las cuáles son
fitohormonas con propiedades parecidas a los estrógenos.[14]
(Véase los Capítulos 3 y 15 para más información sobre
la soja y las fitohormonas.) La soja está disponible en los
Estados Unidos en muchas formas. Puede experimentar con
sus recetas conocidas, sustituyendo los frijoles de soja por
frijoles regulares en sopas, cocidos y cacerolas. La harina de
soja puede reemplazar la harina de trigo en panes, arepas, y

| Apoyo Nutricional Diario para los Tejidos Femeninos | |
| --- | --- |
| Vitamina A (betacaroteno) | 5,000–30,000 UI |
| Vitamina C | 500–5,000 mg |
| Bioflavinoides | 500–2,000 mg |
| Vitamina E | 400–1,200 UI |

Para la cantidad exacta de estos nutrientes contenidos en ciertas comidas, véase el Apéndice C.)

panecillos. Los vegetarianos conocen las alternativas basadas en soja para sustituir
la carne. Si no ha probado las hamburguesas vegetarianas, los postres congelados
de soja, o el queso de soja, se los recomiendo. Aun su café favorito (descafeinado,
por supuesto) puede hacerse con la leche de soja.

Los ácidos grasos esenciales (AGE) ayudan a mantener los tejidos del cuerpo,
incluyendo la piel, el cabello y los tejidos genitales, bien lubricados internamente.
En nuestra preocupación por limitar las grasas en nuestra dieta, podemos sobrepa-
sarnos y eliminar los ácidos grasos esenciales que son necesarios. Hay dos aceites
clasificados como "esenciales", porque el cuerpo no puede producirlos; estos deben
provenir de la dieta. El ácido linoléico, que es un ácido graso omega-6, se encuentra
sobre todo en las nueces, y en las semillas de linaza, calabaza, sésamo, y girasol,
entre otros. Los aceites derivados de estas fuentes son buenas opciones para usar
en ensaladas y para tomar como suplementos (alrededor de una a dos cucharadas
por día). El ácido linolenico, de la familia omega-3, se encuentra sobre todo en los
aceites de pescados como salmón, trucha y caballa. Si usted prefiere no depender
de su dieta para ingerir los AGE, hay muchos suplementos, en forma de cápsula,
de estos aceites esenciales que le ayudarán a humedecer sus tejidos internamente.
Pruebe el aceite de prímula, el aceite de linaza, el aceite de grosella negra y el aceite
de borraja. La dosis típica es de dos a ocho cápsulas diarias. Los diabéticos no deben
tomar suplementos del aceite de pescado, pero pueden comer pescado de agua fría,
como salmón, atún, trucha, arenque y sardina.

Las mujeres que padecen de sequedad vaginal necesitan evitar las sustancias
que le quitan aun más humedad a las membranas, incluyendo el alcohol, la cafeína,
los diuréticos y los antihistamínicos. También deben mantener su cuerpo bien hidra-
tado, tomando de uno a dos litros de agua diarios.

Vitaminas específicas y sustancias que asemejan a las vitaminas, apoyan
y mantienen la salud de los tejidos vaginales y urinarios. Sin ellas, los órganos se
atrofian y se secan. Para las cantidades recomendadas de estos nutrientes, véase la

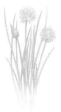

tabla "Apoyo Nutricional Diario para los Tejidos Femeninos", que se encuentra en la pagina anterior.

*Nota:* Si usted tiene hipertensión, diabetes o una condición cardíaca reumática, no tome más de 30 UI de vitamina E sin consultar con su médico primero.

## LAS HIERBAS

El sauzgatillo, también conocido como el árbol casto o vitex, contiene flavonoides, glucósidos y micronutrientes que incrementan la producción hormonal y revitalizan los tejidos vaginales. La dosis es generalmente una cápsula hasta tres veces al día, tomado con el estómago vacío, o 20 gotas de tintura, una o dos veces al día. La agripalma (motherwort) y Angélica sinensis (dong quai) también pueden estimular la lubricación vaginal y la vida sexual.

## LOS LUBRICANTES EXTERNOS

Los aceites vegetales pueden ayudarle a humedecer la vagina, y así incrementar el disfrute sexual. La opción más popular es la vitamina E en forma liquida o de supositorio, aunque la mayor parte de los aceites para masajes sin olor también funcionarán. Los aceites basados en minerales como la jalea de petróleo y el aceite infantil no se deben usar, porque tienden a revestir la vagina e impedir las secreciones naturales. En esta era del SIDA, es importante saber que los productos a base de petróleo debilitan los condones de látex, que es otra razón para evitarlos. Los productos a base de agua engruesan el tejido vaginal al abastecer humedad adicional. Todos conocemos el viejo recurso, la jalea K-Y, pero hay nuevos nombres en el mercado, tales como Astroglide, Sensell, Probe y la crema de caléndula.

Para las mujeres a quienes no les gusta la molestia de lubricarse un poco antes de las relaciones, hay un gel humectante que se llama Replens que dura hasta tres días. Se inserta como supositorio y tiene la ventaja adicional de proteger contra las infecciones vaginales.

También se recomiendan las cremas de progesterona natural, evaluadas en el Capítulo 2. John Lee comenzó a recetar la progesterona natural para las mujeres menopáusicas que no podían usar los estrógenos, y encontró que, en muchos casos, no solo revertían la osteoporosis, sino que reducía la atrofia vaginal.[15]

## ⊰ Los Remedios Naturales contra las Infecciones ⊱ de la Vejiga y la Vagina

El 15 por ciento de las mujeres menopausicas experimentan infecciones recurrentes de la vejiga y la vagina. Los síntomas típicos son la micción (orinación) frecuente y dolorosa, la micción más frecuente durante la noche, sentir la necesidad de orinar incluso cuando la vejiga esté vacía, dolor en el abdomen inferior, y un olor fuerte o desagradable de la orina. A veces estas infecciones se vuelven incontrolables y requieren de la atención médica. Si este es el caso, consulte con un médico. Orinar con mucha frecuencia, por si solo, puede indicar una condición diabética. Es importante determinar cuando los métodos naturales son apropiados y cuándo los servicios profesionales son necesarios.

El tejido vaginal, como el de la vejiga y la uretra, dependen de un constante suministro de estrógenos para mantener su grosor, su fuerza y su salud general. Cuando los niveles de estrógenos bajan, muchas mujeres experimentan síntomas de picazón, incomodidad y dolor al tener relaciones. El equilibrio de los ácidos vaginales cambia cuando disminuyen los niveles de estrógenos. Cuando los estrógenos bajan, el pH (o sea, la medida del ácido) sube, lo que significa que el tejido vaginal se hace menos acídico y menos resistente a las bacterias dañinas. Mantener un pH normal en la vagina es especialmente importante para las mujeres predispuestas a la infección. Las metas principales en el tratamiento natural de las infecciones de la vejiga son (1) fortificar el ambiente natural dentro de la vejiga y la vagina (en otras palabras, fomentar el crecimiento de las bacterias amigables), y (2) prevenir la invasión y la propagación de las bacterias dañinas dentro de las vías urinarias.

La uretra de la mujer es mucho más corta que la del hombre, y la mujer es más susceptible a las infecciones bacterianas durante toda su vida. Las siguientes recomendaciones, basadas en el sentido común, pueden evitar un problema bien molesto:

⊙ No se demore en vaciar su vejiga, y siempre vacíela completamente. Retener la orina por cualquier lapso de tiempo incrementará su riesgo de infección.

⊙ Siempre vacíe su vejiga inmediatamente después de tener contacto sexual, para evitar que los microbios no amigables entren en la uretra.

⊙ Evite la ropa apretada—jeans, ropa interior o medias panty—y use ropa interior que tiene entrepiernas de algodón, o hecha de las nuevas telas "wicking" (creadas para la ropa deportiva, que alejan la humedad de la piel), para mantener el área vaginal tan seca como sea posible. Las bacterias se multiplican en un ambiente húmedo y caluroso.

⊙ Las rociadas (esprais) higiénicos, los baños de burbujas y los jabones pueden aumentan la irritación; si sospecha de una infección, deje de usarlos.

⊙ Tome baños calientes para aliviar el dolor asociado con la infección. Añada una taza de vinagre a la tina y siéntese en ella con las rodillas en el

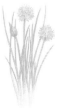

aire, para que el agua entre en la vagina. El vinagre impide el crecimiento de los microbios y restaura el equilibrio acídico.

⊙ El uso frecuente de las piscinas o bañeras calientes (hot tubs) que contienen agua tratada con cloro puede disminuir la acidez de la vagina.

Después de la menopausia, el ambiente interno de la vagina cambia de ligeramente ácido a alcalino. Si usted toma estrógenos o antibióticos, o consume demasiado azúcar y comidas procesadas, este cambio puede ser más pronunciado. Debido a este cambio, acompañado del hecho de que los labios externos de la vulva son más pequeños ahora y ofrecen menos protección para la vagina, la uretra y la vejiga, las infecciones pueden comenzar más fácilmente y propagarse con más rapidez.

## LOS ACIDÓFILOS

Existen varias soluciones naturales para mantener y restaurar el equilibrio del pH vaginal. Un método muy eficaz son las irrigaciones con el yogur natural que contiene lactobacilo acidófilo, o un acidófilo en polvo. Agregue unas cucharadas de yogur o polvo a una irrigación de agua tibia, o si prefiere, introduzca varias cucharaditas de yogur en la vagina con un tampón, y luego permanezca en posición horizontal de cinco a 10 minutos para darle tiempo a que haga efecto. El yogur es incluso más efectivo cuando se toma internamente; agréguelo a su dieta para crear un ambiente beneficioso en su intestino.

El acidófilo es disponible también en forma de suplemento. Ayuda a reestablecer las bacterias amigables en el colon y a desintoxicar las sustancias dañinas. Puesto que es sensible al calor, guárdelo en un lugar fresco y seco. Tome una o dos cápsulas con el estómago vacío por la mañana, y una hora antes de las comidas. Hay muchas marcas de acidófilos en el mercado, como Maxidophilus y Megadophilus. Incluso existe una variedad no láctea, como la marca Kyo-Dofilos. Se vende yogur no lácteo con acidófilos vivos en las tiendas de comidas naturales, y incluso en algunos supermercados. Hay leches y otros productos lácteos fortificados con los acidófilos. Cuando usted toma antibióticos, espere hasta haber terminado la serie, antes de tomar los acidófilos por vía oral.

## EL JUGO DE ARÁNDANO ROJO

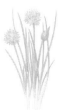

Las vías urinarias tienen defensas internas contra el crecimiento de las bacterias. El revestimiento interno de la vejiga tiene propiedades antimicrobiales para evitar que las bacterias se adhieran a la superficie de las células. Esta es la razón por la cual el jugo de arándano rojo (cranberry) puede aliviar las infecciones de la vejiga—otro ejemplo de los remedios caseros que adquieren autenticidad científica. Los estudios muestran que las sustancias que se encuentran en el jugo de arándano rojo reducen la capacidad de la *E. coli* (una bacteria residente en el cuerpo que se puede ir fuera de control) de adherirse a las paredes de la vejiga y la uretra.[16] El jugo de arándano azul (blueberry) también posee los agentes antiadhesivos que previenen las infecciones de la vejiga.

Al primer indicio de infección, comience a tomar jugo de arándano puro y sin azúcar, o endulzado con jugo de manzana u otros jugos dulces. Evite los jugos con alto contenido de azúcar o jarabe de maíz de alta fructosa. De 10 a 16 onzas al día probablemente serán suficientes, sin irritar su estómago. Si el jugo es muy fuerte, dilúyalo en agua. Algunas mujeres encuentran más fácil tomar tres cápsulas de jugo de arándano concentrado, tres veces al día.

## OTROS REMEDIOS

El consumo de mucha agua ayuda a diluir la orina y barrer las bacterias de la vejiga. Igualmente, limpiar el sistema con diuréticos naturales como el apio, el perejil y la sandia ayudan a aliviar la incomodidad.

Cuando está combatiendo una infección, evite las comidas que despojan el sistema en vez de reforzarlo: debe eliminar la cafeína, los refresco gaseosos, el chocolate, el alcohol y el azúcar, o por lo menos mantener su uso al mínimo. Comidas y suplementos que combaten la infección pueden ayudarle a disminuir la severidad de la infección, y prevenir que los síntomas recurran frecuentemente. La vitamina C se conoce por su capacidad de combatir las infecciones. Ayuda a crear un ambiente ácido en la vejiga y la vías urinarias, lo cual disminuye el crecimiento bacteriano. La dosis recomendada, una vez que la infección se ha desarrollado, es de 500 mg cada dos horas, o hasta que se note una diarrea ligera; entonces, reduzca la dosis hasta que sus intestinos regresen a la normalidad. Si todavía no ha añadido a su dieta un suplemento de vitaminas y minerales múltiples, ahora es un bien tiempo para empezar, con el fin de reestablecer sus defensas.

El ajo, que según creencias antiguas repele a los vampiros y las brujas, también combate las infecciones. Con el surgimiento de cada vez más bacterias nuevas que son resistentes a los fármacos modernos, los científicos han vuelto a mirar las capacidades antibacterianas del ajo. Los estudios científicos muestran que el ajo ayuda a prevenir y a tratar infecciones de todo tipo. Tómelo entero, crudo, horneado o cocinado con vegetales. Si prefiere, el ajo se vende en forma de cápsulas; tome tres o cuatro al día.

Uno de los agentes botánicos más eficientes para el tratamiento de las infecciones bacterianas es el hidraste (botón de oro). Tome una cucharadita en una taza de agua caliente, como infusión o tintura, tres veces al día. Además, puede probar la infusión o el extracto de diente de león, o de gayuba (uva ursi).

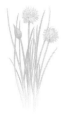

## ⋗ Ejercicios para Enriquecer su Vida Sexual ⋖

Ejercitar los músculos de la vagina, el estómago y la espalda le ayudará mucho en extender sus años de placer sexual. Si los músculos que rodean los órganos internos se mantienen en buena condición y tiesos, prevendrán muchas quejas comunes, tales como el dolor de espalda, los órganos caídos, la micción involuntaria y la sequedad excesiva. Los ejercicios más recomendados son los ejercicios Kegel, desarrollados hace más de 40 años. Estos ejercicios fortalecen el músculo pubococcígeo (PC), o sea la banda de músculos que se extiende del hueso púbico (al frente) al cóccix (atrás). Puesto que el músculo PC soporta el tejido vaginal a la vez que los órganos internos de la pelvis, requiere un fortalecimiento continuo.

Se puede comenzar de hacer los ejercicios Kegel cuando la mujer está en su adolescencia, aunque en este caso, nunca es demasiado tarde para tener buenos resultados a cualquier edad. Estos ejercicios pueden mejorar la satisfacción sexual, facilitar el parto, y ayudar a las mujeres que padecen de problemas de control de la vejiga o micción involuntaria.

Si no está segura de la ubicación de los músculos PC, la próxima vez que vaya al baño, trate de parar el flujo de orina. Los músculos que se contraen son los PC. Si trata de contraerlos sin orinar, ejercerá aun más fuerza. No tiene que esforzarse para sacar beneficio; por lo tanto, llévelo suave y respire normalmente cuando hace los ejercicios descritos abajo. Los ejercicios Kegel se pueden hacer a cualquier hora del día, en cualquier lugar, y hay variaciones si usted tiende aburrirse al hacer solo un tipo de ejercicio.

### *Ejercicios Kegel*

1. Contraiga el músculo PC fuertemente y manténgalo así durante tres segundos, afloje durante tres segundos y repita. Vaya aumentando el tiempo gradualmente, hasta llegar a contracciones de 10 segundos.

2. Contraiga y afloje el músculo PC lo más rápido que pueda, empezando con 10 repeticiones y aumentándolas hasta 100.

3. Si hace los ejercicios en posición horizontal, trabaja tanto el músculo PC como los órganos internos. Acuéstese de espaldas, con las rodillas dobladas y los pies apoyados en el suelo. Levante la pelvis hasta sentir un tirón y luego comience a contraer el músculo PC.

Los ejercicios Kegel son los más populares para fortalecer y tonificar los músculos vaginales. Pero hay otros músculos, dentro o alrededor de los órganos reproductores, que también deben ser fortalecidos y tonificados. Todos los músculos que están delante, detrás o alrededor de los órganos femeninos cumplen mejor su función de proteger la parte inferior del cuerpo si están firmes y fuertes.

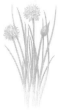

Como en el caso de cualquier otro músculo, la falta de uso de los músculos vaginales reduce su tonicidad y flexibilidad, y termina por atrofiarlos. Muchos sexólogos recomiendan las relaciones sexuales regulares y frecuentes, para promover la lubricación, la tonicidad muscular y la conservación de la salud sexual. El doctor Ralph W. Gause, médico y terapeuta sexual, observa que la disminución de estrógenos y la falta de actividad sexual se refuerzan una a otra. "El nivel de estrógenos puede decrecer, pero si la vagina es sexualmente activa, se mantendrá plenamente funcional".[17]

## Un Cuerpo Sano para una Sana Vida Sexual

Una vida sexual satisfactoria requiere de un cuerpo sano. La función y el deseo sexuales son estrechamente vinculados con la producción de hormonas y el estado de las glándulas endocrinas. Para funcionar bien, todas las glándulas productoras de hormonas—incluidas el tiroides, la pituitaria, las suprarrenales y las glándulas sexuales—requieren un sustento nutritivo.

### LA FUNCIÓN BAJA DE LA TIROIDES

Una tiroides con baja función (el hipotiroidismo) puede ser una causa del bajo deseo sexual. Un bajo índice metabólico causado por una insuficiencia tiroidea no sólo produce el cansancio, el letargo, y el aumento de peso, sino también puede disminuir el deseo sexual, reducir las fantasías sexuales y ocasionar una respuesta pobre a la estimulación sexual. A la inversa, la hiperactividad de la tiroides (hipertiroidismo), que acelera el metabolismo basal del cuerpo, puede provocar una sexualidad desenfrenada. A menudo, las personas que toman hormonas tiroideas declaran sentir un interés por el sexo que es excepcionalmente fuerte.

Frecuentemente, se receta la TRH para las mujeres menopausicas cuando lo que en realidad les falta es la hormona tiroides. Esto pasa porque los médicos a menudo presumen que cualquier mujer de 50 años con problemas médicos necesita más hormonas femeninas. Sin embargo, si la tiroides es la culpable y puede ser corregida, la TRH puede ser innecesaria. Además, tener demasiados estrógenos dificulta la función de la tiroides, y tomar progesterona puede aumentar la terapia de la tiroides. Aun más, las mujeres que toman la tiroxina para el hipotiroidismo deben saber que la terapia de estrógenos puede incrementar la necesidad de medicamentos para la tiroides, lo que requeriría un ajuste en su dosis de tiroxina.[18]

Algunos síntomas menopáusicos que no parecen estar relacionados con la tiroides responden bien al tratamiento de tiroides; estos incluyen la disminución en el grosor de la pared vaginal como resultado de los niveles decrecientes de estrógenos, que a la vez resulta en picazón, descarga y relaciones sexuales dolorosas. Las mujeres que han soportado una sequedad vaginal continua que no se resuelve con

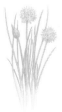

111

cremas o la TRH son a menudo diagnosticadas con bajos niveles de la hormona tiroides.[19]

Un número de nutrientes, tales como el yodo, el cobre, el cinc y el aminoácido tiroisina, son importantes en la activación de la glándula tiroides en los individuos con disminuida actividad tiroidea.[20] Por el contrario, algunos alimentos pueden inhibir la secreción glandular tiroidea y por lo tanto el deseo sexual; el nabo, las coles y los frijoles de soja contienen una sustancia antitiroidea; por lo tanto, las personas con insuficiencia tiroidea no deben ingerirlos. El ayuno, que en otras circunstancias puede ser una practica sana, puede inhibir la función de la tiroides. Cuando el cuerpo no recibe suficientes calorías, funciona con más lentitud para conservar su energía. Si quiere aumentar o mantener su actividad sexual, coma regularmente.

Si sospecha tener problemas de la tiroides, consulte con su médico. (Para una discusión más extensa sobre el hipotiroidismo, incluyendo un método casero para detectar un tiroides hipoactivo, véase el Capítulo 4.)

## LAS GLÁNDULAS SUPRARRENALES EXHAUSTAS

Las glándulas suprarrenales son un factor decisivo en el deseo sexual y el impulso sexual. Si usted padece del agotamiento suprarrenal, producido por un factor continuo del estrés externo (el fallecimiento de un ser querido, el divorcio, una mudanza, problemas familiares), del estrés interno (el abuso del azúcar, las grasas, el café o el alcohol), o ambos tipos de estrés, lo más probable es que no se sienta muy romántica. Por lo tanto, encontrar el modo de manejar cualquier tipo de estrés es vital para disfrutar de una vida sexual más satisfactoria.

Mantener sus glándulas suprarrenales saludables es importante durante toda la vida, ya que estas asumen un papel estelar en la menopausia, cuando se convierten en las principales productoras de los estrógenos. Muchos de los síntomas que atribuimos a la menopausia—cansancio, letargo, mareos, dolores de cabeza, momentos de olvido, antojos de comidas específicas, alergias y desordenes en los niveles del azúcar en la sangre—pueden relacionarse más a una reducción de la función suprarrenal.

Si usted sospecha que sus glándulas suprarrenales están exhaustas, puede revitalizarlas al darles un descanso del estrés interno y externo. Empiece por cambiar algo sobre lo cual usted tiene control: su elección de alimentos. Evite las comidas y sustancias que agravan y sobreestimulan el sistema: los azucares concentrados, las comidas fritas, el alcohol, la cafeína, el tabaco, las comidas procesadas y la sal. O por lo menos reduzca su uso de algunas de ellas (algunas veces, si los elimina por completo, puede ser más estresante que disminuir su uso). Enfatice las frutas y verduras frescas y crudas (las que son fáciles de digerir), los granos integrales, el pollo y pescado bajo en grasa. Un suplemento multivitamínico y una tableta de minerales le ayudará a reemplazar los nutrientes que han estado en falta, lo que a la vez ayudará a sus glándulas suprarrenales a reconstruirse y repararse. El ejercicio también ayuda a aliviar el estrés y estimular la función saludable de las suprarrenales. (Véase el Capítulo 4 para una discusión más completa sobre la salud de las glándulas suprarrenales.)

## MEDICAMENTOS Y OTROS ESTRESANTES

El deseo y la actividad sexuales pueden verse afectados negativamente por muchas cosas: ciertos fármacos (tranquilizantes, relajantes musculares, antidepresivos, anfetaminas, diuréticos, antihipertensivos y hormonas, por nombrar sólo algunos), el alcohol, la marihuana, el tabaco, el café, el exceso de trabajo, las tensiones, las frustraciones y la depresión. Para el cuerpo, los efectos generales de estos elementos incluyen una sobrecarga de las glándulas suprarrenales y la escasés de una amplia variedad de nutrientes.

## LA VITAMINA E

La vitamina E, concentrada en la pituitaria, es esencial para la producción de las hormonas sexuales y hormonas suprarrenales. También es necesaria para el funcionamiento normal del cerebro y los reflejos musculares, a su vez relacionados en la excitación sexual. Como antioxidante, la vitamina E protege los órganos y las glándulas del cuerpo de la fuerza destructiva del oxígeno. La vitamina E, directa e indirectamente, toca todas las células del cuerpo, protegiéndolas del envejecimiento.

Es difícil de obtener la mínima dosis recomendada de vitamina E exclusivamente de las comidas, porque el procesamiento y la refinación destruyen mucho de la vitamina. De todos modos, es bueno obtener lo que pueda de fuentes alimenticios; el germen de trigo, las nueces, las semillas, los huevos, las verduras con hojas verdes, y los aceites vegetales abastecen las cantidades más grandes. Además, la mayoría de las personas pueden suplementar hasta 400 UI de vitamina E diariamente; sin embargo, si usted tiene cardiopatía reumática, diabetes o presión alta, consulte con su médico primero.

## EL CINC

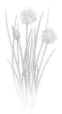

El cinc, como la vitamina E, se encuentra en altas concentraciones en la glándula pituitaria. Su papel como nutriente que contribuye al disfrute sexual tiene que ver con su asociación cercana a los niveles de histaminas en la sangre. Unos estudios indican que frecuentemente las mujeres con bajos niveles de histaminas no pueden alcanzar el orgasmo, mientras que las mujeres con niveles elevados de histaminas en la sangre lo alcanzan con facilidad. Igualmente, mientras más elevado es el nivel de histamina en los hombres, más rápida es la eyaculación; mientras más bajo es ese nivel, más lenta es la respuesta. Los hombres y las mujeres que toman antihistamínicos con regularidad deben darse cuenta de la posible disminución del deseo sexual, la demora en el orgasmo y las dificultades en la eyaculación.

La deficiencia de cinc es común entre las mujeres, pues durante la menstruación pierden cantidades significativas de cinc y la dieta suele reforzar esa pérdida. La refinación de los granos y cereales les quita el 80 por ciento de su contenido de cinc, y los torna inservibles como fuentes viables de ese mineral. La dosis recomendada para una vida sexual saludable es de 15 a 30 mg por día, usualmente en una tableta suplementaria de vitaminas y minerales múltiples. Unas buenas fuentes incluyen ostras, carne, pavo, cangrejo, semillas de girasol, almendras y frijoles. (Para una lista de las cantidades precisas de este nutriente contenidas en ciertas comidas, consulte el Apéndice C.)

## LA VITAMINA B-3 (NIACINA)

La niacina es otro nutriente que podría asociarse con la producción de las histaminas. Durk Pearson y Sandy Shaw, investigadores en materia de la prolongación de la vida, sostienen que la niacina no sólo causa la liberación de histaminas, sino que también estimula la formación de la mucosidad en respuesta a la actividad sexual.[21] Tome niacina como parte de una tableta multivitamínica o del complejo B, asegurándose que las principales vitaminas B varíen entre 25 mg y 50 mg. Unas buenas fuentes alimenticias incluyen las siguientes: atún, hígado, pavo, salmón, carne, arroz integral, y pan enriquecido. (Para una lista de las cantidades precisas de este nutriente contenidas en ciertas comidas, consulte el Apéndice C.)

Una buena dieta es la base de un buen equilibrio hormonal. No solamente incrementa la libido, sino a menudo reduce los problemas de la menopausia—tales como los sofocos, el insomnio y la sequedad vaginal—que limitan su vida sexual. Cuando se eliminan esos obstáculos, usted puede comenzar a disfrutar la libertad sexual de sus años maduros.

También, recuerde que el disfrute del sexo puede tener tanto que ver con la actitud y la práctica sexual continua, como con cualquier cambio relacionado a la edad. Si usted ha disfrutado de una vida sexual satisfactoria antes de la menopausia, tiene toda razón para creer que va a continuar. Si unos síntomas temporales ocurren, estos pueden, en mayor parte, ser tratados con métodos naturales. Una combinación del buen conocimiento del proceso de envejecimiento, la aceptación propia y una actitud comprensiva hacia su pareja le ayudará a aprender nuevas y creativas formas de encontrar el placer sexual.

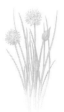

# DEPRESIÓN, CAMBIOS DE HUMOR Y PÉRDIDA DE MEMORIA

*A veces me siento como un producto de mi propia imaginación.*

— LILY TOMLIN

A través de la historia, se ha considerado la menopausia como un sinónimo de irritabilidad, ansiedad, inestabilidad emocional y depresión. Si una mujer de 50 años llora, se irrita o se entristeze, sus sentimientos se atribuyen al cambio hormonal. Esta es una actitud nociva. Puede hacerle sentir a una mujer que no tiene más opciones que someterse a sus reacciones químicas. Además, si está clínicamente deprimida, o si otras condiciones son los culpables, ella puede demorarse en buscar la ayuda profesional apropiada. Cuando no se puede explicar las emociones, se deben examinar todas las posibilidades— las situaciones familiares, el miedo al cambio o al envejecimiento, y el estado de la salud.

## ≥ ¿Causas Internas o Externas? ≤

Un tema que los científicos y practicantes clínicos todavía debaten apasionadamente es si la depresión y los cambios bruscos de humor durante la menopausia son de origen psicológico o biológico. Las opiniones se dividen en dos grupos principales, cada uno con implicaciones diferentes para las investigaciones y el tratamiento clínico. Por un lado se encuentran los que creen que la depresión y los cambios de

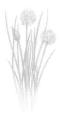

humor están ligados a, o provocados por, cambios endocrinos en la mediana edad. Un segundo y más reciente punto de vista mantiene que estas experiencias se relacionan con las condiciones sociales enfrentadas por las mujeres de los 40 y 50 años.

Estudios de varios países, hechos con una amplia gama de edades y esferas socioeconómicas, revelan que, aunque la depresión es común entre las mujeres, no hay indicios de que las mujeres menopausicas sean más susceptibles que otras mujeres. Un extenso proyecto de investigación que estudió aproximadamente 2,500 mujeres premenopáusicas y posmenopáusicas, seleccionadas al azar, llegó a las siguientes conclusiones llamativas:[1]

1. La depresión no se asoció con los cambios naturales de la menopausia, ni con los cambios hormonales que acompañan este evento.

2. Las únicas mujeres de mediana edad que reportaron estar deprimidas fueron aquellas que habían experimentado la menopausia quirúrgica. El ritmo de depresión en este grupo atípico de mujeres fue dos veces más alto que en el grupo premenopáusico y posmenopáusico.

3. El incremento más marcado de la depresión se relacionó primordialmente con eventos y situaciones que generalmente ocurren durante la mediana edad, pero que no se vinculan con la menopausia como tal.

4. El factor más fuertemente asociado con la depresión fue la mala salud, medida por el número de síntomas físicos reportados. El vínculo fue mayor en esas personas recién diagnosticadascon condiciones crónicas.

Otros estudios demuestran que la depresión tiene una asociación significativa con el estado civil y el nivel de escolaridad. Las mujeres viudas, divorciadas o separadas con menos de 12 años de educación eran las más deprimidas. Las mujeres que nunca se casaron tuvieron bajos índices de depresión, mientras que las mujeres casadas se ubicaron en el medio.

En otras palabras, la depresión clínica, a la vez que los menos debilitantes cambios de humor, se asocian con otros factores que no tienen que ver con la fluctuación de las hormonas femeninas. Estos factores incluyen problemas físicos (hipotiroidismo, endometriosis, mal de estómago, dolores de cabeza), deficiencias nutricionales, malos hábitos, estrés, privación de luz, falta de sueño y problemas psicológicos no resueltos.

Es importante recordar que no todas las mujeres que entran en la menopausia se deprimen. Algunas mujeres pasan por el cambio felices, recompensadas y seguras—a pesar de los acondicionamientos culturales y los desequilibrios hormonales. Sadja Greenwood, profesora clínica adjunta del Centro Médico de la Universidad de California en San Francisco, dice que las mujeres que se valoran por su trabajo (sean amas de casa o profesionales), y las mujeres que tienen trabajos interesantes—con ingresos estables, objetivos claros y cosas que hacer—generalmente reportan pocos

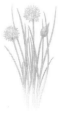

problemas con la menopausia.[2] Sentirse segura y con valor propio contribuye a su salud física y emocional.

## El Impacto de las Hormonas en las Funciones del Cerebro

En algunos casos, el estado mental se relaciona con el nivel hormonal. Unos investigadores de la Facultad de Medicina de Harvard han informado que existe una diferencia en los niveles hormonales en la sangre, entre las personas deprimidas y las que no deprimidas. Un descenso apreciable en los niveles hormonales puede ocasionar cambios significativos de conducta. Algunas más que otras mujeres experimentan grandes altibajos hormonales durante toda la vida. Las que han padecido del síndrome premenstrual (SPM) pueden corroborar la realidad de los síntomas físicos y emocionales que experimentan cuando sus hormonas fluctúan. Pero no todas las mujeres tienen el SPM, y no todas sufrirán un fuerte descenso de las hormonas durante la menopausia. Si mantiene un cuerpo sano durante los años antes de la menopausia, la mujer será menos propensa a experimentar extremas reacciones químicas que pueden alterar su conducta.

Hay factores bioquímicos y hormonales que pueden provocar la depresión en un individuo sano. Los sistemas endocrino y nervioso son estrechamente vinculados, y el desequilibrio de cualquier hormona, sea sexual o no, afecta las emociones. Por ejemplo, durante los primeros días y hasta semanas después del nacimiento de un bebé, la madre experimenta un brusco descenso en la circulación de estrógenos, progesterona y cortisol. Esto, junto con el desgaste fisiológico del proceso del parto, hace que muchas mujeres tengan un claro bajón emocional, generalmente conocido como *la depresión posparto*. Les puede suceder incluso a las mujeres que han tenido un embarazo tranquilo y un parto fácil. A mí me sucedió, y mi embarazo no había presentado dificultad alguna. Si una mujer sabia me hubiera dicho que el llanto incontrolable era natural, yo probablemente me hubiera sentido menos culpable. Puede aliviar la ansiedad si apenas entendemos de antemano que existe la posibilidad de la depresión posparto.

Los estrógenos y la progesterona pueden afectar el humor y la memoria en formas complicadas e interrelacionadas. El cerebro y otras partes del sistema nervioso poseen un sinnúmero de sitios de receptores de estas hormonas sexuales, y son altamente sensibles a cualquier desequilibrio. Los estrógenos mandan la liberación de sustancias químicas mensajeras como las beta-endorfinas y la serotonina, que promueven la claridad del pensamiento, buenos sentimientos, la memoria normal y una reducción de la ansiedad. Cuando los niveles de estrógenos decrecen, también decrecen las hormonas que le hacen sentirse bien. Si la disminución es abrupta, como en el caso de una histerectomía u ovarectomía, las posibilidades de un cambio brusco de humor incrementan. Este rápido descenso de hormonas sucede en

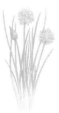

el 15 al 20 por ciento de las mujeres, aproximadamente, que han experimentado histerectomías.[3]

Muchas mujeres menopausicas han elogiado su régimen hormonal por el sentimiento aumentado de bienestar que experimentan mientras lo siguen. Los médicos han postulado que los estrógenos, en particular, han sido tan populares porque detienen los sofocos y los sudores nocturnos, y permiten tener una noche de descanso, que mejora el humor de cualquiera. Todos nos sentimos irritados cuando no descansamos. Ahora hay evidencias científicas preliminares que además, los estrógenos pueden aliviar la depresión leve durante la perimenopausia. En un estudio doblemente ciego, los investigadores encontraron que el 80 por ciento de las mujeres que recibieron estradiol estaban menos tristes y menos irritables, y disfrutaban más de la vida, comparadas con aquellas que tomaron placebos. Además, la presencia o ausencia de sofocos no tuvo influencia en los resultados en cualquiera de los dos grupos.[4] Debe notarse que no todos los estudios han encontrado resultados similares, y que los investigadores nos recuerdan que las dosis pequeñas de estrógenos no son apropiadas para tratar la depresión seria. Además, si el mal humor, la falta de energía y la inhabilidad de concentrarse que no se disminuyen con la terapia de estrógenos, pueden mejorarse si se añade testosterona.[5]

Generalmente se acepta que las mujeres que todavía tienen su útero y que toman estrógenos suplementarios deben equilibrarlos con progesterona, la hormona producida durante la segunda mitad del ciclo menstrual que ayuda a evitar el cáncer endometrial. Sin embargo, demasiada progesterona, o el tipo incorrecto de progesterona, reduce la cantidad de receptores de estrógenos en el cerebro. Ésta puede ser una de las razones porque las mujeres se quejan de irritabilidad y depresión cuando se añade este componente a la TRH, especialmente en forma sintética. Es ampliamente conocida que la progestina (la forma sintética de la progesterona) causa depresión en las mujeres, y parece que la progesterona bioidéntica o natural se tolera mejor. (Véase el Capítulo 2 para una discusión detallada sobre la hormonas bioidénticas versus las sintéticas.)

Se ha implicado el declive de los niveles de estrógenos en la incidencia incrementada de la enfermedad de Alzheimer en las mujeres mayores. Sin embargo, a medida que los estudios se publican, parece que el reemplazo de estrógenos no es un factor primordial para retrasar el avance de la enfermedad. Según un estudio doblemente ciego, conducido a nivel nacional por la Universidad de California en Irvine, no hay evidencia alguna de que la terapia de estrógenos ayude en el tratamiento de la enfermedad de Alzheimer.[6] Unas buenas noticias se reportaron en un estudio del 2002: un alto consumo de la vitamina E proveniente de la comida parece reducir el riesgo de contraer esta enfermedad debilitante.[7] (Véase el Apéndice C para las fuentes de este nutriente vital en los alimentos.)

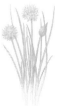

## ≈ La Depresión Clínica versus el Desaliento ≈

Cualquiera que sea su etapa en la vida—ya sea premenopáusica, perimenopáusica o posmenopáusica—si se siente constantemente desanimada, debe determinar si sufre de una depresión clínica. La depresión clínica es distinta a los sentimientos de desaliento a raíz de las transiciones de la vida y sus pérdidas. La mayoría de nosotros luchamos en algún momento de nuestras vidas con periodos de tristeza y de sentirse desfasado. Podemos llorar por semanas por la pérdida de una mascota, o caer en periodos sombríos cuando un hijo se va a la universidad en un país lejano. Conflictos molestos en el trabajo pueden erosionar nuestras actitudes saludables y positivas sobre la vida en general. Muchas situaciones de la vida, especialmente cuando aparecen todas a la vez, nos desgastan física y emocionalmente. Pero con la ayuda del tiempo, los amigos sabios, los consejeros confiables y nuestras propias habilidades de lidiar con estas experiencias y seguir adelante, las enfrentamos y seguimos adelante. Estos sentimientos de tristeza, luto, y falta de metas, asociados con los cambios de la vida y las pérdidas, no son iguales que la depresión clínica.

La depresión seria es más que tener una serie de días malos. Según la psiquiatra Deborah Sichel, la depresión clínica es un descenso continuo, asociado con cambios en otras funciones del cuerpo, tales como el apetito, la concentración, los ciclos del sueño y los niveles de energía.[8] Una persona no se recupera de la verdadera depresión al distraerse, evitarla, ocuparse con cualquier tarea, ayudar a otros, sonreír falsamente, usar drogas, o incluso orar. Estos eran algunos de los remedios que me sugirieron a mí, antes de que yo buscara ayuda profesional para mi depresión clínica. No funcionó ningún remedio que probé, igual que para otras mujeres que sufren de la depresión. Una tristeza intensa me siguió como una nube negra, hasta durante los momentos más felices de mi vida.

Para ayudarle a determinar si se siente "sin animo" o "deprimida", la doctora Sichel, en su libro *Women's Moods,* ofrece unos criterios específicos para diagnosticar la depresión clínica. Para calificarse de depresión seria, los síntomas—incluyendo la tristeza y la melancolía persistentes junto con la pérdida del interés en todas o casi todas las actividades normales—deben continuar constantemente por un mínimo de dos semanas, y deben asociarse con por lo menos cinco de los siguientes síntomas adicionales:

⊙ Incremento o disminución del apetito

⊙ Pérdida o subida de peso

⊙ Agitación y impaciencia, o letargo

⊙ Ataques de pánico y ansiedad penetrante

⊙ Dificultades relacionadas con el sueño, ya sea de dormir demasiado o no lo suficiente

⊙ Sentimientos de desesperación, desvalorización o culpa y vergüenza inapropiadas

⊙ Dificultad para pensar, concentrarse y hacer decisiones

⊙ Pensamientos recurrentes de la muerte o el suicidio

Probablemente todas hemos experimentado estos sentimientos alguna vez. La diferencia es que la persona clínicamente deprimida experimenta la mayor parte de estos sentimientos la mayor parte del tiempo—y generalmente en un alto grado.

## ⋙ La Depresión por Asuntos No Resueltos ⋘

Sin resolver el asunto de si la depresión se manifiesta más a menudo durante la mediana edad que en otras etapas de la vida feminina, no debemos desestimar la importancia de la depresión, al enmascarar sus síntomas con hormonas y tranquilizantes. La psicología tradicional nos enseña que los síntomas emocionales reflejan un conflicto subyacente que el individuo trata de resolver. Si una mujer no ha resuelto un asunto en particular, como las heridas de la niñez o su propia identidad, su depresión puede ser sintomática de un problema persistente que se ha estallado durante la mediana edad. Algunos psiquiatras creen que la menopausia, como cualquier otro evento significativo, puede estimular el resurgimiento de conflictos psicológicos no resueltos de etapas más tempranas.[9] Si alguien me hubiera presentado esta información cuando empecé a investigar la menopausia hace 20 años, hubiera sido solamente una teoría para mí. Sin embargo, los eventos de los últimos años han conmocionado mi realidad—no solo en relación a la menopausia, sino también en relación a unos asuntos familiares subyacentes que nunca había reconciliado.

Cuando tuve 48 años, mi esposo fue trasladado. Aunque no me contentaba con la idea de dejar a mis hijos, mi familia, mis amigos, mi iglesia, mi consulta de nutrición y mi red social, traté de tomarlo como "un llamado de Dios". Sería lógico que un cambio tan grande requeriría de grandes ajustes, y por eso al principio no estaba muy preocupada por mis episodios de llanto diarios y periodos de quedarme mirando al espacio en blanco por horas. Después de un año sin mucha mejoría, a pesar de mis genuinos intentos de recuperarme al tratar todas las estrategias de mejoría personal que habían funcionado en el pasado—tales como el ejercicio, el aire fresco y el sol, los baños largos, las vitaminas y la oración—supe que necesitaba ayuda profesional.

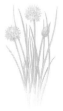

Al principio, yo rechazaba fuertemente cualquier sugerencia de que las experiencias de mi niñez estuvieran relacionadas con mi tristeza actual. Hizo falta las habilidades y la sensibilidad de un terapeuta maravilloso para demostrar que esta pérdida abrupta en mi vida, como yo la conocía, había provocado otros recuerdos de pérdidas que yo había ignorado y suprimido—heridas emocionales de mi niñez todavía infestadas que necesitaban curación. Nunca hubiera soñado que, a casi los 50 años, necesitara pasar luto por una situación que hubiera preferido no recordar. Allen Chinen, autor de *Once upon a Midlife: Classic Stories and Mythic Tales to Illuminate the Middle Years,* cree que enfrentarse a los traumas pasados es una tarea principal para mujeres y hombres de la mediana edad.[10] Cuando la depresión es verdadera, no hay sustituto para la psicoterapia. Las hormonas, los tranquilizantes, el ejercicio y hasta la mejor de las dietas no resolverán los trastornos emocionales—o por lo menos, no por mucho tiempo.

Sé que muchos médicos no se vacilan en recetar Prozac y otros tipos de anti-depresivos y tranquilizantes a sus pacientes deprimidos, pero concuerdo con Alice Miller, psicoterapeuta internacionalmente reconocida, en que el uso de los fármacos para la depresión no siempre es beneficioso. En *The Truth Will Set You Free,* un libro que me ayudó mucho, ella dice que la mayor parte de estos medicamentos interfieren con el interés del paciente en su niñez, o lo dejan aun más confundido sobre su propia realidad, y por consecuencia disminuyen el éxito potencial de la psicoterapia.[11] La comprensión de lo que nos sucedió durante la niñez es la clave para liberarnos de la depresión que domina nuestras vidas diariamente. Descubrí que la doctora Miller tenía razón cuando escribió que el pasado *siempre nos afecta,* especialmente en nuestras relaciones con otra gente. Pero podemos cambiar nuestros sentimientos y comportamiento al percatarnos de lo que nosotros mismos sufrimos, descubriendo las creencias que adoptamos durante la niñez como si fueran verdades, y confrontando esas creencias con lo que sabemos hoy.[12] Si negamos que las heridas nos hayan afectado, perpetuamos el ciclo a la siguiente generación. ¿Y no queremos todos, no sólo sanarnos a nosotros mismos, sino también ayudar a asegurar que nuestros hijos estén libres de toda nuestros problemas no resueltos?

Para algunos individuos, la mediana edad es una transición monumental, y puede ser un tiempo cuando nos veamos obligados a enfrentar unos asuntos emocio-nales reprimidos. Según William Bridges, en su libro *Transitions,* "Las transiciones vitales de la tarde son más misteriosas que las de la mañana, y por lo tanto tenemos la tendencia de descartarlas como efectos físicos del envejecimiento".[13] Usted debe considerar la posibilidad de que usted ignoró los asuntos pasados cuando cuidaba de su familia y ganaba la vida. Incluso si usted cree que ha llegado a resolver las profundas heridas pasadas, debe examinarlas nuevamente, para estar segura que ya no están acabando con su felicidad.

## EL PAPEL DE LA AUTOESTIMA

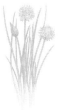

Juzgando por los índices más altos de depresión en las mujeres que en los hombres, tanto en los Estados Unidos como en Europa, parece que las mujeres en nuestra cul-tura luchan más que los hombres con la definición de su papel y su identidad propia. En el libro *Revolution from Within: A Book of Self-Esteem,* Gloria Steinem escribe sobre la pobre opinión que muchas mujeres tienen sobre si mismas: "Dondequiera que viajaba, veía a mujeres inteligentes, valientes y valiosas quienes no pensaban que eran inteligentes, valientes y valiosas—y esto era cierto no solamente en las mujeres pobres o doblemente discriminadas de otras formas, sino también en aquellas que supuestamente son privilegiadas y poderosas".[14] En algún momento de la vida, todas tenemos que enfrentarnos a la pregunta, ¿Cuál en realidad es nuestro valor?

Los estudios revelan que las mujeres se perciben en términos de sus cuerpos o de los varios papeles que desempeñan. La psicóloga Lillian Rubin encontró que, cuando les pidieron que se describieran a si mismas, la mayoría de las mujeres comenzaron con sus atributos físicos: "Soy pequeña, alta, gorda, bonita, ya no muy bonita, normal".[15] No debemos sorprendernos por estas repuestas, en una cultura donde la juventud y la belleza son los atributos más valiosos de una mujer; sin embargo, estos no explican quienes realmente somos.

Las mujeres que están demasiado preocupadas por su apariencia física o quienes definen su papel en términos del esposo y los hijos, parecen tener la mayor dificultad en aceptar el cambio de vida. Algunos papeles femeninos incrementan la incidencia de pérdida emocional. Por ejemplo, las mujeres que son sobreprotectoras de sus hijos son más predispuestas a sufrir de depresión, después que sus hijos se van de la casa.[16] Las madres que han sacrificado sus propios sueños para vivir su vida por medio de sus hijos son más predispuestas a experimentar el "síndrome del nido vacío" cuando sus hijos se van.

La vida emocional de una mujer antes de la menopausia determinará, por lo menos en parte, cómo reaccionará a los cambios fisiológicos. Si ella no ha definido su identidad como mujer en los años antes de la menopausia, hay fuerte evidencia de que la menopausia puede ser una difícil transición emocional. Si tiene asuntos emocionales que no ha resuelto, estos pueden llegar a la superficie y reventar como una burbuja.

En vista de las muchas facetas de la depresión presentadas en este capítulo, ¿cómo se sabe si sus sentimientos tienen causas hormonales o psicológicos? Mi experiencia es esta: mantenga una mente abierta a todos los hechos y toda la información, y actúe basada en su intuición.

## ≋ La Nutrición y las Emociones ≋

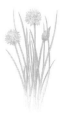

Los nutrientes—o la falta de ellos—afectan el humor, el pensamiento y la conducta. Muchas mujeres están desnutridas debido a las dietas excesivas o la mala selección de los alimentos. Las encuestas oficiales muestran que apenas ingerimos la mitad de las raciones diarias recomendadas, es decir, los requerimientos mínimos para conservar la salud.

Mi editora, Kelley Blewster, me contó su descubrimiento relacionado a la cantidad de comida que su cuerpo requiere, y lo que ocurría cuando ella trataba de consumir menos de sus necesidades óptimas. Es una historia que he oído con frecuencia, y a la que las mujeres en la mediana edad debemos poner atención, a la medida que tratamos de mantener nuestras figuras.

Hace cinco años y medio, yo pesaba 10 libras menos que ahora. Fue entonces que conocí y comencé a salir con el que es ahora mi esposo. Dentro de pocos meses de empezar a salir con el, subí de ocho a 10 libras—simplemente porque yo estaba comiendo más a la hora de las comidas, y comiendo a la carrera con menos frecuencia. Al principio, por supuesto, entré en pánico y me desanimé, y juré que bajaría esas libras (odiaba no poder ponerme la ropa de la talla 6). Pero antes que pasara mucho tiempo, me di cuenta de algo: antes yo sufría constantemente de terribles y frecuentes dolores de cabeza, mal humor y sentimientos de desesperación que parecían salir de la nada, pero ¡ahora no había tenido ni un solo dolor de cabeza hace tres meses! Otra cosa: yo siempre sentía antojos de comer golosinas con alto contenido de azúcar una o dos veces al día, pero ahora simplemente no se me antojaban. Me vino como una revelación que debería comer más de lo que había estado comiendo en el pasado. ¡A las 130 libras, mi cuerpo no recibía la nutrición adecuada! Entonces, decidí que 140 libras eran mi peso apropiado—¡y al carajo con el ideal de Hollywood! (Paradójicamente, el hecho de que mi esposo es diabetico de Tipo 1, diagnosticado a la edad de cuatro años, me ayudó a hacer el vínculo entre la alimentación y el humor. Durante toda la vida, él ha sabido que, si lo invaden unos sentimientos de desesperación o vacío, él necesita comer algo. Ahora yo sigo la misma práctica, y funciona perfectamente bien!)

El buen funcionamiento del cerebro, más que ningún otro órgano, depende de lo que comemos. Al principio de los años 70, Richard Wurtman, neuroendocrinólogo del Instituto de Tecnología de Massachussets, encontró que el humor se relaciona con las concentraciones de ciertas sustancias químicas en el cerebro que se llaman *neurotransmisores,* y que al comer ciertas comidas o tomar unos nutrientes específicos, un individuo puede elevar los niveles de estas sustancias químicas y sentirse mejor.[17] Los tres neurotransmisores que ejercen la mayor influencia sobre el comportamiento son serotonina, dopamina y noradrenalina (también conocida como norepinefrina).

## LA SEROTONINA

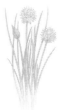

Se concoce la serotonina como el neurotransmisor que alivia la ansiedad y promueve un sentimiento de bienestar. Hablando generalmente, podemos elevar los niveles de serotonina en el cerebro simplemente por comer carbohidratos. Otros nutrientes que ayudan en esta conversión química son el aminoácido triptófano y la

---

**Factores que Pueden Disminuir los Niveles de Serotonina y el Buen Humor**

---

⊙ Niveles disminuidos de estrógenos
⊙ Niveles de progesterona más altos de lo normal
⊙ Anormalidades hormonales congénitas
⊙ Dieta baja en carbohidratos
⊙ Exceso de carbohidratos
⊙ Fluctuaciones en el peso
⊙ Consumo del 80 por ciento o menos de sus RDR
⊙ Abuso de alcohol y drogas
⊙ Privación de luz

---

vitamina B-6. El triptófano es abundante en las proteínas como el pollo, las semillas y las nueces, y normalmente el triptófano contenido en las comidas anteriores se queda disponible en el cuerpo. Cuando consumimos carbohidratos, el incremento de insulina quita de la circulación los otros aminoácidos que compiten con el triptófano; por lo tanto, el triptófano penetra fácilmente en el cerebro y hace la serotonina.

La serotonina se produce rápidamente cuando comemos alimentos como pan, pastas y cereales. Por eso, si usted se siente decaída, una o dos galletas o la mitad de un panecillo pueden levantar su ánimo. El azúcar en pequeñas cantidades produce la misma reacción, pero recuerde que los desequilibrios del azúcar en la sangre, causados por comer demasiado azúcar, pueden inducir la depresión. Al igual que con todas las recomendaciones, hay excepciones. Algunas mujeres—particularmente aquellas que tienen más del 20 por ciento por encima de su peso ideal, o las que han entrado en la premenopausia—pueden necesitar más carbohidratos para estimular la producción de serotonina.[18] Además, es posible que las mujeres sensibles a los carbohidratos no respondan a estas pautas en lo absoluto. Al contrario, ellas pueden sentirse más que relajadas después de una comida de carbohidratos; de hecho, pueden irse directamente al sofá a dormir. Se puede averiguar cómo los carbohidratos reaccionan en su cuerpo por medio de un experimento fácil y divertido. (Véase el Capítulo 4 para más información sobre este tema.)

Varias condiciones del estilo de vida pueden disminuir la producción de la serotonina y desalentar a la persona emocionalmente. Estas incluyen el estrés, el trabajo excesivo y el trauma. El equilibrio y la moderación probablemente son lo que la hará sentirse bien.

## LA DOPAMINA Y LA NORADRENALINA

La dopamina y la noradrenalina se conocen como los *vigorizadores psíquicos* porque producen sustancias químicas que estimulan la mente. Cuando el cerebro produce estas sustancias, la gente reporta pensar con más rapidez y sentirse más alerta y motivada—esa sensación en que todo parece caer en su lugar. El consumo de proteínas es la receta para vigorizar la mente. Cada vez que usted consume la proteína sola (por ejemplo, un pedazo de pollo o un huevo duro), o en combinación con una pequeña cantidad de carbohidratos (como en un sándwich), usted permite que más del aminoácido tiroxina llegue a su cerebro. La tiroxina, con la ayuda de las vitaminas B, produce la dopamina y la noradrenalina. Todo lo que se necesita son tres o cuatro onzas de proteína para estimular esta conversión.

## LAS ENDORFINAS

Las endorfinas son otra clase de sustancia química cerebral que, cuando se producen en cantidades adecuadas, le hará sentir contenta y feliz. Los sistemas endocrino y nervioso son estrechamente vinculados; cualquier disminución brusca de las hormonas probablemente creará unos sentimientos de ansiedad. Durante la menopausia, si los estrógenos disminuyen abruptamente, también hay una disminución concomitante de las endorfinas en el sistema nervioso central.

Las buenas noticias son que hay métodos naturales para elevar los niveles de las endorfinas. El más accesible es el ejercicio. Se ha demostrado que un programa de ejercicio que incluye los entrenamientos aeróbicos y de resistencia incrementa las concentraciones de varias sustancias químicas del cerebro en las mujeres durante la menopausia, incluyendo las endorfinas y la serotonina.[19]

Algunos consideran que el ejercicio puede aliviar la depresión más efectivamente que los tranquilizantes comúnmente usados. En 1978, John Greist, de la Universidad de Wisconsin, encontró que correr es tan efectivo contra la depresión como la psicoterapia. Incluso cuando el estudio se terminó, los participantes una vez deprimidos siguieron corriendo, y cuando se detuvieron, su depresión regresó.[20] Es posible que correr no sea la mejor solución para usted, pero caminar es una buena alternativa, y hay un sinnúmero de otras formas de ejercicio que se puede hacer. Si se siente desanimada, salga y ponga su corazón a trabajar cuatro veces a la semana, por al menos 20 minutos. Sin duda el ejercicio levantará su espíritu.

Usted puede probar otros métodos para elevar las endorfinas. ¿Se ha preguntado una vez porque las mujeres menopáusicas se vuelven locas por una barra de chocolate? Es porque el chocolate eleva los niveles de endorfinas. Pero no crea que eso le dé licencia para consumir una caja entera de bombones; todo lo que se necesita para provocar el levantamiento de las endorfinas es una pequeña onza. Y antes de decidir cambiar sus zapatos de correr por los utensilios de hornear, recuerde que el ejercicio es 20 veces más efectivo que el chocolate en elevar las endorfinas.

Otras prácticas que le ayudarán a levantar el ánimo son reírse, llorar, sumergirse bajo el agua (en tinas de agua caliente), las técnicas de relajación, la acupuntura, el sexo, el café y los cigarros. Obviamente, unas elecciones son mejores—es decir, más saludables—que otras.

## MANTENER LOS NIVELES DE AZÚCAR

Como vimos en el Capítulo 4, mantener un nivel constante de glucosa en la sangre es importante para el bienestar. El cerebro y el sistema nervioso son especialmente sensibles a las perturbaciones en los niveles de glucosa en la sangre. El sistema nervioso central no almacena glucosa, y necesita más de ella que cualquier otra parte del cuerpo. El principal componente de este sistema, el cerebro, es el primero en

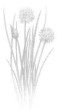

sentir la deficiencia cuando el nivel de glucosa baja. El cerebro y el sistema nervioso son tan hipersensibles a las perturbaciones de la química del cuerpo que un defecto en la utilización del azúcar puede resultar en un estado mental errático, con una lista de síntomas y quejas que se lee como la etiqueta de una botella de aceite de culebra: mareos, desmayos, dolores de cabeza, cansancio, dolores musculares, frío en las manos y los pies, insomnio, irritabilidad, llanto, crisis emocionales, preocupación excesiva, depresión, temor sin lógico, pensamientos suicidas, sensación de hormigueos, pérdida del apetito sexual—y la lista continua.[21]

El buen funcionamiento del cerebro, más que ningún otro órgano, depende de lo que comemos. Las dietas con altos contenidos de azúcar, cafeína y alcohol pueden causar un subibaja de emociones, especialmente en la mediana edad. La tolerancia al azúcar disminuye con la edad, y por lo tanto se pueden experimentar reacciones fuertes después de consumir unas comidas que antes disfrutaba. Tal vez haya notado que los postres, el café expreso, u otras combinaciones de comidas y bebidas le hacen reaccionar, física y emocionalmente, o que pasar todo el día sin comer ya no le hace bien. Trate de no comer a la carrera u olvidarse de comer, porque pueden provocarle unos cambios de humor.

Todas experimentamos unas fluctuaciones esporádicas del azúcar en la sangre, en varías etapas de nuestras vidas. Si usted se siente decaída y no puede explicar el por qué, examine sus hábitos de comer. ¿Sus hábitos incluyen tomar mucho café o alcohol, o comer grandes cantidades de azúcar y comidas procesadas? Todos estos pueden contribuir a los altibajos no naturales. Para estabilizar los niveles del azúcar en su sangre, elimine estos estresantes de su dieta y coma alimentos con altos contenidos de proteínas y de carbohidratos complejos.

El número de comidas que se consumen al día también puede afectar su humor. Seis comidas pequeñas al día son mejores que tres comidas grandes, porque así se facilita una lenta liberación de insulina del páncreas, que permite la gradual liberación de la glucosa.

## Los Efectos Emocionales de Ciertos Nutrientes

Los trastornos psicológicos son entre los primeros síntomas de la insuficiencia nutricional. La producción y el funcionamiento normales de los neurotransmisores demandan una gama completa de aminoácidos y nutrientes suplementarios. Por ejemplo, se necesita la vitamina B-6, tanto para la conversión del aminoácido triptófano a serotonina, como en la conversión del aminoácido tiroxina a dopamina. La vitamina B (niacina) contribuye igualmente en la conversión del aminoácido triptófano al neurotransmisor serotonina.

A continuación se encuentra una discusión sobre ciertos aminoácidos y otros nutrientes suplementarios que pueden tener efectos beneficiosos en la depresión leve. Una nota de advertencia: no tome los aminoácidos o las hierbas con los inhibi-

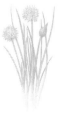

dores MAO u otros antidepresivos, a menos que esté bajo el cuidado de un médico de mucho conocimiento. Mezclar los niveles terapéuticos de los nutrientes con otros medicamentos es tan peligroso como combinar ciertos fármacos.

## LOS AMINOÁCIDOS: COMPONENTES BÁSICOS DEL CEREBRO

### *El Triptófano*

Por años, prácticamente los únicos que usaron el aminoácido triptófano en forma suplementaria fueron unos profesionales de la salud con muchos conocimientos nutricionales, para el tratamiento de la depresión e el insomnio. El triptófano eleva significativamente los niveles de serotonina en el cerebro, con mínimos efectos secundarios. Unos estudios doblemente ciegos comprobaron que sus resultados son similares a los de otros y más potentes antidepresivos como Prozac. El triptófano estuvo de venta sin receta en las tiendas de comidas naturales y los supermercados hasta el 1989, cuando la FDA lo quitó del mercado después de que un lote contaminado proveniente de Japón matara a 37 personas y enfermara de gravedad a cientos más. Me cuesta entender por qué se quitó del mercado este antidepresivo—que es seguro, efectivo y natural—cuando fue el contaminante y no el producto que causó el daño. ¿Cuantos otros productos, desde Tylenol hasta el agua Evian, han tenido episodios similares con lotes malos, y sin embargo están de venta todavía?

En este momento, la única manera de obtener una dosis terapéutica del triptófano es encontrar a un médico que la recete, y luego recurrir a un farmacéutico formulador para que la dispense. Es más caro—y por supuesto menos conveniente—que cuando lo podíamos comprar de la tienda local.

Las dosis recomendadas del triptófano comienzan con 500 mg por día, y en casos especiales pueden subir hasta 9 gramos por día. Es mejor trabajar con su médico cuando usa el triptófano, para evitar el riesgo de sobremedicarse. Para empezar, si usted padece de la depresión leve, considere elevar sus niveles de serotonina naturalmente con el ejercicio y las comidas ricas en triptófano.

### *5-HTP*

Otra sustancia que ocurre naturalmente en el cuerpo, de cercana relación al triptófano, se llama *5-hidroxitriptófano,* o 5-HTP. Contiene L-triptófano y se convierte en serotonina de forma similar, elevando así los niveles en el cuerpo de las hormonas cerebrales. Aun más, el 5-HTP también provoca un incremento en las endorfinas que elevan el humor y en otros neurotransmisores cuya insuficiencia en la sangre que resulta en la depresión. Una multitud de estudios han demostrado que el 5-HTP es tan efectivo como los fármacos Prozac, Zoloft, Paxil y los antidepresivos tricíclicos, con menos efectos secundarios; además, los efectos secundarios son menos severos.

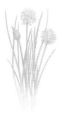

127

La vitamina B-6 y el magnesio son necesarios para la primera fase de la conversión del triptófano al 5-HTP, demostrando una vez más la interrelación entre los nutrientes, los aminoácidos y las hormonas cerebrales. La doctora Susan Lark sugiere comenzar con 50–100 mg de 5-HTP dos veces al día, junto con 50–100 mg de la vitamina B-6 y una pequeña cantidad de carbohidratos (una galleta salada o fruta), para facilitar su transporte al cerebro.[22] *Nota:* tomar demasiado 5-HTP puede provocar la ansiedad y la alta presión arterial.

### *Tiroxina*

La tiroxina es precursora de unas hormonas vitales y unos neurotransmisores que dirigen el comportamiento del cerebro y regulan el humor, incluyendo la adrenalina, la noradrenalina, la dopamina y el cortisol. La falta de este aminoácido puede mermar la producción de cualquiera de estas sustancias, resultando en la falta de energía, la capacidad disminuida para concentrarse, la ansiedad y la depresión. No toda mujer deprimida responderá necesariamente a los suplementos de tiroxina, pero parece ser particularmente beneficiosa para las personas con bajos niveles de la hormona tiroides.

El doctor Michael Lesser, fundador del movimiento de la psiquiatría ortomolecular, cuyo enfoque es la terapia nutricional y vitamínica para regular el humor, recomienda de 1.3 a 3 gramos diarios de la tiroxina suplementaria.[23] Cuando se usan éstas dosis contra la depresión, es aconsejable estar bajo la supervisión de un médico.

### *La Fenilalanina*

La fenilalanina es un aminoácido que el cuerpo convierte en otro aminoácido, la tiroxina, que a su vez se convierte en las hormonas cerebrales mencionadas arriba. La fenilalanina también se convierte en un estimulante y levantador del humor, la PEA (feniletilamina), una sustancia que se encuentra en el chocolate. La fenilalanina es un antidepresivo de efecto rápido. Puede ayudar a una persona sentirse mejor dentro de 20 minutos. Todos que buscamos el chocolate cuando nos enfrentamos a la ansiedad o el estrés, sabemos los poderosos efectos tranquilizantes que tiene. Como otros aminoácidos y nutrientes, la fenilalanina es efectiva solamente para el tratamiento de la depresión leve.

En su libro *The Brain Chemistry Diet,* el doctor Lesser recomienda comenzar con 500 mg al día de fenilalanina e incrementarla gradualmente hasta que se sienta su efecto; no se debe exceder 3 a 4 gramos al día.[24] Hay dos tipos de este producto proteico a la venta en las tiendas de comidas naturales: la L-fenilalanina es mejor para estabilizar el humor; y la D, L-fenilalanina es más efectiva para el dolor crónico asociado con el síndrome premenopáusico, la artritis y las jaquecas. No la consuma en ninguna de las formas si ya toma un inhibidor de la MAO. También debe evi-

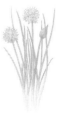

tar este suplemento si está embarazada o dando de mamar, o si tiene ataques de ansiedad, la diabetes, la alta presión, la fenilcetonuria, la enfermedad de Wilson o cáncer de la piel.

### *SAMe*

La S-andenosilmetionina (SAMe) se ha usado sobre todo en Europa en el tratamiento de la depresión severa y la artritis. Aunque no es técnicamente un aminoácido, se deriva de otro aminoácido, la metionina, que es abundante en muchas comidas proteicas. La SAMe participa en la formación de varias hormonas cerebrales claves, y se han descubierto bajos niveles de la SAMe en los cerebros de individuos que padecen de la enfermedad de Alzheimer y la depresión.

Aunque se dice que iguala la actividad de otros antidepresivos, muchas mujeres no han sentido alivio al usar la SAMe. La doctora Christiane Northrup cree que la SAMe no funciona si no se toma en la forma y con la dosis apropiadas, puesto que es muy inestable y pierde su potencia rápidamente cuando se expone al aire. La doctora Northrup ha aprendido de su propia experiencia que para asegurar que la SAMe no se desactive por los ácidos del estómago y para maximizar su absorción, los consumidores deben comprar la forma llamada *butano de disulfonato,* en tabletas con revestimiento entérico.[25] Las marcas que debe buscar son Nature Made y GNC. Comience con 400 mg por día y añada gradualmente 200 mg cada tres a siete días hasta llegar a su dosis terapéutica. Aquellos con depresión severa pueden requerir de hasta 1,600 mg al día, pero si no esté bajo el cuidado de un médico, no debe experimentar con esta dosis tan alta.

## LOS DESEQUILIBRIOS NUTRITIVOS Y LOS SÍNTOMAS MENTALES

La deficiencia de hasta un solo nutriente puede causar estragos en el sistema nervioso. Roger Williams, el bioquímico que descubrió el ácido pantoténico, ha efectuado unas investigaciones muy extensas y originales en materia de vitaminas. En un análisis de la importancia de los nutrientes en el control de los problemas mentales, dice que la manera más eficiente de mejorar el ámbito de las células cerebrales de un individuo a riesgo consiste en proporcionar las células con todos los elementos de la cadena alimenticia vital.[26]

Si usted sufre de problemas emocionales, ¿cuáles son las posibilidades de que su dieta falte de una vitamina o un mineral crucial? Verifique usted si alguno de los síntomas que se enumeran a continuación corresponde a su caso:

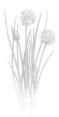

⊙ Vitamina B-1 (tiamina): falta de apetito, depresión, irritabilidad, pérdida de memoria, sensibilidad al ruido, incapacidad para concentrarse, cansancio, reducido lapso de atención

- ⊙ Vitamina B-3 (niacina): insomnio, ansiedad, irritabilidad, confusión, depresión, alucinaciones y pérdida de memoria

- ⊙ Vitamina B-5 (ácido pantoténico): depresión, incapacidad para tolerar el estrés

- ⊙ Vitamina B-6: ansiedad, depresión, irritabilidad, insomnio

- ⊙ Vitamina B-12 (cobalamina): dificultad para concentrarse y recordar, depresión con estupor, agitación severa, alucinaciones y comportamiento maniaco

- ⊙ Ácido fólico: irritabilidad, debilidad, apatía, hostilidad, anemia

- ⊙ Vitamina C: estrés y cansancio

- ⊙ Vitamina E: depresión, letargo, falta de memoria

- ⊙ Potasio: ansiedad, irritabilidad, desorientación mental

- ⊙ Magnesio: psicosis paranoica

- ⊙ Calcio: ansiedad, neurosis, cansancio, insomnio, tensión

- ⊙ Cinc: anemia, pobre funcionamiento mental

- ⊙ Hierro: depresión, letargo, falta de concentración, irritabilidad, reducido lapso de atención

- ⊙ Ácidos grasos esenciales: ansiedad, irritabilidad, insomnio

(Aparte de estas deficiencias, el exceso de cobre en el sistema puede provocar la hiperactividad mental, el insomnio y la depresión crónica.)

La constitución química del cerebro requiere de una amplia y constante abastecimiento de nutrientes esenciales. Las vitaminas, los aminoácidos, los ácidos grasos y las enzimas son todos interrelacionados, pues cada uno depende de los demás para su absorción y utilización; además, una insuficiencia de un elemento vital puede reducir la eficacia del resto. Es por eso que los expertos en nutrición recomiendan comer una amplia variedad de alimentos ricos en nutrientes.

## ≷ La Dieta y el Ejercicio Estimulan la Memoria ≷

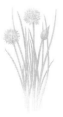

Yo nunca tuve una memoria rápida y clara, y por lo tanto no puedo estar segura si se está empeorando con los años. Pero me parece que mis joyas se extravían con regularidad. Puesto que divido mi tiempo entre dos casas, es muy desconcertante preguntarme si en realidad perdí mi anillo de perla o un arete, o si simplemente está guardado en una gaveta en mi otra casa. Más que todo, he notado una dificultad en terminar mis oraciones. Comienzo con un sujeto y un verbo, pero antes de llegar al complemento, mi cerebro hace una pausa. Generalmente solo pasan unos segundos antes de que la palabra regrese a mi mente, pero muchas veces mis hijos terminan la palabra que falta, antes de que yo pueda decirla. ¿Es normal esto? Oigo a mis amigas quejarse de olvidar donde dejaron las llaves, o no recordar comprar el pan. Parece que las formas en que nuestras memorias cambian son tan individuales como otros síntomas de la menopausia y el envejecimiento.

Hay buenas investigaciones que indican que la salud en general y estado nutricional pueden mejorar—o disminuir—la memoria y la capacidad cognitiva. Un estudio publicado en la *American Journal of Epidemology* demostró que los malos hábitos alimenticios—específicamente, el consumo inadecuado de alimentos, omitir comidas, y bajos niveles de vitamina E—condujeron a la pérdida de memoria en los ancianos. Sólo el 7 por ciento de los participantes que comían en los horarios y cantidades normales sufrían de problemas de la memoria, comparados con el 20 por ciento de aquellos con una dieta inadecuada. Los niveles de vitamina E en la sangre eran claves: los investigadores encontraron que las capacidades de la memoria disminuían a medida que los niveles de vitamina E bajaban. La vitamina E, un antioxidante, puede proteger de los daños causados a las células del cerebro por los radicales libres.[27] (Para más información sobre los antioxidantes, véase los Capítulos 9 y 10.)

### Formas Naturales de Mejorar el Ánimo

- Primero, investigue las posibles enfermedades físicas y psicológicas, incluyendo la depresión clínica.
- Mantenga niveles normales de glucosa.
- Practique la moderación en el consumo de azúcar, alcohol, fármacos y cafeína (posiblemente la gente altamente sensible tendrá que eliminar uno o todos).
- No coma demasiado.
- Consume comidas pequeñas y meriendas de carbohidratos para la relajación.
- Consume proteínas para tener la mente alerta.
- Si hace dieta, no trate de bajar más de una o dos libras por semana.
- Haga ejercicios un mínimo de 20 minutos, cuatro veces a la semana.
- Expóngase al sol y a la luz brillante y del espectro completo, todos los días.
- Tome baños de agua caliente por 20 minutos.
- Aprenda las técnicas de relajación.
- Ríese.
- Llore.
- Pruebe la acupuntura.
- Tome un suplemento de vitaminas y minerales múltiples diariamente.
- Use las hierbas naturales

Un segundo estudio demuestra cómo la dieta puede incidir en el funcionamiento cognitivo. Probablemente usted haya encontrado toda la publicidad sobre los beneficios de la dieta mediterránea (que en realidad es todo un estilo de vida, como veremos más en el Capítulo 14). Puede haber otro beneficio de esta dieta, aparte de la protección contra la cardiopatía: la prevención de los problemas cognitivos asociados al envejecimiento. En un estudio italiano reportado en la revista *Neurology,* una dieta rica en grasa monoinsaturada parece mejorar el funcionamiento cognitivo global y la atención a los detalles en hombres y mujeres entre los 65 y 80 años. (La dieta no parecía afectar la memoria de los cuentos, que es la tercera función medida.) Mientras más aceite de oliva, aceite de canola, nogales y aguacates comían los participantes (estas comidas se encuentran en grandes cantidades en la llamada dieta mediterránea), mejores resultaron los exámenes de los participantes, después

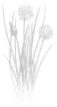

de que los investigadores ajustaron por niveles de escolaridad y otros variables. ¿Por qué? Los investigadores sospechan que puede ser porque los ácidos grasos insaturados, un componente importante de las membranas celulares, ayudan a mantener la salud de las membranas de las células cerebrales. Hacen falta más estudios para confirmar y expandir estos descubrimientos.[28]

Si usted necesita otra razón más para comenzar los ejercicios periódicos—o para mantener su programa, si ya hace ejercicios—nuevas investigaciones sugieren que la gente mayor que es sedentaria y comienza a caminar con regularidad, puede mejorar su agilidad mental, aun si nunca habían hecho ejercicios antes. La Universidad de Illinois reclutó a más de 100 personas sedentarias entre las edades de 60 y 75 años. Los miembros de un grupo caminaban rápidamente tres veces por semana (incrementando gradualmente de 15 a 45 minutos por sesión). Los otros hacían ejercicios de tonificación y estiramiento. Después de seis meses, los que caminaban demostraron mejores calificaciones en tareas de computación, mientras que el grupo calisténico no demostró mejoría alguna.[29] El ejercicio aeróbico incrementa la presencia del oxígeno en el cerebro, y probablemente disminuye el declive en la parte del cerebro asociada a la agilidad mental. Recuerde, ¡nunca es tarde para comenzar nuevos hábitos saludables!

Ejercitar el cerebro al igual que el cuerpo puede ayudar a prevenir la pérdida de la memoria e incrementar el buen estado mental. El doctor Lawrence C. Katz, Ph.D., y profesor de neurobiología en el Centro Médico de la Universidad de Duke, ha desarrollado 83 ejercicios "neuróbicos" que él describe en su libro *Keep Your Brain Alive.*[30] Los ejercicios neuróbicos están diseñados para estimular la producción de los nutrientes que incrementan las células cerebrales, y así ayudar a mantener el cerebro fuerte y joven. Según el doctor Katz, un ejercicio neuróbico debe cumplir con una serie de requisitos. Primero, la actividad debe involucrar uno o más de los sentidos de la persona en un contexto nuevo. Un ejemplo de esto sería vestirse con los ojos cerrados. Un segundo requisito es que el ejercicio retenga la atención de la persona, al cambiar algo en su rutina diaria—por ejemplo, poner las fotografías en su casa boca abajo, o llevar a su niño a su trabajo. Alterar una actividad de forma inesperada es una habilidad que a menudo yo practico, al tomar una nueva ruta cuando camino, o limpiar la casa en forma contraria. El propósito es cambiar su vida diaria, aprender nuevas formas de hacer las cosas cotidianas, y estimular su mente y sus sentidos. Al hacer esto, el doctor Katz asegura, mantendrá su cerebro vivo y activo.

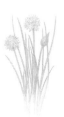

## ≋ Los Remedios Herbales ≋

Se han comprobado un número de hierbas y nutrientes para calmar la ansiedad, reducir la tensión y estimular el cerebro y la memoria. Es ventajoso usar hierbas y suplementos juntos con cambios positivos en la nutrición y el estilo de vida.

El ginkgo biloba se ha recetado ampliamente en Francia, Alemania y otros países europeos para mejorar la circulación de la sangre en el cerebro. Cientos de estudios han confirmado la capacidad del ginkgo biloba para mejorar la salud mental. Un estudio del año 1993 indicó que en realidad el ginkgo biloba mejora la transmisión de las señales nerviosas y es capaz de aliviar síntomas como los sentimentos depresivos, la ansiedad, el cansancio, la confusión, la mala memoria y la distracción mental.[31] La dosis recomendada es 40 mg tres veces al día; hay que tomarlo por cuatro a seis semanas antes de ver los resultados. Una advertencia: el ginkgo biloba prolonga el tiempo de sangrar; por lo tanto no se debe tomar con la vitamina E o la aspirina, o si toma anticoagulantes, o si tiene la alta presión arterial o una historia de hemorragias.

La hipericina (St. John's wort, también conocido como la hierba de San Juan y el corazoncillo) es bien reconocido como un antidepresivo (para la depresión situacional, en vez de la clínica). Varios estudios en los años 1990 validaron estos datos, algo que los practicantes de la salud natural ya sabían. Un meta-análisis de 23 pruebas, con muestras seleccionadas al azar, del extracto de la hipericina en 1,757 pacientes con desordenes depresivos, concluyó que la hierba era significativamente superior al placebo, y que sus efectos se comparaban con los fármacos antidepresivos estandarizados.[32] También se usa clínicamente para aliviar la ansiedad, las perturbaciones del sueño y el insomnio. Un estudio reciente indica que los efectos antidepresivos de la hierba pueden deberse en gran parte a su capacidad de inhibir la reabsorción de la serotonina, un proceso imitado por los antidepresivos sintéticos como Prozac.[33] La dosis: utilizando un extracto estandarizado del 3 por ciento de hipericina, tome 300 mg tres veces al día. Esta hierba puede causar malestares estomacales si se toma con el estómago vacío; por lo tanto, tómelo con la comida. No se debe usar por mucho tiempo o con otros antidepresivos.

Kava kava, un miembro de la familia de la pimienta, se usa en las culturas tradicionales de Polinesia como una bebida relajante, para las celebraciones y en ceremonias religiosas. Algunos países europeos han aprobado su uso como relajador o sedante leve para contrarrestar la ansiedad. Un antiespasmódico, también ayuda con los dolores de la menstruación. Trate de tomar de 45 a 70 mg de kavalactonas estandarizados (el 30 por ciento de kavalactonas), tres veces al día. No lo tome con alcohol ni lo use con otros antidepresivos, o si está embarazada o dando de mamar.

Otras hierbas que le ayudarán a sentirse mejor incluyen el sauzgatillo (el árbol casto o vitex), la paja de avena, el ginseng siberiano, la raíz del diente de león, la salvia de jardín, la pasionaria, la escutelaria y la manzanilla.

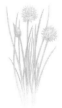

## CAPÍTULO 7

# LA OSTEOPOROSIS

*Los científicos están de acuerdo de que la nutrición adecuada puede
reducir, a la mitad o más, el impacto de la osteoporosis.*

— *Journal of the American Dietetic Association,*
JUNIO DE 1994

La osteoporosis, una enfermedad que debilita los huesos y provoca fracturas y incapacidad, afecta a 25 millones de norteamericanos. Junto con la cardiopatía y el cáncer mamario, es una de las tres enfermedades más serias que afectan a las mujeres. La mitad de las mujeres entre los 45 y 75 años muestra señales incipientes de la osteoporosis; una de cada tres de estas mujeres tiene una osteoporosis completamente desarrollada, y a partir de los 75 años la cifra de las mujeres con un deterioro óseo extremo salta a 9 de cada 10.[1] A pesar de estas estadísticas pésimas, la osteoporosis es, en gran parte, prevenible. Los científicos están de acuerdo de que la nutrición adecuada puede bajar estas cifras por la mitad, y posiblemente más.

La palabra *osteoporosis* literalmente significa huesos porosos, o huesos llenos de pequeños agujeros. Clínicamente, no se considera una enfermedad, sino la progresiva y grave pérdida de masa ósea. Debido a la pérdida de densidad, los huesos afectados por la osteoporosis se fracturan más fácilmente y se curan con mayor lentitud. Cierto ablandamiento de los huesos es normal, tanto en los hombres como en las mujeres en la mediana edad; pero un debilitamiento tan extenso como para impedir el adecuado funcionamiento de la persona no es normal. En las mujeres, la pérdida ósea comienza más pronto y avanza seis veces más rápidamente que en los hombres (sobre todo porque los huesos de las mujeres son, por naturaleza, más pequeños que los de los hombres, y por tanto tienen menos masa ósea desde el principio).

Nuestros huesos se forman de tejidos vivos que se reciclan constantemente. Mientras que el hueso interior se deteriora, el superficie se rehabilita. Se mantiene un equilibrio delicado de ambos procesos, en respuesta a las demandas del cuerpo. Si

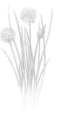

el cuerpo necesita calcio, el hueso se deteriora; si no, el hueso se rehabilita. Cuando se extrae más calcio de los huesos de lo que se deposita, los huesos se vuelven suaves y débiles. Invertir este proceso es el primer paso en la prevención y tratamiento de la osteoporosis. Sin embargo, hay confusión y conflicto sobre las recomendaciones específicas de cómo hacerlo, debido a los numerosos factores que contribuyen a la salud de los huesos: la predisposición genética, la producción de hormonas, el estado nutricional, la edad, la actividad física, y los hábitos de estilo de vida. Es necesario examinar todos los factores involucrados en este problema complicado.

La osteoporosis nos cuesta mucho. El precio promedio de dos semanas de hospitalización por una fractura de cadera es de unos 10 mil dólares, sin incluir los gastos de la atención en el hogar y los de la rehabilitación. Solamente en los Estados Unidos se gastan más de mil millones de dólares al año en el cuidado y el tratamiento de las mujeres con la osteoporosis.[2]

No se puede exagerar la gravedad del problema. La osteoporosis es dolorosa y debilitante. Después de la menopausia, las posibilidades de fracturarse un hueso aumentan dramáticamente; incluso una pequeña caída o un abrazo muy fuerte puede provocar la rotura de un hueso. Las fracturas frecuentemente resultan en inmovilización, hospitalización y dependencia—y en casos extremos, la muerte. Aunque las fracturas de la columna vertebral son el resultado más común de la osteoporosis, las fracturas de la cadera son más debilitantes. Estas a menudo resultan en la incapacidad prolongada, la depresión y la muerte acelerada. Del 15 al 20 por ciento de las mujeres muere en el plazo de tres meses después de haber sufrido una fractura grave de la cadera, ya sea como consecuencia de la herida o de complicaciones secundarias; un 30 por ciento muere dentro de un plazo de seis meses; y las demás son propensas a tener fracturas posteriores o a quedarse permanentemente incapacitadas.[3]

Las deformidades físicas causadas por esta condición son imposibles de disimular: una mujer de mayor edad con la osteoporosis avanzada baja de estatura, se encorva, tiene el abdomen protuberante y muchas veces camina con pasos inestables, arrastrando los pies. A medida que los huesos de la columna vertebral pierden su densidad, las vértebras sufren un colapso y fuerzan la caja torácica hacia abajo, inclinándose hacia la cadera. Una curvatura en la parte superior de la columna vertebral ocasiona una segunda curva en la parte inferior, que empuja los órganos internos hacia afuera. El vientre se vuelve tan protuberante que la mujer puede parecer embarazada.

Como consecuencia de la compresión de la columna vertebral, la mujer puede perder hasta ocho pulgadas de estatura. La resultante "giba de viuda" es uno de los estereotipos clásicos del envejecimiento—y lamentablemente no es un mito.

Las funciones internas se deterioran en tanto que los órganos comprimidos cambian de posición y presionan a otros órganos y sistemas. El estreñimiento se

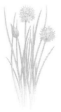

convierte en un problema habitual y la respiración se puede volver dificultosa. La persona puede sentir dolores en todo el cuerpo, sobre todo en la parte inferior de la espalda, debido a la presión que ejercen las vértebras fracturadas sobre los nervios. La vida se convierte en una sucesión de problemas.

El aspecto físico y la autoestima de una mujer pueden experimentar un cambio drástico cuando la osteoporosis llega a una etapa avanzada. Además de sentir molestias y una mayor o menor incapacitación, la mujer tiende a sentirse torpe, poco atractiva y más vieja. La ropa ya no le queda bien, y es casi imposible vestirse de moda. Al darse cuenta de que el cuerpo jamás podrá volver a su forma premenopáusica, muchas mujeres con la osteoporosis sufren estrés, ansiedad, sentimientos de desamparo y temor al futuro. En la esfera psicológica, esta pérdida de autoestima y los ajustes emocionales que deben efectuarse a veces pesan más a la mujer que los mismos trastornos físicos.

## ⋙ El Diagnóstico de la Osteoporosis ⋘

La osteoporosis es difícil de diagnosticar precozmente, porque los síntomas son graduales. A menudo, la primera señal es una fractura. La tecnología estándar de radiografías usadas para identificar las fracturas en los huesos no es lo suficientemente sensible para detectar la osteoporosis, hasta que la enfermedad haya consumido hasta el 40 por ciento de la masa ósea. Sin embargo, existen exámenes más sofisticados para evaluar los riesgos potenciales en una etapa más temprana. Más abajo evaluaremos algunos de estos.

Los siguientes son señales iniciales que le pueden alertar a un problema potencial:

⊙ Dolor crónico en la parte inferior de la espalda

⊙ Bajar de peso

⊙ Calambres nocturnos en las piernas

⊙ Dolores en las articulaciones

⊙ Transparencia de la piel

⊙ Artritis reumatoidea

⊙ Hipotiroidismo

⊙ Muestras de desasosiego (menearse los pies, retorcerse el cabello)

⊙ Insomnio

⊙ Pérdida de piezas dentales

⊙ Enfermedad periodontal (de las encías)

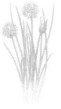

Una combinación de estos síntomas puede justificar tomar el primer paso hacia más diagnósticos.

## ≋ Examinarse los Huesos ≋

Los exámenes para determinar la salud de los huesos es una parte importante del cuidado preventivo de las mujeres de la mediana edad. Hay varios tipos de exámenes disponibles, algunos más accesibles y menos caros que otros. Es una buena idea hacer un examen inicial para determinar el estado de sus huesos y considerar sus opciones. Si usted presenta una pérdida considerable de masa ósea, puede someterse a un examen de seguimiento dentro de seis meses a un año, para asegurarse de que su programa funciona y que usted ya no está perdiendo masa ósea.

La osteoporosis se define ahora en términos de desviación estándar (DE) de la norma. Los resultados se expresan por la medida conocida como el "T-score" (puntaje T), donde la "T" se refiere al hueso trabecular (esponjoso), que se remodela (se renueva) más fácilmente que el hueso cortical, o rígido. El T-score compara el estado de los huesos con el de la mujer promedia de 35 años en su pico máximo de densidad ósea. La Organización Mundial de la Salud ha sugerido unas clasificaciones basadas en los siguientes T-scores:

- ⊙ Mayor de -1 (que significa no más de un DE por debajo del valor más denso de masa ósea de los adultos jóvenes) indica una densidad mineral ósea normal, o sea, de bajo riesgo de fracturas.
- ⊙ Entre -1 y -2.5 indica una baja densidad mineral ósea.
- ⊙ -2.5 o más bajo indica la osteoporosis.

Existen varios exámenes de la densidad mineral ósea (DMO); en esta sección de describen cuatro. Debe considerar pedir a su médico que la examine si usted es una candidata para la osteoporosis (véase la sección "¿Quien Está a Riesgo?"), o si quiere establecer una base para evaluar su ritmo de pérdida de la masa ósea, a medida que usted desarrolla un plan de acción preventiva.

### DEXA

Por su precisión, la DEXA (abreviación para absorciometría radiográfica de energía dual, y algunas veces llamada DXA) se considera el patrón oro de la densitometría ósea, o sea, la medida de densidad ósea. Típicamente utilizada para medir la densidad mineral de los huesos de la cadera y la columna vertebral, la DEXA proporciona una dosis menor de radiación y un tiempo de examen más corto que los otros métodos de radiografía.

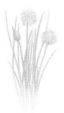

La DEXA tiene unas desventajas. Es un procedimiento caro, y generalmente las compañías de seguros no lo cubren si se hace por razones puramente preventivas (es decir, para que los seguros la autoricen, debe existir una osteoporosis ya diagnosticada). Además, la DEXA solamente hace una medida estática de la densidad mineral ósea, lo que significa que un segundo examen es necesario para indicar si el paciente está perdiendo o ganando masa ósea. Finalmente, es posible que la DEXA no sea el mejor análisis para las mujeres de huesos pequeños, porque puede indicar que sus huesos son frágiles, cuando en realidad no lo son.

## EL EXAMEN URINARIO PYRILINKS-D

El mejor examen de los huesos es el que indica su estado en este momento, no solamente lo que ya ha pasado, especialmente cuando se usa en conjunto con un examen como la DEXA.

La osteoporosis no es solamente una enfermedad de los huesos; es también una enfermedad del colágeno. El colágeno mantiene la piel suave y sin arrugas, y el colágeno de los huesos hace lo mismo. La doctora Christiane Northrop, médico y escritora sobre la salud de la mujer, describe los huesos como un collar de perlas. Las perlas son el calcio, y la cadena que las mantiene juntas es el colágeno.

Igual que su piel comienza a envejecer, el mismo proceso de pérdida de colágeno afecta sus huesos. Es importante saber el ritmo por el cual esto sucede en los huesos. Un examen de orina, que busca la pérdida excesiva del colágeno en la orina, puede decir esto y, por lo tanto, si el hueso se rehabilita o pierde masa ósea.

El análisis Pyrilinks-D busca la deoxipiridinolina (OXI), un marcador urinario específico para medir la pérdida de masa ósea. Un nivel de OXI superior a 6.5 significa que el ritmo de pérdida de masa ósea es mayor que la de una mujer saludable.

Los laboratorios Aeron ofrecen un examen casero de orina para medir la pérdida de masa ósea, además de un examen casero de saliva para determinar los niveles hormonales. Los exámenes se mandan por correo; usted se los suministra en la privacidad de su hogar y luego regresa los materiales al laboratorio. Los resultados son enviados por correo a usted o a su médico, que puede leer los resultados y ofrecer un protocolo posible. Es una manera fácil para determinar lo que pasa en su cuerpo, antes de decidir someterse a cualquier terapia de hormonas o fármacos. Yo he hecho el examen de densidad ósea y el hormonal para monitorear mi estatus, y continuaré usándolos como herramientas para revisar mi programa personal. Los exámenes no son baratos; juntos me costaron como $200, que no son reembolsados por mi seguro. Yo creo que vale la pena saber el estado de mis huesos y tener la ventaja de monitorear mi propio programa individualizado.

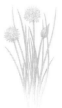

Aeron no es el único laboratorio que ofrece estos servicios, pero sí es uno de los más antiguos y goza de una excelente reputación. También manda información al consumidor que es fácil de entender. (Véase Recursos para la dirección y sitio web de Aeron.)

## LA PDXA

La DXA periférica (pDXA) es una nueva versión del examen DEXA, pero es menos cara. La pDXA mide la densidad ósea en el brazo. El procedimiento se hace en aproximadamente cinco minutos con un scanner del tamaño de una computadora personal. Aunque la pDXA no se considera tan confiable como la DEXA, es portátil y por tanto es de fácil uso para las oficinas médicas, los centros de trabajo y los centros comerciales. Su conveniencia lo hace una buena opción para los exámenes preliminares.

## EL SONÓMETRO

El sonómetro, un aparato portátil introducido en 1998, utiliza el ultrasonido para medir la densidad del hueso en los talones. El procedimiento toma menos de un minuto y emite un informe con un T-score y un estimado de la densidad del hueso expresado en gramos por centímetro cuadrado.

De un centro a otro, hay mucha variación en el tipo de equipos utilizados para medir la densidad ósea. Por lo tanto, para monitorear su densidad ósea, usted debe usar el mismo tipo de aparato cada vez que se examina. También debe hacerse el examen en la misma parte del cuerpo todas las veces.

## ≋ ¿Quien Está en Riesgo? ≋

### ¿ESTÁ USTED EN RIESGO DE SUFRIR LA OSTEOPOROSIS?

Si usted contesta "Sí" a dos o más de las siguientes preguntas, debe considerar someterse a uno de los exámenes descritos en este libro, y continuar leyendo para ver lo que puede hacer para prevenir más pérdida de masa ósea.

⊙ ¿Algún miembro de su familia ha tenido una enfermedad de los huesos?

⊙ ¿Es usted pequeña, delgada o tiene los huesos pequeños?

⊙ ¿Es usted de piel blanca o con pecas?

⊙ ¿Se le extirparon los ovarios antes de la edad de 45 años?

⊙ ¿Tuvo usted una menopausia temprana y natural?

⊙ ¿Alguna vez ha dado a luz?

⊙ ¿Tiene usted la diabetes o la hipoglucemia?

⊙ ¿Es usted intolerante a los productos lácteos, o evita consumirlos?

⊙ ¿Tiene el hipotiroidismo?

⊙ ¿Tiene una enfermedad del estómago, de los riñones, o del hígado?

⊙ ¿Es usted sedentaria?

⊙ ¿Toma más de dos tazas al día de bebidas que contienen cafeína?

⊙ ¿Toma más de dos bebidas alcohólicas al día?

⊙ ¿Fuma?

⊙ ¿Alguna vez ha llevado a cabo una dieta de mucho tiempo o un ayuno prolongado?

⊙ ¿Consume mucha sal?

⊙ ¿Su consumo de calcio, magnesio y vitamina D es menos de lo adecuado?

Hay suficientes indicadores para permitirnos predecir, con un alto grado de exactitud, quién desarrollará la osteoporosis, y quién no. Estos indicadores incluyen los siguientes:

## LA PREDISPOSICIÓN GENÉTICA

Comencemos con la herencia genética. Si la madre, tía o hermana de una mujer ha sufrido fracturas por causa de huesos débiles, esta mujer probablemente también las sufrirá. Sin embargo, no estoy de acuerdo de que no tenemos ningún control en esta situación. La tendencia familiar hacia la osteoporosis no significa que la mujer *tiene* que sufrir fracturas. Sin saberlo, sus parientes pueden haber agravado sus condiciones ya presentes. ¿Fueron sus dietas mal equilibradas? ¿Tomaron medicamentos o tuvieron condiciones médicas preexistentes? ¿Eran activas o sedentarias? Como analizo en este capítulo, el estilo de vida es la clave en la preparación y la adaptación a la osteoporosis.

## EL TAMAÑO DEL CUERPO

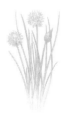

El tamaño del cuerpo es un factor importante para evaluar el grado de riesgo de la osteoporosis. Las mujeres pequeñas, delgadas, de huesos pequeños—las que usan ropas de las tallas más pequeñas—corren un riesgo muchísimo mayor que la más voluminosas, simplemente porque tienen menos tejido óseo que perder. Esta es la misma razón por la cual los hombres son menos susceptibles a las fracturas. Los huesos responden al mayor peso, formando nuevo tejido óseo para satisfacer la demanda: cuanto más pese usted, mayor será la exigencia impuesta a su cuerpo y más tejido óseo se formará. Las investigaciones sugieren que los que pesan menos de las 140 libras tienen un riesgo mayor de desarrollar la osteoporosis. Sin embargo, esto no debe interpretarse como un pretexto para la obesidad, que conlleva muchos más riesgos que beneficios para la salud. El ejercicio brinda las mismas ventajas que la corpulencia.

La nutrición inadecuada (a menudo la causa de la debilidad ósea), y la falta de estrógenos que resulta en una escasez de grasa en el cuerpo, predisponen a las mujeres jóvenes a la osteoporosis. Unos estudios demuestran que las mujeres o muchachas que padecen de anorexia, bulimia y otros desordenes nutricionales ya tienen un decrecimiento de masa ósea.[4] La amenorrea, o sea la ausencia de la menstruación debido a la falta de grasa en el cuerpo, provoca que la producción de estrógenos cese y el riesgo de la pérdida de masa ósea incremente. Las atletas jóvenes a menudo caen en estas dos situaciones. Los números son impresionantes: se ven trastornos de la alimentación y sus consecuencias en el 50 por ciento de las corredoras competitivas, el 44 por ciento de las bailarinas, el 35 por ciento de las corredoras no competitivas y el 12 por ciento de las nadadoras y ciclistas.[5] Estas sorprendentes estadísticas ayudan a explicar porqué los investigadores se refieren a la osteoporosis como a una enfermedad de la niñez con resultados en la mediana edad.

## LA PIGMENTACIÓN DE LA PIEL

Entre más blanca su piel, mayor es el riesgo de pérdida de masa ósea. Los estudios de los diferentes grupos étnicos han mostrado que las mujeres de ascendencia de Europa del norte, tales como las inglesas, las holandeses o las alemanas, corren mayor riesgo de la osteoporosis, y las mujeres de ascendencia africana-norteamericana corren menos riesgo. Las mujeres de ascendencia judía o hispana parecen caer en el medio.

## LAS CANAS PREMATURAS

Un curioso factor de riesgo de la osteoporosis son las canas prematuras (es decir, que la mitad del cabello se ha vuelto de color gris antes de los 40 años). Los científicos en el Centro para Investigaciones sobre la Osteoporosis de Maine encontraron que las pacientes sin factores de riesgo identificables, pero quienes tenían el cabello gris, eran 4.4 veces más susceptibles a la osteopenia (la masa ósea debajo de lo normal) que aquellas que retenían su color de cabello natural.[6] Estos investigadores sospechan que los genes que controlan el cambio prematuro del color de cabello son los mismos que controlan la densidad de los huesos, o se encuentran cercanos a ellos. Otras posibles condiciones asociadas con las canas prematuras son las enfermedades del tiroides y la menopausia prematura, ambas contribuyentes a la pérdida de masa ósea.

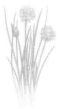

## LA MENOPAUSIA PREMATURA

Las mujeres que experimentan la menopausia prematura (antes de los 45 años) sufren un debilitamiento más rápido del tejido óseo que las mujeres que comienzan la menopausia más tarde. La relación entre la osteoporosis y los estrógenos salió de manifiesto en la época en que las histerectomías sistemáticamente incluían la extirpación de los ovarios. Los cirujanos ahora tratan dejar intactos los ovarios de las mujeres premenopáusicas, para ayudarlas a evitar la deterioración prematura de los huesos. Si usted ha tenido una menopausia quirúrgica, o está experimentando la menopausia natural a una edad temprana, debe leer *Sudden Menopause,* por Debbie De Angelo, especialista en nutrición, para más información sobre los factores de riesgo, la TRH y varios asuntos específicamente relacionados (véase Recursos).

## CONDICIONES MÉDICAS

Las condiciones médicas pueden hacer a las mujeres más vulnerables a la deterioración de los huesos. La diabetes, las anormalidades de los riñones y el hígado, las enfermedades celíacas, la enfermedad de Crohn, el hipotiroidismo y las cirugías del estómago son algunas de las condiciones medicas comunes que, por diferentes razones, impiden la absorción y la utilización del calcio y otros importantes nutrientes necesarios para la construcción continua del hueso.

El reciclaje de los huesos es un proceso complejo en el que interactúan los órganos, las hormonas y los minerales. Cualquier deficiencia o enfermedad que afecte el sistema de transporte de los nutrientes, o el funcionamiento de las glándulas endocrinas, el hígado o los riñones, así como cualquier dolencia que requiera permanecer en cama durante un periodo prolongado, ocasiona una pérdida de calcio y la consecuente pérdida ósea.

## LOS MEDICAMENTOS

Varios medicamentos interfieren con la absorción del calcio. Algunos se pueden evitar fácilmente; otros no. Pregúntele a su médico cómo sus fármacos recetados afectan el equilibrio del calcio. Si usted tiene que tomar cualquiera de los siguientes medicamentos, pregunte si es aconsejable tomar los suplementos de calcio.

**Los corticosteroides (cortisona, hidrocortisona, prednisona, dexametasona).** Cuando se usan por mucho tiempo o en grandes cantidades, pueden causar una porosidad severa en los huesos, que conduce a la osteoporosis. No solamente crean un desequilibrio negativo de calcio, sino suprimen la formación de hueso nuevo.

**Los anticonvulsivos (la fenitoina, el fenobarbital, la primidona, la fensuximida).** Estos estimulan la producción de las enzimas que desintegran la vitamina

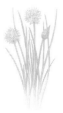

D, que así provoca deficiencias de la vitamina D y el calcio y, a su vez, la pérdida severa de la masa ósea.

**Los antiácidos que contienen aluminio.** Estos causan un incremento en la excreción de calcio. Los antiácidos que contienen aluminio no causan osteoporosis de por sí, pero pueden contribuir a ella, si se toman con regularidad. Mire la etiqueta cuando compre antiácidos—o, de hecho, cualquier producto. Unos antiácidos que no contienen aluminio son Alka-Seltzer, Bisodol, Eno, Titralac, y Tums.

**Diuréticos.** A menudo las mujeres toman diuréticos para reducir la presión arterial y los líquidos del cuerpo. Se piensa que algunos tienen un efecto adverso en la masa ósea. El uso prolongado puede provocar que los niveles de calcio en la sangre se eleven y la excreción de calcio disminuya. Morris Notelovitz, director del Centro para los Estudios Climatéricos en Gainesville, Florida, escribe que la furosenida incrementa la excreción de calcio en la orina, mientras que la tiazida reduce la cantidad de calcio que se pierde en la orina, y por eso es más recomendable para las mujeres propensas a la osteoporosis.[7]

## EL ESTILO DE VIDA

El ritmo de deterioración de nuestros huesos depende de la manera en que tratamos a nuestro cuerpo: lo que normalmente ponemos en él y cuánto lo usamos. Casi todo lo que hacemos se relaciona, de una forma u otra, con la salud de los huesos.

## LA PROTEÍNA ANIMAL

Muchos estudios de la comunidades alrededor del mundo han comprobado una correlación entre la dieta y las enfermedades óseas avanzadas. Por ejemplo, una dieta vegetariana ayuda a prevenir la osteoporosis. Especialmente después de los 50 años de edad, los carnívoros pierden casi el doble del calcio que los vegetarianos. El estudio más reciente sugiere que el asunto importante no es el consumo total de proteína animal, sino la proporción de proteína animal a proteína vegetal en la dieta. Las mujeres en el estudio que consumían más proteína de fuentes animales (a un promedio de 4.2 veces más proteína animal que vegetal) perdieron masa ósea a un ritmo mucho más significativo que las que consumían más proteínas vegetales (a un promedio de 1.2 veces más proteína vegetal que animal).[8] Los resultados fueron iguales aun después de tomar en consideración otros factores de riesgo, tales como el consumo de calcio, los niveles de los estrógenos, el ejercicio y el peso corporal. Según los autores de dicho estudio, no es necesario adoptar un estilo de vida vegetariano y evitar toda proteína animal, sino integrar más proteína vegetal en nuestras dietas, añadir más frutas y vegetales y crear un equilibrio.

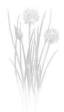

Es bien conocido que el consumo de proteína más allá de lo que nuestros cuerpos necesitan crea acidez en el estómago, una condición que roba calcio del esqueleto. Con los años, nuestros riñones son menos capaces de neutralizar los ácidos del estómago; entonces, cuando se estresan por un exceso de ácido, el cuerpo resta minerales alcalinos de los huesos. Hay dos maneras de rectificar esta situación: si hay una sobrecarga de proteína animal en nuestras dietas, podemos disminuir su consumo; o podemos crear una base en forma de frutas y verduras que neutralizará el ácido. Una vez más, estos resultados confirman la necesidad de incorporar más frutas y vegetales frescos a nuestras dietas, todos los días.

Las proteínas animales tienen otra parte negativa. La carne tiene un alto contenido de fósforo, un mineral que, cuando se consume en cantidades más altas de lo que nuestros cuerpos necesitan, también crea ácido y por lo tanto quita calcio de los huesos. El equilibrio ácido-alcalino en el cuerpo es crítico para la salud de los huesos específicamente y para la salud en general. Para mantener un equilibrio en su cuerpo, disminuya las comidas que producen acidez; estas incluyen la carne roja, las bebidas carbonatadas, el alcohol, la sal, el azúcar refinado y la harina refinada. En su lugar, aumente la cantidad de vegetales en su dieta. (Para un análisis de los beneficios de las proteínas basadas en plantas, véase la sección "Los Nutrientes Beneficiosos para los Huesos" que comienza en la pagina 156.)

## LAS GRASAS

Tanto la cantidad como el tipo de grasa que usted consume afectan la absorción del calcio. Si el consumo de grasa es demasiado alto o bajo, la absorción del calcio se reduce. Esta ha sido una crítica importante de las dietas para bajar de peso que recomiendan la leche descremada y otros productos sin grasa. El calcio requiere la presencia de un poco de grasa para su absorción; entonces, para beneficio de sus huesos, no elimine toda la grasa de su dieta, aun cuando quiera bajar de peso.

Cierta cantidad de grasa es necesaria para unas funciones que ningún otro nutriente puede hacer. Los ácidos grasos esenciales (AGE) son necesarios para el metabolismo del calcio y deben obtenerse de la comida. Las grasas preferidas son aquellas que se encuentran en las comidas integrales naturales, tales como las semillas y nueces crudas, los aceites vegetales y el pescado. La grasa de la leche contenida en los productos fermentados, como el yogur o la leche acidófila, fomenta la absorción del calcio. Hasta las personas sensibles a la leche generalmente pueden tolerar estas comidas porque son parcialmente predigeridas.

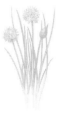

Muchas mujeres evitan consumir grasa a todo costo. Si usted ha eliminado la mayor parte de la grasa de su dieta, le animo a que busque formas de integrar las grasas esenciales en su plan de comidas, o a que tome los suplementos en cápsulas. Las grasas esenciales pueden normalizar sus hormonas, proteger sus arterias, disminuir el crecimiento de tumores y, extrañamente, hasta ayudarla a mantener su peso. La fuente alimenticia de AGE más significativa proviene del pescado de agua fría, como el atún y el salmón. Puesto que no es práctico consumir estas comidas diariamente, le recomiendo una fuente vegetariana, la linaza, como la forma más fácil para obtener las grasas esenciales adecuadas. Y la linaza ofrece algo más para sus huesos: debido a sus propiedades antioxidantes y a su capacidad de minimizar la pérdida del calcio en la orina, ejerce un efecto positivo en el metabolismo de los huesos. Un estudio que examinó los efectos del consumo de la linaza en mujeres posmenopáusicas que no usaban la TRH encontró que cuando se integraron 38 gramos (cuatro cucharadas) de linaza molida a la dieta, el ritmo de la reabsorción ósea se redujo.[9] La linaza viene en varias formas: como semillas para moler, molida y preempacada, y como aceite.

Las grasas que se deben evitar—aquellas que alteran la digestibilidad y utilización de los nutrientes—son las grasas saturadas, como aquellas encontradas en las carnes, los productos lácteos, la grasa vegetal sólida y las comidas procesadas, y en ciertos aceites vegetales como el aceite de coco y de palma. Es saludable mantener el consumo de calorías provenientes de grasas a menos del 25 por ciento de su consumo diario total de calorías.

## EL AZÚCAR

Las que nos inclinamos hacia los dulces corremos mayor riesgo de desarrollar la osteoporosis. Un alto consumo de azúcar promueve la acidez, con el resultado, como ya vimos, que el calcio se excreta de los huesos. ¡Imagínese los efectos en su cuerpo si usted es una carnívora voraz y una fanática del azúcar!

## LA SAL

La mayoría de la gente sabe que un exceso de sodio puede elevar la presión arterial e incrementar el riesgo de la hipertensión y la cardiopatía, pero poca gente sabe que demasiada sal trae otro riesgo: la pérdida de grandes cantidades de calcio en nuestros huesos. Mientras más sal usted coma, más calcio excreta. Se recomienda que el consumo diario de sodio no exceda los 2,000 mg (la cantidad contenida en aproximadamente una cucharadita de sal). Cuidado con los productos donde la sal se esconde: los condimentos y aderezos, las comidas procesadas y enlatadas, el queso, los perros calientes, las carnes curadas y la pizza.

## LA CAFEÍNA

El café, los cigarros y el alcohol reaccionan en el cuerpo para producir la porosidad de los huesos. Las mujeres jóvenes que toman el equivalente de dos tasas de café al

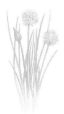

día se exponen al riesgo de la osteoporosis en los años venideros, según un estudio de 980 mujeres posmenopáusicas.[10] La cafeína actúa como un diurético, acelerando la pérdida de calcio y magnesio. El mismo estudio demostró que es posible contrarrestar los efectos adversos de la cafeína al consumir ocho onzas de leche al día, o el equivalente de 300 mg de calcio.

## EL ALCOHOL

El alto consumo del alcohol se ha vinculado con la absorción inadecuada del calcio. Por lo tanto, la mayoría de los nutricionistas aconsejan a sus pacientes de alto riesgo a no consumirlo. Es probable que el alcohol tiene efectos diuréticos, pero también daña el hígado e interfiere con el metabolismo de la vitamina D. Sorprendentemente, un estudio británico ha sugerido que el alcohol puede incrementar la masa ósea, puesto que causa la conversión de los andrógenos a estrógenos.[11] Creo que la regla de moderación aplica al alcohol, como a otras sustancias que nos hacen daño cuando las consumimos en exceso.

## LOS CIGARRILLOS

Las mujeres que fuman pierden la masa ósea con más rapidez que las que no fuman. Las fumadoras generalmente experimentan la menopausia varios años antes que las no fumadoras, y el descenso prematuro de los estrógenos puede ser la causa de la absorción disminuida del calcio en los huesos. Fumar cigarrillos también puede interferir con el metabolismo de los estrógenos en el cuerpo, aunque no está claro el mecanismo de este proceso. A menudo fumar acompaña el consumo de cafeína y alcohol—una combinación que puede ser peor que la suma de las partes individuales.

## ⮚ El Valor del Ejercicio ⮘

No hay controversia sobre los beneficios del ejercicio en la formación y mantenimiento de los huesos fuertes. Igual que los músculos, los huesos se hacen más fuertes con el uso. La densidad del hueso depende directamente de cuanta fuerza se le aplique: a medida que la fuerza incrementa, la cantidad de calcio que se deposita en los huesos es mayor. Los huesos de los atletas y otras personas físicamente activas son considerablemente más densos que los huesos de aquellos que no hacen ejercicios.

No tiene que ser una corredora de maratón para obtener resultados de la actividad física periódica. Los ejercicios que fortalecen los músculos, como los de las ilustraciones que se encuentran al final de este libro, ayudan a revertir el declive de la masa y la fortaleza muscular que normalmente es una consecuencia de la edad, y pueden incrementar la densidad ósea. Unas investigaciones en el Centro para los

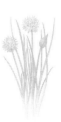

Estudios Climatéricos en Florida mostró que las mujeres menopáusicas recibiendo terapia hormonal experimentaron un incremento del 8 por ciento en su masa ósea, cuando hacían ejercicios de fortalecimiento muscular.[12] Un grupo comparativo de mujeres recibiendo terapia de reemplazo de los estrógenos (TRE), pero que no hacían ejercicios, ni ganaron ni perdieron masa ósea. Hasta en un grupo de mujeres de 90 años, el entrenamiento de alta resistencia demostró incrementar la fuerza muscular y reducir el riesgo de las caídas relacionadas a la osteoporosis.[13]

Para lograr resultados con el ejercicio, no es preciso tener un compromiso irracional de tiempo. En un proyecto de investigación en el Centro Médico del Condado de Nassau en Nueva York, las mujeres posmenopáusicas que hacían ejercicios por una hora tres veces a la semana no sólo dejaron de perder el calcio, sino añadieron más calcio a sus huesos.[14] La cantidad de ejercicio que se hace si se relaciona con la cantidad de masa ósea que ganará. Las mujeres que hacen ejercicios cuatro veces a la semana tendrán los huesos más densos que las que se ejercitan dos veces por semana.

La osteoporosis es un problema multidimensional, y en un programa de prevención o de recuperación hay que evaluar cada uno de los diversos factores que contribuyen a la pérdida de hueso. En un estudio de mujeres de edad avanzada, se concluyó que hacer ejercicios solamente no era tan efectivo como la combinación de ejercicios y calcio suplementario. En las mujeres que hacían ejercicios y tomaban calcio, la pérdida de hueso quedaba prácticamente frenada. Entre las que tomaban estrógenos además de hacer ejercicios, la densidad ósea experimentaba un aumento de alrededor del 3 por ciento en un año, pero la terapia de reemplazo de los estrógenos no es la opción conveniente para todas las mujeres.[15]

Nunca es demasiado tarde para mejorar su cuerpo. Si usted no es físicamente activa, comience un programa tan pronto como sea posible, aunque sea solamente para proteger sus huesos del deterioro. Los mejores ejercicios para fortalecer los huesos son los que les imponen un esfuerzo: correr, baile aeróbico, saltar la cuerda, caminar a paso rápido, subir escaleras, bailar, y entrenamiento de fortalecimiento muscular. Lo he dicho antes y vale la pena repetirlo: no subestime el caminar como forma de ejercicio. Si usted, como yo, solía correr pero ya no puede, todavía puede ejercitarse bien al caminar rápido, subir montañas o colinas, o llevar pesas en su cuerpo mientras camina. (*Precaución:* usar pesas en los tobillos al caminar hace más daño que bien, puesto que pone una presión indeseable en las rodillas y tobillos.) Mi querida y delgada amiga Karan diseñó un plan para cargar sus huesos más: ella lleva pesas de 10 libras en su mochila cuando salimos a subir y bajar las colinas de Sausalito, temprano por la mañana.

Usted probablemente ya haya escuchado que, para obtener el mayor beneficio, debe hacer sus ejercicios durante 20 a 30 minutos a una velocidad suficiente como para acelerar el pulso moderadamente. Las mujeres a menudo se concentran en los ejercicios aeróbicos, o los ejercicios para la parte inferior del cuerpo, e ignoran la parte superior. Es por eso que muchas mujeres tienen los brazos y hombros relativamente débiles. Para que su ejercicio sea completo, ponga a trabajar todos sus huesos y músculos en la ejecución de toda clase de movimientos corporales. Camine o baile para ejercitar los miembros inferiores, y luego agregue unos ejercicios para los brazos y hombros, o haga pesas. El entrenamiento de fortalecimiento muscular se puede practicar hasta sentado o en una silla de ruedas. El libro de Charlene Torkelson, *Get Fit While You Sit,* ofrece algunas ideas interesantes de cómo hacer ejercicios si usted tiene la movilidad impedida o requiere de ejercicios de bajo impacto (véase Recursos).

Hay videos de ejercicios específicos para mujeres—incluso algunos para las mujeres menopáusicas. Le recomiendo el de Kathy Smith, *Moving Through Menopause.* Ella incluye todo: una rutina cardiovascular de bajo impacto, una rutina de fortalecimiento muscular, más una sesión de yoga para reducir el estrés. En realidad, todos los videos de Kathy son fantásticos. También me gustan los de Denise Austin. Aparte de los videos, ella tiene una sesión televisiva por la mañana temprano que se puede seguir gratis. Yo prefiero los instructores de ejercicios que han estudiado la fisiología de los ejercicios y que se mantienen al tanto de la información científica más reciente—en lugar de las "celebridades" con sus figuras atractivas.

Hay una etapa de la vida cuando nos vemos obligadas a cambiar nuestros programas de ejercicios. Yo odiaba tener que dejar de correr, y estoy muy agradecida a mi amiga Linda, que siendo más joven y pudiendo correr cinco millas al día, decidió caminar por las colinas conmigo. También me he dado cuenta que algunos de los ejercicios aeróbicos de bajo impacto me dan dolores en las rodillas y los metatarsianos. Ya no me recupero del dolor de los ejercicios tan rápido como antes. Es difícil dejar algo agradable que ha sido una parte tan importante de mi vida. Créanme, luché contra el cambio por mucho tiempo, pero mi cuerpo me dijo claramente que tenía que encontrar alternativas más suaves. Ahora que me he acostumbrado a mi nueva rutina, me encanta caminar rápido, escalar montañas y asistir a mi clase de aeróbicos. Pienso experimentar más con otras clases, tal vez de yoga o ballet. Mi realidad quizás sea la misma para usted. No todos debemos practicar los ejercicios aeróbicos de alto impacto. El médico Nicholas DiNublie, asesor de ortopedia de la compañía de ballet de Pennsylvania, aconseja que las personas con problemas músculo esquelétales no practiquen ejercicios de alto impacto. Además, las personas con problemas de los tobillos o los pies, y las que padecen de artritis o osteoporosis, se beneficiarían más de las actividades de bajo impacto.[16] Los ancianos y los que tienen condiciones neurológicas que afectan el equilibrio corren el riesgo de caerse y deben tener cuidado con los ejercicios que escogen.

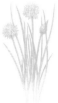

Recuerde que las actividades domesticas, como la jardinería y la limpieza de casa, también son actividades físicas. Mientras más se mueve su cuerpo, más saludable estará—y usted sufrirá menos quejas físicas.

La prevención es la mejor—y para algunas la única forma de evitar las fracturas del esqueleto, las incomodidades severas y la desfiguración permanente a causa de la osteoporosis. Una vez detectada, la osteoporosis puede ser controlada e revertida solamente hasta un punto limitado, de modo que el curso más seguro es comenzar las medidas preventivas ahora. Los ejercicios añadirán masa a sus huesos y posiblemente años a su vida.

## El Valor de las Hormonas

Las investigaciones indican claramente que las hormonas participan directamente en el metabolismo de los huesos. Todavía no es claro cuál hormona juega el papel predominante, ni cuáles son las mejores fuentes, ni qué cantidades son adecuadas y seguras para las mujeres posmenopáusicas. Los estrógenos, la progesterona y la testosterona contribuyen a la salud de los huesos antes de la menopausia, pero, ¿es necesario que todas las mujeres posmenopáusicas las tomen, o sólo las que están a riesgo de la osteoporosis o que ya sufren de las señales de deterioro óseo?

Desde hace décadas se ha reconocido el papel importante de los estrógenos en la salud de los huesos. Los estrógenos preservan la masa ósea al disminuir el ritmo de su pérdida. Observe, sin embargo, que no crea nuevas células óseas; solamente disminuye el proceso de la pérdida. Por lo tanto, tomar estrógenos solamente no puede revertir cualquier pérdida que ya haya ocurrido. Los niveles de estrógenos de una mujer durante su vida determinan en gran parte sus probabilidades de desarrollar la osteoporosis después de la menopausia. Puesto que se necesita cierta cantidad de estrógenos por mes para crear hueso, cualquier cosa que interfiera con su ciclo hormonal y con la producción de estrógenos antes de la menopausia también interferirá con la producción ósea. Algunas de estas condiciones incluyen la edad a la que comenzó a menstruar (un comienzo más tarde significa menos producción de estrógenos), la edad cuando llega a la menopausia (alcanzarla temprano significa menos producción de estrógenos), y saltarse períodos menstruales (que significa menos producción de estrógenos). Por otro lado, los ejercicios, especialmente durante la juventud, ayuda a acumular la masa ósea. Además, tener un poquito más de peso corporal no le hace daño, especialmente después de la menopausia, porque la grasa se convierte en estrógenos, lo que conduce a menos deterioración ósea.

Los estrógenos mejoran la capacidad de absorber el calcio y el magnesio, y reducen la cantidad de estos minerales excretados en la orina. Puesto que la literatura temprana sobre la menopausia se enfocaba exclusivamente en el papel de los estrógenos y los huesos, la sabiduría convencional ha sugerido suplementar los estrógenos

durante la mediana edad, cuando los niveles hormonales comienzan a descender. Para derivar los óptimos beneficios de la TRE, se debe comenzar temprano en los años perimenopáusicos, cuando el ritmo de la pérdida de masa ósea está en su apogeo, y luego continuar por hasta nueve años.[17] Otras investigaciones indican que los estrógenos deben tomarse de por vida, puesto que la descontinuación resulta en la pérdida inmediata de masa ósea, posiblemente a un ritmo más acelerado. Estas son noticias desalentadoras para las mujeres que saben que existe un riesgo aumentado del cáncer mamario cuando el uso de los estrógenos excede cinco años.[18]

Qué hacer frente a este dilema no es una pregunta fácil, ni tampoco se puede hacer una recomendación general que se aplique a todas las mujeres. La condición de sus huesos y el cúmulo total de los factores de riesgo le ayudarán a tomar la decisión que es correcta para usted.

Para comenzar, no todas las mujeres son candidatas para la TRE, incluyendo a las mujeres con cáncer del útero, cánceres relacionados a los estrógenos, endometriosis, tumores fibrosos uterinos, alta presión arterial, enfermedades del hígado o de la vesícula, diabetes, migrañas, o tendencias hacia los coágulos de sangre. Otras mujeres no pueden tolerar la terapia hormonal por los efectos secundarios como ansiedad, cambios de humor, retención de líquidos, aumento de peso, abdomen hinchado, sangrado al disminuir la dosis de estrógenos, nausea y dolores de cabeza.

Un número creciente de mujeres no se sienten cómodas con la idea de tratar de controlar un proceso natural de la vida al tomar hormonas convencionales ya comprobadas de ser dañinas, o fármacos con efectos secundarios peligrosos. Aunque existe la posibilidad de que la terapia les proteja de la pérdida de masa ósea, muchas mujeres prefieren no utilizarla a causa de las incertidumbres relacionadas a los efectos del uso prolongado. Afortunadamente, muchas prácticas naturales y no invasoras ofrecen protección para los huesos. Un estrógeno más amigable, el estriol, ha sido efectivo en reducir muchos de los síntomas comunes de la menopausia; sin embargo, el estriol no ha sido estudiado lo suficientemente para saber con seguridad si previene la pérdida de masa ósea tan efectivamente como el estradiol, una hormona más potente y un componente común de muchas formas convencionales de la TRH. Dicho esto, varios estudios japoneses encuentran resultados alentadores; parece que el estriol puede prevenir el deterioro de los huesos en las mujeres posmenopáusicas.[19] (Véase el Capítulo 2 para una discusión detallada de las hormonas naturales o bioidénticas como el estriol.) Además, varios nutrientes protegen los huesos de más pérdida, como vimos en la sección "Nutrientes Beneficiosos para los Huesos". Alimentos como la soja ofrecen un efecto parecido a los estrógenos que puede fortalecer los huesos; se venden las tabletas de soja y otros suplementos para las mujeres que luchan por encontrar formas de integrar suficiente soja en sus dietas. Si los alimentos, los nutrientes y las hormonas amigables no funcionan para usted, entonces consulte a su doctor para un tratamiento médico.

Una hormona que fortalece los huesos y literalmente ayuda a restaurar los tejidos óseos es la progesterona. Hay pocas investigaciones en los Estados Unidos sobre el papel de esta otra hormona femenina en el tratamiento de la menopausia, porque los investigadores creían haber encontrado la respuesta a la menopausia—o sea, los estrógenos. La progesterona se añadió a la mezcla de la TRE solamente como medida preventiva contra el cáncer endometrial. En este momento, los estudios más significativos sobre la progesterona provienen de la Universidad de Columbia Británica. En pruebas con animales y seres humanos, hechas en varios entornos, la doctora Jerilynn Prior encontró que la progesterona no solo frena la pérdida de masa ósea, sino que también forma nuevo hueso y/o incrementa el reciclaje óseo.[20]

El doctor John Lee es uno de los pioneros en hacer pruebas clínicas sobre la progesterona natural. Él también encuentra que la progesterona es la clave del fortalecimiento de los huesos. Desde 1982, el doctor Lee ha tratado a sus pacientes menopáusicas con una crema de progesterona natural más un programa dietético que incluye unos suplementos de vitaminas y minerales y el ejercicio moderado. Él encontró una verdadera inversión de la osteoporosis, hasta en las pacientes que no tomaban los suplementos de estrógenos.[21] Léase más sobre el trabajo del doctor Lee en sus libros *What Your Doctor May Not Tell You about Menopause* (escrito con Virginia Hopkins) y *What Your Doctor May Not Tell You about Premenopause* (escrito con el doctor Jesse Hanley y Virginia Hopkins).

La crema de progesterona natural se vende sin receta en algunas farmacias y tiendas de comidas naturales. *Nota:* el número de cremas disponibles en el mercado está creciendo rápidamente, y los nombres tienden a ser parecidos, pero no todas contienen progesterona verdadera; por lo tanto, tenga cuidado. El Aeron LifeCycle Clinical Laboratory ha evaluado varias cremas comerciales que contienen una potencial actividad hormonal, para determinar su contenido de progesterona. Una lista de estos productos se encuentra en el Capítulo 2.

Las progesteronas sintéticas, llamadas *progestinas,* tales como las que se encuentran en Provera y otros tratamientos tradicionales de la TRH, pueden ofrecer algunos de los beneficios que brinda la progesterona en formación ósea; sin embargo, los serios efectos secundarios las hacen intolerables para muchas mujeres. (Véase el Capítulo 2 para más información sobre la progesterona natural versus la sintética.)

Los recientes avances en el estudio de los andrógenos muestran que la testosterona también estimula el crecimiento de hueso nuevo y contribuye sustancialmente a la densidad ósea. Una investigación que duró dos años, en la cual se probó una combinación oral de estrógenos y metiltestosterona, confirmó que el dúo no solo previno la pérdida de masa ósea (como lo hicieron los estrógenos solos), sino también produjo incrementos significativos en la densidad mineral de los huesos de la columna vertebral (lo cuál no es un efecto de los estrógenos solos).[22] Además,

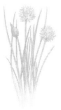

los hombres que tienen niveles bajos de testosterona tienen un mayor índice de la osteoporosis.

Aunque las investigaciones en las mujeres son mínimas en este momento, es probable que algunas mujeres posmenopáusicas pueden beneficiarse del reemplazo de la testosterona. Es recomendable verificar los niveles hormonales, examinarse por la osteoporosis, e investigar los síntomas existentes antes de comenzar cualquier tratamiento hormonal.

## ⤜ Los Fármacos No Hormonales ⤛

Ahora que la TRH ha sido desacreditada, las compañías farmacéuticas se preparan para promover sus productos para la rehabilitación de los huesos a las mujeres preocupadas. No tengo las estadísticas para apoyar mi teoría, pero no requiere mucha imaginación esperar que las ventas de Fosamax, Evista y nuevos productos parecidos se eleven en un corto período de tiempo. Por lo que he leído (fuera de los medios masivos de comunicación), hay que hacer un análisis cuidadoso, tanto de Evista como de Fosamax, antes de empezar a utilizarlos. Los beneficios de Fosamax (nombre genérico: alendronato) se mantienen en duda por el tipo de hueso que crea. Una parte del problema con este fármaco es que no tenemos estudios prolongados. De todos modos, varios investigadores tienen sospechas de que, con el pasar de los años, el alendronato puede causar que los huesos se fracturen con más facilidad. Sus efectos secundarios son igualmente alarmantes; estos incluyen daños permanentes al estómago y al esófago. En sus anuncios, los promotores apenas mencionan que el fármaco causa deficiencias de calcio, magnesio y vitamina D—minerales que, sin duda, son cruciales para tener los huesos fuertes.

Evista (raloxifena) está ganando popularidad como un formador no hormonal de hueso. Antes de probarlo, sin embargo, sepa que puede empeorar los síntomas menopáusicos, especialmente los sofocos, y puede incrementar el riesgo de los coágulos fatales de la sangre. A medida que las compañías farmacéuticas introducen las más recientes maravillas para el fortalecimiento de huesos, usted deber leer sobre todos los potenciales efectos secundarios, antes de hacer su decisión.

## ⤜ ¿El Mercadeo del Temor? ⤛

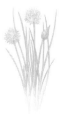

Quiero ofrecer una última palabra sobre las grandes ganancias que la osteoporosis promete para las compañías farmacéuticas que quieren acaparar el mercado de los consumidores que van envejeciendo. No quiero subestimar la devastación, la inconveniencia y el desgaste financiero que puede causar una fractura de la cadera, pero algunos escritores médicos han reportado que se ha sobredimensionado la osteoporosis como condición médica. Gill Sanson, una educadora sobre la salud femenina en Nueva Zelanda, ha revisado extensamente la literatura sobre la osteoporosis y encuentra que la información contenida en los folletos para los pacientes, los anuncios y los medios masivos son engañosos y a menudo inexactos, y que se han proliferado al márgen de las políticas publicas y los análisis objetivos.[23] Ella enfatiza que la baja densidad mineral de los huesos no necesariamente ocasiona fracturas, y que identificar la baja densidad mineral de la masa ósea como la osteoporosis es como equiparar la alta presión con un derrame cerebral, o el colesterol alto con la cardiopatía. A la vez, elevar la baja densidad mineral de masa ósea—una condición con la que millones de ancianos han vivido hace miles de años—a una epidemia global, ofrece unas potenciales ganancias ilimitadas para la industria que hace los exámenes sobre los huesos, la industria farmacéutica, la industria láctea y la industria de suplementos de calcio. Antes de decidirse por un tratamiento, tal vez quiera ver el libro de Sanson, *The Osteoporosis "Epidemic": Well Women and the Marketing of Fear.* Visite su sitio web en www.bonestory.com.

## El Valor del Calcio

El proceso que culmina en la osteoporosis comienza de 30 a 40 años antes de la primera fractura. Durante los años de juventud, usted comienza a establecer la salud de sus huesos; mientras más se demora en hacerlo, más difícil será alcanzarla. La prevención es la mejor forma—y la única forma segura—de mantener la salud de sus huesos. Y la historia comienza con el calcio. Poner calcio en los huesos, y mantenerlo allí, es la clave, y no es tan fácil como tomarse un vaso de leche antes de acostarse.

No se puede exagerar la importancia del calcio para el cuerpo. Puesto que el calcio es clave en las funciones cerebrales, la coagulación de la sangre, y las contracciones musculares, el cuerpo contiene un sistema elaborado de comprobaciones hormonales para asegurar que la cantidad adecuada circule en la sangre todo el tiempo. Cuando los niveles de calcio en la sangre bajan, unas hormonas y glándulas especiales responden inmediatamente, sacando el calcio que se necesita de su fiel fuente: los huesos.

Una cantidad adecuada de calcio en la sangre es esencial para asegurar que un continuo retiro no deje el cuerpo, décadas más tarde, con huesos débiles. Las cantidades diarias del calcio que se recomiendan han incrementado recientemente a lo siguiente:

### Fuentes de Calcio

| Alimento | Ración | Contenido de Calcio (mg) |
|---|---|---|
| Leche descremada o baja en grasa (2%) | 1 taza | 300 |
| Sardinas (con huesos) | 1/4 lb | 300 |
| Helado de yogur | 1 taza | 200 |
| Yogur | 1 taza | 290 |
| Queso cheddar | 1 oz | 205 |
| Helado | 1/2 taza | 190 |
| Espinacas cocidas | 1 taza | 150 |
| Tofú | 4 oz | 145 |
| Brócoli cocida | 1 taza | 130 |
| Almendras | 1/4 taza | 80 |

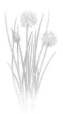

Mujeres entre las edades de 19 a 50 años: 1,000 mg (incluyendo las mujeres embarazadas o dando de mamar)

Mujeres mayores de 50: 1,200 mg

En la prevención y el tratamiento de la osteoporosis, debemos considerar tres asuntos: (1) ¿Estamos recibiendo suficiente calcio en nuestra dieta? (2) Si lo estamos, ¿qué podría impedirnos la absorción del calcio para fortalecer los huesos? (3) ¿Necesitamos suplementos?

El consumo del calcio en forma de alimentos debe ser una prioridad mayor, pero hay factores que lo obstaculizan. Algunas mujeres simplemente no toman leche de vaca ni comen queso; los productos lácteos no les caen bien. Es posible que ya no pueden digerir la leche de vaca; es así para la mayoría de mujeres africana-americanas y asiáticas, que no toleran la lactosa. Si esto se aplica a usted, y sin embargo quisiera derivar más calcio de los productos lácteos, puede probar Lactaid o añadir unas gotas de enzimas a su leche. Como alternativas, he encontrado que la leche de soja y la de arroz son buenas con el cereal y para cocinar, y ambas son fortificadas con calcio.

Sin embargo, es posible que los productos lácteos no sean la solución para el consumo adecuado de calcio y la salud de los huesos. El índice de las fracturas de caderas es el más alto en los países occidentales, donde se consumen los productos lácteos en grandes cantidades.[24] La incorporación de otras fuentes alimenticias del calcio puede ser una solución mejor, pero considere algunos de los candidatos principales: sardinas (con huesos), hojas de nabo, y almendras. Sea honesta—¿cuántas veces a la semana usted realmente comería estos alimentos? Mi comida preferida con alto contenido de calcio es el brócoli, pero me sería muy difícil tragar las 12 tazas diarias que se recomiendan para cumplir el calcio requerido. (Véase la lista de las comidas con calcio en la pagina anterior y haga la suma de su consumo diario de calcio.)

El consumo de alimentos ricos en calcio es solo el comienzo del proceso que lleva el calcio por el sistema digestivo, a la sangre y los huesos. Puesto que el cuerpo no absorbe el calcio eficazmente, usted puede necesitar aun mayores cantidades para compensar la insuficiencia. Mientras que la absorción de cualquier nutriente varía con cada individuo, solamente se usa del 20 al 40 por ciento del calcio que se ingiere, y hasta ese porcentaje disminuye con la edad. Considere algunos de los complejos aspectos de la absorción del calcio:

⊙ Su estructura genética determina si usted absorbe eficientemente.

⊙ Las enfermedades disminuyen la cantidad que se retiene.

⊙ Los estrógenos aumentan la absorción del calcio, lo que ayuda a explicar la rápida pérdida de masa ósea después de la menopausia.

⊙ La absorción del calcio se disminuye con el envejecimiento, tanto en los hombres como en las mujeres, pero el declive empieza más temprano en las mujeres.

⊙ El ejercicio incrementa la absorción; la inactividad la disminuye.

⊙ Los medicamentos, los fármacos, los cigarrillos, la cafeína y ciertas comidas impiden la absorción, incrementan la excreción de los nutrientes y disminuye su utilización.

⊙ El estrés agota su abastecimiento inmediato de calcio, a la vez que su reserva.

⊙ La falta de otros nutrientes específicos deteriora la absorción de calcio, especialmente las vitaminas D, C y K, y los minerales magnesio, fósforo y boro.

Los suplementos, por lo tanto, son absolutamente necesarios para la mayoría de las mujeres y se ha comprobado su efectividad en reducir la pérdida de masa ósea en las mujeres posmenopáusicas.[25] Puede ser frustrante escoger el suplemento que debe comprar. El carbonato de calcio es claramente la fuente más popular y más disponible, en gran parte porque contiene el calcio más elemental o real; sin embargo, no es la mejor elección para las mujeres maduras. El citrato de calcio es la forma preferida, porque se tolera mejor en los individuos con poco ácido gástrico, una condición común entre los adultos mayores.[26]

Además, se ha cuestionado la seguridad de algunos suplementos de calcio. Hace varios años, los educadores sobre la salud han alertado al público sobre la dolomita y la harina de hueso, por su alto contenido de plomo y cadmio, que son metales tóxicos. Recientemente, se han encontrado cantidades significativas de plomo y aluminio en una de las más populares fuentes de calcio, el carbonato de calcio llamado "concha de ostra" o "fuente natural".[27] El citrato de calcio no contiene estos metales.

La absorción de calcio se aumenta cuando su consumo se distribuye durante todo el día. Divida las porciones y tómelas con cada comida. Si se olvida de tomar el calcio durante el día, asegurase de recordarse por la noche, cuando la pérdida de masa ósea es mayor.

Muchas mujeres preguntan si las marcas de renombre son superiores a las marcas genéricas cuando se trata de los suplementos. En el caso del calcio, la Fundación Nacional de la Osteoporosis recomienda que use las marcas de renombre. Hay una manera de probar la calidad y tiempo de disolución: ponga una tableta dentro de un poco de vinagre. Si demora más de 30 minutos en disolverse, compre otra.

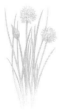

## ⇒ **Los Nutrientes Beneficiosos para los Huesos** ⇐

La información sobre las interrelaciones entre los nutrientes se expande constantemente. La salud de los huesos no sólo depende del calcio, sino también un sinfín de cofactores y otras sustancias.

### LAS ALTERNATIVAS BASADAS EN LAS PLANTAS: SOJA Y HIERBAS

Una dieta basada en la soja parece ser ventajosa para la preservación ósea, y los hechos demuestran que las mujeres de las culturas que consumen grandes cantidades de alimentos basados en la soja no experimentan muchos de nuestros síntomas comunes de la menopausia, incluyendo la pérdida de masa ósea. Las mujeres japonesas, por ejemplo, quienes tradicionalmente ingieren hasta cinco raciones de la soja diariamente, tienen tasas mucho menores de los cánceres mamario y endometrial, la cardiopatía y la osteoporosis. Por el contrario, las japonesas que comienzan a seguir una dieta tradicionalmente occidental tienen un índice de enfermedades igual que el nuestro.

La proteína de soja no causa la excreción del calcio, como hace la proteína animal. En un estudio, las personas que comían proteína de soja excretaban aproximadamente 50 mg menos de calcio en la orina que aquellas que comían proteína de fuentes animales.[28] Los alimentos de soja, como el tofú y el tempeh, son ricos fuentes de calcio y fitoestrógenos. Un estudio de 1992 sugiere que las isoflavonas en la soja también tienen un beneficio directo en la salud de los huesos, posiblemente por inhibir la reabsorción ósea.[29] Además, se sabe que las isoflavonas genisteina y daidzein, ambos contenidos de la soja, son similares a los estrógenos sintéticos usados en la TRH, los cuáles son efectivos en la prevención y retardación de la pérdida de masa ósea.

Mientras que las investigaciones tempranas concluyeron que las isoflavonas tenían solamente un efecto modesto en los tejidos óseos, los estudios más recientes parecen ser muy alentadores. Un estudio de la Universidad de Carolina del Norte mostró que la proteína de soja previno la deterioración de los huesos en ratas cuyos ovarios se habían extirpado (lo cuál normalmente resultaría en un abastecimiento menor de estrógenos y por consiguiente, la pérdida de masa ósea). Estos resultados se compararon con los de otro grupo de ratas, que estaban tomando Premarin (el medicamento más común de la TRE, extraído de la orina de yeguas embarazadas). Se mostró que la soja podía prevenir la pérdida de masa ósea con casi la misma eficacia que esa preparación hormonal sintética.[30]

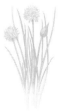

En un estudio de la Universidad de Illinois, las mujeres que tomaban proteína de soja con un contenido de 90 mg de isoflavonas, cada día por seis meses, tenían más densidad mineral en la columna vertebral que las que tomaban leche de vaca.

Las dosis de isoflavonas menores de 90 mg no funcionaron. (Los investigadores enfatizaron que se necesitaba expandir los estudios a tres años.)[31]

Un análisis de varios informes provenientes de varios tipos de estudios—incluyendo estudios de población, culturas en laboratorio de células y tejidos, y estudios experimentales en animales—concluyó que el consumo de isoflavonas (especialmente genisteina y daidzein) en las dosis óptimas resultó en un mejoramiento de masa ósea.[32]

¿Cuantas isoflavonas hacen falta para tratar o prevenir de la pérdida de masa ósea? Mientras que algunos expertos han especulado que para la prevención se debe consumir de 16 a 20 gramos de proteína de soja diariamente (lo que ofrecería de 16 a 60 mg de isoflavonas), hay que recordarse del estudio que demostró que se necesita un mínimo de 90 mg de isoflavonas. Esto equivale a tres a cuatro raciones de soja al día. Otros expertos recomiendan de 150 a 200 mg de isoflavonas por día, o sea, de cinco a seis raciones de soja. (Si esto le parece desalentador, véase el Capítulo 3 para una discusión sobre los suplementos de soja. También, debe revisar el Capítulo 15 para unas sugerencias prácticas para incluir la soja en su dieta.)

Quiero mencionar un derivado sintético específico de la isoflavona, la ipriflavona, que originalmente parecía ser la alternativa al reemplazo de estrógenos, para reducir la pérdida de masa ósea. En la cuarta edición de este libro, cité unos estudios que sugerían que la ipriflavona había incrementado la masa ósea en ratas y mujeres menopáusicas, y a base de esa infamación, la escogí en vez de la TRH para controlar mi osteoporosis. Después de ocho meses de tomar la ipriflavona, revisé mi progreso con un análisis de orina que mide la densidad ósea, y para mi sorpresa encontré que estaba perdiendo masa ósea, en vez de ganando. Obligada a revisar mi plan, me di cuenta que mis opciones eran: o utilizar unos fármacos que no eran naturales para mi cuerpo, o tomar hormonas que si lo eran. (Sigo todas las prácticas dietéticas y de ejercicios recomendadas, pero con mis factores de riesgo todavía necesito apoyo adicional.) Como ya expliqué, opté por utilizar una preparación de hormonas naturales, y trabajé con mi médico y mi farmacéutico formulador, para establecer una formula que fuera correcta para mí. Después de decidir descontinuar la ipriflavona, leí de un estudio extenso, con una muestra doblemente ciega seleccionada al azar, de 474 mujeres posmenopáusicas. El estudio concluyó que la ipriflavona ni les previno ni les redujo el riesgo de fracturas.[33] Algunas veces es muy frustrante no tener las respuestas definitivas a estas difíciles preguntas sobre la posmenopausia. De todos modos, mi perspectiva permanece igual que siempre: comenzar con el remedio menos dañino pero efectivo según la mejor ciencia hasta la fecha, y usarlo hasta que se muestre lo contrario.

Hablando de los remedios más seguros y efectivos, la sabiduría de las edades siempre ha alentado el uso de las hierbas en el cuidado de la salud. Mientras que la medicina moderna y su dependencia en los fármacos sintéticos datan de unas

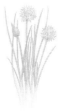

pocas generaciones, se han usado los remedios herbales hace milenios. Como se explica en los capítulos anteriores, muchas hierbas promueven la producción de las hormonas. El cohosh negro, el lúpulo, la salvia, el agavanzo, la alfalfa, el alforfón, la cola de caballo, las rosas, y la bolsa de pastor promueven la producción de estrógenos; el sauzgatillo (el árbol casto o vitex), la zarzaparrilla, el camote silvestre y la milenrama promueven la producción de progesterona. Usted puede incorporar estas fuentes naturales de estrógenos y progesterona en su régimen de fortalecimiento de los huesos. Los fitosteroles de plantas son más seguros que las hormonas sintéticas. Incitan a que su cuerpo produzca pequeñas cantidades de hormonas—pero no más de lo que usted necesita. Al contrario de la terapia de reemplazo de estrógenos y la terapia de reemplazo de hormonas, las dosis excesivas no deben preocuparle. De hecho, los investigadores han encontrado que los fitoestrógenos, como los que se encuentran en la soja, protegen el tejido de los senos.

## LA VITAMINA D

La vitamina D es vital para la absorción del calcio. Sin ella, el intestino delgado no puede absorber el calcio adecuadamente, no importa la cantidad de calcio disponible. Se ha encontrado una falta de vitamina D en el 30 por ciento de las mujeres menopáusicas con deterioro de los huesos.[34] El consumo de la vitamina D acompañada del calcio puede inhibir las fracturas de cadera, aun después de los 80 años. Este es la conclusión de un proyecto de investigación conducido por un equipo de científicos franceses cuya meta era prevenir las fracturas de los huesos en un grupo de más de 3,000 mujeres ambulatorias que vivían en casas de convalecencia. Por 18 meses, a la mitad de las mujeres se les suministró suplementos diarios de 1.2 gramos de calcio y 800 UI de vitamina D; la otra mitad recibió tabletas inactivas (placebos). Al final del estudio, las mujeres que recibieron el suplemento tuvieron una reducción del 40 por ciento en el índice de fracturas de la cadera y del 32 por ciento en el índice de fracturas de la muñeca, el brazo y los huesos pélvicos. Los científicos notaron pocos efectos secundarios y concluyeron que el calcio más la vitamina D era una forma eficaz y segura de prevenir las fracturas.[35]

Tomar el sol es la forma que menos esfuerzo requiere para promover la producción de la vitamina D natural en el cuerpo. Solamente 30 minutos de la luz directa del sol es todo lo que la piel necesita para convertir un tipo de colesterol a vitamina D. Si usted no puede hacer esto porque vive donde hay poco sol, porque usted generalmente permanece dentro de la casa o se cubre cuando sale, o si usted solamente se expone al sol por una ventana, probablemente necesita un suplemento de esta vitamina como parte de un programa de vitaminas y minerales múltiples.

De hecho, la mayoría de nosotros no tomamos suficiente sol, ni comemos suficiente pescado, huevos, productos lácteos o cereales fortificados para obtener

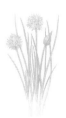

las cantidades adecuadas de vitamina D. Un número de estudios publicados en la última parte de los años 1990 sugieren que la deficiencia de vitamina D es mucho más común de lo que se pensaba. En 1997, la Junta de la Comida y la Nutrición (parte de la Academia Nacional de las Ciencias) comenzó un programa para revisar los requerimientos dietéticos recomendados, acorde con el creciente entendimiento del importante papel de la nutrición en la prevención de las enfermedades y la optimización de la salud. Bajo el nuevo sistema, cuando la evidencia apoya una dósis más alta de la recomendada, se sugiere lo que se llama un consumo adecuado. El nuevo consumo adecuado recomendado para la vitamina D es de 400 UI para los mayores de los 50 años, y 600 UI para los mayores de los 70 años. Algunos expertos recomiendan que todos tomen 800 UI de vitamina D, sin importar la edad.

### Apoyo Nutricional Diario para la Prevención y Tratamiento de Osteoporosis

| Nutriente | Cantidad |
| --- | --- |
| Calcio | 1,000 mg antes de la menopausia; 1,200 mg después |
| Vitamina D | 400–800 UI |
| Magnesio | 500 mg antes de la menopausia; 600 mg después |
| Vitamina C | 75–1,000 mg |
| Vitamina K | 100–500 mcg |
| Boro | 3 mg |

Unas fuentes buenas de vitamina D incluyen el salmón, el atún, los camarones, la leche fortificada y la yema de huevo. Para las cantidades exactas de estos nutrientes contenidos en ciertas comidas, consulte el Apéndice C.

## LA VITAMINA C

La vitamina C es necesaria para la producción del colágeno, una proteína fibrosa que se encuentra en el tejido conjuntivo y el cartílago, y que es esencial para la formación apropiada de los huesos. Puesto que la necesidad para la regeneración del colágeno incrementa con los años, se requiere la vitamina C en mayores cantidades a medida que uno envejece. Con los años, el estómago tiende a producir menos ácido. La vitamina C también facilita la absorción del calcio al crear un nivel débil de acidez necesario para la buena digestión. Unas buenas fuentes incluyen el kiwi, el pimiento verde crudo, la naranja y el jugo de naranja, el brócoli, la toronja y el jugo de toronja, la sandía y la uva. (Para las cantidades exactas de estos nutrientes contenidos en ciertos alimentos, consulte el Apéndice C.)

## LA VITAMINA K

Se han encontrado bajos niveles en la sangre de la vitamina K—la forma que se encuentra en las plantas de hojas verdes (la col rizada, la lechuga y el perejil)—en pacientes con fracturas debidas a la pérdida de masa ósea. Mientras más severa la

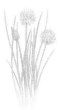

fractura, más bajos eran los niveles de vitamina K.[36] Las buenas noticias son que el Estudio de Enfermeras sobre la Salud reportó en 1999 que la vitamina K puede ofrecer una protección poderosa contra las fracturas de la cadera. De más de 72 mil mujeres de mediana edad y mayores, aquellas que consumían las mayores cantidades de vitamina K sufrieron el menor riesgo de tener una fractura de la cadera durante un período de 10 años. Las mujeres que comían lechuga (hasta la lechuga iceberg) al menos una vez al día tuvieron la mitad del riesgo de las mujeres que comían lechuga una vez por semana o menos. Se incluyeron otros factores de la salud ósea, tales como el consumo de calcio y vitamina D.[37]

El nuevo y actualizado consumo adecuado para la vitamina K es de los 90 microgramos (mcg) para las mujeres, pero el Estudio de Enfermeras indicó que el efecto protector en los huesos se logró en los niveles de 100 a 150 mcg por día, una cantidad relativamente fácil de incluir en su dieta. Aparte de la lechuga, otras buenas fuentes son la espinaca, el brócoli, la col de Bruselas, el repollo, la col rizada y el espárrago. (Para las cantidades exactas de estos nutrientes contenidos en ciertos alimentos, consulte el Apéndice C.)

## EL MAGNESIO

El mineral magnesio contribuye a la conversión de la vitamina D a su forma utilizable, y en mantener el calcio soluble en la sangre. Una deficiencia del magnesio perturba la calcificación del hueso, estorba el crecimiento de los huesos y reduce el calcio. Unas pruebas han demostrado que las dietas deficientes en magnesio pueden resultar en anormalidades esqueléticas, incluyendo la osteoporosis.

El incremento en el consumo de calcio, vitamina D o fósforo incrementa los requisitos del magnesio en el cuerpo, enfatizando así la importancia de las interrelaciones alimenticias. La evidencia sugiere que el equilibrio entre el calcio y el magnesio es especialmente importante. Si el nivel del calcio se incrementa, el consumo de magnesio también debe incrementarse. La proporción optima entre el calcio y el magnesio es de dos a uno; por lo tanto, si usted toma 1,000 mg de calcio, necesita 500 mg de magnesio. El calcio y el magnesio están disponibles en las proporciones correctas en tabletas. Las buenas fuentes del magnesio incluyen el maní (cacahuates), el cereal Bran Buds, las lentejas, el tofú, el arroz silvestre, los brotes de soja, y el pollo. (Para las cantidades exactas de estos nutrientes contenidos en ciertos alimentos, consulte el Apéndice C.)

## EL FÓSFORO

El fósforo es necesario para el metabolismo del calcio, pero la deficiencia de este mineral es poco común. Cualquiera que tenga una típica dieta moderna de carne

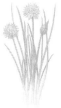

roja, pan blanco, queso procesado, refrescos gaseosos y postres comerciales obtiene más de su cuota de fósforo.

La proporción del calcio al fósforo afecta la cantidad del calcio absorbido por los huesos. Idealmente, el equilibrio debe ser de dos a uno a favor del calcio. Con la abundancia del fósforo encontrado en los alimentos de hoy, el equilibrio se ha volcado a cuatro a uno a favor del fósforo. No sólo es este cambio perjudicial para la retención del calcio; acelera la desmineralización de los huesos al estimular las glándulas paratiroides, que secretan *la hormona paratiroides,* que disuelve los huesos.

Para reestablecer la proporción correcta de minerales, debe reducir drásticamente su consumo de alimentos con altos contenidos de fósforo. Concéntrese en eliminar las comidas procesadas, que generalmente ofrecen poco valor nutritivo de todos modos. Estos incluyen casi todas las carnes enlatadas o procesadas (las salchichas, la mortadela, el tocino, el jamón y el salchichón), los quesos procesados, las sopas instantáneas, la natilla, los postres comerciales, los refrescos gaseosos, los panes y los cereales comerciales. Mire las etiquetas de las comidas procesadas y busque ingredientes como el fosfato de sodio, el fosfato de potasio, el ácido fosfórico, el pirofosfato, o el polifosfato; si encuentra uno de estos, vuelva a poner el producto en su estante.

## EL BORO

El boro, un mineral que el cuerpo necesita en muy pequeñas cantidades, ha ganado atención como otro factor protector contra la osteoporosis. En un estudio, suplementar las dietas de las mujeres posmenopáusicas con 3 mg del boro al día redujo la excreción urinaria del calcio al 44 por ciento e incrementó dramáticamente los niveles de la forma más utilizable de los estrógenos. En su forma activa, el boro también parece activar la conversión de vitamina D. Las frutas y verduras son la principal fuente del boro en los alimentos, y típicamente, la dieta norteamericana es deficiente. Sólo el 10 por ciento de las dietas contienen el requisito mínimo de estas comidas.[38]

Otros nutrientes que pueden contribuir en la formación de los huesos incluyen el cinc, el cobre, el manganeso y el silicio.

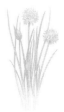

# SANGRADO, DOLORES MENSTRUALES, SPM, ENFERMEDADES DE LOS SENOS, INSOMNIO, ARTRITIS

## — Y LA BUENA VIDA

*De mes en mes, desde el nacimiento hasta dar vida al cambio de vida, las mujeres se enfrentan a un reto único para mantener la química de sus cuerpos en equilibrio.*

— RICHARD KUNIN, *Mega-Nutrition for Women*

La mayoría de las mujeres no experimentan ninguna gran perturbación en sus vidas a causa de la menopausia, aunque muchas se molestan temporalmente por un sinnúmero de problemas físicos. Obtener el tratamiento apropiado durante los años de la mediana edad parece ser más difícil que durante cualquier otra etapa de vida de la mujer. Dependiendo de la actitud del médico y su experiencia clínica con las mujeres pasando por el cambio, puede ser que los síntomas sean tratados excesivamente o insuficientemente, o diagnosticados erróneamente. Si el médico considera la menopausia como una enfermedad de deficiencia hormonal, puede recetar medicamentos que no son necesarios. Por otro lado, algunos médicos ven todas las quejas como problemas hormonales y pueden pasar por alto alguna condición más seria.

En defensa de la comunidad medica, cuando los síntomas reales aparecen durante la menopausia, puede ser un reto averiguar si el problema se debe a los cambios hormonales, a una anormalidad física no detectada previamente, o al proceso natural del envejecimiento. Cuando salen dudas sobre un síntoma, infórmese sobre las señales naturales de la menopausia, consulte a unos profesionales de la salud para descartar cualquier causa funcional, y entonces tome una decisión educada sobre el mejor curso de acción para usted.

## El Sangrado Fuerte (Menorragia)

Los periodos erráticos con sangrado fuerte son un síntoma común de la menopausia. Si no se suelta un óvulo por un mes o más y la progesterona no se produce, los estrógenos continuan acumulando la mucosa uterina. Finalmente, la masa de tejido lleno de sangre resulta en un flujo especialmente fuerte, posiblemente acompañado de unos coágulos grandes. Los periodos largos y profusos pueden ser incómodos y un poco espantosos. Algunas mujeres reportan tener periodos de hasta 10 días, con un flujo tan continuo que hasta la combinación de un tapón y una toalla sanitaria superabsorbente no lo pueden contener. La cantidad de sangre perdida durante una semana puede ser desgastadora y causar un cansancio extremo.

El sangrado fuerte o continuo puede señalar algo más serio, como la fibrosis uterina, los pólipos y, en casos raros, el cáncer uterino o del cuello del útero. Si su sangrado fuerte dura por más de unos meses, consulte a su médico.

Muchos médicos recetan las progestinas (la progesterona sintética) para compensar la producción reducida de progesterona natural en el cuerpo. Al prevenir la acumulación de la mucosa endometrial, las progestinas crean los periodos más regulares y alivian el sangrado excesivo. Sin embargo, no alivian el sangrado en todas las mujeres, y para algunas los efectos secundarios de depresión, cansancio, hinchazón, y sensibilidad excesiva en los senos son tan desagradables como para descontinuar el tratamiento. No todos los médicos saben que se venden cremas de progesterona natural que ayudan a controlar el sangrado en muchas mujeres, sin los efectos secundarios de las sintéticas. Sin embargo, si la crema de progesterona no le hace efecto, su médico le puede recetar una progesterona natural oral que es más fuerte, preparada por su farmaceutico formulador. También a la venta es una tableta de progesterona oral micronizada, que quizás su médico esté más inclinado a recetar. Se llama Prometrium. (Para información más especifica sobre las hormonas naturales, léase el Capítulo 2.)

El sangrado inesperado puede asustarle, pero si es temporal, es generalmente una señal de los cambios hormonales. Existen varios remedios nutricionales que le ayudarán a sentirse mejor y fortalecer su cuerpo durante los periodos de pérdida excesiva de sangre.

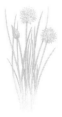

## EL HIERRO

La pérdida de sangre es la mayor causa de anemia por deficiencia de hierro. Es menos conocido que la misma deficiencia crónica de hierro puede causar la menorragia (el sangrado menstrual severo). La deficiencia de hierro puede ser la deficiencia nutricional más prevalente en los Estados Unidos, y las mujeres, durante todas sus vidas, están a riesgo, a causa de su necesidad incrementada.

El hierro viene en dos formas alimenticias. El hierro heme, que se absorbe más eficientemente, se encuentra en las carnes rojas, las yemas de huevo y el pescado. El hierro no heme, que se origina en las plantas, viene en forma de granos, frijoles y frutas secas. El último debe ser ionizado por los ácidos gástricos y luego transportado por un complejo mecanismo para ser utilizable en el cuerpo; por lo tanto, la absorción es más complicada. La falta de ácido gástrico hace que la absorción sea aun más difícil para las mujeres menopáusicas, y agentes bloqueadores como la fibra, los fosfatos y los productos de conservación impiden la absorción. Si usted apenas come carne, o si no la come, puede fortelecer la absorción de sus fuentes vegetarianas al ingerir la vitamina C, a la vez que consume los alimentos ricos en hierro. Unas buenas fuentes de hierro incluyen el hígado, las almejas, las ostras, la carne, los camarones, las aves, el jugo de ciruelas pasas, las almendras, las pasas, las espinacas y los chícharos. (Para las cantidades exactas de estos nutrientes contenidos en ciertos alimentos, consulte el Apéndice C.)

Puesto que es difícil para las mujeres consumir suficientes alimentos ricos en hierro, muchas necesitan suplementos de hierro para restaurar los bajos depósitos de hierro. Una dosis diaria de 100 mg de hierro elemental ha sido utilizada de forma terapéutica para el tratamiento del sangrado excesivo.[1] Los extractos de hígado constituyen una fuente excelente de hierro heme; tome dos cápsulas de 500 mg con las comidas. Además se venden varios suplementos de hierro no heme que son buenos; aquellos que contienen hierro ligado con ascorbato, succinato, fumarato, glicinato, o aspartato son mejor absorbidos y tolerados. Tómelos con el estómago vacío, a menos que le cause incomodidad; en ese caso tómelos con la comida. El consumo recomendado del hierro para las mujeres que todavía menstrúan es de 18 mg por día; sin embargo, si usted padece de una deficiencia del hierro que se aproxima a la anemia, puede necesitar dos o tres veces más de esta cantidad para restituir los niveles de hierro. Su médico debe monitorear sus niveles, hasta que estén dentro del rango normal.

## LA VITAMINA C Y LOS BIOFLAVONOIDES

La vitamina C no solo ayuda en la absorción del hierro; se ha probado junta con los bioflavonoides, como tratamiento para el fuerte sangrado menstrual. Ambos nutrientes disminuyen el flujo menstrual efectivamente, al fortalecer las paredes

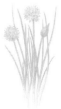

capilares. Incremente su consumo de frutas y vegetales, especialmente los arándanos azules, las uvas, las cerezas y las moras. Comer suficientes cantidades de estos alimentos para lograr la dosis sugerida requiere un esfuerzo considerable; por lo tanto, supleméntelos diariamente con la vitamina C (1,000–4,000 mg) y los bioflavonoides (500–2,000 mg), a medida que los necesite.

## LA VITAMINA A

La vitamina A es importante para el apoyo y restauración de la piel y las membranas mucosas, incluyendo los tejidos vaginales y urinarios. La deficiencia a menudo resulta en alteraciones en la piel y las membranas mucosas que se asemejan a condiciones precancerosas. Este descubrimiento ha promovido más estudios de la vitamina A, como un posible agente anticancerígeno o preventivo contra el cáncer. Los estudios demuestran que las mujeres que sangran excesivamente tienen niveles significativamente más bajos de vitamina A que las mujeres con periodos moderados, y que el tratamiento con la vitamina A normaliza el flujo de sangre.

Las mejores fuentes de la vitamina A son un amplio surtido de frutas y vegetales que contienen betacaroteno, que se convierte en el cuerpo a la forma activa de la vitamina. Mientras que la vitamina A de fuentes animales puede producir una toxicidad en cantidades grandes, el betacaroteno es completamente seguro, hasta en dosis altas. La dosis recomendada es entre 25,000 UI y 50,000 UI por día. Unas buenas fuentes incluyen el hígado, la zanahoria, el camote, la calabaza, la espinaca, el melón, la papaya y la sandía. (Para las cantidades exactas de estos nutrientes contenidos en ciertos alimentos, consulte el Apéndice C.)

## LAS VITAMINAS B

Desde los años 1940, la literatura medica ha anotado que las vitaminas del complejo B son claves en la regulación de los niveles de estrógenos en el hígado.[2] Cuando hay una deficiencia de las vitaminas B, los niveles de estrógenos suben. Además, el exceso de estrógenos crea la deficiencia de las vitamina B, y comienza un círculo vicioso. Puesto que el flujo menstrual fuerte puede ser causado por el exceso de los estrógenos en el cuerpo, es imperativo mantener cantidades adecuadas de las vitaminas B circulando en el sistema. Las fuentes alimenticias de muchas de las vitaminas B incluyen los productos de granos integrales, el hígado desecado, la levadura de cerveza, el germen de trigo, los frijoles y los chícharos. Para las mujeres con la menstruación fuerte, las cantidades que se necesitan para los beneficios terapéuticos no se pueden lograr por comidas solamente. Se debe suplementar con una tableta de vitaminas y minerales múltiples, o una tableta del complejo B que contenga por lo menos 50 mg cada una de B-1, B-2 y B-6.

## LOS ÁCIDOS GRASOS ESENCIALES

Los ácidos grasos esenciales (AGE), grasas que nuestro cuerpo requiere pero que no puede producir, pueden normalizar los periodos fuertes. Salpica una o dos cucharadas de lo siguiente sobre sus ensaladas o vegetales, o tome de dos a ocho cápsulas por día: aceite de borraja, aceite de la semilla de grosella negra, aceite de linaza, aceite de prímula nocturna. Guarde estas fuentes de AGE en su refrigerador y cocine con ellas.

## LAS HIERBAS

Se puede utilizar varias hierbas para aliviar el flujo menstrual profuso. Las hojas de diente de león contienen una fuente de hierro que absorbe bien, y se usan para la prevención de la anemia por deficiencia de hierro. También son un diurético natural y una ayuda digestiva, y fortalecen las funciones del hígado y de la vesícula. Tome una cápsula hasta tres veces al día, o mezcla de 10 a 30 gotas del extracto líquido en jugo o agua.

Tanto el sauzgatillo (el árbol casto o vitex) como la raíz del camote silvestre pueden estimular los precursores de la progesterona, para estabilizar las hormonas y remediar el sangrado excesivo. Tome cualquiera de estas hierbas en forma de cápsula (de uno a tres espaciados durante el día), o en forma de tintura (de 20 a 25 gotas varias veces al día) por varios meses.

## ⇒ Los Dolores de Ovario ⇐

Los dolores de ovario durante la perimenopausia se intensifican en algunas mujeres y disminuyen en otras. La culpable es una sustancia llamada la *prostaglandina.* Cuando los dolores menstruales están acompañados por nausea, vomito, diarrea, cansancio, tensión y dolores de cabeza, la persona que los sufre probablemente produce cantidades mayores de lo normal de esta sustancia química, que tiene las caracteristicas de una hormona. La razón para esta sobreproducción no se ha determinado todavía; mi propio punto de vista me lleva a sospechar que la nutrición está involucrada.

## LA DIETA

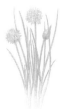

Varios investigadores han encontrado una fuerte correlación entre los desequilibrios hormonales y las deficiencias de vitaminas y minerales, y la mayoría de los problemas menstruales parecen ser causados por desequilibrios hormonales. Cuando se corrige la deficiencia nutricional por medio de la dieta o los suplementos, los niveles hormonales a menudo regresan a la normalidad.[3] Esto sugiere que la falta de los nutrientes apropiados puede resultar en una amplia variedad de síntomas.

Una dieta que consiste principalmente de los carbohidratos complejos, las verduras de hoja verde ricas en calcio, y el pescado grasoso, especialmente durante la semana antes de su periodo, parece ayudar a muchas mujeres. Prescendir del azúcar, los productos lácteos, la cafeína y las carnes rojas generalmente ayuda también. Si esto no basta para aliviar sus dolores menstruales, suplemente con una tableta de vitaminas y minerales múltiples que incluye el complejo B (10–30 mg de cada vitamina B), vitamina C (100–1,000 mg), vitamina E (400 UI), calcio (1,000–1,500 mg), magnesio (500 mg) y cinc (30–60 mg). El magnesio adicional relaja los músculos; tal vez usted quiera probar una dosis extra de 300–500 mg al día, sin exceder los 1,000 mg en total. Para algunas mujeres, cuatro cucharadas por día de linaza molida han ayudado a eliminar los dolores menstruales.

## EL EJERCICIO

Si le molestan los dolores menstruales, recuerde que el ejercicio vigoroso, de cuatro a cinco veces a la semana, le ayudará a prevenirlos. El ejercicio nos obliga a respirar profundamente, lo cuál inyecta más oxígeno a la sangre, relajando el útero y levantando los niveles de endorfinas para aliviar el dolor de forma natural. La yoga, estirarse, y los baños prolongados de agua caliente también ayudan a relajar el cuerpo, permitiendo que la tensión y el dolor disminuyan.

## LA CORTEZA DEL CALAMBRE

La corteza de bola de nieve (*Viburnum opulus,* tambien conocido como corteza del calambre), es uno de los mejores remedios herbales para los dolores menstruales. Actúa para reducir la tensión muscular y espasmos, y también se ha usado para disminiur el peligro de perder un embarazo. Algunas de sus propiedades se parecen a las de la aspirina y ayudan a reducir el dolor en general. Haga una infusión usando dos cucharaditas de la corteza seca o de la hierba en un cuarto de agua hierviendo, y déjelo hervir a fuego lento por 15 minutos. Tome hasta tres tazas al día. Si prefiere el polvo en cápsulas, tome de ½ a 1 gramo tres veces al día. **Advertencia:** no tome esta corteza si usa medicamentos anticoagulantes porque es un anticoagulante también.

Otras hierbas que alivian los dolores menstruales incluyen el vitex, el gengibre y la salvia del jardín. Se puede hacer una infusión o tomar una cápsula, lo que sea más conveniente.

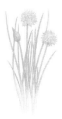

## El Síndrome Premenstrual (SPM)

Por años me rehusé a admitir, aun a mi misma, que los pequeños arrebatos de irritabilidad e ira eran de alguna forma relacionados a mi ciclo menstrual. Eventualmente descubrí, primero por medio de investigaciones y después por experiencia propia, que mis síntomas del síndrome premenstrual se originaron o se exacerbaron por las comidas que escogía. Para mí, las cantidades de azúcar y café que estaba consumiendo reflejaron mis síntomas mejor que el tiempo del mes; yo estaba controlada por mis hábitos alimenticios, no por mis hormonas. El SPM ha generado amplio interés entre los investigadores médicos y los profesionales de la salud alrededor del mundo. Se han creado clínicas dedicados al síndrome, hay cada vez más libros disponibles y se formulan nuevos productos. Los médicos tienen una variedad de teorías sobre las causas del SPM, desde lo hormonal, bioquímico y neuroendocrinológico hasta lo psicológico y psicosocial. Las posibles causas que se exploran incluyen el exceso de estrógenos, la deficiencia de progesterona, el desequilibrio de prolactina, cantidades excesivas de prostaglandinas, alergias a las hormonas, endorfinas disminuidas, hipoglucemia, varias deficiencias de vitaminas y minerales, el metabolismo anormal de los ácidos grasos esenciales, el estrés y los factores psicológicos. No hay suficientes datos científicos para confirmar una teoría y descartar todas las demás. Lo que complica el asunto es que no hay ningún tratamiento en particular que funciona para todas las mujeres. Algunas responden a la terapia de progesterona, otras a cambios en la dieta y otras a los placebos.

Esto sugiere que el SPM es una condición que involucra muchos factores interactivos. El tratamiento que usted requiere dependerá de sus circunstancias. (El tratamiento que recibe probablemente dependerá además de los prejuicios de su médico.) Antes de someterse a la terapia de hormonas, quizás usted quiera probar los métodos más seguros y menos invasores: dieta, suplementos nutricionales y ejercicio. La dieta y el ejercicio por si solos no funcionarán para todas las mujeres, pero para algunas serán suficientes y para la mayoría al menos ayudarán a minimizar los síntomas.

La relación entre las deficiencias de nutrientes y los desequilibrios hormonales funciona más o menos de la siguiente manera: sin la alimentación adecuada, nuestras glándulas endocrinas no pueden producir las hormonas en las cantidades normales. Las deficiencias nutricionales también reducen la tolerancia para el estrés, lo que incrementa el desequilibrio hormonal.

## ¿COMO PUEDE ESTAR SEGURA QUE TIENE EL SPM?

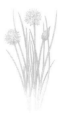

Hasta este punto es controvertido. La definición clásica es que si usted tiene uno o más de los síntomas físicos y psicológicos de manera recurrente y periodico, una o dos semanas antes de su menstruación, que mejoran después del comienzo del periodo, es probable que lo tenga. La doctora Katharina Dalton, quien ha escrito extensamente sobre la materia, enfatiza, "Si después de la menstruación hay una ausencia de síntomas y la mujer vuelve a ser feliz, energética y viva, se confirma el diagnostico".[4]

Por ahora no hay exámenes médicos, hormonales o psicológicos definitivos para el SPM. El diagnostico permanece subjetivo, casi siempre hecho por la mujer misma. Los síntomas incluyen irritabilidad, cambios de humor, depresión, hostilidad, confusión, dificultades de la coordinación, cansancio, "atracones" de comida, dolores de cabeza, desmayos, hinchazón, subida de peso, estreñimiento, acné, dolores en las articulaciones, y sensibilidad de los senos, para mencionar unos pocos. De hecho, más de 150 síntomas han sido asociados con el síndrome premenstrual.

La mayoría de los expertos están de acuerdo que el mejor método para determinar si alguien tiene el SPM es mantener un archivo diario de sus síntomas por tres meses. Puede usar un calendario normal, diseñar uno, o usar una de las gráficas profesionales publicadas por varios autores o grupos. Si usa un calendario de su casa, marque las fechas en que los síntomas ocurren cuando menstrua. Le sugiero que también anote lo que come; esta información será de ayuda significativa al establecer los cambios dietéticos necesarios.

## LA DIETA

Algunas comidas provocan y agravan los síntomas premenstruales. Las siguientes comidas, que son los ofensores más comunes, deberán ser eliminadas una o dos semanas antes de su menstruación, y minimizadas el resto del mes:

- El azúcar, el alcohol, la cafeína (en el café o el té) y los cigarrillos: a menudo las mujeres que sufren del SPM son hipoglucémicas; por lo tanto, es importante mantener un nivel constante del azúcar en la sangre.

- Las carnes rojas: tienen altos contenidos de grasa (que disminuye la capacidad del hígado para metabolizar las hormonas) y de fosfatos (que utilizan el calcio del cuerpo).

- La sal y las comidas de altos contenidos de sodio: incrementan la retención de agua y provocan sensibilidad en los senos.

- Productos lácteos: interfieren con la absorción del magnesio y tienen un alto contenido de sodio y grasa.

- Las comidas y bebidas frías: pueden contribuir a los dolores menstruales, al reducir la circulación abdominal.

Además de reducir su consumo de los alimentos que agravan el SPM, incremente su consumo de los alimentos que promueven el alivio de los síntomas. Las comidas beneficiosas incluyen los carbohidratos complejos, tales como los granos integrales, las verduras, los frijoles, el arroz y las frutas. Puesto que la retención de líquidos es habitual entre las mujeres con problemas menstruales, tomar por lo menos dos cuartos de agua cada día le ayudará. Los diuréticos naturales como

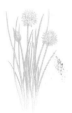

la sandía, las fresas, las alcachofas, los espárragos, el berro y el perejil también le ayudarán.

## LOS ÁCIDOS GRASOS ESENCIALES

Los ácidos grasos esenciales son importantes para las mujeres durante todas las etapas de su vida, y específicamente pueden reducir los dolores menstruales y otros síntomas mensuales. Se han hecho pruebas del aceite de prímula nocturna, rica en un ácido graso esencial, en los Estados Unidos e Inglaterra. Los estudios británicos encontraron que el aceite de prímula nocturna aliviaba el SPM en dos tercios de las mujeres que no encontraban alivio por otros medios; otro 20 por ciento mejoraron en gran medida.[5] También se ha encontrado que el aceite de prímula nocturna es útil para el tratamiento de mujeres con sangrado menstrual fuerte y prolongado, y mujeres que padecen de la mastitis fibroquística.

Sin duda, el aceite de prímula nocturna es la fuente más rica del ácido gamma-linolenico (AGL), uno de los ingredientes con los cuales el cuerpo crea una prostaglandina llamada PGE1. Una deficiencia de la PGE1 permite una acumulación excesiva de la hormona prolactina en el cuerpo. La prolactina es otra hormona encontrada en cantidades mayores de lo normal en la mujer con el SPM.

Para ser eficaz, el aceite de prímula nocturna debe tomarse a diario. Tome de seis a ocho cápsulas, junto con 50–200 mg de vitamina B-6 (piridoxina), divididas en dos o tres dosis durante el día. También suele ser beneficiosa la vitamina E (100–600 UI), más los otros nutrientes que intervienen en la conversión bioquímica; generalmente se encuentran en una tableta de vitaminas y minerales múltiples. Siempre comience poco a poco, con las dosis menores, y vaya aumentándolas según sea necesario. Recuerde, también, que el medio corporal cambia muy lentamente. Es normal esperar dos o tres meses antes de apreciar algún resultado.

El aceite de prímula nocturna es caro, por lo que me alegro saber que Richard Kunin ha comprobado que los ácidos grasos esenciales contenidos en los aceites de pescado son igualmente eficaces para tratar el SPM. Solamente 10 gramos o dos cucharaditas del aceite de salmón al día pueden surtir el mismo efecto.[6] Otras buenas fuentes de ácidos grasos esenciales incluyen el aceite de linaza, el aceite de germen de trigo, el aceite de borraja y el aceite de pescado omega-3. Las diabéticas no deben usar los suplementos de aceites de pescado, pero pueden comer más pescado de agua fría como el salmón, el atún, la trucha, el arenque y las sardinas.

## OTROS SUPLEMENTOS

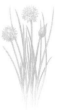

Se pueden encontrar muchos suplementos diseñados específicamente para controlar el SPM en las tiendas. Si usted toma una multivitamina, averigue si recibe al menos la mínima dosis terapéutica de los nutrientes que aparecen en la gráfica siguiente.

## Suplementos Nutricionales Diarios y Sus Potenciales Efectos en el SPM

| Nutriente | Efecto |
|---|---|
| Complejo B (10–30 mg) | Regula la actividad de los estrógenos |
| Vitamina B-6 (50–300 mg) | Reduce la retención de agua, calma la tensión nerviosa, preserva niveles de magnesio más altos |
| Magnesio (500–1,000 mg) | Normaliza el metabolismo de la glucosa, produce un efecto tranquilizador |
| Calcio (1,000–2,000 mg) | Reduce dolor pélvico, insomnio, hinchazón y nerviosismo |
| Vitamina E (200–600 UI) | Reduce el dolor y la sensibilidad de los pechos; normaliza la producción de hormonas sexuales; actúa como un inhibidor leve de prostaglandinas |
| Vitamina C (500–1,000 mg) | Reduce respuestas alérgicas, alivia el dolor |
| Lecitina (1 cucharadita) | Ayuda a prevenir depósitos excesivos de grasa en el hígado, desactiva los estrógenos |
| Cinc (30–50 mg) | Mejora la tolerancia a la glucosa, ayuda a regular las prostaglandinas |

El dong quai es una hierba multipropósito para el SPM, los periodos dolorosos, los dolores menstruales, los sofocos y otros síntomas relacionados con las fluctuaciones hormonales. Rico en vitaminas y minerales, también se usa para tratar el insomnio, la anemia y la alta presión arterial. Tome de una a tres cápsulas al día, o tome una o dos cucharaditas en ocho onzas de agua caliente.

El sauzgatillo, también conocido como el árbol casto o vitex agnus castus, y comúnmente encontrado bajo el nombre de vitex, es efectivo en el tratamiento de muchos síntomas comunes del SPM. En un estudio doblemente ciego en Alemania, los investigadores observaron a 178 mujeres que sufrían del SPM, 86 de las cuáles recibieron una tableta diaria de 20 mg de vitex, mientras las otras recibieron una píldora inerte. Después de tres ciclos, más de la mitad de las mujeres que tomaron vitex reportaron una gran mejora de sus síntomas: menos irritabilidad, enojo, cambios de humor, dolores de cabeza, e hinchazón de los pechos.[7] El vitex se ha usado ampliamente en Europa con resultados efectivos y un mínimo de efectos secundarios. Está disponible como tableta, cápsula o tintura. Recuerde que las hierbas actúan más lentamente que los fármacos; es posible que le hará falta dos o tres meses de uso constante antes de notar los resultados.

## La Enfermedad Fibroquística de la Mama

La enfermedad fibroquística de la mama (EFM), tambien conocida como *la mastitis fibroquística,* es la más común de las condiciones no cancerosas de los senos entre

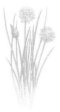

las mujeres. No es una enfermedad de por sí, sino un crecimiento de los tejidos fibrosos que suele aparecer en las mujeres a finales de los 30 años o durante los 40, y que desaparece con la menopausia. La mastitis fibroquística es molesta, pero no grave. Alrededor del 20 por ciento de la población femenina puede tener, en algún momento de su vida, sensibilidad, hinchazón, molestias o nódulos en los pechos.

Los quistes de los senos se influyen por el ciclo menstrual y las fluctuaciones hormonales, y se hacen más abultados y dolorosos justo antes de iniciarse el período menstrual. La causa, tanto de los quistes como de su agrandamiento, parece ser un desequilibrio en la proporción entre los estrógenos y la progesterona, pero los científicos aún no han determinado si el factor principal es la sobreproducción de estrógenos o la baja producción de progesterona.

Ciertas situaciones que resultan en un equilibrio hormonal inestable podrían provocar la EFM; se ha verificado su incidencia entre las adolescentes cuyos períodos menstruales aún no son regulares, las mujeres que tienen embarazos más tarde que lo normal, las que han aumentado de peso, las que reciben tratamiento con estrógenos, y las estresadas. El embarazo y dar el pecho tienden a mejorar esta condición, al igual que la menopausia—a menos que, como es lógico, se toman estrógenos.

Los nódulos en los pechos son comunes y en general sólo constituyen un problema porque son difíciles de distinguir de los tumores cancerosos. Una bolita que fluctúa con sus períodos menstruales probablemente indica un quiste inofensivo. Si ya ha pasado la menopausia, examine el nódulo todos los meses en la misma fecha. (Si tiene la EFM, usted continuará experimentado cambios quísticos en los pechos, aunque sus períodos menstruales hayan cesado.) Si su nódulo no se incrementa o se queda igual, consúltelo con su ginecólogo.

No hay ningún método garantizado para reducir los nódulos en los pechos, pero varias medidas dietéticas han dado buenos resultados. El doctor John Minton, profesor de oncología clínica en la Facultad de Medicina de la Universidad Estatal de Ohio, encontró una relación entre las sustancias químicas denominadas *metilxantinas* y la EFM. Cuando un grupo de mujeres con EFM dejaron de ingerir café, té, chocolate, refrescos gaseosos y varios fármacos, de los cuales todos contienen metilxantinas, en el 65 por ciento de los casos los nódulos desaparecieron dentro de un plazo de uno a seis meses.[8] Esta debe ser una buena noticia para las bebedoras de café, té negro o refrescos con cafeína que sufren de sensibilidad en los pechos: usted puede reducir su consumo de compuestos de xantinas al reducir—o abandonar completamente—el consumo de estos líquidos.

## LA CAFEÍNA

Con posterioridad al estudio del doctor Minton, otros investigadores y clínicos han obtenido resultados igualmente satisfactorios. Penny Budoff realizó un estudio sobre ella misma y algunas pacientes suyas que tenían dolores premenstruales en

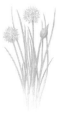

los pechos. Todas se abstuvieron de tomar café y todas experimentaron una mejoría todos los meses: menos dolor, menos irritabilidad y dolores más leves.[9]

## LA VITAMINA E

La vitamina E suplementaria, de 400–800 UI al día, ha probado ser eficaz para el tratamiento de la sensibilidad en los pechos. Se efectuó un estudio en que se combinó vitamina E con una reducción en el consumo de compuestos de xantinas, y los resultados mostraron una mejoría en el 85 por ciento de los casos.[10]

## LAS VITAMINAS DEL COMPLEJO B

Las vitaminas del complejo B regulan la actividad de los estrógenos, al promover las funciones saludables del hígado. Unos estudios tempranos comprobaron que cuando las mujeres suplementaban sus dietas con las vitaminas B, ellas encontraban alivio de los síntomas relacionados con el exceso de estrógenos, incluyendo las fuertes sangrados menstruales, el SPM y la EFM.[11] Se puede tomar las vitaminas B fácilmente como parte de una tableta de vitaminas y minerales múltiples

Otros remedios dietéticos para la EFM que ayudan a algunas mujeres incluyen el consumo disminuido de las grasas, la sal y los cigarrillos.

## El Insomnio

La interrupción de los patrones de sueño es común durante los años de transición. Los sofocos y los sudores nocturnos nos pueden despertar de un sueño profundo; viajes frecuentes al baño nos molestan y nos hace difícil volver a dormir. Muchas mujeres reportan que las pesadillas y las inquietudes les impiden descansar adecuadamente, aun cuando pueden dormir. A lo mejor una noche, o unas cuantas noches así no sean muy notables, pero los episodios repetidos nos dejan exhaustas y nos restan la capacidad de pensar y actuar claramente; a menudo nos llevan a la depresión y los cambios de humor.

Evaluar nuestros estilos de vida, nuestras actividades y las comidas que consumimos es el primer paso en combatir el insomnio. Los tipos de comida, además de las cantidades y los tiempos en que comemos y bebemos, pueden obstaculizar el sueño o despertarnos durante la noche. Una cena grande de comida pesada y grasosa después de las 9:00 p.m. es una receta segura para ver la película de la madrugada. No es noticia que la cafeína en el café, el chocolate y el té nos puede mantener alertas hasta el amanecer, pero tal vez usted no sepa que el alcohol no induce un sueño reparador. Aunque puede quedarse dormida rápidamente después de varias copas de vino, su efecto diurético le levantará de la cama varias veces durante la noche.

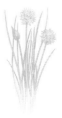

173

### Causas de las Fluctuaciones del Azúcar en la Sangre

| Causa incremento | Causa reducción |
|---|---|
| Comer demasiado | Saltarse las comidas |
| Azúcares concentrados | Ejercicio de resistencia |
| Alcohol | Alcohol |
| Estrés | Estrés |
| Infección/cirugía | Grandes dosis de aspirina |
| Estrógenos | Esteroides anabólicos |
| Cortisona | Barbitúricos |
| Litio | Beta bloqueadores |
| Tiazida | Anticoagulantes |
| Nicotina | |
| Cafeína | |

## LOS NIVELES DE AZÚCAR EN LA SANGRE

Los niveles erráticos del azúcar en la sangre interrumpen el sueño. El cerebro es altamente dependiente de la glucosa (azúcar) como fuente de energía; por lo tanto, un descenso en el nivel de azúcar puede provocar un despertar. Algunas personas pueden manejar cantidades moderadas de azúcar con facilidad; otras no. Con los años y las glándulas suprarrenales sobrecargadas, nuestra capacidad para tolerar los extremos puede ser más limitada. Muchos factores, aparte del consumo excesivo de azúcar, pueden contribuir a las fluctuaciones de los niveles de azúcar en la sangre, y recuerde, mientras más alto sea el alto, más bajo será el bajo.

Es necesario mantener un nivel estable de azúcar durante el día y la noche si usted quiere tener un sueño reposado. La dieta recomendada no es diferente de la que es saludable en la mayoría de las situaciones: las comidas que tienen contenidos altos de carbohidratos complejos y fibra, bajos de grasa y moderados de proteína. Hasta el 50 por ciento de los individuos deben reducir la fécula a favor de más proteína, pero la mayoría sólo deben ajustar las cantidades y tiempos de las comidas. Es importante comsumir comidas pequeñas o meriendas a menudo (aproximadamente cada cuatro horas) y evitar excederse en el consumo de los azucares concentrados (hasta los jugos de frutas para las personas altamente sensibles), la cafeína, el alcohol y las comidas refinadas y procesadas. El ejercicio le ayudará a estabilizar los niveles hormonales, y un buen suplemento de vitaminas y minerales garantizarán que los errores nutricionales no le agraven la condición. Un suplemento de 200 mcg de cromo mejora la tolerancia a la glucosa y ayuda a regular los niveles de azúcar en la sangre.[12] (Para más información sobre los efectos del azúcar en la salud y el bienestar, véase el Capítulo 4.)

## LA SEROTONINA

La serotonina, un neurorregulador cerebral, afecta el humor, el dolor, los hábitos de comer, y el sueño. La síntesis de la serotonina en el cerebro depende de la disponibilidad de triptófano (un aminoácido), el consumo de comidas ricas en fécula, y la vitamina B-6 y el magnesio, que son cofactores. El insomnio de corto plazo puede aliviarse por una merienda de comidas ricas en triptófano, tales como la leche, el yogur, el atún, el pavo, las almendras, los plátanos y la mantequilla de maní. Acompañe esta merienda con un pedazo de pan o unas galletas, y vaya a dormir.

Los niveles de la vitamina B-6 a menudo son bajos en las mujeres, especialmente aquellas que toman píldoras anticonceptivas o la TRH. Todas las vitaminas B intervienen en el mantenimiento de un sistema nervioso saludable; por lo tanto, cuando falta una sola, los síntomas de ansiedad, tensión nerviosa e insomnio aparecen. Aunque la ración dietética recomendada de vitamina B-6 para las mujeres es de 1.3 a 1.5 mg por día (es más alta para las embarazadas y las mujeres que dan el pecho), muchos profesionales de la salud recomiendan unas dosis entre 50 mg y 200 mg. No exceda los 300 mg al día de vitamina B-6, puesto que unos estudios han encontrado que en algunas personas, niveles más altos pueden dañar los tejidos nerviosos. Una buenas fuentes de la vitamina B-6 incluyen los plátanos, los aguacates, la carne molida, el pollo, los cereales enriquecidos, el queso, el pescado, las papas y las espinacas. (Para las cantidades exactas de estos nutrientes contenidos en ciertas comidas, consulte el Apéndice C.)

Otra vitamina B, la B-3 (niacina), puede ser beneficiosa para las mujeres que se duermen pero despiertan más tarde. Como las otras vitaminas del complejo B, la niacina interviene en más de 50 procesos del cuerpo, pero además tiene un efecto especializado de calmar los nervios. El cuerpo puede producir la niacina del aminoácido triptófano. De nuevo, la interrelación entre las vitaminas, los aminoácidos y las sustancias químicas cerebrales muestra la importancia de una dieta óptima para la buena salud. Los estudios indican que un tipo de niacina, la niacinamida, tiene una acción similar a la de un tranquilizante de dosis baja; unos suplementos de 50 a 100 mg pueden ayudarle a dormirse y quedarse dormida.

La otra forma de la niacina, el ácido nicotínico, se considera como una de las sustancias predilectas para bajar los niveles de colesterol en la sangre. Los que toman las dosis terapéuticas de más de 100 mg experimentan una sensación quemante en la cara y el cuello, y otros efectos secundarios como nausea, dolor de cabeza, calambres, y alteraciones en el ritmo cardíaco. Las dosis mayores de ácido nicotínico (más de 2,000 mg) pueden resultar en la toxicidad del hígado. A esos niveles, debe ser recetada y monitoreada por un médico. Unas buenas fuentes de esta vitamina incluyen el pollo, el salmón, la carne, la mantequilla de maní y los chícharos. (Para las cantidades exactas de estos nutrientes contenidos en ciertas comidas, consulte el Apéndice C.)

El complejo completo de las vitaminas B es vital para el máximo beneficio del sistema nervioso. Puesto que son solubles en agua, pasan rapidamente por el cuerpo y necesitan el reabastecimiento a menudo. Tome el complejo entero en una tableta multivitamínica; para los propósitos específicos, tome la vitamina B específica. Muchas personas encuentran que tomar las vitaminas B muy cerca de la hora de dormir les da demasiada energía; por lo tanto, trate de tomarlas durante el desayuno o el almuerzo.

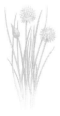

El magnesio, el segundo cofactor que se necesita para la transformación del triptófano a la serotonina, también interviene en la relajación de los músculos, la contracción de la transmisión nerviosa, y la conversión de la comida en energía utilizable. Las mujeres menopáusicas necesitan de 400 a 750 mg por día para asegurar que estas funciones se lleven a cabo. Es mejor tomar el magnesio junto con calcio, en una proporción de uno a dos; el par de minerales está disponible en suplementos con la proporción correcta. Aun si toma suplementos, es bueno añadir más comidas ricas en magnesio a su dieta. Unas buenas fuentes del magnesio incluyen el maní (cacahuates), los chícharos, el tofú, el marañon, los cereales fortificados, las espinacas, la carne y la leche. (Para las cantidades exactas de estos nutrientes contenidas en ciertas comidas, consulte el Apéndice C.)

## LOS MEDICAMENTOS

Los medicamentos frecuentemente contribuyen a los problemas del sueño. Fíjese en las etiquetas de sus recetas y fármacos que se compran sin receta. Unos cuantos fármacos que interfieren con las noches de reposo son los supresores del apetito, los descongestionantes, las medicinas para la alta presión, y los analgésicos y remedios para la gripe que contienen cafeína. Curiosamente, hasta los medicamentos que le ayudan a dormir y calmarse eventualmente llegan a un punto en su cuerpo en que ya no solamente son inefectivos, sino que también provoca el efecto contrario.

## LAS HIERBAS

Muchas plantas tienen efectos sedativos en el cuerpo. Consulte a un herbolario para ver cuales son las mejores para usted. Pueden incluir las siguientes:

**La pasionaria.** Reconocida como el mejor tranquilizante de la naturaleza, la pasionaria alivia la ansiedad, la tensión muscular, la inquietud y los dolores de cabeza. Desde que el triptófano se quitó del mercado por un lote contaminado, la pasionaria se ha convertido en su reemplazo para facilitar el sueño. Se puede usar la hierba seca como infusión, o mezclar de 15 a 50 gotas del extracto en un líquido, a medida que lo necesite. No lo tome antes de manejar u operar maquinaria pesada.

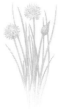

**Valeriana.** Catalogada el diezapam del siglo 19, la valeriana se reconoce mundialmente por sus efectos relajantes en el cuerpo. Unos estudios recientes han confirmado la capacidad de la valeriana para mejorar la calidad del sueño y aliviar el insomnio.[13] Al contrario de muchos medicamentos recetados, la valeriana no es adictiva y no tiene efectos secundarios, menos un mal sabor. Ni piense en hacer una infusión—tómela en forma de cápsula, 2 gramos dos horas antes de acostarse y otros 2 gramos a la hora de acostarse. No la tome continuamente por más de dos semanas.

## EL EJERCICIO

El ejercicio físico periodico mejora los hábitos de dormir y el bienestar en general. Es mejor no hacer ejercicios muy cerca de su hora de dormir, puesto que puede pasar un buen rato antes de sentirse lo suficientemente relajada para ir a la cama. Las técnicas de relajación y un baño caliente antes de acostarse pueden ser muy relajantes también.

# ⇒ El Dolor en las Coyunturas y la Artritis ⇐

Dolor en las manos, rodillas que traquean, tobillos adoloridos y cansancio en la espalda son unas quejas comunes de las mujeres menopáusicas. Causados por la edad o por las hormonas, los dolores corporales aparecen en las mujeres de mediana edad que no los habían experimentado antes, o se intensifican en las mujeres que sí los han experimentado. La artritis es una condición que se desarrolla con el paso de los años. Según una encuesta nacional, la artritis afecta a aproximadamente el 3 por ciento de las mujeres bajo la edad de 25 años, y más de la mitad de las mayores de 65 años.[14]

La inflamación de las articulaciones tiene muchas causas, incluyendo lesiones y complicaciones de otras enfermedades. Puede ocurrir como un efecto secundario de unos medicamentos, tales como los anticonceptivos, los anticonvulsivos, y los tranquilizantes. Aparentemente existe una fuerte relación entre la artritis y la dieta: comer ciertas comidas y eliminar otras frecuentemente alivia el dolor.

Los dos tipos de artritis más comunes son la artritis reumatoidea (AR) y la osteoartritis (OA). La AR es una enfermedad autoinmune, en la cual el cuerpo ataca sus propios tejidos. Aparece a cualquier edad y se caracteriza por la inflamación, no sólo en las coyunturas sino también en los tejidos conjuntivos de todo el cuerpo. El cuerpo reemplaza los tejidos dañados con tejidos cicatrizados, creando rigidez, hinchazón, cancansio, fiebre, pérdida de peso, anemia y a menudo dolor agudo. El comienzo de la AR puede asociarse con el estrés físico o emocional; sin embargo, la mala nutrición o las infecciones bacterianas pueden ser factores también.

La OA es la forma más común de artritis y aparece en los años mayores. Es una enfermedad degenerativa relacionada al desgaste por la edad e incluye la deterioración del cartílago al final de los huesos. Las articulaciones que más comúnmente se ven afectadas son las de los pies, los dedos de los pies y las manos, y las de los huesos que llevan el peso, tales como las rodillas, las caderas, los tobillos y la columna vertebral. Una lesión repentina, como una torcedura de un tobillo o un dedo, o un movimiento repetitivo por largo tiempo, puede resultar en la osteoartritis, causando daños a largo plazo. El comienzo de la OA puede ser sutil; la primera indicación es la rigidez en las coyunturas por la mañana. A medida que la enfermedad progresa, hay dolor cuando la coyuntura está activa; se agrava con el movimiento prolongado

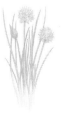

y se alivia cuando descansa. Al contrario de la AR, generalmente la incapacitación es mènor y la inflamación mínima.

Hay una relación entre los niveles bajos de estrógenos y la pérdida del cartílago. Unos estudios publicados en *Annals of the Rheumatic Diseases* en 1977 mostraron que las mujeres menopáusicas que utilizaronla TRE eran tres veces menos probables a padecer de la osteoartritis en sus rodillas que las mujeres que no estaban tomando hormonas.[15] No estoy abogando por el uso de estrógenos para la prevención o tratamiento de la OA, pero este es otro pedazo de información que pueda incluir en su decisión sobre el uso de hormonas. Dado que no hay cura para la osteoartritis y la artritis reumatoidea pero se pueden controlar, la prevención es de vital importancia.

## LAS DISCIPLINAS DEL CUERPO Y DE LA MENTE

Es bien conocido que el estrés puede interrumpir la función inmunológica y empeorar los síntomas de la AR. El doctor Andrew Weil, experto reconocido internacionalmente en la medicina integrada, ha observado que la AR a menudo coincide con los altibajos de los pacientes. Él aconseja a los que padecen de la AR a que incorporen algún método de relajación—como ejercicios de respiración, meditación o yoga—en su rutina diaria.[16] Otros enfoques de mente y cuerpo, tales como la visualización, las imágenes guiadas y la hipnoterapia, también pueden mermar el dolor y la frecuencia de los episodios de la AR. En su boletín de febrero del 2001, el doctor Weil sugiere un casete para ayudarle a aprender estas técnicas: el casete de imágenes guiadas de Belleruth Naparstek para la gente con AR, parte de su serie "Health Journeys" (para pedirlo, llame gratis al 800-800-8661). También se puede encontrar unos practicantes que enseñen estas técnicas, o libros y audio casetes para que las aprenda por sí sola.

Expresar sus frustraciones de forma escrita produce beneficios psicológicos y físicos para la salud. La escritura expresiva es una técnica que se ha usado exitosamente en varios estudios controlados para mejorar la salud y el bienestar en una variedad de formas. En un estudio controlado, con una muestra selecionada al azar, los pacientes voluntarios con asma y artritis reumatoidea que escribieron sobre una experiencia estresante de su vida demostraron relevantes cambios clínicos en su salud después de cuatro meses, comparado con los que estaban en el grupo de control.[17] Los autores del estudio concluyeron que estos avances fueron más significativos que los que se podría atribuir a los cuidados médicos normales que todas los participantes recibían. Si no lo ha hecho todavía, tal vez quiera comenzar a escribir diaria o semanalmente sobre sus pensamientos de ansiedad, o unirse a una clase o grupo que se dirija específicamente a la curación por medio de la escritura.

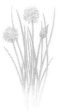

El tai chi es una técnica china de movimiento que algunos médicos ahora recomiendan para las personas con osteoartritis, como una manera de reducir la inflamación de las coyunturas y mejorar la movilidad, la flexibilidad, la fortaleza y el sentido de equilibrio. El tai chi tiene una larga historia que data de las artes marciales, pero las prácticas contemporáneas constan de una serie de movimientos fluidos y posturas en las cuáles el cuerpo y la mente trabajan de manera interdependiente. Hoy día es una materia de estudio médico tradicional; puede complementar el tratamiento médico para las enfermedades músculo esquelétales o de dolor crónico.

Si usted está dispuesta a probar algo nuevo, hay varios sistemas de alivio alternos disponibles. En el libro *The Arthritis Foundation's Guide to Alternative Therapies* de Judith Horstman, se analiza la medicina china, la acupuntura, la homeopatía, la manipulación quiropráctica, el masaje y muchos otros tratamientos complementarios que pueden ayudar a aliviar los síntomas de la artritis. Ella incluye las direcciones postales, los números de teléfono, los sitios web y unos consejos sobre cómo escoger el profesional de salud más adecuado para usted. El libro es un recurso fantástico para ayudarle en su camino a la recuperación.

## RECOMENDACIONES DIETÉTICAS

Se asocia el consumo inadecuado de determinados vitaminas y minerales con la AR, aunque no se sabe todavía si la mala nutrición es una causa o un efecto de esta enfermedad. De todas formas, es claro que una dieta que minimiza las grasas saturadas, el azúcar, la carne, los productos lácteos y el alcohol, y que enfatiza los carbohidratos complejos provenientes de los vegetales, los frijoles y granos integrales, ayuda a algunas personas. Las verduras y frutas frescas, crudas y no procesadas, son de vital importancia porque son ricas fuentes de unos nutrientes que alivian el dolor, incluyendo la vitamina C, los carotenos y los bioflavonoides. Aunque no se logra el alivio completo del dolor, esta dieta le hará sentir mejor de otras maneras y mejorará la calidad de su salud.

Además, las siguientes sugerencias dietéticas le pueden ayudar a aliviar el dolor de las articulaciones:

**Quitar el peso exceso.** Probablemente el mejor consejo nutricional para alguien que padece de la artritis es mantener un peso normal para su edad. Cargar con libras de más es uno de los principales pronosticadores de la osteoartritis en las rodillas y otras coyunturas. El exceso de peso multiplica el estrés en las coyunturas que llevan el peso del cuerpo, lo que resulta en más dolor. Esta recomendación por si sola le puede aliviar su incomodidad y rigidez grandemente. La gente mayor tiende a subir de peso porque está muy adolorida como para hacer ejercicio, pero si deja de hacerlo, sus coyunturas pueden ponerse más rígidas y más dolorosas. Tal vez quiera probar la natación o los aeróbicos acuáticos para reducir el peso sobre las coyunturas.

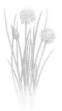

Los ejercicios de fortalecimiento con pesas, el yoga, el tai chi y el qigong son otros tipos de ejercicio para considerar.

**Incluir los alimentos ricos en azufre.** Un aminoácido de azufre encontrado en el ajo, la cebolla, los huevos, los frijoles, las coles de Bruselas y el repollo parece aliviar el dolor y la inflamación de las coyunturas. Es interesante notar que un estudio grande en la mitad de los años 1930 encontró que las uñas de las personas que padecían de la artritis contenían menos azufre que las uñas de los que no la sufrían.[18] Estas investigaciones no han tenido seguimiento, aunque otros estudios testifican de su validez.

**Reconocer que algunas grasas son buenas.** Generalmente asociamos la grasa con la mala salud; sin embargo, en realidad algunas grasas previenen y controlan la inflamación (y, por consiguiente, el dolor) de la artritis. Las prostaglandinas contribuyen significativamente al proceso inflamatorio, y hay ácidos grasos específicos que pueden modular su producción. Las dietas ricas en los ácidos grasos omega-3 (los aceites de pescado), tomados en forma suplementaria, han mostrado que pueden reducir la inflamación tanto en la OA como en la AR. Cuando se suministraron 10 cápsulas del ácido graso APE (ácido eicosapentaenoico) a pacientes con AR, había una mejoría notable en la sensibilidad de las coyunturas y la rigidez matutina después de 12 semanas, mientras que el grupo de control empeoraba.[19]

La dosis recomendada del APE es de 2,000 a 3,000 mg diarios. Los diabéticos no deben tomar los aceites de pescado suplementarios, pero pueden comer más pescado de agua fría como el salmón, el atún, la trucha y las sardinas. Otra forma de mantener los ácidos grasos esenciales es incorporar en su dieta más fuentes provenientes de plantas, tales como la linaza, las semillas de calabaza, las nueces y las verduras de hoja verde. La linaza fortificada es particularmente buena; mézclela en una cucharada de agua o jugo, o añádala a las ensaladas, el yogur y el cereal.

Hay evidencias que el ácido gammalinolénico (AGL), una grasa esencial de la familia de omega-6 encontrado en el aceite de prímula nocturna, puede también ser útil en algunos tipos de artritis. Se piensa que la falta de AGL puede resultar en un nivel disfuncional de las prostaglandinas. La dosis diaria recomendada es de 1 a 2 gramos de AGL o del aceite de prímula nocturna. Estos aceites se encuentran naturalmente en las semillas y nueces crudas, como la linaza, las semillas de calabaza, las semillas de sésamo, las semillas de girasol y los nogales.

**Diga "no" a la familia de la hierba mora.** Algunas veces no es lo que *comemos* sino lo que *no comemos* que puede mejorar nuestra salud. La eliminación de un grupo entero de comidas es un cambio dietético sencillo que ha ayudado a algunos padecientes de la artritis. Algunos estudios sugieren que las personas susceptibles pueden desarrollar la artritis, y una variedad de otras quejas, por el consumo prolongado y de baja intensidad de los alcaloides contenidos en la plantas de la hierba

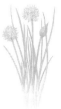

mora: el tomate, la papa, la berenjena, el chile y el tabaco.[20] Se presume que los alcaloides inhiben la reparación normal del colágeno en las coyunturas y promueven la degeneración inflamatoria de las coyunturas. Puede valer la pena experimentar con la eliminación de estas comidas si usted padece de la OA o la AR.

## LAS ALERGIAS A LAS COMIDAS Y LA ARTRITIS

Se ha sospechado hace mucho tiempo que la AR puede resultar o empeorarse por una alergia o sensibilidad a algunas comidas. Por lo tanto, eliminar completamente o minimizar determinandas comidas comunes de su dieta también puede reducir los síntomas. Unas pruebas han mostrado que las alergias a las comidas pueden agravar muchos de los dolores asociados con la artritis. En un experimento bien controlado, una dieta hipoalergénica produjo mejorías marcadas en el 75 por ciento de los estudiados.[21]

Una alergia es una respuesta inapropiada del sistema inmunológico a una sustancia que normalmente no es dañina. Las manifestaciones de esta reacción excesiva son variadas: diarrea, incomodidad gástrica, hinchazón, cancansio, dolores de cabeza, urticaria, acné, picazón, infecciones del oido, palpitaciones, falta de respiración, dolor muscular o debilitamiento, hipoglucemia, ansiedad, confusión mental, inhabilidad de concentrarse, y cambios en la vista. Lo que me llama la atención cuando leo esta lista es el número de síntomas que también se consideran como síntomas menopáusicos. ¿No sería irónico si lo único que tuviéramos fueran alergias que resaltan en este tiempo específico?

Cualquier comida es potencialmente alérgena, pero las más comunes son el trigo, la leche, el maíz, la soja, la levadura, el chocolate, el té, el café, la carne, las frutas cítricas, los mariscos, los huevos y las papas. Para determinar si usted es sensible a cualquiera de estas, primero considere con qué frecuencia consume la comida determinada. Es más que una coincidencia que las comidas que se le antojan pueden ser las mismas a que usted es sensible. La reacción del cuerpo a las comidas que son alergenos es similar a la adicción.

Es posible comprobar si tiene alergias sin tratamientos caros. El método más efectivo es ayunar, sin comida ni jugos, de tres a cinco días, y luego reintroducir una comida a la vez en su dieta. Los síntomas son generalmente obvios, dejando pocas dudas de cuáles son la comida o comidas ofensivas. Si dejar de comer no es una opción para usted, pruebe el plan B. Elimine una comida que usted sospecha, por ejemplo los productos lácteos o de trigo, por dos semanas o más, y después reintrodúzcalas en su dieta y observe los síntomas. Es mejor probar una comida a la vez, puesto que usted puede ser sensible a más de una.

Hay otra forma de detectar una posible intolerancia a una comida. Primero, tómese el pulso varias veces en tiempos diferentes, por un minuto completo, para determinar su pulso en descanso. Después, coma la posible ofensora, espere 20

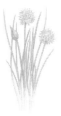

minutos, y tómese el pulso otra vez. Si su pulso acelera en más de 10 latidos por minuto, ha descubierto un posible alérgeno. Elimine la comida de su dieta y pruebe otra vez dentro de un mes para confirmarlo. Durante este tiempo, puede notar síntomas de privación, seguidos por un gran sentimiento de bienestar.

## NUTRIENTES ESPECÍFICOS

Deficiencias dietéticas se encuentran a menudo en las personas que padecen de artritis. Frecuentemente los niveles sanguíneos de los siguientes nutrientes son bajos en los individuos con dolores de las coyunturas y sus síntomas mejoran cuando se suplementan: las vitaminas C, E, B-3 (niacina), B-5 (ácido pantoténico) y B-6, y los minerales calcio, magnesio, selenio y cinc. Otros nutrientes juegan un papel de apoyo también. Mencionaré algunos que se han estudiado.

**Las vitaminas C y E.** La deficiencia de vitamina C altera la síntesis del colágeno y compromete la reparación de los tejidos conjuntivos. Varios estudios han reportado que la vitamina C tiene un efecto positivo en los cartílagos; ade-

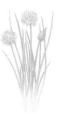

### Suplementos Básicos Diarios para la Artritis

Complejos de vitaminas y minerales múltiples (sin hierro).

Verifique que las vitaminas de complejo B (B-1, B-2, B-6) tengan una gama de 25 a 100 mg cada una, asegurándose de incluir entre 100 a 500 mcg de B-12.

### Añada Vitaminas y Minerales para Alcanzar los Siguientes Totales:

| | |
|---|---|
| Calcio | 1,500 mg |
| Magnesio | 750 mg |
| Vitamina C más bioflavonoides | 1,000–2,000 mg de 1 a 3 al día |
| Ácido pantoténico | 50–2,000 mg |
| Vitamina E | 600 UI |
| Cinc | 15–50 mg |
| Selenio | 200 mcg |

### Suplementos Adicionales Diarios para la Artritis

| | |
|---|---|
| Aceite de pescado o cápsulas de APE | 2–3 cápsulas |
| Aceite de prímula | 6–8 cápsulas |
| Aceite de prímula | 6–8 cápsulas |
| Ácido pantoténico | 50–2,000 mg |
| Sulfato de glucosamina | 1,000–1,500 mg |
| Sulfato de condroitina | 800–1,200 mg |
| SAMe | 400–800 mg |
| MSM | 500–1,500 mg |

### Hierbas contra la Artritis

Matricaria, extracto de yuca, alfalfa, alga marina, cohosh negro, semillas de apio, infusión de perejil, raíz de valeriana, infusión de uña de diablo.

### También de Ayuda contra la Artritis

Haga ejercicios para reducir el dolor y retardar el deterioro de las coyunturas (pero no los haga cuando hay dolor).

Tome 1–2 cuartos de agua diarios para hidratar las coyunturas.

Descanse cuando hay dolor.

Tome baños calientes para aliviar el dolor.

Expóngase a la luz del sol por 20 minutos por día, para ayudar con el dolor y la rigidez.

más, la erosión de los cartílagos y los cambios generales en y alrededor de las coyunturas artríticas ocurrían mucho menos en los animales mantenidos con altas dosis de vitamina C.[22] Este mismo estudio indicó que la vitamina E parece tener una acción sinergética con la vitamina C; por lo tanto, los investigadores concluyeron que el uso juicioso de estas vitaminas, ya sea solas o en combinación con otras terapias, puede ser de gran beneficio para la gente que padece de la OA. Además, una prueba clínica de vitamina E (600 UI) sola en pacientes con OA demostró que la vitamina E era significativamente más efectiva que un placebo en aliviar el dolor.[23]

**La vitamina B-5 (el ácido pantoténico).** En un estudio más viejo, las megadosis (2 gramos diarios) de vitamina B-5 aliviaron los síntomas de la AR.[24] Cesar el tratamiento causó que los síntomas regresaran. Se han reportado mejoras en los síntomas de la OA con unas dosis menores (12.5 mg diarios) de vitamina B-5, y a pesar de que, a menudo, no se podía notar el progreso por una a dos semanas, sí funcionó.[25] Las dosis recomendadas de vitamina B-5 varían de 15 mg a 2,000 mg por día. Comience solamente con la dosis más baja, e incremente si es necesario. Unas buenas fuentes de vitamina B-5 incluyen el hígado de res, los huevos, el aguacate, la leche, el pollo, la mantequilla de maní, el plátano y la papa. (Para las cantidades exactas de estos nutrientes contenidos en ciertas comidas, consulte el Apéndice C.) Puesto que las cantidades encontradas naturalmente en las comidas son tan bajas, puede necesitar unos suplementos.

**La niacina (vitamina B-3).** La niacina ha sido probada con cientos de pacientes y valorada para el tratamiento de la OA y la AR. Puesto que las dosis usadas estaban en los niveles altos (4g) y pueden causar reacciones parecidas a las drogas, es recomendable tomar estas cantidades solamente bajo supervisión médica. Los efectos secundarios incluyen la intolerancia a la glucosa y daños al hígado en personas sensibles. Las dosis diarias de hasta 1,000 mg de niacina parecen seguras y pueden tomarse en un suplemento de vitaminas múltiples o una tableta del complejo B. Un característico enrojecimiento de la piel ocurrirá con esta dosis de niacina; sin embargo, la forma niacinamida no produce esta sensación.

**El cinc.** Es posible que el cinc contribuya al tratamiento nutricional de la artritis. Los que sufren de la artritis generalmente tienen niveles de cinc por debajo de lo normal en la sangre y, cuando se suplementa, muestran mejorías notables en la rigidez matutina, la inflamación de las coyunturas y la impresión del propio paciente sobre su condición.[26] El cinc, junto con las vitaminas A, B-6 y E y el mineral cobre, se requieren para la síntesis del colágeno normal y el mantenimiento de la estructura de los cartílagos. La deficiencia en cualquiera de estos permitiría la degeneración acelerada de las coyunturas. Las dosis recomendadas de cinc son de 15 a 50 mg diarios. Unas buenas fuentes de cinc incluyen las ostras, el pavo, los frijoles lima,

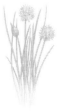

el yogur, y el germen de trigo. (Para las cantidades exactas de estos nutrientes contenidos en ciertas comidas, consulte el Apéndice C.)

**El selenio.** El selenio es un oligomineral con propiedades antioxidantes. Junto con la vitamina E, ejerce un efecto antiinflamatorio en el cuerpo y tiene el potencial de reducir el declive natural de la función inmunológica que viene con el envejecimiento. Unas fuentes incluyen los cereales de granos integrales, los mariscos y pescados, el pollo, la yema del huevo, la carne roja y el ajo.

## TRATAMIENTOS NATURALES

Un número creciente de personas le están dando la espalda a los fármacos con efectos secundarios dañinos, y escogiendo los remedios naturales. Los médicos convencionales empezan a considerar los productos naturales con seriedad, porque el público los escoge sin importar el prejucio en contra de ellos, de parte de la medicina tradicional. Antes de decidir tomar cualquier remedio, sin importar su etiqueta "natural", lea todo lo que pueda sobre él, y asegurese que sus afirmaciones tienen alguna base científica, o que la persona que lo recomienda tiene credibilidad.

Los cuatro suplementos que siguen han recibido mucha atención, en forma de anécdota y científicamente, para el tratamiento de la artritis. Vale la pena investigarlas. Una nota especial para aquellos que nunca han probado los remedios naturales: no actúan rapidamente, como hacen los fármacos; por lo tanto, tenga paciencia a medida que trabajan para curar su cuerpo.

**El sulfato de glucosamina y el sulfato de condroitina.** Uno de los mejores tratamientos para la OA puede ser el sulfato de glucosamina, encontrado en altas concentraciones en los tejidos de las coyunturas. Estimula la producción de los componentes del cartílago necesarios para la reparación de las coyunturas, y ejerce un efecto protector contra la destrucción de las coyunturas. Se puede derivar el sulfato de glucosamina del tejido muscular de la langosta, el cangrejo y el mejillón.

Muchos estudios doblemente ciegos han demostrado que el sulfato de glucosamina es más efectivo y mejor tolerado que los analgésicos comunes para la artritis, incluyendo la aspirina y los medicamentos antiinflamatorios no esteroides como Nalfon, Motrin, Advil, Nuprin, Indocin, Naprosyn, Feldene y Clinoril.[27] Estos medicamentos pueden tener efectos secundarios significativos, incluyendo daños a la vía intestinal, reacciones alérgicas, sangrar y magullarse facilmente, un silbido en los oídos, la retención de líquidos, y, en casos extremos, daños a los riñones y el hígado. Aunque los antiinflamatorios no esteroides son moderadamente eficientes en suprimir el dolor y la inflamación, cuando se toman por tiempos prolongados en realidad empeoran la condición al inhibir la formación del cartílago y acelerar la destrucción del cartílago (no se revelan estos efectos con frecuencia).[28] Los antiinflamatorios no esteroides ofrecen un alivio temporal, pero el sulfato de glucosamina

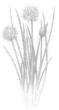

llega a la causa de la OA—sin contradicciones o preocupantes interacciones con otros medicamentos.

En su libro *Maximizing the Arthritis Cure,* el doctor Jason Theodosakis, quien aboga por la medicina preventiva, predijo que el sulfato de glucosamina y el sulfato de condroitina desatarían una revolución en el tratamiento de la artritis. Aunque muchos otros países ya usaban estos productos con regularidad, los médicos de los Estados Unidos fueron lentos en aceptar las investigaciones y la experiencia de los científicos mundiales. Ahora, los principales periódicos y emisores de televisión reportan sobre los beneficios de estos suplementos, y hasta la prestigiosa Sociedad para las Investigaciones sobre la Osteoartritis, en una reciente declaración de consenso, ha reconocido que estos agentes, ignorados por tanto tiempo, pueden ser beneficiosos en el tratamiento de la artritis.[29]

El sulfato de condroitina funciona bien con el sulfato de glucosamina. Hecho de cartílago de bovinos o de tiburón, ayuda a lubricar las coyunturas y provee elasticidad a los tendones y ligamentos. En la mayor parte, ambos productos son seguros, y los efectos secundarios más comunes son los gases y la diarrea leve. Ni los niños ni las mujeres embarazadas deben tomar estos suplementos, puesto que todavía no se han hecho estudios para determinar su seguridad. Los diabéticos deben monitorear sus niveles de azúcar en la sangre cuando toman el sulfato de glucosamina, porque es un amino azúcar y puede afectar los niveles en la sangre. Como precaución final, no tome el sulfato de condroitina con un medicamento anticoagulante, una aspirina diaria o el ginkgo biloba, porque esta combinación puede causar sangrado en exceso.

Se puede encontrar estas sustancias en las tiendas de comidas naturales. Las dosis para ambas se basan en el peso corporal. Si usted pesa hasta 120 libras, tome 1,000 mg del sulfato de glucosamina y 800 mg del sulfato de condroitina. Si pesa más de 120 libras, tome 1,500 mg del sulfato de glucosamina y 1,200 mg del sulfato de condroitina. Si molestan el estómago, como hacen algunos suplementos a la gente sensible, tómelos con la comida.

**SAMe.** La S-andenosilmetionina (SAMe) es una popular alternativa a los antidepresivos y más recientemente se promueve como un tratamiento contra la artritis. Unos estudios, tanto en Europa como en los Estados Unidos, han encontrado que la SAMe alivia el dolor de las coyunturas tan bien como los antiinflamatorios no esteroides. La SAMe es un aminoácido que ocurre naturalmente en nuestros cuerpos. Como muchas otras sustancias que producimos, disminuye con la edad. Mientras que los científicos aún determinan el método exacto por el cual trabaja, sabemos que es importante en la creación y reconstrucción del cartílago y las membranas celulares. Cuando quiere comprar la SAMe, busque una pastilla cubierta, empacada en una vasija que protege de la luz y con la etiqueta "butano de disulfonato". La SAMe es extremadamente inestable cuando se expone al calor, a la luz o la hume-

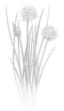

dad, y por eso hay que asegurarse que esté protegida. Una dosis terapéutica es de 200–400 mg dos veces al día con la comida. Para incrementar su eficiencia, tómela con la vitamina B-12 (50–100 mcg) y el ácido fólico (400 mcg).

**El MSM.** El metilsulfonilmetano se deriva de las comidas y puede ser usado como antiácido, analgésico y antiinflamatorio. Aumenta el flujo de sangre y atrae unos nutrientes, especialmente el azufre, a los tejidos de cartílago dañados. El azufre se encuentra en abundancia en las frutas y vegetales, los granos integrales, el pescado y la leche, pero se destruye fácilmente con el procesamiento. Los escépticos indican rápidamente que no hay estudios humanos válidos que respalden las declaraciones que el MSN funciona, pero los que han encontrado alivio dicen que funciona mejor que los medicamentos recetados. La mayoría de las fuentes recomiendan comenzar con una dosis baja de 500 mg e incrementarla gradualmente hasta llegar a los 1,500 mg. Si usted no siente alivio dentro de dos meses, pruebe otra cosa. Las dosis más altas pueden resultar en dolores del estómago y diarrea, una señal que usted debe probar otros remedios que se toleran mejor.

## LA TERAPIA ORAL DE ENZIMAS

Las enzimas funcionan como catalizadores en las células, lo que significa que facilitan todas las reacciones químicas del cuerpo. De composición básicamente proteica, las enzimas existen en todas las frutas, los vegetales, los granos y los productos animales, y cumplen una multitud de funciones en el cuerpo humano. Una de sus funciones es moderar el complejo fenómeno llamado la *inflamación,* que se dice es la responsable de las primeras etapas de la cardiopatía y la artritis reumatoidea. La terapia de enzimas ha demostrado ser de igual valor que los fármacos antiinflamatorios no esteroides en el tratamiento de la artritis y otras condiciones. Según el doctor Theodosakis, las combinaciones de enzimas que han sido sometidas al más riguroso estudio y que funcionan mejor son la bromelina y la tripsina, aunque hay muchas formulaciones que también son efectivas. Él recomienda comenzar con una dosis alta durante la primera semana o dos de la terapia, y después disminuirla a una dosis de mantenimiento. Divida la dosis total diaria en dos o tres porciones, y tome el suplemento de 30 a 40 minutos antes de las comidas. Los siguientes son los niveles diarios de las preparaciones orales de enzimas, tanto para el comienzo como para el mantenimiento:[30]

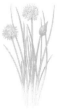

> bromelina: 650 mg/450 mg
>
> tripsina: 350 mg/250 mg
>
> quimotripsina: 15 mg/10 mg
>
> papaína: 900 mg/500 mg
>
> Algunas personas solamente requieren de las enzimas por unas pocas semanas o meses, y otras continúan usándolas por años.

# PARTE II

# PREPARANDOSE
## PARA LOS AÑOS VENIDEROS

## CAPÍTULO 9

# LA CARDIOPATÍA

*La cardiopatía es un mal que, por lo general, nos inflingimos a nosotros mismos. No se contagia.*

— KENNETH COOPER, M.D., MPH

Las mujeres tienden a pensar que la cardiopatía es un asunto de los hombres, pero también es la mayor causa de la muerte para las mujeres. La cardiopatía afecta a más mujeres que la suma de las cinco causas principales de la muerte por cáncer. Mientras que 40 mil mujeres mueren del cáncer mamario cada año, 250 mil mueren de infartos y otras 250 mil sucumben a otras enfermedades cardíacas y vasculares.[1] Puesto que las mujeres están "protegidas" por los estrógenos antes de la menopausia, por unos 10 a 15 años la incidencia de cardiopatía en las mujeres se queda atrás de las cifras de los hombres. Según la Asociación Americana del Corazón, una en cada nueve mujeres entre las edades de 45 a 64 años tiene alguna forma de enfermedad cardiaca o vascular; esta proporción se remonta a una en tres a partir de los 65 años.

Los infartos pueden ocurrir en las mujeres mayores con tanta frecuencia como en los hombres mayores, pero las perspectivas de la mujer para una recuperación duradera y un regreso a la normalidad no son tan buenas. Aproximadamente el 25 por ciento más mujeres que hombres mueren en el primer año después de un infarto.[2] Esto puede ser porque las victimas femeninas de infartos son generalmente mayores, y por lo tanto son más propensas a experimentar complicaciones por otras enfermedades, pero esto es solamente especulación. También, las mujeres responden peor que los hombres a los tratamientos recetados durante o después del infarto. Por ejemplo, el índice de mortalidad entre las mujeres que se someten a la cirugía de desviación coronaria es dos veces más alto que el de los hombres. Es menos probable que una mujer sobreviva una angioplastia—un tratamiento para quitar la acumulación de plaquetas en las arterias que obstruyen el flujo de sangre al corazón—y las mujeres son dos veces más susceptibles de tener un segundo infarto.

A menudo las mujeres y sus médicos no toman en serio los síntomas cardíacos de la mujer. Las mujeres tienden a ignorar las señales clásicas de un infarto: dolor o una sensación de apretamiento en el pecho, agruras, la falta de respiración, adormecimiento u hormigueo de los brazos o la quijada, y sudor. Los médicos se vacilan en actuar a base de estos síntomas en las mujeres, y se demoran en referirlas para exámenes diagnósticos, que puede ser una razón por la cual las mujeres tienen menos éxito en las cirugías: en tales circunstancias, la enfermedad está más avanzada cuando llegan a la cirugía.[3]

## ¿Qué es la Cardiopatía?

*La cardiopatía* es un término general utilizado para describir varias enfermedades del corazón y los vasos sanguíneos. Los vasos del corazón, también llamadas las *arterias coronarias,* abastecen los músculos del corazón con el oxígeno y los nutrientes vitales. Si el flujo de sangre es restringido o bloqueado, pueden ocurrir daños severos al corazón—o sea, el infarto.

Cierto engrosamiento y endurecimiento de las arterias, un proceso que se llama la *arteriosclerosis,* es normal. Una etapa más insidiosa y avanzada, llamada la *aterosclerosis,* ocurre cuando la condición se acelera y la acumulación en las paredes de las arterias llega al punto de la obstrucción. La sustancia responsable por bloquear las arterias—compuesta de materiales grasos, colesterol, productos de desechos celulares, calcio y fibrina—colectivamente se llama *placa.*

La aterosclerosis no sucede de la noche a la mañana, ni siquiera con la menopausia. Es un proceso gradual que toma casi toda una vida. La prevención de la acumulación de placa debe empezar en los años de la juventud, tal vez tan temprano como la niñez. Se han encontrado hasta niños que tienen depósitos de grasa en sus arterias que pueden convertirse en placa que bloquea las arterias más tarde. Afortunadamente, hoy hay mucha información para aquellos que quieren tomar la iniciativa en cuidar de sus corazones. Es esencial entender, sin embargo, que los asuntos del cuidado del corazón en las mujeres difieren de los de los hombres; es una diversidad que finalmente se reconoce en la comunidad médica. Acorde con mi deseo de informar a las mujeres y ofrecer unas opciones prácticas, he escrito un libro específicamente sobre esta materia: *Her Healthy Heart: A Woman's Guide to Preventing and Reversing Heart Disease* Naturally (véase Recursos).

## Las Hormonas y el Corazón

Ya se emitió el veredicto, las investigaciones definitivas. La convencional terapia de reemplazo de hormonas (TRH) no reduce el riesgo de los infartos y la muerte por eventos coronarios en las mujeres mayores con cardiopatías existentes. Reporté estas noticias en el año 2000, en la cuarta edición de este libro, basada en el decisivo

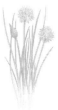

Estudio del Corazón y del Reemplazo de los Estrógenos y la Progestina, conocido como el estudio HERS. Dicho estudio encontró que las mujeres posmenopáusicas con cardiopatía coronaria existente no recibieron ningún beneficio de la TRH. Este estudio (llamado el patrón oro de las investigaciones científicas) fue la primera prueba de la TRH con una muestra seleccionada al azar, doblemente ciego y con el suministro controlado de placebos que cuestionó seriamente el valor de la TRH en la prevención de los infartos en las mujeres posmenopáusicas con cardiopatías existentes. Se publicaron los resultados en *Journal of the American Medical Association* en 1998.

Un total de 2.763 mujeres con enfermedades coronarias, entre las edades de 42 a 79, recibieron Prempro (estrógenos más progestina) o un placebo por cuatro años. En el primer año de la prueba, ocurrieron más eventos de enfermedades coronarias en el grupo de las hormonas que en el grupo de los placebos. Este mismo grupo de mujeres también experimentó más enfermedades de la vesícula, un incremento en los coágulos de sangre en las piernas y los pulmones, y niveles elevados de triglicéridos (un tipo de grasa no saludable que puede dañar el corazón). Los investigadores del estudio HERS sugirieron un enfoque cuidadoso sobre el uso de la TRH encaminado a prevenir la cardiopatía.[4]

Nadie pareció hacer caso a las precauciones del estudio HERS, incluyendo a los eminentes médicos que frecuentan los programas matutinos de la televisión. Cuando yo sintonizaba los programas especiales sobre la mujer y la cardiopatía, cada red televisiva recitaba la misma frase que se escuchaba de los varios médicos con que yo consultaba durante ese tiempo: "Si no toma los estrógenos, su corazón sufrirá". Nadie le puso atención al HERS en 1998, y todavía me pregunto por qué.

Nos vamos ahora al verano del 2002, cuando se anunciaron los resultados de dos pruebas clínicas esperados desde hace mucho tiempo, el HERS II y la Iniciativa para la Salud de la Mujer (WHI). El estudio HERS II, el seguimiento al HERS antes mencionado, midió los resultados después de un total de casi siete años, y el desempeño repetido mostró unos resultados similares: las mujeres con cardiopatías existentes que utilizaban la TRH por un periodo de tiempo prolongado eran tan susceptibles a tener infartos y morir de una enfermedad del corazón como las que no tomaban hormonas.[5] Comentando sobre los resultados de la prueba, la doctora Nieca Golderg, jefa del Centro de la Rehabilitación y la Prevención Cardíacas del hospital Lenox Hill en Nueva York, dijo, "Aunque el tratamiento de hormonas sí tiene efectos positivos, como elevar el buen colesterol, reducir el colesterol malo y relajar los vasos sanguíneos, puede también tener efectos secundarios negativos, por ejemplo causar una inflamación de los vasos sanguíneos e incrementar la posibilidad de tener coágulos sanguíneos".[6]

La Iniciativa para la Salud de la Mujer fue la segunda bomba en golpear la TRH, y sucedió dentro del mismo mes. Significativamente, mientras que el estu-

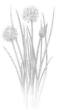

dio HERS se enfocó en las mujeres posmenopáusicas con cardiopatías existentes, la WHI estudió a las mujeres posmenopáusicas saludables. Con un alcance más amplio, la WHI se concentró en definir los riesgos y beneficios de las estrategias que potencialmente podrían reducir la incidencia de la cardiopatía, los cánceres mamario y colorrectal, y las fracturas en las mujeres posmenopáusicas. Sucedió que los investigadores se vieron obligados a descontinuar el estudio de repente, porque los riesgos globales de usar los estrógenos combinados (el estrógeno equino conjugado) más la progestina (el acetato de medroxiprogesterona) excedía los beneficios. Los resultados también indicaron que no se debe iniciar ni continuar este régimen para la prevención primaria de la cardiopatía.[7] (Para más sobre la WHI, véase el Capítulo 2.)

Está claro ahora que la TRH convencional—o, más específicamente, Prempro—no protege de la cardiopatía. Lastima que no se han conducido estudios de largo plazo para determinar los efectos cardíacos de las hormonas bioidénticas, o naturales, en dosis más pequeñas. Hasta que estos estudios se realicen, podemos educarnos a nosotras mismas sobre los muchos factores de riesgo conocidos y las opciones de estilo de vida que afectan la incidencia de la cardiopatía y en las cuales podemos tomar acción.

## ⋙ Los Factores de Riesgo para la Cardiopatía ⋘

Los factores de riesgo son características o hábitos que hacen a una persona más susceptible a una enfermedad. Algunos factores de riesgo para los problemas relacionados con el corazón, tales como la edad y la herencia genética, no se pueden alterar; sin embargo, la mayor parte son condiciones sobre las cuales tenemos mucho control.

### LA GENÉTICA

Es innegable que hay una relación entre unas familias y la incidencia de la cardiopatía, pero la pregunta permanece, ¿es la naturaleza o los factores sociales? Simplemente porque la cardiopatía corre en la familia no significa necesariamente que el origen del riesgo incrementado es genético, según los investigadores del Centro para las Enfermedades Heredadas, en la Universidad de Washington, Seattle. Ellos encontraron que las esposas de los hombres enfermos del corazón también tenían un riesgo mayor de la cardiopatía, lo que sugiere que las esposas participaban en algunos de los mismos hábitos dañinos de sus esposos enfermos.[8]

### LA EDAD

Las mujeres tienden a manifestar los problemas cardíacos de 10 o 15 años más tarde en sus vidas que los hombres, pero como mencionamos antes, a la edad de

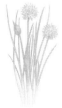

65 a 74 años, la incidencia es igual en ambos sexos. También, mientras más años tenga la mujer, más apta es a desarrollar la alta presión arterial y los niveles altos del colesterol, y ser diabética, pasada de peso y más sedentaria—todos factores de riesgo adicionales.

## LA ETNICIDAD

Los factores de riesgo para la cardiopatía varían apreciablemente con la raza y la etnicidad. Por ejemplo, las mujeres africana-americanas tienen la mayor incidencia de cardiopatía, casi el 35 por ciento más alto de las mujeres blancas.[9] Además, hay varios factores de riesgo para cardiopatía aparentes en las mujeres africana-americanas. Por ejemplo, tienen el índice casi doble de la diabetes y la obesidad. La hipertensión es más común en las mujeres negras de todas las edades, y ellas la experimentan más temprano en sus vidas, la sufren con más severidad, y mueren más frecuentemente de causas relacionadas a la hipertensión. Poner más atención a los factores de estilo de vida que regulan la alta presión, la diabetes y el sobrepeso es crucial para las africana-americanas jóvenes.

Tristemente, la situación de la mujer negra con síntomas de cardiopatía es aun más desafortunada. Generalmente, en las salas de emergencia, los médicos no se dan cuenta de las señales de infarto en las mujeres con la misma frecuencia que en los hombres, especialmente en el caso de las mujeres de minorías o que no son blancas. Un estudio que siguió a más de 10 mil pacientes en 10 hospitales en el Este y Medio Oeste de los Estados Unidos encontró que la frecuencia con que los médicos de las salas de emergencia no se percataran de las señales de infarto era más grande para las mujeres negras y las mujeres jóvenes o de mediana edad.[10] Tratando de explicar por qué ocurre esto, los investigadores dijeron que característicamente la principal señal de un infarto, dolor severo en el pecho, no se presenta en las mujeres como en los hombres. Es más probable que las mujeres exhiben unas señales de alerta no tradicionales, tales como falta de respiración y nausea. Los investigadores también observaron que por lo general las pacientes negras con infartos son más jóvenes, lo cual hace un diagnostico de infarto muy improbable. Los investigadores del estudio confesaron que hay dos causas más por las cuales no pueden negar la posibilidad de negligencia: el sexismo y el racismo.

Los índices menores de la cardiopatía coronaria en los Estados Unidos se encuentran entre las mujeres asiáticas-norteamericanas, aunque cuando adoptan un estilo de vida más occidental, los números se incrementan. Las mujeres latinas, americanas nativas y nativas de Alaska experimentan unos índices de cardiopatía coronaria un poco menores de los de las mujeres blancas.

## LOS CIGARRILLOS

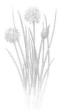

Las mujeres que fuman son de dos a seis veces más propensas a sufrir un infarto que las que no fuman, y el riesgo aumenta con el número de cigarrillos fumados al día.[11] Fumar es un factor de riesgo más grande para las mujeres que para los hombres; una mujer de 55 años que fuma corre más peligro de sufrir un infarto que un hombre de la misma edad que fuma.[12] Sorprendentemente, las mujeres en los Estados Unidos que fuman mueren de la cardiopatía a casi el mismo ritmo como del cáncer del pulmón.

Fumar afecta el sistema circulatorio de varias formas. El monóxido de carbono en el humo de los cigarros reduce la capacidad de la sangre de transportar el oxígeno, y entonces hay menos oxígeno disponible para el corazón y otros órganos. Fumar disminuye las LAD y eleva las LBD. Daña las paredes de las arterias, preparando el escenario para el desarrollo de lesiones coronarias. Fumar también aumenta la probabilidad de formar coágulos, y tener ritmos irregulares del corazón y espasmos coronarios. Y si eso no fuera suficiente, las mujeres que fuman experimentan la menopausia a un promedio de dos o tres años antes de las que no fuman, lo que en sí es otro factor de riesgo para la cardiopatía.

No importa hace cuantos años usted haya fumado, cuando lo deja, su riesgo de la cardiopatía disminuye. Dentro de dos años después de dejar de fumar, sus probabilidades de tener un infarto serán cortados a la mitad; después de 10 años de dejar el cigarrillo, su riesgo de morir de un infarto será casi igual que como si nunca hubiera fumado.[13]

La mayoría de las mujeres ya sabe esto, pero no se debe tomar anticonceptivos orales si fuma. Si lo hace, su riesgo de tener un infarto sube 40 veces.[14]

## EL ALCOHOL

La mayoría de las personas saben que el consumo moderado de alcohol es saludable para el corazón. El Estudio de Enfermeras sobre la Salud encontró que las mujeres que toman una copa de vino, una cerveza o un hit de alcohol fuerte al día tenían un 40 por ciento menos riesgo de cardiopatía que las que no toman.[15] La relación entre el consumo moderado de alcohol y el riesgo de la cardiopatía no se ha definido, pero existen varias teorías. El alcohol parece ayudar el corazón al elevar las LAD, disminuyendo la viscosidad de las plaquetas de la sangre y disminuyendo los niveles de los fibrinógenos, un potente factor de riesgo de la cardiopatía. Los investigadores europeos han encontrado que el vino rojo contiene unos compuestos fenólicos, los cuales tienen fuertes propiedades antioxidantes que limitan la oxidación de las LBD; estos compuestos son los que pueden ser responsables de los aparentes beneficios del vino rojo.[16] Los informes iniciales sobre el vino rojo nos animaron a muchos a cambiar del chardonnay al merlot, pero—¿sabe qué? Sus opciones se han ampliado. Las noticias actuales son que no sólo el vino rojo, sino no todos los diferentes tipos de bebidas alcohólicas (la cerveza, el vino, y los tragos más fuertes) se asocian con similares reducciones en el riesgo de infarto, sugiriendo que el alcohol puro, en vez de un tipo de bebida, provee los beneficios.[17]

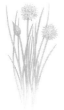

El consumo de alcohol trae riesgos además de beneficios, y por lo tanto "moderación" es la palabra indicada. Beber en exceso—más de tres copas al día— puede reducir el flujo de sangre al corazón e interrumpir su ritmo, causando palpitaciones irregulares, subiendo la presión y los niveles de triglicéridos, y eventualmente dañando el músculo cardíaco. Algunos estudios sugieren una relación entre el consumo de alcohol y el cáncer mamario; hasta que sabemos más, tal vez sea mejor sustituir el vino por el agua mineral algunas veces. Mantenga en mente que el alcohol no tiene ninguna nutrición—solamente calorías de más. Las mujeres que tratan de controlar su peso deben considerar guardar el alcohol, como los postres, para las ocasiones especiales.

## LA DIABETES

Una mujer diabética con cardiopatía corre mayor riesgo de morir de un infarto que un hombre diabético.[18] El total del colesterol en la sangre es frecuentemente mayor en las mujeres diabéticas, y colesterol LAD menor. Los niveles elevados de azúcar también dañan el revestimiento de las paredes de las arterias, y así incrementan su vulnerabilidad a la formación de placas. La cardiopatía es solamente una de las complicaciones asociadas con la diabetes. Sea tan disciplinada como pueda en la reducción de los factores de riesgo si usted es diabética.

## EL EXCESO DE PESO

Las mujeres de mediana edad que están pasadas de peso, de forma leve a modera, tienen hasta 40 veces más riesgo de cardiopatía coronaria que las mujeres de peso normal, según un estudio de la Escuela de Medicina de la Universidad de Harvard.[19] Igualmente, las mujeres que suben de peso durante la mediana edad tienen el riesgo doble de desarrollar la cardiopatía que las mujeres que han tenido un exceso de peso todas sus vidas. Los investigadores que intervinieron en este estudio predicen que se podría prevenir hasta el 40 por ciento de la cardiopatía coronaria en las mujeres con la pérdida de peso solamente.

El lugar donde usted guarda el exceso de grasa puede ser un peligro adicional. Si usted se engruesa en la cintura y el abdomen, su riesgo incrementa más que si se acumula la grasa en las caderas y los muslos.

## EL ESTILO DE VIDA SEDENTARIO

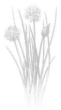

En lo más alto de la pirámide de factores de riesgo, junto con fumar y el colesterol alto, se encuentra la vida sedentaria. Existe una relación significativa entre la inactividad física y el riesgo de la cardiopatía coronaria.[20] En 1987, Kenneth Powell y sus colegas de los Centros de Control de las Enfermedades, en Atlanta, escudriñaron los resultados de 40 estudios principales sobre esta relación. Ellos concluyeron que la inactividad, como factor de riesgo de morir de cardiopatía, es tan importante como cualquier otro de los factores mejores conocidos.

Un estudio hecho en los últimos años de 1980 en el Centro Aeróbico Cooper, en Dallas, Texas, mostró que hasta el más moderado nivel de actividad física, como caminar rápidamente de 30 a 60 minutos por día, reduce significativamente el riesgo de morir de cardiopatía.[21] No importa su edad, un estilo de vida activo y un programa de ejercicio regular puede mantener su corazón saludable. El ejercicio quema la grasa, lo que regula el peso; eleva los niveles de colesterol LAD protector y reduce los niveles de LBD; baja la presión arterial y el ritmo del corazón; y promueve el uso más eficiente de la insulina, que a la vez ayuda a controlar los niveles de azúcar en la sangre. Si hay una píldora mágica para la cardiopatía, es el ejercicio.

## EL ESTRÉS

Todos conocemos la relación entre el estrés y las enfermedades. Hace muchos años, un gran número de nosotros leímos el libro bestseller de 1974 *Type A Behavior and Your Heart,* por Meyer Friedman y Ray Rosenman, y aprendimos que los hombres con una personalidad agresiva del "Tipo A" son más susceptibles a la cardiopatía. Unas investigaciones más recientes han refinado esta información. Resulta que no todos los aspectos de la personalidad del Tipo A son igualmente perjudiciales; solamente aquellos relacionados con la ira y la hostilidad crónicas son dañinos. Ser ambicioso, competitivo y trabajador ya no se considera tóxico para el corazón, ni para los hombres ni para las mujeres. Sin embargo, la incapacidad de expresar la ira, y por lo tanto perpetrar repetidos arranques explosivos o sumergir los sentimientos de hostilidad por mucho tiempo, pueden ser mortales e incrementar el riesgo de la cardiopatía. Otro factor que se ha vinculado al estrés de la mujer y el incremento en los problemas del corazón es trabajar fuera del hogar. El famoso Estudio del Corazón Framingham, que comenzó en 1948, ha encontrado fallas en este sentido también, puesto que no parece haber una relación entre la cardiopatía y trabajar dentro o fuera de la casa.

Unos estudios recientes sobre los efectos del estrés en el cuerpo han aclarado el papel que juega el estrés como factor causante de la cardiopatía. Las crisis emocionales continuas, que provocan la respuesta de "pelear o correr", producen niveles crónicamente elevados de las hormonas relacionadas con el estrés, la más notable siendo el cortisol. Los niveles crónicamente elevados del cortisol eventualmente resultan en la elevación permanente de la presión arterial, el ritmo del corazón y los niveles de colesterol en la sangre. Además, nuestras respuestas típicas a los efectos del estrés—comer demasiado, beber demasiado y subir de peso—ponen las cartas en nuestra contra. Debemos aprender cómo contrarrestar los efectos de una

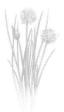

vida cargada de estrés. Unas formas comprobadas de reducir la tensión incluyen el ejercicio, las técnicas de relajación, el yoga, la meditación, los masajes, los baños calientes, las caminatas largas, las lecturas recreativas y las películas. Cualquier cosa que la relaje también protegerá su corazón.

## EL AISLAMIENTO SOCIAL Y EL ENSIMISMAMIENTO

Muchos estudios muestran que la gente que vive sola y no tiene ninguna red social corre un riesgo más alto de morir temprano. Un informe que revisó varios estudios encontró evidencia que el aislamiento social eleva la susceptibilidad de la gente a los males y las enfermedades. Esto sugiere que la falta de alguien con quien se puede compartir los sentimientos privados o tener contacto cercano es un factor de riesgo tan significativo como todos los demás que conocemos.[22] Cualquier cosa que promueve la intimidad y los sentimientos de contacto pueden ayudar a sanar, en todos los sentidos de la palabra.

La gente que vive sola también es apta a ser ensimismada. Unas entrevistas de un estudio de nueve años de casi 13 mil hombres encontró que los participantes quienes hablaron más sobre ellos mismos eran más propensos a desarrollar la cardiopatía que los que hablaron menos sobre ellos mismos.[23] Más impresionante fue el mayor grado de ensimismamiento entre los que finalmente murieron.

Las mujeres de la mediana edad a menudo se encuentran solas por el divorcio o la muerte de sus acompañantes. Mantenerse activo en grupos sociales, clubes, y otros grupos de apoyo puede ofrecerle más que una noche alegre; también puede proteger su corazón.

## LA PRESIÓN ALTA

La presión sanguínea elevada, también conocida como la *hipertensión,* contribuye a las enfermedades cardiovasculares y los derrames cerebrales. Hasta las elevaciones pequeñas duplican el riesgo. La alta presión no tiene síntomas; usted puede sentirse bien y no tener

Ninguna idea de que la condición daña su cuerpo silenciosamente. Si no se trata, la hipertensión puede resultar en una enfermedad de los riñones y la pérdida de la vista. Es imperativo tomarse la presión con regularidad.

El término *hipertensión* se refiere a una fuerza más alta de lo normal ejercida por la sangre contra las paredes elásticas de las arterias. El corazón genera presión para bombear la sangre por el cuerpo, y las arterias musculares se contraen para ayudarle a fluir. Cada vez que el corazón se contrae, la presión en las arterias aumenta; cada vez que el corazón se relaja entre latidos, la presión baja. Por lo tanto, hay dos presiones que se miden para evaluar la condición del corazón: la presión alta (sistólica) y la presión baja (diastólica).

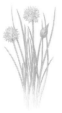

Como regla general, la presión sistólica, el primer número, debe estar entre 100 y 140, y la diastólica debe estar entre 60 y 90. Muchas graficas citan 120/80 como la cifra óptima para un adulto saludable, pero es posible tener diferentes medidas y estar saludable. Si se toman varias medidas durante un periodo de tiempo, usted puede determinar lo que es normal para usted.

### ¿Usted Corre Riesgo de la Hipertensión?

Según el Instituto Nacional del Corazón y los Pulmones, ciertas mujeres se encuentran dentro de una categoría más alta de riesgo de tener la hipertensión.[25] Las mujeres más susceptibles a la hipertensión incluyen:

- Las mujeres mayores (más de la mitad de las mujeres mayores de 50 años padecen de ella)

- Las mujeres que toman píldoras anti-conceptivas (una de cada 20 mujeres que toman estrógenos tienen la presión sanguínea elevada)[26]

- Las mujeres al final del embarazo (la hipertensión generalmente disminuye después del parto)

- Las mujeres de color (especialmente las africana-americanas)

---

**Tratamientos Naturales para Reducir la Presión Alta**

- Baje de peso si es necesario (las mujeres pasadas de peso son de dos a tres veces más propensas a desarrollar la presión alta).

- Disminuya el estrés crónico (el estrés repetido puede elevar la presión temporal o permanentemente).[24]

- Haga ejercicios regularmente (el ejercicio tiene un efecto beneficioso en la presión sanguínea, sin importar los cambios en el peso).

- Mantenga una dieta de poco estrés (baja en sal, azúcar, café, té y grasas saturadas).

- Evite los anticonceptivos orales, especialmente si fuma.

- Consuma alimentos con altos contenidos de potasio (verduras frescas, plátanos, jugo de naranja, frijoles, nueces y melaza).

- Tome suplementos diarios de los siguientes:
  - Calcio (1,000 mg)
  - Magnesio (500 mg)
  - Cinc (30 mg)
  - Vitamina C (1,000–2,000 mg)
  - Complejo B (B-1, B2, B-6 20–50 mg)

- Coma ajo (picado en las comidas o en forma de cápsula).

---

Aunque la alta presión raramente se cura, responde bien a los cambios de estilo de vida. La buena nutrición, el ejercicio, el control del peso y las técnicas de relajación bajan la presión de forma segura y efectiva. Este tratamiento natural es particularmente deseable cuando se compara con los efectos secundarios de los medicamentos antihipertensivos comunes (los vasodilatadores, los diuréticos y los beta bloqueadores). Dichos efectos secundarios incluyen depresión, palpitaciones del corazón, mareos, espasmos musculares, irregularidades menstruales, nausea, debilidad, la boca seca, confusión mental, insomnio, dolores de cabeza, somnolencia, pesadillas, contracciones nerviosas, pérdida del deseo sexual, sarpullido e hinchazón de los pechos.

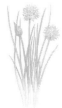

Las mujeres que experimentan reacciones adversas a los medicamentos contra la hipertensión se animarán al saber que unos estudios recientes muestran que la terapia nutricional para tratar la presión alta puede sustituir los fármacos en la mayoría de los casos o, si aún se necesitan los fármacos, puede disminuir los efectos secundarios.[27]

## El Papel del Colesterol

Los altos niveles del colesterol total en la sangre contribuyen al desarrollo de placa en las arterias y así elevan el riesgo de la cardiopatía coronaria. El colesterol por si sólo no es dañino; al contrario, es vital para nuestra existencia. Juega múltiples papeles en nuestro funcionamiento biológico: delinea las células y ayuda a desempeñar funciones básicas de la vida; aísla los nervios y permite la transmisión normal de los impulsos nerviosos; y participa en la producción de determinadas hormonas y vitaminas parecidas a hormonas, tales como los estrógenos y la vitamina D. Podemos obtener el colesterol de las comidas, pero el cuerpo produce todo lo que se requiere.

Algunas personas confunden el colesterol con la grasa, pero en realidad no es una grasa, sino un lípido: una sustancia cerosa transportada en el torrente sanguíneo junto con varios tipos de grasa y proteína. Puesto que el agua y la grasa no se mezclan, el hígado combina la grasa y el colesterol con transportadores proteicos llamados *lipoproteínas,* para que puedan viajar por el torrente sanguíneo y depositarse en las células. Las lipoproteínas pueden, a su vez, ayudar a prevenir o contribuir a la cardiopatía.

### LAS LIPOPROTEÍNAS DE BAJA DENSIDAD (LBD)

Las principales transportadoras de colesterol a las células son las LBD, consideradas el colesterol "malo". Su reputación viene de estudios que muestran que un valor de las LBD mayor que el 1 por ciento se asocia con un incremento de un poco más del 2 por ciento en el índice de las enfermedades arteriales coronarias durante un periodo de seis años.[28] Mientras más altos sean los niveles de las LBD en la sangre, se dispone de más colesterol para bloquear las arterias coronarias y desarrollar la arterosclerosis. Las LBD permanecen en el torrente sanguíneo por más tiempo en algunas personas que en otras; mientras más LBD haya y mientras más permanezcan, el riesgo es más alto. Una razón porque las mujeres posmenopáusicas son más susceptibles a la cardiopatía es que los niveles de las LBD se elevan después de la menopausia.

Los valores de las LBD se influyen fuertemente por la dieta. Y aquí hay un indicio útil: los vegetarianos tienen niveles de LBD mucho menores que los omnívoros.

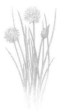

## LAS LIPOPROTEÍNAS DE ALTA DENSIDAD (LAD)

Las "buenas" transportadoras de colesterol son las LAD. Parecen jalar el colesterol de las arterias y llevarlo al hígado, donde se convierte en bilis y se excreta. Las personas con muy bajos niveles de LAD son más propensas a sufrir infartos: un descenso del 1 por ciento en el valor de las LAD se asocia con un incremento del 3 a 4 por ciento en las enfermedades arteriales coronarias.[29] Aun cuando los niveles de colesterol son inferiores a los 200 mg/dl, los niveles disminuidos de las LAD se asocian con una incidencia mayor de infartos, tanto en los hombres como en las mujeres.

Los niveles de las LAD en el torrente sanguíneo se determinan en parte por los códigos genéticos y en parte por factores de estilo de vida, tales como el peso, el ejercicio, el fumar y la dieta. Los niveles de las LAD en las mujeres antes de la menopausia son generalmente más altos que los de los hombres, y esto puede ser la causa de la incidencia menor de cardiopatía. Las mujeres también tienen niveles más altos de una subfamilia llamada *colesterol LAD-2,* un factor crítico en la reducción del riesgo de la cardiopatía. Los efectos combinados de las LAD y las LAD-2 nos llevan a otra explicación valida de por qué las mujeres son relativamente protegidas del riesgo de la cardiopatía. Puede ser que los estrógenos no sean la única razón porque las mujeres tienden a evitar los problemas del corazón hasta los años mayores.

Los investigadores sugieren que los niveles de las LAD son un indicador más potente de la cardiopatía en las mujeres que en los hombres. Incluso si su nivel total de colesterol es menor de 200 mg/dl, los niveles bajos de las LAD incrementan la probabilidad de un infarto. Para ayudarle a apreciar su significado como factor de riesgo, las personas que tienen un conteo sanguíneo de las LAD inferior a los 35 mg/dl mantienen el mismo riesgo de una persona que fuma moderada a fuertemente—y todos sabemos que eso no es bueno. Aun si sus niveles de las LAD se encuentran en 45 mg/dl o menos, usted querrá prestar atención a sus elecciones de comida, niveles de ejercicio y niveles de estrés.

### Niveles de Colesterol en la Sangre: Qué Significan los Números?

| | |
|---|---|
| Debajo de 200 mg/dl | Deseable |
| 200–239 | Al margen de riesgo |
| 240 o mayor | Alto riesgo |
| **Niveles LBD** | |
| Menos de 100 mg/dl* | Deseable |
| 100–159 | Al margen de riesgo |
| 160 o mayor | Alto riesgo |
| **Niveles de LAD** | |
| 50 mg/dl o mayor | Deseable |
| 35–50 | Al margen de riesgo |
| Menos de 35 | Alto riesgo |
| **Triglicéridos** | |
| 20–140 mg/dl | Normal |
| 140–190 | Monitoree |
| Mayor de 190 | Alto riesgo |
| **Proporción de Colesterol Total a LAD** | |
| Menor de 4.5 | Deseable |
| Mayor de 4.5 | Alto riesgo |

*recientemente reducido de 130 mg/dl

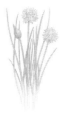

## LOS TRIGLICÉRIDOS

Los triglicéridos (TG) son sustancias grasas formadas en el hígado, derivadas de las comidas que consumimos y la síntesis de las grasas internas del propio cuerpo, para ser utilizadas como energía o almacenadas. Algunos investigadores han encontrado que los TG elevados son indicadores de la cardiopatía, especialmente en las mujeres mayores de los 50. Los TG se elevan con la edad, son más elevadas en las personas con sobrepeso, y pueden incrementarse por el uso de las píldoras anticonceptivas o la TRH.

## LOS ANÁLISIS LOS NIVELES DE COLESTEROL

Las mujeres deben ser tan concienzudas sobre sus niveles de colesterol en la sangre como los hombres. Para una valoración exacta, es esencial que usted se someta a un análisis de sangre para obtener el perfil completo de los lípidos—o sea, no solamente su nivel del colesterol total, sino los niveles individuales de las LAD, las LBD y los TG, y la proporción del colesterol total a las LAD. Los datos recopilados desde mediados de la década de los 90 sugieren que la proporción total del colesterol a las LAD es un indicador mejor del riesgo de las enfermedades coronarias que los niveles individuales del colesterol total o de las LBD.[30]

## ≋ Los Componentes Tóxicos en la Sangre ≋

Los altos niveles de ciertos componentes de la sangre—incluyendo la homocisteína, el fibrinógeno, la proteína C-reactiva y la lipoproteína (a)—pueden dañar el corazón y son de mucha más preocupación para las mujeres que para los hombres.[31] El doctor Stephen Sinatra, el cardiólogo que inventó el término *componentes tóxicos en la sangre,* sugiere que las mujeres deben pedir unos análisis de sangre especializados para determinar sus niveles de estos factores descuidados. Tener este conocimiento puede ofrecer pistas significativas relacionadas con la salud futura de su corazón.

## LA HOMOCISTEÍNA

Los niveles altos de la homocisteína en la sangre pueden ser más mortales que los niveles elevados de colesterol. La homocisteína hace daño al desgastar el revestimiento de los vasos sanguíneos y provocar el crecimiento de células, así creando el escenario para la acumulación de placa en las paredes de las arterias. Este aminoácido, que es natural en el cuerpo, se pone en contra nuestra, en parte por una deficiencia en tres vitaminas B comunes: B-6, B-12 y el ácido fólico. Tomar estas vitaminas en una tableta de vitaminas múltiples es suficiente para la mayoría de las mujeres, como precaución contra los altos niveles de homocisteína, pero las mujeres con niveles excesivamente altos de homocisteína pueden requerir una dosis más alta para bajarlos. Un grupo de expertos internacionales recomienda el siguiente régimen para reducir y normalizar los altos niveles de homocisteína en los individuos con cardiopatía:

⊙ Ácido fólico

⊙ B-6: 10–50 mg

⊙ B-12: hasta 1,000 mcg[32]

## EL FIBRINÓGENO

Un nivel alto del fibrinógeno es un factor de riesgo independiente para la cardiopatía y el derrame cerebral; esto significa que puede incrementar su riesgo sin la presencia de cualquier otro factor de riesgo. El fibrinógeno es una proteína producida por el cuerpo para asegurar la apropiada "viscosidad" de la sangre. Cuando una persona tiene niveles elevados de fibrinógeno, la sangre se coagula con demasiada facilidad. Por alguna razón, los niveles de fibrinógeno se suben vertiginosamente después de la menopausia, especialmente en las mujeres que fuman. Si tiene una historia de enfermedad de la arteria coronaria, ésta es una instancia cuando debe considerar los estrógenos suplementarios, que pueden poner sus niveles de fibrinógeno bajo control. Unas sustancias naturales que pueden disminuir la viscosidad de la sangre incluyen el ajo, los aceites de pescado, la vitamina E, el ginkgo biloba, el jengibre y la bromelina. No las tome todas juntas.

## LA PROTEÍNA C-REACTIVA

Los titulares en el verano del 2002, desde Boston hasta California, proclamaron que, según los médicos, hay un factor de riesgo para el infarto que es incluso más peligroso que el colesterol—la inflamación. Los investigadores han encontrado que la inflamación persistente de nivel bajo en las arterias, provocada por infecciones o irritantes, promueve la formación de placa y deja las arterias más vulnerables a las rupturas y los coágulos de sangre que causan infartos.[33] Los científicos en busca de unas formas para determinar la inflamación han encontrado que un análisis de sangre que mide la proteína C-reactiva (PCR) puede ser la respuesta. Un informe en *New England Journal of Medicine* en marzo del 2000 concluyo que, comparada con 12 factores de riesgo estándares, la PCR era el mejor indicador de los eventos coronarios. Este estudio de más de 28 mil mujeres saludables (observe que el estudio no incluyó hombres) encontró que los altos niveles de la PCR incrementaban el riesgo, incluso para aquellas con niveles saludables del colesterol LBD.[34]

Mientras que el análisis del colesterol ha sido el principal indicador de los riesgos de infarto, la mitad de todos los infartos ocurren en personas que no tienen

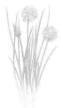

el colesterol alto. El doctor Paul Ridker, del hospital Brigham and Women's en Boston, y la Facultad de Medicina de la Harvard, mostró que la PCR es un mejor indicador del riesgo de infartos en las mujeres que el índice del colesterol total, las LBD, la homocisteína o la lipoproteína (a).[35] A menudo, las mujeres que utilizan la TRH tienen niveles elevados de la PCR, un factor para considerar si usted está pensando en tomar hormonas suplementarias.

### LA LIPOPROTEÍNA (A)

La lipoproteína (a), o Lp(a), es un tipo de colesterol LBD que corre en familias y es abundante en muchas personas cuya cardiopatía coronaria no se puede atribuir a otras causas. Parece elevarse con la disminución de los estrógenos y se puede volver a niveles normales con la terapia de hormonas suplementarias. Es primordialmente por mis elevados niveles de la Lp(a) que decidí probar las hormonas naturales. Mi cardiólogo sugirió que, junto a la TRH natural, yo tomara la coenzima Q10 (100–300 mg/día), una dosis mayor a la que una persona tomaría normalmente para la salud. Él también ha sugerido que probara una dosis terapéutica de vitamina B-3, o niacina (1–2 gramos/día). Puesto que no me gusta comenzar muchos tratamientos nuevos a la vez, esperaré para ver como mi protocolo actual funciona, antes de empezar otro.

## ⤳ Una Dieta para un Corazón Saludable ⤶

Un extenso cuerpo de estudios, resultados de laboratorio, y evidencias clínicas han establecido una asociación, aunque no sea una relación causativa, entre la dieta y la cardiopatía. Por lo general, la atención se ha enfocado en el consumo de grasas y fibras, aunque se sabe que una variedad de otras comidas y un sinnúmero de nutrientes agravan o protegen contra varios problemas del corazón.

### LA GRASA

De todos los factores nutricionales que intervienen en los problemas circulatorios, se señala el consumo total de grasas como el más importante. Si usted disminuye su consumo global de grasa, su riesgo bajará marcadamente. Si controla las grasas saturadas, se disminuyen el colesterol y el riesgo aun más. Sin duda, la grasa en todas sus formas ha surgido como el principal causante de problemas de cualquier tipo en el cuerpo. La cardiopatía, el cáncer y otras enfermedades son causadas por tener demasiada grasa en su dieta. Nos hemos convertido en una nación obsesionada con la grasa.

Pero, ¿es esto tan sencillo? ¿Hemos ignorado otras evidencias? Unos pocos investigadores sugieren algo diferente: que la *cantidad* de grasa consumida puede ser menos importante que el *tipo* de grasa que consumimos regularmente.

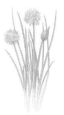

La reinante dieta baja en grasa y alta en fibra evolucionó a partir de unas investigaciones que comenzaron hace muchas décadas. Unos investigadores pioneros estudiaron unas culturas en las cuales los problemas del corazón eran virtualmente inexistentes, y observaron que sus dietas incluían muy poca grasa y considerablemente más carbohidratos complejos que la dieta norteamericana tradicional. Pero, ¿qué más hacen estas poblaciones regularmente que puede ser beneficioso para la salud? Los chinos y japoneses rurales, por ejemplo, comen una abundancia de frutas, vegetales, mariscos y tofú, y son muy activos. Por lo tanto, ¿por qué nos enfocamos solamente en la grasa, cuando hay otros elementos de sus estilos de vida que pueden contribuir de igual manera a un menor riesgo de cardiopatía?

Cuando miramos más de cerca, surgen unas paradojas aparentes. Los esquimales de Gröenlandia, por ejemplo, consumen una cantidad enorme de la grasa de ballena y de foca, y sin embargo, tienen corazones fuertes y sanos. Si el consumo de grasa fuera el único criterio para determinar la salud del corazón, este grupo estaría extinto. Es fácil querer encontrar razones simples para "arreglar" un fenómeno tan intimidante como la cardiopatía, pero el asunto es complejo, y es potencialmente peligroso enfocarse solamente en el factor del consumo de grasa.

Ahora se reexaminan el tipo y la cantidad de grasa consumido por determinadas poblaciones, y muchos científicos sugieren que, en su misión de encontrar respuestas, tal vez ellos hayan llevado demasiado lejos la recomendación de restringir la grasa. Para las mujeres, el asunto es particularmente crucial y oportuno. Muchas mujeres reducen el consumo de grasa a niveles súper-bajos, pensando que están siguiendo unas orientaciones saludables para el corazón. Además de la posibilidad de que esto sea innecesario, para las mujeres puede ser peligroso. Las evidencias muestran que una dieta de baja grasa que tiene éxito en reducir el colesterol total y el colesterol LBD viene con una desventaja: también disminuye los niveles del colesterol LAD protector, que para las mujeres, como hemos visto, puede ser un riesgo más peligroso que el exceso de grasa en la dieta.

### Defendiendo la Dieta de Baja Grasa

Hace más de una década, han surgido unas noticias emocionantes: hay pruebas de que no solamente se puede prevenir la cardiopatía con cambios dietéticos, sino realmente revertirla. Un reconocido estudio hecho por Dean Ornish, el director del Instituto de Investigaciones sobre la Medicina Preventiva en Sausalito, California, ha mostrado que en solamente un año, los pacientes con bloqueos arteriales severos comenzaron a eliminar el bloqueo cuando siguieron un programa comprensivo de estilo de vida.[36] Aun mejor, los únicos efectos secundarios del programa son positivos.

Quiero enfatizar que, como el mismo doctor Ornish ha dicho, una dieta baja en grasa no significa comer las galletas libres de grasa o tomar té. Y también hay

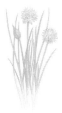

que notar que la reducción de grasa no fue la variable exclusiva en esta prueba. El programa Ornish incluye dejar de fumar, hacer ejercicio moderado, asistir a unas clases diarias para la reducción del estrés—incluyendo la meditación—y cambiar drásticamente los hábitos dietéticos, especialmente la reducción del consumo de grasa. La dieta del plan es primordialmente vegetariana, en la cual las grasas constituyen el 10 por ciento de las calorías totales, la proteína del 15 al 20 por ciento, y los carbohidratos complejos hasta el 75 por ciento. La diferencia básica entre esto y un plan dietético generalmente saludable es el nivel más bajo de grasa, pero el tratamiento de las enfermedades generalmente requiere algunas medidas severas. Al final de un año, los pacientes del doctor Ornish mostraron una significante reducción global de la aterosclerosis y la cardiopatía coronaria. El programa se delinea en su libro, *Reversing Heart Disease.*

Además, una dieta de bajo consumo de grasa puede reducir la hipertensión, que a su vez reduce el riesgo de la cardiopatía coronaria. Unos estudios han demostrado que una dieta que obtiene el 27 por ciento de sus calorías de la grasa tiene efectos beneficiosos para la presión arterial. (La Asociación Americana del Corazón recomienda que un máximo del 30 por ciento de sus calorías provengan de la grasa.)

Esto plantea una pregunta pertinente: ¿Cómo interpretamos la gran diferencia entre la recomendación del doctor Ornish de que del 8 al 10 por ciento de las calorías sean de grasa, y las orientaciones de la Asociación Americana del Corazón (y otros expertos) del 25 al 30 por ciento? La clave es en distinguir entre revertir una condición de cardiopatía ya existente y la prevención de la enfermedad. Una dieta para revertir la cardiopatía es generalmente más estricta que una diseñada para prevenirla. Si usted ha sobrevivido un infarto y sabe que sus arterias están llenas de placa, entonces dirigiese al nivel bajo de la escala, hasta que haya visto una mejoría marcada en los análisis de sus arterias y su sangre. Después puede añadir las grasas saludables gradualmente a su dieta, mientras que incorpora los nutrientes tan importantes para la vida, el ejercicio y los reductores del estrés.

Para las que se preocupan de mantener el corazón saludable, obtener el 30 por ciento de las calorías de las grasas beneficiosas es una meta razonable. Más abajo se analizan los diferentes tipos de grasa y sus efectos.

### *Las Mujeres y la Dieta Muy Baja en Grasa*

Una dieta que es muy baja en grasa, como ya se ha mencionado, tiene una gran desventaja: aparte de disminuir los niveles de colesterol "malos"—o sea, el colesterol total y las LBD—también disminuye las protectoras "buenas", que son las LAD. Esto será satisfactorio para los hombres, porque sus sistemas circulatorios se influyen fuertemente por los niveles de las LBD. Pero los corazones de las mujeres responden más favorablemente a los buenos efectos de los altos niveles de las LAD.

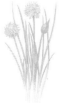

Una alternativa para las mujeres, entonces, es evitar disminuir su consumo general de grasas a un nivel tan bajo.

Según la doctora Margo Denke, del Comité de Nutrición de la Asociación Americana del Corazón, los niveles de las LAD solamente bajan cuando uno reduce el consumo total de grasa por debajo del 25 por ciento de las calorías. Cuando la grasa constituye del 25 al 30 por ciento del total de las calorías consumidas, los niveles de las LAD se mantienen. Para la mayoría de las mujeres, esta es una gama saludable para toda la vida. Pero si usted ha sufrido un infarto y está bajo el cuidado de un médico que recomienda una dieta muy baja en grasas (del 10 al 15 por ciento de las calorías totales), usted puede aumentar las LAD con el ejercicio, más fibra, los ácidos grasos omega-3 (encontrados en ciertos aceites de pescado y vegetales) y en nutrientes específicos.

### Cuestionando la Dieta Baja en Grasa

La sabiduría predominante es que lo único que hay que hacer para bajar de peso es quitar las grasas de la dieta y aumentar los carbohidratos: el pan, el arroz, la pasta y los cereales. "Qué buen plan dietético", podemos pensar, pero desafortunadamente esto no funciona para muchas mujeres. Resulta que sustituir la grasa por los carbohidratos, popularmente contemplado como una forma saludable de comer, no ha tenido efectos beneficiosos para los lípidos serosos (la grasa en la sangre) ni para el control prolongado del peso. A pesar de la abundancia de las comidas sin grasa de venta en los mercados, los norteamericanos no se adelgazan. Según una encuesta del Departamento de la Agricultura de los Estados Unidos (USDA), aunque el consumo de grasa se disminuye gradualmente—de un alto del 45 por ciento al 33 por ciento en 1994—de todas formas engordamos por un promedio de 11 libras por persona.[37] Según el Centro para el Control y la Prevención de Enfermedades, el porcentaje de los norteamericanos pasados de peso subió del 25 por ciento de la población en 1980 al 55 por ciento en 1998.

¿Cómo puede ser? Si seguimos los consejos y nos llenamos de todos los carbohidratos sin grasa que se nos antojan, en vez de las comidas fritas y las carnes grasosas, ¿por qué no bajamos de peso? La respuesta radica en una condición llamada *la resistencia a la insulina,* que según varios expertos afecta del 50 al 75 por ciento de la población. Para esta gente, los altos niveles de carbohidratos—especialmente los azúcares simples y los carbohidratos refinados tales como los que se encuentran en las pastas y panes de harina blanca, y el arroz blanco—suben el peso y los lípidos serosos, creando el riesgo de la enfermedad cardiovascular.

La resistencia a la insulina—que le puede acompañar desde el nacimiento o desarrollarse con el tiempo—significa esencialmente que la insulina se queda en el torrente sanguíneo más tiempo de lo que debe. La insulina es la hormona del páncreas que metaboliza los carbohidratos. La secuencia de los eventos es así: usted

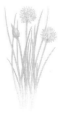

come unos carbohidratos de más, y así provoca un nivel muy alto de azúcar en la sangre, lo que a su vez resulta en una sobrecarga de insulina en su sistema. El cuerpo no puede utilizar el exceso de azúcar, y por lo tanto se almacena como grasa. Si usted encuentra que no baja de peso con una dieta de alto contenido de carbohidratos, ésta puede ser la razón.

Además de añadir libras a su cuerpo, mantener altos niveles de glucosa e insulina en la sangre puede tener unos efectos devastadores en su corazón. Puede causar coágulos de sangre, elevar los niveles de los triglicéridos, bajar los niveles de las LAD, hacer los vasos sanguíneos más angostos y menos flexibles, y elevar la presión arterial. Este núcleo de factores de riesgo de la cardiopatía, provocados por la resistencia a la insulina, gana aceptación por la comunidad médica como una causa principal de la cardiopatía. Si sospecha que este escenario le describe a usted, entonces no le es recomendable la dieta bajísima en grasa y alta en carbohidratos.

Contrario al mito de que ninguna dieta puede ser demasiado baja en grasa, las dietas de baja grasa generalmente no se basan en las comidas integrales, y por lo tanto tienen pocos ácidos grasos esenciales (AGE). Con estas dietas, las mujeres no solamente descartan las carnes rojas y las salsas cremosas, sino también excluimos del menú las nueces, los aceites y el pescado grasoso. Las mujeres necesitamos un poco de grasa en nuestras dietas. Puesto que no podemos producir los AGE, tenemos que recibirlos de nuestras dietas. Los AGE ayudan en numerosas funciones del cuerpo, incluyendo la relajación y contracción de los vasos sanguíneos, evitando que nuestras plaquetas se agrupen, y controlando la inflamación, para mencionar unos pocos beneficios.

Las dietas extremadamente bajas en grasa pueden también producir deficiencias en los nutrientes solubles en grasa, tales como el betacaroteno y las vitaminas D y E; esto resulta en una mayor incidencia de la enfermedad aterosclerotica y varios otros problemas de la salud. Muchas mujeres pueden estar dañando su nutrición severamente—literalmente matándose de hambre con las pastas y los panes, sin recibir suficiente proteína o grasa. Como siempre, el mejor consejo es escuchar a su propio cuerpo. ¿Usted tiene síntomas que le pueden mandar una señal, tales como falta de energía, apetito insaciable, "atracones" de azúcar incontrolables, pérdida de cabello, acné, inflamación, alergias a las comidas, confusión mental, irritabilidad, piel delgada, uñas resecas y problemas menstruales? Si contesta que sí, ya es tiempo de reducir su consumo de carbohidratos y añadir proteínas y grasa a su dieta.

Recuerde, no hay una sola dieta que sea apropiada para todos. Se ha demostrado clínicamente—y tiene sentido común—que cada paciente puede responder de manera diferente al mismo plan alimenticio, no importa lo que digan los "gurus" de las dietas. La "dieta perfecta" que en un grupo de personas reduce el colesterol y saca la grasa, a lo mejor no beneficia a otros de la misma manera. Recuerde a los esquimales.

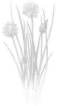

## No Todas las Grasas son Creadas Iguales

Digamos que usted, con mucho cuidado, estudia las etiquetas de las comidas procesadas y otros recursos para encontrar el contenido de grasa de sus comidas favoritas, y ha logrado controlar su consumo de grasa a un nivel óptimo para su condición: del 25 al 30 por ciento de sus calorías totales para la prevención de la cardiopatía, o tal vez menos si está tratando de revertir la cardiopatía. Ahora es tiempo para conocer los varios tipos de grasa que existen en las comidas que le gustan, puesto que tienen diferentes efectos en el cuerpo.

**La grasa saturada.** El peor ofensor en la cardiopatía es la grasa saturada. Las grasas saturadas bloquean las arterias y elevan los niveles de colesterol en la sangre. Son generalmente sólidas en la temperatura ambiente y provienen de productos animales tales como la carne roja, el pollo (especialmente el pellejo), la leche entera, el queso, la mantequilla y la nata. Mucha gente confunde la grasa saturada con el colesterol. Se pueden encontrar juntos en muchos productos animales, pero son sustancias diferentes. El costillar principal (prime rib) contiene grasa saturada y colesterol; la langosta tiene mucho colesterol pero no tiene grasa saturada. ¿Cuál es peor para el corazón? Se piensa que ambos elevan los niveles de colesterol en la sangre, pero si hubiera un concurso, las grasas saturadas ganarían sin duda.

Algunos aceites vegetales también son saturados y acarrean los mismos riesgos, aunque no contienen colesterol (que se encuentra solamente en las comidas basadas en productos animales). Los aceites de palma y de coco son grasas altamente saturadas—de hecho, aun más saturadas que la grasa de la carne. Los fabricantes de todo tipo imaginable de golosinas—galletas, papitas fritas, pasteles, cremas para los postres y barras de granola—utilizan estos aceites frecuentemente.

**Los ácidos grasos trans.** Los ácidos grasos trans se encuentran en las margarinas, la manteca y las grasas usadas comúnmente para preparar los chips de papa y de maíz, los panes comerciales y docenas de otros productos procesados. Por un proceso llamado la *hidrogenación,* los aceites que ocurren naturalmente, tales como los de maní y coco, se convierten en grasas saturadas que son sólidas a temperatura ambiente y no se ponen rancias rápidamente.

Unos estudios anteriores mostraron que los ácidos grasos trans pueden elevar los niveles de colesterol; investigaciones recientes de la Facultad de Medicina de la Harvard los han vinculado a un alto riesgo de la cardiopatía. El epidemiólogo Walter Willet calculó el consumo de los ácidos grasos trans a partir de un cuestionario completado por más de 87 mil mujeres, como parte del Estudio de la Salud de Enfermeras. Durante los ocho años de seguimiento del cuestionario, 431 de dichas enfermeras tuvieron infartos. El riesgo de la cardiopatía de las que consumieron las cantidades mayores de los ácidos grasos trans era el 50 por ciento más alto que las que comieron menos de estas sustancias.[38] Las mujeres que comieron margarina

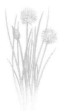

cuatro o más veces al día tuvieron un riesgo de la cardiopatía el 66 por ciento más alto que aquellas que la comieron menos de una vez al mes.

¿Puede creerlo? McDonald's planea cortar por la mitad los niveles de ácidos grasos trans en sus Chicken McNuggets y papas fritas.[39] A todos nos gustaría pensar que la cadena mundial de hamburguesas se preocupa por la salud del planeta, pero el anuncio llegó poco después de que un hombre en Nueva York demandó a la compañía McDonald's y otras, con el reclamo de que sus comidas lo habían hecho obeso. A caso que usted piensa incorporar más hamburguesas a su dieta, sepa que el contenido de grasa y calorías de esa comida será el mismo que antes, no importa con qué tipo de aceite se cocine. Una orden grande de papitas todavía tendrá 540 calorías y 26 gramos de grasa. La única mejoría es que el aceite con que se cocina será solamente en parte de la variedad graso trans.

En la actualidad, los fabricantes de comida no son requeridos a enumerar las cantidades de ácidos trans grasos en sus productos, y entonces no hay forma de saber cuanto se esconde en las comidas que usted compra. Sin embargo, esto cambiará pronto, puesto que esta información será requerida por la ley después de enero del 2006. Averigüe si las etiquetas dicen "aceites vegetales parcialmente hidrogenados". Si son uno de los primeros tres ingredientes en la lista, usted puede estar segura de que es una comida con un alto contenido de grasa. Si el producto tiene más de tres gramos de grasa por cada 100 calorías, se encuentra más allá del límite del 30 por ciento. El punto principal para recordar es que debemos minimizar tanto las grasas saturadas como los ácidos grasos trans en nuestras dietas.

**Las grasas poliinsaturadas.** Las grasas poliinsaturadas, generalmente líquidas en la temperatura ambiente, se derivan de fuentes vegetales como el maíz, el azafrancillo y la soja. La mayor parte de los aceites vegetales, excepto los de coco y de palma, no son saturados y se ha demostrado que disminuyen los niveles de colesterol en la sangre. Sin embargo, hay cada vez más evidencia de que estas grasas pueden disminuir tanto el colesterol "bueno" como el "malo", y también pueden estar implicado en el desarrollo del cáncer mamario. Aunque las investigaciones son todavía especulativas, hay suficientes datos como para recomendar el reemplazo de estos aceites por los que se consideran los más seguros para comer: las grasas monoinsaturadas.

**Las grasas monoinsaturadas.** Los griegos e italianos florecen con una dieta baja en grasas saturadas y abundante en carbohidratos complejos y aceites monoinsaturados. Se piensa que el hecho de que los habitantes de estos países sufren de la mitad de los infartos fatales que experimentamos en los Estados Unidos se debe a su disfrute del aceite de oliva, pero no podemos descartar la posibilidad de que hay más de un factor que produce un pueblo tan sano del corazón. Una dieta rica en aceites monoinsaturados, tales como el aceite de oliva, el aceite de maní, y el aceite de canola, hacen que las LBD sean más resistentes a la oxidación que con una

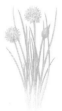

dieta de alto contenido de aceites poliinsaturados, como el maíz y la mayor parte de los otros aceites vegetales.[40] Esto es positivo, porque las grasas oxidadas pueden ser unos bloqueadores potentes de las arterias. Si su receta requiere aceite, busque los monoinsaturados.

**Los aceites de pescado.** Se han investigado ampliamente los beneficios para la salud de los aceites de pescado, desde que se supo que los esquimales padecen de una baja incidencia de cardiopatía, a pesar de su dieta tradicional de grasa de ballena y foca. En 1985, después de 20 años de investigaciones sobre un grupo de hombres, unos científicos de los Países Bajos concluyeron que efectivamente había una relación inversa entre el consumo de pescado y la muerte por la enfermedad arterial coronaria, y que una o dos raciones de pescado por semana pueden ser valiosas para la prevención.[41]

Al pescado y los aceites de pescado, que contienen ácidos grasos omega-3, se han atribuido un amplio espectro de beneficios biológicos. Se reporta que bajan la presión arterial, reducen los lípidos en la sangre, mejoran el flujo de la sangre, y evitan las plaquetas de sangre (que ayudan en la formación de coágulos). Como unos inhibidores de plaquetas, pueden ser incluso más efectivos que la aspirina, el agente más comúnmente usado hasta ahora.[42]

Los ingredientes activos en los aceites de pescado son los ácidos eicosapentaenoicos (EPA) y los ácidos docosahexaenoicos (DHA). Los EPA se originan en las plantas y algas; los pescados se las comen y las guardan en sus músculos e hígado. Ninguna fuente de los EPA en la comida vegetariana puede igualar la concentración en el pescado. Las mejores fuentes son pescados de alto contenido de grasa, como el salmón, la macarela, el sable, el pámpano de la Florida, el atún de aleta azul, el pez espada, el pez azul, el tiburón y el arenque. Si usted no come pescado con regularidad, puede suplementar con de 1,000 a 3,000 mg de EPA o ácido graso omega-3 en cápsulas, varias veces a la semana.

## LA FIBRA

Hay fuerte evidencia de que el salvado de avena y otras comidas con altos contenidos de fibra soluble pueden disminuir el colesterol en la sangre. Un análisis de 20 estudios concluyó que aproximadamente tres gramos de fibra soluble al día provenientes de productos de avena pueden bajar el nivel de colesterol total de 5 a 6 mg/dl, y que la reducción es mayor en aquellas personas que inicialmente tienen niveles altos de colesterol en la sangre.[43] El salvado de avena no debe sustituir una dieta baja en grasa, sino debe ser añadido. También usted debe saber que muchos de los panecillos y galletas de avena que se venden en los mercados están nadando en grasa, lo que niega cualquier efecto de reducción de colesterol proveniente del salvado.

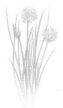

La naturaleza nos ha provisto con una gran variedad de comidas ricas en fibra: los frijoles (carita, colorado, blanco, lima, y pinta), la zanahoria, el chícharo verde, el maíz, la ciruela pasa, el camote, el calabacín, el plátano, la manzana, la pera y la naranja son algunas de las mejores. Si le gustan estas comidas, añádalas a su menú diario y baje sus niveles de colesterol.

La fibra suplementaria es una forma efectiva de reducir los niveles de colesterol cuando el consumo total diario es bajo, o las modificaciones de la dieta no están funcionando. Se recetó un suplemento con 4 gramos de goma de guar y 3.5 gramos de pectina, mezclados con tres tipos de fibra insoluble, a pacientes con historias de niveles de colesterol moderados a altos. Después de 15 semanas, el colesterol total, las LBD y la proporción de las LBD a las LAD se redujeron significativamente.[44] Se comprobó que otros tipos de fibra suplementaria son igualmente beneficiosos.

| Fuentes de Salvado de Avena | |
| --- | --- |
| Fuente de avena | Gramos de salvado de avena |
| Salvado de avena (1 tbsp) . . . . . . . . . . . . . . .15 |
| Panecillo de salvado de avena (1) . . . . . . 10–15 |
| Cereal de salvado de avena (1 oz) . . . . . . . 4–5 |
| Pan de salvado de avena (1 rebanada) . . . 2.5–3 |

Un suplemento diario de 15 gramos de pectina de toronja bajó significativamente el colesterol en el plasma y mejoró la proporción de las LBD a las LAD en los pacientes con altos niveles de colesterol que no podían o no querían seguir una dieta de bajo riesgo.[45] La adición al cereal de 7.3 gramos de psilium (la cascarilla de la semilla de *Plantago ovata*), una semilla fibrosa comestible, redujo la concentración total de colesterol en el suero después de dos semanas.[46] No recomendaría los suplementos de fibra como la primera línea de defensa, pero puede ser útil como un adjunto de un programa más amplio.

## LA PROTEÍNA DE SOJA

Mientras que una dieta con alto contenido de proteína animal promueve la elevación del colesterol, la proteína vegetal puede inhibir o reducir la síntesis del colesterol en el hígado. La proteína de soja, en particular, ayuda a fortificar las paredes arteriales y promueve la reabsorción de la placa que se acumula en las arterias coronarias. Además, las proteínas de soja son parte de un grupo de sustancias químicas provenientes de plantas y llamadas *fitosteroles,* que tienen la capacidad de inhibir la absorción del colesterol, manteniendo así los niveles bajos de colesterol en la sangre.

Hace décadas se ha acumulado evidencia que indica que la proteína de soja disminuye significativamente el colesterol en la sangre y ayuda el corazón de varias formas. Un análisis exhaustivo de 38 estudios que examinaron los efectos de la proteína de soja en los niveles de lípidos serosos (la grasa en la sangre) mostró las siguientes reducciones promedias de colesterol:

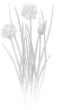

⊙ El colesterol total se disminuyó en 23.2 mg/dl (el 9.3 por ciento).

⊙ El colesterol LBD se disminuyó en 21.7 mg/dl (el 12.9 por ciento).

⊙ Los triglicéridos se disminuyeron en 13.3 mg/dl (el 10.5 por ciento).

Los autores del mismo análisis concluyeron que la soja puede hacer una reducción del 18 al 28 por ciento en el riesgo de la cardiopatía coronaria. Su análisis indicó específicamente:

⊙ Un consumo diario de 25 gramos de proteína de soja por varios meses puede reducir el colesterol en la sangre en 8.9 mg/dl.

⊙ Un consumo diario de 50 gramos de proteína de soja puede reducirlo en 17.4 mg/dl.

⊙ Un consumo diario de 75 gramos puede reducirlo por 26.3 mg/dl.

Si una dieta baja en grasa no ha logrado reducir su colesterol, pruebe la soja. En un estudio de la Universidad de Illinois, 66 mujeres posmenopáusicas con niveles de colesterol superiores a 200 mg/dl siguieron dos planes: una dieta baja en grasa, usando la leche descremada como fuente de proteína; o una dieta que contenía soja. Ambos grupos experimentaron reducciones en el colesterol total, pero solamente el grupo de la soja tuvo una reducción significativa en los niveles de las LBD, más una elevación de las LAD.[47] (Recuérdese las LAD son más significativas para las mujeres.) Sin embargo, los investigadores enfatizaron que se lograron estos resultados en mujeres con altos niveles de colesterol. Si usted tiene niveles de colesterol dentro del promedio, es posible que no se observen efectos similares.

### Los Muchos Efectos de la Soja para un Corazón Saludable

Las proteínas de la soja tienen varios efectos que son saludables para el corazón, además de bajar el colesterol. Considere los siguientes:

⊙ Las isoflavonas de soja, fitatos y saponinas, tienen una fuerte actividad antioxidante y ayudan a minimizar la formación de los tóxicos radicales libres, que contribuyen al daño en las arterias.

⊙ La genisteína, el principal fitoestrógeno en la soja, puede funcionar en las etapas tempranas de la aterosclerosis al impedir el crecimiento excesivo de las células epiteliales que forran las arterias. El crecimiento excesivo de estas células promueve la acumulación de placa y el bloqueo de las arterias.

⊙ La genisteína parece prevenir los coágulos de sangre, que pueden resultar en un infarto o un derrame cerebral, al inhibir la formación de una enzima que se llama *trombina*.

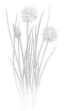

⊙ La genisteina puede incrementar la flexibilidad de los vasos sanguíneos, ayudando a prevenir los espasmos que pueden provocar un infarto.

⊙ La soja modula los niveles de azúcar en la sangre. La glicina y la arginina, dos de los aminoácidos en la soja, disminuyen los niveles de insulina en la sangre, y así estabilizan los niveles de azúcar. Mantener los niveles de azúcar lo más estable posible es importante para las mujeres, porque la combinación de altos niveles de estrógenos y altos niveles de insulina tienen un efecto doblemente negativo en el corazón y los senos.

## LA LINAZA

La linaza, la fuente principal de los ácidos grasos omega-3 saludables en el reino de las plantas, disminuye el colesterol. Aunque no es tan potente como la grasa del pescado de agua fría, el aceite de linaza sí tiene sus propios beneficios para la salud circulatoria. Y también contiene otro ácido graso esencial, el ácido alfalinolénico, que posiblemente protege contra los derrames cerebrales. Este AGE específico puede reducir las peligrosas tendencias de las plaquetas de la sangre de coagularse. La semilla de linaza por si sola (pero el aceite, *no*) también es una fuente de fibras solubles e insolubles; 1/8 de una taza ofrece 10 gramos de fibra. Finalmente, contiene precursores de lignon que se convierten durante la digestión es fitoestrógenos. Respaldada por todas estas ventajas, la linaza ha demostrado que disminuye el colesterol del 5 al 15 por ciento, cuando se ingiere en cantidades entre los 5 y 50 gramos por día.

## ⪼ Los Antioxidantes ⪻

Uno de los más importantes descubrimientos recientes en las investigaciones sobre la nutrición y el envejecimiento es que el oxígeno, nuestra fuente básica de energía y vida, tiene un lado oscuro. A nivel molecular, el oxígeno puede formar unos compuestos bioquímicos altamente reactivos, llamados *radicales libres.* Cuando los antioxidantes no los moderan, los radicales libres pueden provocar unas reacciones en cadena que se reproducen sin control, atacando las células en el cuerpo, destruyendo las membranas celulares y contribuyendo a la aceleración del envejecimiento y las enfermedades relacionadas con la edad. Algunas de las condiciones que se estudian hasta ahora por su relación potencial con los daños causados por los radicales libres son el cáncer, la cardiopatía, el enfisema, la artritis reumatoide y la enfermedad de Parkinson.[48]

La oxidación se provoca por los contaminantes ambientales y por nuestro metabolismo. Estamos bombardeados por influencias externas y sustancias que absorbemos—la luz ultravioleta, la radiación (incluyendo los rayos X), la contaminación del aire, el humo de los cigarrillos, las pesticidas, el alcohol, las grasas

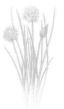

rancias—y que promueven la activación de los radicales libres y los daños celulares. Muchas de las influencias externas están fuera de nuestro control, pero no todas.

El cuerpo tiene un complejo sistema antioxidante compuesto de enzimas, vitaminas y minerales, que neutralizan los radicales libres antes de que dañen los tejidos. Estos antioxidantes, producidos por el cuerpo o derivados de los alimentos, pueden servirnos adecuadamente o no, en dependencia de un número de factores, tales como lo que comemos y si fumamos o tomamos alcohol. Cuando llegamos a la mediana edad, nuestra capacidad de mantener este sistema de defensa disminuye, y los antioxidantes que obtenemos de la comida no pueden compensar la falta de ellos en nuestros sistemas. Al reabastecer el cuerpo con una gama completa de antioxidantes, es posible que podemos protegernos en contra de las enfermedades del envejecimiento.

Los antioxidantes han acaparado la atención de los medios masivos de comunicación. Los comerciales y las revistas exaltan los beneficios de estos nutrientes milagrosos—pero ¿exactamente qué son? Los antioxidantes se han usado comercialmente hace años. La industria de comestibles añade unos antioxidantes sintéticos como el BHT y el BHA, o las vitaminas C y E, a los aceites para cocinar y las carnes enlatadas para prevenir que las grasas contenidas en ellas se oxiden o se pongan rancias. Sin embargo, el uso de los antioxidantes para prevenir el envejecimiento y las enfermedades es un concepto relativamente nuevo, aunque las investigaciones datan desde hace varias décadas. A continuación hay explicaciones de algunos de los antioxidantes, lo que hacen, donde encontrarlos en las fuentes de comidas, y cuanto necesitamos.

## LA VITAMINA E

Últimamente hay aclamación para la vitamina E, junto con otros antioxidantes como la vitamina C, el betacaroteno y el selenio, como protectores de las células del cuerpo. Individual o colectivamente, parecen ayudar específicamente a prevenir la oxidación de las LBD, inhibiendo así la formación de placa y la destrucción de los revestimientos de los vasos sanguíneos. La susceptibilidad de las LBD a la oxidación se relaciona inversamente a la presencia de los antioxidantes en la sangre, notablemente la vitamina E. En términos más sencillos, cuando el consumo de la vitamina E es alto, se reducen los niveles de las LBD, y por tanto se reduce el riesgo de la cardiopatía. Muchos estudios confirman que el bajo consumo de la vitamina E es un mejor indicador de la cardiopatía que los niveles altos de colesterol.

Dos estudios de gran escala, uno de hombres y el otro de mujeres, han mostrado que grandes dosis diarias de vitamina E (100 UI) bajan el riesgo de la cardiopatía. Se llevó a cabo un seguimiento de las 80 mil mujeres estudiadas por ocho años. Ambos estudios encontraron que la vitamina E, cuando se obtiene solamente por medio de la dieta y incluso cuando se suplementa como parte de una tableta básica de vitaminas y minerales, ofreció poca o ninguna protección; se necesitaron las dosis terapéuticas para lograr el efecto protectivo.[49]

La vitamina E se conoce más por su papel antioxidante, pero además protege el corazón al inhibir la formación de placas. En una prueba, después de dos semanas del consumo diario de 200 UI de vitamina E, la adhesión de las placas se redujo en el 82 por ciento.[50] Los investigadores indicaron que la actividad inhibitoria del alfatocoferol (nuestra forma principal de vitamina E) depende de la dosis: las dosis más altas ofrecieron los beneficios más grandes. Usted debe usar suplementos si piensa que corre más riesgo de la cardiopatía, o si sencillamente quiere la mejor protección posible. Unas buenas fuentes de la vitamina E incluyen las semillas de girasol, las almendras, el cangrejo, el camote, los aceites vegetales, el pescado y el germen de trigo. (Para las cantidades exactas de estos nutrientes contenidos en ciertas comidas, consulte el Apéndice C.)

## LA VITAMINA C

Un estudio de hombres y mujeres encontró que altos niveles de la concentración de la vitamina C en la sangre pueden reducir el riesgo de la cardiopatía.[51] Los investigadores concluyeron que incluso en una población bien nutrida, con unas concentraciones perfectamente adecuadas de vitamina C en el plasma y consumos muy superiores a la dosis recomendada diaria de 60 mg, de todas formas hay una asociación entre los niveles de vitamina C y las LAD. Esto quiere decir que la antigua dosis diaria recomendada no fue suficiente para tener efectos antioxidantes. (Se debe notar que la dosis recomendada diaria para la vitamina C se ha incrementado a los 75 mg para las mujeres adultas y 90 mg para los hombres adultos.)

El Estudio de la Salud de Enfermeras, que examinó a 87 mil mujeres entre las edades de 34 y 54 años, determinó que el riesgo de desarrollar la cardiopatía bajó en el 42 por ciento entre las mujeres que tomaron altas dosis de vitamina C, comparadas con las mujeres con consumos bajos de vitamina C. Unas fuentes de la vitamina C son los pimientos crudos, el jugo de naranja, el brócoli, el melón, la fresa, el tomate crudo, y la papa. (Para las cantidades exactas de estos nutrientes contenidos en ciertas comidas, consulte el Apéndice C.)

## EL BETACAROTENO

Unos investigadores de la Facultad de Medicina de la Harvard decidieron estudiar la relación entre el betacaroteno y el cáncer, y averiguar si la aspirina tenía cualquier efecto protectivo contra la cardiopatía. Sorprendentemente, encontraron que en los hombres que tomaron betacaroteno, las incidencias de cardiopatía y derrames cerebrales se cortaron por la mitad.[52] Otro estudio de los años 1990 encontró que el betacaroteno, junto con la vitamina E, puede reducir el riesgo de un primer infarto.[53] Individualmente, y más aun colectivamente, los antioxidantes se han probado proteger contra esta enfermedad asesina, y se avanzan muchos estudios más sobre los papeles y los beneficios de los antioxidantes.

La dosis recomendada de betacaroteno como antioxidante se ubica entre los 15 a 50 mg por día, y se puede cumplir con menos esfuerzo que algunos otros antioxidantes. Unas buenas fuentes del betacaroteno son la espinaca, la zanahoria, el camote, la calabaza de invierno, el melón y el brócoli.

### EL SELENIO

El selenio es otro antioxidante vital que protege las membranas celulares del daño de los fragmentos del oxígeno altamente reactivos. Unos estudios regionales sobre la incidencia de la enfermedad cardiovascular y los niveles del selenio en el suelo muestran que hay un índice más alto de infartos y derrames cerebrales en las partes de los Estados Unidos donde el suelo tiene un bajo contenido de selenio.[54] La llamada "cintura de derrames cerebrales" en Georgia y las Carolinas son áreas de muy bajo contenido de selenio en la tierra, y por consiguiente, tienen los niveles más altos en el país de cardiopatía y derrames cerebrales.

Hay suficiente razón para suplementar la dieta con de 50 a 200 mcg de selenio por día, como protección contra la cardiopatía. Muchos investigadores prefieren las formas orgánicas, derivadas de un tipo especial de la levadura de cerveza, al selenito de sodio, que es inorgánico. No se puede tomar el selenio inorgánico junto con la vitamina C, porque disminuye su absorción; además se ha reportado que es tóxico en cantidades grandes, cuando se toman por mucho tiempo. Ninguno de estos problemas existen con el selenio orgánico. A causa de sus efectos sinergísticos con la vitamina E, es bueno tomarlos juntos, como parte de una fórmula de vitaminas y minerales múltiples.

El contenido de selenio en la comida depende de la cantidad de selenio en el suelo donde se cultivó la comida, y puede variar por un factor de hasta 200. Granos como el trigo integral, el arroz integral y la avena son fuentes bastante buenas si el suelo es rico en selenio. La carne roja, los aves y el pescado contienen cantidades más grandes, pero tal vez no sean las fuentes preferidas por mucha gente. Unas buenas fuentes de selenio son la langosta, el atún, el camarón, el jamón, el huevo, el pollo, el pan integral, y los cereales integrales. (Para las cantidades exactas de este nutriente contenido en ciertas comidas, consulte el Apéndice C.)

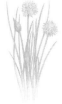

## ⮞ Las Vitaminas B ⮜

Los antioxidantes tienen que compartir la gloria con las vitaminas B, que juegan un papel completamente distinto, pero potencialmente de igual importancia en reducir el riesgo cardiovascular. En la ausencia de las vitaminas B-6, B-12 y el ácido fólico, el aminoácido metionina se convierte en una sustancia conocida como la homocisteína. Como se explicó antes en este capítulo, hay pruebas convincentes de que un nivel elevado de la homocisteína es un factor independiente de las enfermedades cardiovasculares. (Parece que la homocisteína se eleva en las mujeres posmenopáusicas.)[55] Varios investigadores han mostrado que se puede normalizar la homocisteína con suplementos de estas tres vitaminas.[56] (Véase la sección anterior "Los Componentes Tóxicos en la Sangre" para los niveles recomendados del consumo.)

## ⇒ La Coenzima Q10 ⇐

La coenzima Q10 (que se abrevia como CoQ10) es una sustancia que el cuerpo necesita para sobrevivir. Los científicos han calificado este antioxidante, parecido a una vitamina, como un nutriente milagroso, por su vinculación al oxígeno y últimamente a la vida misma. Los expertos estiman que cuando el cuerpo tiene una deficiencia de la CoQ10 de más del 25 por ciento, sufre de varias formas, y desarrolla una variedad grande de enfermedades, desde la presión arterial alta y un sistema inmunológico bajo, hasta el infarto y el cáncer. Se ha encontrado esta deficiencia en del 50 al 75 por ciento de las personas con enfermedades del corazón.[57]

### ¿DONDE SE ENCUENTRA?

Una variedad de comidas contiene la coenzima Q10, más notablemente la carne de res (especialmente el corazón), el pollo, el pescado (en primer lugar el salmón, las sardinas y la macarela), el huevo, las nueces (especialmente el maní), los aceites vegetales (especialmente el aceite de colza), el brócoli, la espinaca, y el germen de trigo. El cuerpo también produce la CoQ10 con la ayuda de unas vitaminas específicas, como la B-2, la niacina (B-3), el ácido pantoténico (B-5), B-6, C y el ácido fólico. Dada su abundancia en la naturaleza, se puede preguntar cómo la gente puede llegar a tener una deficiencia de la CoQ10, pero sí la tiene, por una variedad de razones. Algunas personas padecen de un error genético o un defecto adquirido en la síntesis de la CoQ10. O, sencillamente, es posible que no consuman las comidas que ofrecen una cantidad adecuada de la CoQ10 o de los cofactores que se necesitan para producirla. Adicionalmente, como con la mayor parte de los nutrientes, mientras más años tenemos, menos propensos somos de poder absorber la CoQ10 eficientemente.

### ¿QUÉ ES LO QUE HACE?

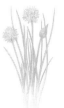

La coenzima Q10 ayuda a crear energía dentro de cada célula. Es un componente esencial de la mitocondria, conocida como la central eléctrica de la célula, y su función principal es proteger la célula del estrés oxidante. Recupera los tejidos al regular el flujo de oxígeno hacia las células. Puede ayudar a reparar los órganos o tejidos que hayan sido dañados por el estrés oxidante, y es especialmente útil en energizar de nuevo las células del corazón y rejuvenecer los músculos coronarios debilitados, para que bombeen la sangre con mayor eficiencia. Unos estudios tanto en los Estados Unidos como en Japón muestran que la CoQ10 suplementaria puede bajar la presión arterial de los pacientes de alto riesgo, sin medicamentos adicionales. Muchas condiciones asociadas con la cardiopatía—la insuficiencia cardiaca, la angina, la hipertensión, el prolapso de la válvula mitral, el agradecimiento del corazón, y la isquemia—muestran una mejoría marcada con el incremento de la CoQ10.

## LAS INVESTIGACIONES INTERNACIONALES

Estudios hechos en todo el mundo han confirmado que la CoQ10 reduce los síntomas mayores y menores de la cardiopatía. Sin embargo, en los Estados Unidos la mayoría de los médicos quedan desinformados sobre sus cualidades potencialmente curativas. Unas investigaciones extensivas en Japón han determinado que alrededor del 70 por ciento de los pacientes coronarios se ayudan con la CoQ10 suplementaria.[58] Un estudio italiano de 2,664 pacientes con insuficiencia cardiaca probó que después de tomar un promedio de 100 mg diarios de la CoQ10, se encontraron mejorías en los síntomas y las señales clásicas de la insuficiencia cardiaca: menos edema, la respiración relajada, la coloración normal, menos palpitaciones, y mejores patrones del sueño.[59]

En los Estados Unidos, el doctor Karl Folkers, director del Instituto para las Investigaciones Biomédicas de la Universidad de Texas, es considerado un pionero en esta esfera, por su trabajo en la CoQ10 aquí, y en Japón y Europa. En uno de sus múltiples estudios, él encontró que el 75 por ciento de los pacientes con insuficiencia cardiaca congestiva que tomaron la CoQ10 sobrevivieron por tres años, mientras apenas el 25 por ciento vivieron tanto tiempo con la terapia convencional.[60] Estos resultados tan dramáticos animan a algunos investigadores a sugerir con audacia que la cardiopatía podría ser una consecuencia directa de una deficiencia de la CoQ10.

## LA DOSIS

Los cardiólogos han utilizado la CoQ10 hace años en el tratamiento de personas con condiciones severas del corazón, y los que corren el riesgo de la cardiopatía. El médico Stephen Sinatra del Centro del Corazón de Nueva Inglaterra, en Manchester, Connecticut, ha administrado la CoQ10 por 20 años, y ha encontrado que funciona más del 70 por ciento del tiempo. Él informa que algunos pacientes, después de

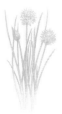

## Suplementos Diarios para un Corazón Saludable

**Beta-caroteno (vitamina A)**
Corta por mitad la incidencia de cardiopatía y
derrames cerebrales . . . . . . . . . . . . . . . . . . . . . . . 30 mg

**Vitaminas B-6, B-12, y ácido fólico** Una deficiencia
eleva los niveles de homocisteína, que tiene un efecto
tóxico en las células arteriales . . . . . . . . . . . . . . . . . .50 mg

**Vitamina C** . . . . . . . . . . . . . . . . . . . . 2,000–3,000 mg

**Vitamina E**
Eleva los niveles de colesterol LAD y disminuye
el riesgo de la cardiopatía . . . . . . . . . . . . . . . . . . 100–400 UI

**Selenio**
Un antioxidante protector . . . . . . . . . . . . . . . . . . . .200 mcg

**Calcio**
Reduce la hipertensión . . . . . . . . . . . . . . . . . . . . . 1,000 mg

**Magnesio**
Reduce la hipertensión y disminuye la incidencia de
arritmia y muerte súbita por más del 50 por ciento. . .500 mg

**Cromo (picolinato de cromo)**
Disminuye el colesterol total y eleva las LAD . . . . . . 200 mcg

**Lecitina**
Disminuye el colesterol, reduce los triglicéridos,
y eleva las LAD . . . . . . . . . . . . . . . . . . . . . . . 23 cucharadas

**Ácidos grasos omega-3**
Elevan las LAD y bajan los triglicéridos. . . . . . . . . . . . . . 1 g

**Ajo**
Reduce el colesterol total . . . . . . . . . . 1 diente o 2 cápsulas

**L-carnitina**
Reduce el dolor de la angina. . . . . . . . . . . . . . . . 2,000 mg

**CoQ10**
Un antioxidante protector . . . . . . . . . . . . . . . . . .30–60 mg

que toman la CoQ10 por unos meses, cortan las dosis de sus otros medicamentos por la mitad.[61]

Si usted tiene una condición cardiaca, no deje de tomar sus medicamentos para probar la CoQ10 o cualquier otro remedio nutricional. Hable con su médico primero, y trabaje junto con él o ella. Quizás usted quisiera utilizar la CoQ10 como un adjunto a su tratamiento estándar, pero no reemplace su tratamiento sin evaluarlo primero con su médico.

El doctor Sinatra sugiere una dosis entre los 90 mg y los 180 mg de CoQ10 para los pacientes con angina, arritmia cardiaca, o hipertensión, y para los que han tenido una angioplastia. Él sube la dosis a los 180–360 mg para las personas con problemas más severos de insuficiencia coronaria o cardiomiopatía.[62] Como parte de un programa preventivo, una dosis segura se encuentra entre los 30 mg a los 60 mg por día. Usted no necesita hablar con su médico en relación con este apoyo seguro, mientras no lo use para reemplazar su tratamiento regular. Este compuesto no es nada peligroso; no se ha reportado ninguna toxicidad en la literatura, hasta a los niveles considerablemente más altos que los recomendados.

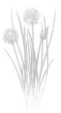

Puesto que la CoQ10 es un nutriente soluble en grasa, es mejor tomarla con las comidas. Divida la dosis diaria en porciones de 10 a 20 mg. La CoQ10 se vende tanto en una forma seca, como una preparación de gel suave, basada en aceite. La segunda es preferible porque promueve la biodisponibilidad por todo el cuerpo.

## LA PROMESA DE LA COQ10

La siempre presente CoQ10 es un nutriente versátil y puede ser útil para otras condiciones además de la cardiopatía. Se ha mostrado que protege de la inflamación de los tejidos, como la inflamación encontrada en la enfermedad periodontal; refuerza el sistema inmunológico; frustra los efectos dañinos del envejecimiento; puede ayudarle a bajar de peso; y se estudia actualmente como tratamiento para el cáncer mamario, la enfermedad de Huntington, la enfermedad de Parkinson y la esclerosis múltiple.

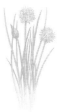

## CAPÍTULO 10

# EL CÁNCER MAMARIO

*La salud es el estado sobre el cual la medicina no tiene nada que decir.*

— W. H. AUDEN

No hay enfermedad que las mujeres tememos más que el cáncer mamario, y con toda razón. El cáncer mamario se ha convertido en la principal causa de la muerte entre las mujeres de 32 a 42 años. Las estadísticas nos indican que una de cada ocho mujeres (aproximadamente el 12 por ciento) tiene una posibilidad de desarrollar el cáncer mamario durante el curso de su vida. Cada tres minutos una mujer es diagnosticada con esta enfermedad, y cada 11 minutos, una mujer muere de ella.[1] Aproximadamente el 80 por ciento de todos los cánceres mamarios ocurren en las mujeres posmenopáusicas, y estos índices continúan elevándose. Durante un tiempo, las mujeres blancas corrían un riesgo más alto que las africana-americanas, pero esto ha cambiado. Los índices para las africana-americanas se han duplicado y ahora son más altos que los de las jóvenes blancas.

## ⇒ Los Riesgos de la TRH Convencional ⇐

Ya la cuestión de la TRH convencional y el cáncer mamario es tan clara como el cristal. Los funcionarios federales anunciaron al principio de julio del 2002 que Prempro, el tipo de TRH que la mayoría de las mujeres norteamericanas toman, eleva el riesgo del cáncer mamario. La prueba de la Iniciativa para la Salud de la Mujer (WHI), terminada abruptamente por sus alarmantes resultados, mostró que el 26 por ciento más de las mujeres que usaban la combinación de Premarin (estrógenos equinos conjugados) con la progestina sintética (acetato de medroxiprogesterona) desarrollaban cáncer mamario invasor que las mujeres en usaban placebos. Estas mujeres habían participado en el estudio por un promedio de 5.2 años.[2] (Para un vistazo más cercano sobre los resultados del estudio WHI, véase el Capítulo 2.)

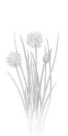

Después del anuncio de estos resultados, el pánico se difundió por todos los periódicos y programas de entrevistas televisivas. Pero, ¿por qué el asombro? Esta no es información nueva. Muchos de los que hemos seguido los rastros de las investigaciones ni pestañeamos por las noticias, puesto que ya se habían reportado datos similares hace décadas. Las dosis excesivas de los estrógenos juntas con los efectos tóxicos de las progestinas sintéticas pueden ser dañinas para los tejidos de los senos. Eminentes investigadores que se especializan en las hormonas y el cáncer mamario han alertado a las mujeres por muchos años.

Hace tres años, en la cuarta edición de este libro, yo reporté que otro estudio importante, llevado a cabo por el Instituto Nacional del Cáncer, confirmó que la TRH puede dañar los senos, por lo menos bajo algunas circunstancias. El estudio del INC, en el cual participaron 46,355 mujeres posmenopáusicas (por lo tanto fue el más grande de este tipo), mostró que la combinación de los estrógenos y la progestina incrementó sustancialmente el riesgo de que una mujer que la toma por varios años desarrollara el cáncer mamario. Se estableció que por cada año de la terapia combinando los estrógenos y la progestina, el riesgo de la mujer de contraer el cáncer mamario se elevó en el 8 por ciento, comparado con el 1 por ciento de incremento por año en las mujeres que tomaron estrógenos unicamente. Estos resultados ocurrieron solamente en mujeres delgadas que usaron la TRH durante los cuatro años previos.[3] Un estudio anterior indicó que las mujeres con una historia familiar del cáncer mamario, quienes han tomado hormonas posmenopáusicas, tienen dos veces el riesgo de desarrollar el cáncer mamario, en comparación con las mujeres que nunca las han tomado.[4] Hay una caudal de literatura que apoya el vinculo entre la TRH convencional y el cáncer mamario, pero obviamente dicha literatura no se tomó en serio hasta la explosión del 2002.

Los artículos que han aparecido desde la fatídica WHI parecen echar toda la culpa del cáncer mamario a las progestinas; y efectivamente, parece que hay más riesgo asociado con la combinación de estrógenos con progestina en la TRH, comparada con los estrógenos solamente. Pero, de nuevo, la evidencia abrumadora muestra que el exceso de estrógenos es un factor contribuyente en el cáncer mamario. Del 50 al 60 por ciento de todos los casos del cáncer mamario es sensible a los estrógenos, lo que significa que el cáncer crece más rápido en la presencia de estrógenos.[5] En un análisis de la relación entre los niveles de estrógenos y el cáncer mamario, el Instituto Nacional del Cáncer reportó que una plétora de estudios sobre la población sugiere una relación positiva entre los niveles de estrógenos, la exposición a los estrógenos y el incremento del riesgo del cáncer mamario.[6]

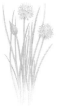

Los estrógenos promueven crecimiento y estimulan las células en el revestimiento uterino y en el seno, a dividirse y multiplicarse en preparación para un embarazo y la lactancia. Los estrógenos se pueden ir fuera de control en el cuerpo de la mujer, aun si no utiliza la terapia de reemplazo. Si comienza sus períodos temprano, llega a la menopausia tarde, y/o no tiene hijos (en el último caso, la progesterona protege durante el embarazo), la mujer puede estar expuesta continuamente a más estrógenos durante su vida. El exceso de estrógenos puede ser el resultado de un incremento de grasa corporal o la exposición excesiva a los estrógenos ambientales. Además, los datos sugieren que varios tipos de contaminantes pueden contribuir a un abastecimiento excesivo de estrógenos, particularmente los organoclorados, como los análogos del DDT y los biféniles policlorinados (PCB).[7]

Mientras más se expone a los estrógenos, no importa de donde provengan, el daño potencial es más grande. Cuando los estudios, de 1985 a 1990, sobre el vínculo entre los estrógenos y el cáncer mamario fueron evaluados colectivamente y reportados en 1991, los investigadores calcularon que el riesgo del cáncer mamario se incrementó con el uso de la TRE: mientras más años la mujer continuaba usando las hormonas, más grande era el riesgo. Para las mujeres que habían usado estrógenos por 15 años, los investigadores citaron un 30 por ciento de incremento en el cáncer mamario.[8]

Se les ha dicho a las mujeres, y se les continúa asegurando, que Premarin y Prempro son seguras para el uso a corto plazo—lo que no es necesariamente cierto. En una reunión al final del octubre del 2002, patrocinada por los Institutos Nacionales de Salud, el doctor Rowan Chlebowski informó que incluso las mujeres de la WHI quienes dejaron de tomar las hormonas tuvieron más incidencias del cáncer mamario que aquellas que nunca tomaron las hormonas.[9] Gina Kolata, escritora médica del *New York Times,* que cubrió la reunión de INH, notó que la evidencia científica no ha mostrado que las mujeres pueden evitar el riesgo del cáncer mamario al tomar la TRH por un corto plazo. Además, las investigaciones tampoco han mostrado que el riesgo desaparece una vez que los fármacos se dejan de tomar. Parece que las hormonas sintéticas usadas en el estudio no son seguras bajo ninguna circunstancia.

## La Esperanza de la TRH Natural

Algunos investigadores creen que los efectos negativos de la TRH convencional se deben al hecho de que los fármacos usados son productos sintéticos y por eso no son bien recibidos por el cuerpo humano. Se piensa que las hormonas naturales, o bioidénticas, pueden evitar estos resultados molestos porque son reconocidas por el cuerpo como idénticas a las sustancias producidas por él mismo. (Véase el Capítulo 2 para una definición y una discusión detallada de las hormonas naturales o bioidénticas.) Muchas mujeres encuentran que las hormonas naturales no producen los mismos efectos secundarios ofensivos que las sintéticas y pueden, por lo tanto, ser una mejor opción. Después de estudiar las investigaciones, estoy convencida de que las hormonas bioidénticas, que son exactamente iguales a las producidas por nuestro

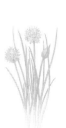

cuerpo, ofrecen una alternativa viable a los productos sintéticos que la mayoría de las mujeres ingieren. La pregunta es, si estas hormonas bioidénticas replican nuestras propias hormonas, y si las tomamos solamente cuando las necesitamos y en dosis terapéuticas pequeñas, ¿elevarán el riesgo del cáncer mamario y de los coágulos de sangre, como lo hace Prempo? Las investigaciones son escasas, puesto que las hormonas naturales no son lo suficientemente lucrativas como para que se patrocinen estudios, pero sí tenemos algunos ejemplos de investigaciones que indican que el estriol (un estrógeno más seguro) y la progesterona (pero la progestina sintética, *no*) pueden proteger del cáncer.

Si el cáncer mamario es una preocupación mayor para usted, y quiere hacer una decisión informada sobre la terapia de hormonas, hay un libro maravilloso sobre este tema, titulado *What Your Doctor May Not Tell You about Breast Cancer*, por el doctor John R. Lee, un renombrado pionero y experto en la terapia del reemplazo natural de hormonas; David Zava, Ph.D., un bioquímico con experiencia extensiva en las investigaciones del cáncer mamario; y Virginia Hopkins. Si nunca ha explorado la ruta de las hormonas naturales para tratar los síntomas de la menopausia, o para protegerse de la osteoporosis, o para ajustar cualquier otro tipo de desequilibrio hormonal, y si se preocupa especialmente por el cáncer mamario, lea este libro. Le abrirá un mundo de opciones. En él, el doctor Zava comparte sus más recientes descubrimientos, que resultan de analizar una gran base de datos computerizados de los niveles hormonales en la saliva en el Laboratorio ZRT. (El doctor Zava es el director de los Laboratorios ZRT, en Oregon.) Trabajando con la doctora Rebecca Glaser, una cirujana de los senos de Ohio quien le manda a su laboratorio las muestras de saliva de las mujeres diagnosticadas recientemente con cáncer mamario, el doctor Zava ha observado un patrón en las muestras. El refiere a este patrón como un "perfil hormonal del cáncer mamario". Notó que las mujeres con cáncer mamario tienen niveles de hormonas similares en sus análisis de saliva: altos niveles de estradiol, incluso si han tenido una histerectomía; niveles extremadamente bajos de progesterona; altos niveles de testosterona; y DHEA-S muy bajo, lo que él califica como un sello de la mayor parte de los cánceres.[10] ¿Es posible que los análisis de saliva sean previsores del cáncer mamario? Tal vez estos métodos pueden usarse ya, como adjuntos a los procedimientos de las imágenes de los tumores. A lo mejor su médico no sepa de los análisis de saliva. (Lea más sobre los análisis de saliva en el Capítulo 2.)

La raíz del asunto es: algunas formas de la TRE pueden ser más seguras que otras. En realidad hay tres formas de estrógenos activas en las mujeres: el estradiol, la estrona y el estriol. El estradiol es el principal estrógeno producido por los ovarios. Se convierte primero en la forma más débil, la estrona, y después en la dilución más débil, el estriol. Se piensa que el estradiol y la estrona son los estrógenos primordialmente responsables de facilitar el cáncer mamario. El estriol no solamente no

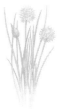

## Factores de Riesgo para el Cáncer Mamario

⊙ **Herencia:** El riesgo es mayor para las mujeres cuyas madres, tías o hermanas lo han tenido.

⊙ **Edad:** Las mujeres mayores tienen un riesgo mayor.

⊙ **País de natalicio:** Las mujeres de Norte América y del Norte de Europa tienen mayor riesgo.

⊙ **Clase socioeconómico:** Las familias con ingresos mayores tienen un riesgo mayor.

⊙ **Estado Civil:** Las mujeres nunca casadas tienen un riesgo mayor.

⊙ **Menarquía:** La menarquía temprana (antes de los 12 años) incrementa el riesgo.

⊙ **Menopausia:** La menopausia tarde (después de los 55 años) incrementa el riesgo.

⊙ **Experiencias de maternidad:** Nunca haber parido, o tener el primer hijo después de los 30 años, incrementa el riesgo.

⊙ **Peso:** El sobrepeso incrementa el riesgo.

⊙ **Forma:** Tener sobrepeso distribuido por la parte superior del cuerpo y el estomago, en vez de las caderas y los muslos, incrementa el riesgo.

⊙ **Dieta:** Una dieta insuficiente (alta en grasa, baja en fibra, consumo bajo de las vitaminas A, E, C y selenio) incrementa el riesgo.

estimula el crecimiento de los tejidos del seno, sino en realidad protege del cáncer mamario.[11] Aunque su médico no sepa de las opciones de la TRE y la TRH que utilizan el estriol, se ha estudiado y usado este tercer estrógeno en Europa desde hace más de 60 años.

Algunos prominentes médicos y especialistas en cáncer ofrecen a sus pacientes lo que ellos creen es una versión más segura de la TRE: una combinación del 80 por ciento de estriol, el 10 por ciento de estrona y el 10 por ciento de estradiol. Esta formula no se ha patentado, y puede ser fabricada por cualquier farmacéutico formulador a la solicitud de su médico. (Véase el Capítulo 2 para más discusión de las terapias de hormonas convencionales versus las hormonas naturales; véase también la sección Recursos, al final de este libro, para más información sobre esta formas potencialmente más suaves de la terapia hormonal.)

### ⮞ Los Factores de Riesgo ⮜

Conocer los riesgos que le predisponen a cualquier enfermedad puede salvarle la vida, si usted utiliza la información para tomar agresivas medidas de precaución. Se estima que aproximadamente el 30 por ciento de las mujeres que desarrollan el cáncer mamario tienen por lo menos uno de los factores de riesgo listados en la tabla de arriba. Sin embargo, me preocupa el 70 por ciento de las mujeres que no se identifican como victimas potenciales del cáncer, porque pueden tener un falso sentido de seguridad. Es importante que todas las mujeres aprendan cómo proteger sus cuerpos de la mejor forma posible.

Cuando una enfermedad es tan misteriosa como el cáncer y tiene tantos factores de riesgo, podemos quedar congelados ante la casi imposible tarea de la prevención. Es cierto que una variedad de las cosas que consumimos y respiramos, y con que tenemos contacto, tienen potenciales carcinógenos (que causan cáncer). Se ha estimado que el 90 por ciento de todos los cánceres tienen causas medioambientales. La buena noticia es que podemos identificar muchas de estas sustancias potencialmente dañinas, y adoptar algunas normas de seguridad para evitar que el cáncer invada nuestros cuerpos.

## ≋ La Dieta ≋

Una de las revoluciones de los años de 1980 fue el descubrimiento de que la dieta es el factor más importante para derrotar el cáncer. Existe evidencia sólida que comprueba que hay nutrientes específicos que pueden disminuir el riesgo del cáncer apreciablemente.

La conservadora Asociación Dietética Americana estima que del 30 al 60 por ciento de todos los canceres se relacionan con la dieta.[12] El mayor apoyo para estos resultados proviene de muchos años de estudios sobre poblaciones. Hace mucho tiempo los científicos han sospechado un vínculo, a medida que han observado que los países donde se consumen dietas con altos contenidos de grasa—tales como los Estados Unidos, el Reino Unido y los Países Bajos—tienen los índices mundiales más altos del cáncer mamario, mientras que los países con dietas menos grasosas—como Japón, Tailandia y Polonia—tienen índices mucho más bajos. Durante un tiempo, se pensaba que la herencia explicaba esta diferencia, pero los datos han comprobado lo contrario. Un estudio hito en 1973 llevado a cabo por una división del Instituto Nacional del Cáncer mostró que la segunda generación de mujeres japonesas que vivían el California todas sus vidas, tenían índices del cáncer mamario similares a los de las mujeres europeo-americanas. Varios estudios de muchos otros países llegan a la misma conclusión.

Las investigaciones muestran que la dieta apropiada puede ayudar a prevenir el cáncer mamario, y puede hacer que el cáncer sea más susceptible a los tratamientos, si éste ocurre. Según Sherwood Gorbach, un investigador de la Facultad de Medicina de la Universidad Tufts, en Boston, todos los otros factores de riesgo juntos no parecen tener tanta importancia como los factores del estilo de vida, como la dieta.

*La evidencia es indiscutible: la dieta mala es un contribuyente principal al cáncer.* Henry Dreher, antiguamente el escritor principal del Instituto de las Investigaciones sobre el Cáncer, dice, "Los científicos de la Academia Nacional de Ciencias, el Instituto Nacional del Cáncer y la Asociación Americana del Cáncer ahora calculan que el 35 por ciento de todos los cánceres se relacionan directamente con la dieta, y es posible que el resto sea influenciado por ella".[13]

Ahora los expertos están de acuerdo de que una dieta que puede reducir el riesgo del cáncer mamario, también puede reducir la cardiopatía—y probablemente muchas otras enfermedades también. Es la dieta que muchos nutricionistas han recomendado desde hace años como la fundación básica de una vida saludable:

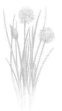

consumir alimentos bajos en grasas y altos en fibra, y suplementar cuando falte algún nutriente.

Si usted se preocupa seriamente por contraer el cáncer mamario porque tiene varios factores de riesgo, o si quiere asegurar una salud óptima, hay precauciones que usted puede tomar. Poner atención en los tipos específicos de grasa y fibra que consume e incorporar los nutrientes anticancerosos en su programa, pueden darle protección del cáncer en general y del cáncer mamario en particular.

## LA GRASA

Los estudios que examinan la relación entre la grasa en la dieta y el cáncer mamario tienen resultados contrarios, y por lo tanto pueden confundir a cualquiera. Por décadas la mayor parte de los informes sugirió que la cantidad de grasa en la dieta se relacionaba casualmente con el cáncer mamario, como lo decíamos en las versiones anteriores de este libro. Después, en 1996, un estudio clásico de 350 mil mujeres, publicado en *New England Journal of Medicine,* desacreditó la teoría de que una dieta con alto contenido de grasa incrementaba el riesgo del cáncer mamario.[14] Algunos expertos ahora sugieren que el *tipo* de grasa que consumen las mujeres, en vez de la *cantidad total* de grasa en la dieta, posiblemente promueve o previene el cáncer mamario.

Varios estudios en las últimas tres décadas han encontrado que la grasa proveniente de los animales parece relacionarse más directamente con una mayor incidencia del cáncer mamario, en comparación con la grasa vegetal. Desde los años 70, en un estudio patrocinado por el Instituto Nacional del Cáncer, las mujeres que vivían en países donde se consumen las cantidades mayores de grasa animal tenían los índices más altos del cáncer mamario.[15] Estudios que datan de los años 80 aumentaron la credibilidad de esta teoría, aunque los investigadores no pudieron explicar plenamente por qué ocurría esto.[16] Un estudio que datan de los primeros años de 1990 también encontró que el cáncer mamario se asocia con una dieta con alto contenido de grasa saturada.[17]

Aunque no haya una explicación clara para el vínculo entre la grasa animal y el incremento en el riesgo del cáncer mamario, hay especulaciones. La grasa animal estimula la bacteria en el colon para sintetizar estrógenos a partir del colesterol en el cuerpo, y así contribuye al exceso de estrógenos en el cuerpo. El cuerpo humano por si solo fabrica un tipo de estrógeno de sus propias reservas; mientras más grasa guarde, más estrógenos puede producir el cuerpo. A los animales criados comercialmente se les da unas hormonas estrogénicas para promover el crecimiento. Por lo tanto, si nuestra dieta incluye mucho pollo y carne llenos de hormonas femeninas, he aquí también un potencial para el exceso.

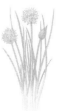

Las mujeres asiáticas que consumen una dieta tradicional que incluye vegetales y proteínas de soja excretan los estrógenos a un ritmo mayor que las mujeres que no comen de esta forma; ellas también tienen un menor índice del cáncer mamario.[18] Los productos de soja, a la vez que otros productos provenientes de las plantas, tienden a bloquear los receptores de estrógenos en las células, y así minimizan los efectos de los estrógenos más tóxicos (véase más adelante en este capítulo para más sobre la soja en la prevención del cáncer mamario.) Otra forma de modular el hiperestrógenismo es consumir una dieta alta en fibra, porque la fibra incrementa la excreción de los estrógenos.[19]

A menudo atribuimos los bajos índices del cáncer mamario en las mujeres asiáticas a su dieta baja en grasa y alta en soja. Sin embargo, debemos mencionar otro punto acerca de esta población: las mujeres asiáticas tienen una mayor proporción del estriol en su sangre que las mujeres occidentales. Uno de los pioneros en las investigaciones del cáncer mamario descubrió que las mujeres que producen muy poco estriol, en relación al estradiol y la estrona, tienen un mayor riesgo de desarrollar el cáncer mamario.[20] A veces nos apuramos en atribuir un factor, tal como la soja en la dieta asiática, a la salud de toda una raza o población. Recordemos que generalmente los factores de salud no se definen tan fácilmente.

Existe más apoyo para la teoría de que la proporción entre los diferentes tipos de estrógenos en el cuerpo de la mujer puede afectar su riesgo del cáncer mamario. Un análisis de 13 estudios en los cuales se controló la grasa en la dieta implica que una reducción en la grasa puede resultar en niveles reducidos del estradiol (el estrógeno más fuerte) en la sangre, lo cual puede ayudar en la prevención del cáncer mamario.[21]

Entonces, ¿qué se puede hacer con toda esta gama de información a veces confusa? A continuación hay algunas ideas para modificar su consumo de grasa—tanto la cantidad total como los tipos de grasa.

Es una buena idea limitar el consumo total de grasa a un máximo del 25 al 30 por ciento de las calorías totales. Calcular cuanta grasa consume no es muy difícil, dados todos los libros disponibles que enumeran los gramos de grasa en las comidas comunes, y las orientaciones que se usan actualmente en las etiquetas de los productos envasados. Si usted sabe aproximadamente cuantas calorías consume en un día, multiplique ese número por 0.30 para encontrar el límite máximo de las calorías totales que deben provenir de la grasa. Para llegar al número máximo de gramos de grasa que debe comer diariamente, divida su respuesta entre nueve (hay nueve calorías en cada gramo de grasa). Anote cada bocado que consume por una semana para darse una idea de cuanta grasa en realidad consume. La comparación del consumo máximo recomendado de gramos a lo que en realidad usted consume puede sorprenderle.

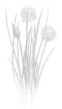

Ejemplo: 2,000 calorías x 0.30 = 600 calorías provenientes de grasa (el consumo máximo recomendado).

600/9 = no más de 67 gramos de grasa por día.

Como ya he dicho antes en este libro, no todas las grasas se crearon iguales. Aunque es prudente limitar el consumo total de grasa, también es importante aprovechar de las investigaciones que indican que el tipo de grasa que se consume puede ser más importante que la cantidad consumida.

Las grasas animales y las grasas saturadas, las que tan convincentemente se vinculan con el cáncer mamario en los estudios citados anteriormente, no son las únicas grasas que debemos evitar. Los aceites vegetales que han sido transformados en margarina y manteca tampoco son buenos para usted. El proceso de hidrogenación, que convierte el aceite en sólidos, crea los ácidos grasos trans, y ellos, también, causan daños a las células y potencialmente promueven enfermedades. Usted puede encontrar la grasa hidrogenada o parcialmente hidrogenada en las galletas dulces y saladas, los pasteles, las papas fritas, los chips de papitas y en docenas de otras comidas envasadas. Mire las etiquetas antes de comprar, y evite productos que incluyen aceites vegetales "hidrogenados" o "parcialmente hidrogenados" en su lista de ingredientes.

Nuestros cuerpos necesitan ciertos tipos y cantidades de grasa para mantenerse saludables, y existen ciertas grasas que aparentemente promueven la salud óptima. Los ácidos grasos esenciales (AGE), que son grasas que el cuerpo no puede producir, son necesarios para el funcionamiento de las células nerviosas, las membranas celulares y las sustancias parecidas a hormonas conocidas como prostraglandinas. La mayor parte de los aceites vegetales aportan los AGE, y hasta se ha encontrado que algunos de estos promueven la actividad anticancerosa. Según cierta literatura científica, se cree que los aceites más seguros son el aceite de oliva y el aceite de canola, que son monoinsaturados. Un estudio suizo reciente de más de 60 mil mujeres reportó que consumir la grasa monoinsaturada reduce el riesgo del cáncer mamario en el 45 por ciento.[22]

Se ha documentado que los ácidos grasos omega-3 inhiben la producción de tumores y protegen del cáncer mamario. El aceite de linaza es rico en los ácidos grasos omega-3.[23]

Otras buenas fuentes de los AGE son las semillas frescas de calabaza, el aceite de soja, el aceite de nogales, el aceite del germen de trigo, y los aceites de pescado. Incrementar el consumo de pescado en su dieta también parece proteger del cáncer mamario. Un estudio de 26 países encontró que un incremento en el consumo de pescado se asoció con la reducción del índice de cáncer mamario.[24] Sus mejores opciones son el salmón, la macarela, el pámpano de Florida, el arenque, el atún, el pez espada y el tiburón.

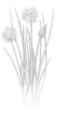

## LA FIBRA

Añadir más fibra a su dieta puede ser la segunda mejor precaución que puede tomar contra el cáncer mamario. Hasta hace poco, las investigaciones sobre el papel de la fibra en relación al cáncer se enfocaba en el cáncer del colon, porque la fibra que se consume llega a tener contacto directo con el revestimiento de la vía digestiva. Pero ahora se ha mostrado que los beneficios de la fibra se extienden a los senos y que protege de otros tipos de cáncer.

Desde los años de 1980, estudios han explorado el posible vínculo entre la fibra y el cáncer mamario. Particularmente interesante es la observación que las mujeres de Finlandia, que consumen tanta grasa como las mujeres norteamericanas, pero significativamente más fibra, tienen sólo los dos tercios de la incidencia del cáncer mamario.

La evidencia experimental ha confirmado aun más el importante papel de la fibra en la prevención del cáncer mamario. En un estudio reciente llevado a cabo por la Fundación Americana de la Salud, en Nueva York, se encontró que las ratas hembras que consumían una dieta alta en grasas y fibra tuvieron un tercio menos de posibilidad de sucumbir al cáncer mamario proveniente de un tumor inducido por fármacos, que las que consumían una dieta alta en grasas solamente.[25]

La cantidad de grasa que una mujer consume parece jugar un papel en la regulación de sus niveles de estrógenos. La fibra ayuda en la excreción de los estrógenos, lo que significa que una menor cantidad de la hormona se reabsorbe en el torrente sanguíneo. Por lo tanto, el tejido mamario de la mujer se expone a menores cantidades de estrógenos. La fibra también puede reducir la absorción de la grasa en el cuerpo, lo cual también reduce la producción de estrógenos. Una tercera posibilidad es que la fibra puede unirse con otros carcinógenos y eliminarlos, evitando que entren en el torrente sanguíneo.

La fibra tiene dos formas primarias: soluble e insoluble. La forma insoluble, o indigesto, hace más para prevenir el cáncer. Los educadores sobre la salud nos han dicho hace muchos años que la fibra insoluble previene y trata el estreñimiento al barrer la comida de la vía digestiva. Lo que no ha recibido ninguna publicidad es la relación entre el estreñimiento y el cáncer mamario. Si fuera un tema de conversación más aceptable, probablemente pondríamos más énfasis en la necesidad de las evacuaciones intestinales. El estreñimiento puede ser un riesgo serio para la salud. Las mujeres que tienen dos o menos evacuaciones por semana tienen cuatro veces la incidencia del cáncer mamario que las mujeres que tienen una o más evacuaciones al día.[26]

La fibra dietética insoluble se encuentra en grandes cantidades en el salvado y los granos integrales, y en menores cantidades en las frutas y vegetales. El Instituto Nacional del Cáncer recomienda que los norteamericanos coman hasta 30 gramos

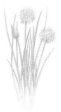

de fibra dietética por día, y otros grupos sugieren hasta 40 gramos por día. Esto es más que el doble de lo que la mayoría de las mujeres actualmente consumen. Haga una prioridad determinar cuanta fibra usted consume por algunos días, para ver si se acerca a la meta. (Véase el Capítulo 15 para una lista de comidas con alto contenido de fibra que ayudan a prevenir el cáncer.)

## LOS ANTIOXIDANTES

Se han asociado los nutrientes antioxidantes de las frutas frescas y las verduras amarillas y de hojas verdes, también frescas, con una reducción del riesgo de muchos cánceres, incluyendo el cáncer mamario. Desafortunadamente, la mayoría de las mujeres norteamericanas no consumen las cuatro a cinco raciones de frutas y vegetales recomendadas por día, y por lo tanto los suplementos son esenciales. Los suplementos, incluso en dosis pequeñas, puede reducir su riesgo del cáncer. En un estudio grande de 15 mil adultos en China, una dosis diaria de antioxidantes que consiste en 15 mg de betacaroteno, 30 mg de vitamina E y 50 mg de selenio, por un periodo de cinco años, resultó en una reducción del 13 por ciento en los índices totales de cáncer.[27]

Por más de una década, los pioneros en la nutrición han recomendado el uso de suplementos, y en los últimos años los profesionales convencionales de la salud han admitido públicamente que puede ser una buena idea tomar unos antioxidantes adicionales. La primera organización de salud publica que recomendara oficialmente los suplementos de vitaminas para prevenir enfermedades como la cardiopatía y el cáncer es la Alianza para las Investigaciones sobre el Envejecimiento, de Washington D.C. Este grupo recomienda a los norteamericanos a que tomen los siguientes antioxidantes:

Betacaroteno: 15–30 mg, o 17,000–50,000 UI

Vitamina C: 250–1,000 mg

Vitamina E: 100–400 UI[28]

## LA VITAMINA A Y EL BETACAROTENO

Ningún otro nutriente ha capturado la atención de los investigadores del cáncer como la vitamina A o su precursor, el betacaroteno. Una vez se pensó que era efectiva porque se convertía en vitamina A en el cuerpo, pero el betacaroteno aparentemente tiene su papel independiente como antioxidante, según las investigaciones recientes.

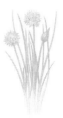

Unos estudios en los Estados Unidos e Inglaterra observan una relación directa entre el consumo de vitamina A y los índices de cáncer.[29] Por lo menos 70 estudios clínicos han encontrado que la gente que no come frutas ni vegetales (que tienen un alto contenido de betacaroteno y otros antioxidantes) tienen una mayor incidencia de cáncer. Los científicos no dejan ninguna duda de que los bajos niveles de betacaroteno se asocian con un incremento global de las muertes de cáncer.[30]

La vitamina A requiere cuidado cuando se toma de forma suplementaria, porque puede ser tóxica en dosis altas. El betacaroteno, sin embargo, no muestra ninguna toxicidad aparente, aun cuando se usa en dosis altas como tratamiento terapéutico de condiciones medicas. Lo que se necesita se absorbe, y lo que no se necesita se excreta. El único factor negativo asociado con tomar mucho betacaroteno es una coloración anaranjada en la piel. El color puede interferir con su vestuario, pero no es dañino y se quitará después de bajar la dosis.

Todavía no se ha establecido una dosis diaria recomendada para el betacaroteno. Una dosis diaria segura es de 15 y 30 mg, o de 17,000 a 50,000 UI. Siempre es bueno obtener cuanto se puede de las fuentes alimenticias, antes de añadir suplementos. Esto es más fácil con el betacaroteno que con otros nutrientes; unas buenas fuentes del betacaroteno incluyen la espinaca, la zanahoria, el camote, la calabaza de invierno, el melón y el brócoli. (Para las cantidades exactas de este nutriente contenido en ciertas comidas, consulte el Apéndice C.)

## LA VITAMINA C

La vitamina C es otro antioxidante potente que bloquea los daños de los radicales libres. Es también un desintoxicante general (remueve las toxinas y los venenos del cuerpo), y es un anticanceroso crucial. Específicamente, previene la formación de las nitrosaminas, unos carcinógenos potentes formados de los nitratos y nitritos que se encuentran en las carnes ahumadas, encurtidas o curadas con sal.

Igual que en el caso del betacaroteno, el poco consumo de vitamina C se asocia con un incremento en el riesgo del cáncer.[31] Aunque no hay pruebas que hayan mirado directamente a la relación entre la vitamina C y el cáncer mamario, los factores que inician un tipo de cáncer puede estar asociados con otros cánceres también. Los estudios indican un fuerte efecto protector de la vitamina C para los cánceres que no dependen de hormonas. Además, un análisis de 46 estudios encontró que en 33 había un grado estadísticamente significativo de protección por altos consumos de la vitamina C, aproximadamente dos veces más que el índice asociado con el bajo consumo de la vitamina.[32]

¿Cuánta vitamina C es suficiente para proteger el cuerpo de las enfermedades, sin exceder los limites de toxicidad? La literatura está llena de evaluaciones de la seguridad de la vitamina C. A un lado están los que apoyan las dosis extremadamente altas, hasta los 10,000 mg por día. Las dosis terapéuticas de esta magnitud se indican para algunas condiciones; sin embargo, como una medida preventiva y para los individuos relativamente saludables, la dosis no tiene que llegar hasta el

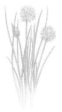

techo. Tal vez quiera experimentar con las cantidades, tomando hasta los 5,000 mg (el nivel más alto en la gama de seguridad) y notar cuando empieza a tener diarrea. Richard Cathcart, un notado experto en la vitamina C, inventó el concepto de la tolerancia de los intestinos. Él cree que si su cuerpo necesita vitamina C, la absorberá; si no, el exceso será excretado. Algunas personas pararán en los 100 mg, otras en los 6,000 mg. Unas buenas fuentes de vitamina C incluyen el pimiento verde crudo, el jugo de naranja, el brócoli, el melón, la fresa, la papa, y el tomate crudo. (Para las cantidades exactas de este nutriente contenido en ciertas comidas, consulte el Apéndice C.)

## LA VITAMINA E

Se ha estudiado la vitamina E hace varios años como un antioxidante principal. Es especialmente efectiva en bloquear la formación de los radicales libres provenientes de la oxidación de las grasas.[33] Se piensa que el proceso por el cual las comidas grasas y aceites se vuelven rancios en la presencia del oxígeno es la causa contribuyente primordial en el cáncer mamario y del colon, y la vitamina E se ve como una aliada principal en su contra. Además de su papel como depredadora de radicales libres, la vitamina E refuerza la respuesta inmunológica del cuerpo e inhibe la conversión de los nitratos a las nitrosaminas, que producen cáncer.

La mayor parte de los datos apoyan la hipótesis que la vitamina E dietética protege contra el cáncer. Las mujeres con bajos niveles de vitamina E en la sangre tienen un riesgo mucho más alto del cáncer mamario. Un estudio correlacionó los niveles de vitamina E en la sangre con las incidencias de cáncer. El análisis reveló que los individuos con bajos niveles de vitamina E tenían aproximadamente 1.5 veces el riesgo de aquellos que tenían una concentración más alta en la sangre.[34] Un estudio de 14 años, de más de 5,000 mujeres en el Reino Unido, encontró que los niveles bajos de vitamina E incrementaron la incidencia del cáncer mamario por el 500 por ciento.[35]

Una cantidad razonable y segura de vitamina E para la protección óptima se sitúa entre los 400 y 600 UI diariamente. Para aquellos que se preocupan por la toxicidad de la vitamina, una revisión comprensiva de la literatura dice que la vitamina E es segura en dosis de hasta los 3,000 UI por día.[36] Una palabra de precaución para los que tienen problemas especiales: el consumo de la vitamina E debe ser monitoreado siempre por un médico, si además usted toma un fármaco anticoagulante, o si tiene la alta presión arterial, una enfermedad del hígado, una obstrucción del conducto biliar, o el síndrome de malabsorción. Unas buenas fuentes de la vitamina E incluyen las semillas de girasol, las almendras, el cangrejo, el camote, el pescado y el germen de trigo. (Para las cantidades exactas de este nutriente contenido en ciertas comidas, consulte el Apéndice C.)

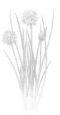

## EL SELENIO

La vitamina E funciona mejor en la prevención del cáncer cuando se empata con el mineral selenio. Juntos, forman parte de un potente sistema de enzimas anticancerosas que elimina los renegados radicales libres. Cuando los investigadores en Finlandia examinaron unos pacientes con cáncer, encontraron que los niveles bajos del selenio incrementaron el riesgo del cáncer, pero que bajos niveles del selenio, además de bajos niveles de la vitamina E, incrementaron el riesgo.[37] Más de 45 diferentes estudios hechos en 18 países mostraron que mientras más alto sea el consumo de selenio, más baja es la incidencia de los cánceres del seno, el colon y la próstata.[38] La Academia Nacional de las Ciencias ha recomendado de 50 a 200 mcg de selenio diariamente como una dosis segura. Sin embargo, muchos otros científicos creen que este nivel es demasiado bajo para ofrecer protección. Los profesores de la Universidad de Cornell en Nueva York sugieren que los 600 mcg ofrecen un mayor grado de protección que es todavía segura.[39] Cuando usted escoge un suplemento de selenio, busque una forma orgánica, que se absorbe mejor y tiene menos probabilidad de causar toxicidad que el selenito de sodio, la forma inorgánica. Unas buenas fuentes del selenio incluyen la langosta, el atún, el camarón, el pescado, el jamón, el huevo, el pollo y el pan integral. (Para las cantidades exactas de este nutriente contenido en ciertas comidas, consulte el Apéndice C.)

## LA SOJA, LA LINAZA Y OTRAS COMIDAS ANTICANCEROSAS

Aparte de los beneficios que la soja aparentemente ofrece en la reducción de los síntomas menopáusicos, como los sofocos (véase el Capítulo 3), las dietas con altos contenidos de fitohormonas provenientes de soja han sido correlacionadas con una reducción sustancial del riesgo del cáncer mamario. Se piensa que el consumo de la soja es una de las principales razones por los relativamente bajos índices del cáncer mamario en Japón y China. Un estudio de casos controlados sobre la dieta y el cáncer mamario entre los chinos de Singapur encontró que la proteína de soja tenía efectos protectores.[40] También se encontró que el betacaroteno protegía a las mujeres premenopáusicas, y que un alto consumo de proteína animal y carne roja se asociaba con un incremento en el riesgo.

La mayor influencia de la soja parece ser sus efectos antiestrogénicos. La soja parece aumentar el ciclo menstrual en uno a cinco días, lo que disminuye la exposición del cuerpo a los estrógenos y disminuye el riesgo del cáncer mamario. Se sabe que las mujeres asiáticas tienen los períodos más largos que las mujeres occidentales, y además un menor riesgo del cáncer mamario. Un estudio australiano, después de ajustarse por los posibles efectos mitigantes como la edad, la maternidad (si la mujer ha dado a luz) y el consumo de alcohol y grasa, también encontró una asociación sustancial entre el consumo de fitoestrógenos (medido por la excreción urinaria) y

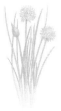

el riesgo del cáncer mamario. Los investigadores concluyeron que probablemente no era una mera coincidencia que las mujeres que consumían cantidades significativamente más altas de fitoestrógenos tuvieran una reducción en el riesgo.[41]

Hay cada vez más estudios que demuestran que las comidas de soja contribuyen a la salud del seno. Dos estudios humanos muestran que mientras más altos sean los niveles de isoflavonas de soja en el cuerpo, cuando las isoflavonas provienen de comidas de soja integral (en vez de tomar pastillas), menor es la posibilidad de que la persona sea diagnosticada con cáncer mamario. Tres estudios más indican que el consumo de isoflavonas de soja ejerce efectos protectores contra el cáncer, al disminuir la síntesis de estrógenos y desactivar los metabolitos que causan el cáncer. Además, las evidencias ahora demuestran que las isoflavonas pueden bloquear la proliferación de las células de cáncer mamario causada por los estrógenos ambientales. Usted misma puede fácilmente mirar estas investigaciones en www .doctors@revivalsoy.com, un sitio web operado por Physician's Laboratories, un grupo de médicos que investigan los efectos de la soja y llevan a cabo unos estudios humanos clínicos, doblemente ciegos, sobre la soja. (Physician's Laboratories también desarrolla y vende productos de soja de la marca Revival.)

Un producto de Physician's Laboratories se encuentra en el proceso de prueba para el tratamiento de pacientes potenciales del cáncer mamario y las sobrevivientes del cáncer mamario. Usando un nuevo tipo de imágenes, el examen del seno por cintigrafía (conocido por sus siglas en inglés, B.E.S.T.), los médicos son capaces de distinguir entre los tejidos normales del seno, la inflamación del seno (un precursor del cáncer mamario) y el cáncer mamario. Las mujeres que tenían señales de inflamación en los tejidos de los senos, o el mismo cáncer mamario, tomaron la bebida de soja de Revival todos los días. Los datos del estudio demostraron una mejoría estadísticamente significativa en las inflamaciones del seno, entre unas 25 mujeres que siguieron un régimen diario de proteína de soja por seis meses. Aparte de los suplementos de la proteína de soja, las mujeres no reportaron cambio alguno en sus dietas o estilos de vida durante las evaluaciones de seguimiento.

Para las mujeres que quieren suplementar sus dietas con soja, pero no pueden tolerar ni el tofú ni el tempeh, el Revival es fácil de usar. Un paquete al día provee la misma cantidad de isoflavonas como una típica dieta asiática, la cantidad recomendada para el beneficio terapéutico.

Los expertos generalmente están de acuerdo en que cuando los niveles de estrógenos permanecen elevados por demasiado tiempo, el riesgo del cáncer mamario incrementa. Se cree que al reducir los efectos de los estrógenos, se puede producir una reducción del cáncer mamario en un factor de cuatro a cinco veces. Una forma de cortar la producción de estrógenos es bloquear los receptores de estrógenos en el cuerpo, antes de que se llenen de estradiol, la forma más fuerte de los estrógenos. Dos isoflavonas de la soja, la genisteina y la daidzeina, se pegan a los receptores

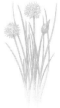

en los senos y bloquean el estradiol, el cual es conocido por estimular las células de cáncer en los senos. Dos populares medicamentos anticancerosos de receta, el tamoxifeno y el raloxifeno, funcionan de la misma forma. Pero mientras el tamoxifeno también estimula las células uterinas, los fitoestrógenos aparentemente ejercen una influencia positiva en las células uterinas. Por lo tanto, se han estudiado las comidas que contienen fitoestrógenos en relación al cáncer del útero. El Centro de Investigaciones del Cáncer en Hawai estudió 332 mujeres de muchos grupos étnicos diferentes, y las comparó con un grupo de control. El estudio encontró que las mujeres que consumieron las comidas más ricas en fitoestrógenos, incluyendo el tofú y los frijoles, lograron una reducción del 54 por ciento en el riesgo del cáncer uterino.[42]

Unas buenas opciones para incrementar el consumo de soja en su dieta son el tofú, el tempeh, la leche de soja, el fríjol de soja tostado o fresco, y las harinas de soja. (Véase el Capítulo 3 para una discusión sobre los suplementos de soja, y el Capítulo 15 para más orientaciones sobre cómo añadir la soja a su dieta.)

La soja y la linaza (otra comida rica en fitoestrógenos) contienen lignano, otro compuesto vegetal que parece reducir tanto la exposición a los estrógenos como el riesgo de cáncer. Los lignanos son sustancias que se convierten en los intestinos, por la acción de unas bacterias amigas, a compuestos que pelean contra el cáncer. Igual que las fitohormonas, los lignanos llenan los receptores de los estrógenos y así bloquean la actividad normal de los estrógenos. Unos estudios han demostrado que los pacientes con cáncer mamario excretan cantidades más pequeñas de lignanos que las mujeres saludables. Los lignanos, aunque se encuentran en muchas plantas tales como las frutas, los legumbres, los vegetales y los granos, tiene su mayor concentración en la linaza (no en el aceite, solamente en las semillas). El Instituto Nacional del Cáncer está analizando la linaza como un potencial luchador contra el cáncer, porque contiene tanto los lignanos como los ácidos grasos omega-3, cuyos beneficios ya vimos antes en este capítulo.

Comer una variedad de comidas es un buen consejo nutricional básico. Aunque unos nutrientes específicos, tales como las fitohormonas y los lignanos, han sido blancos de unos estudios para la prevención del cáncer, otras comidas con propiedades desconocidas también han mostrado cualidades protectoras contra el cáncer. Por ejemplo, los vegetales crucíferos, un grupo único de vegetales de la familia del repollo, parecen inhibir la formación de células cancerosas. Estas comidas contienen azufre e indoles; se considera que las últimas sustancias desactivan los carcinógenos y protegen contra la destrucción de las células. La sustancia química vegetal contenida en el compuesto indole-3-carbinol también altera el metabolismo de los estrógenos, y posiblemente reduce el riesgo de cáncer.[43] Los vegetales crucíferos incluyen el brócoli, las coles de Bruselas, el coliflor y el repollo.

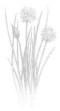

Los estudios sobre una variedad de otras comidas continúan. Entre los propuestos luchadores contra el cáncer son el yogur, las algas marinas, el ajo, los frijoles lima, el té verde, la raíz de regaliz, el perejil y el romero.

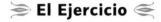

## El Ejercicio

El primer estudio diseñado específicamente para investigar si el ejercicio regular puede reducir el riesgo de una mujer de contraer el cáncer mamario se publicó en 1994. En un estudio de un grupo de más de 1,000 mujeres, investigadores de la Universidad de California del Sur encontraron que el riesgo del cáncer mamario entre las mujeres que hacían ejercicios por lo menos cuatro horas por semana durante sus años reproductivos fue del 58 por ciento menos. Las que pasaban de una a tres horas por semana haciendo ejercicios cortaron su riesgo en el 30 por ciento.[44] Aunque el estudio se enfocó en las mujeres más jóvenes, que tienen menos probabilidad de contraer el cáncer mamario, los resultados son emocionantes y confirman lo que ya sabemos: hay maneras para que las mujeres pueden tomar el cuidado de su salud en sus propias manos y efectuar cambios.

Estudios anteriores han sugerido que la actividad física puede modificar los patrones del ciclo menstrual y reducir la frecuencia de la ovulación, reduciendo así la exposición de la mujer a los estrógenos.

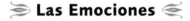

## Las Emociones

Las mujeres con el cáncer mamario a menudo comparten una composición emocional similar a la vez que similitudes físicas. Por supuesto hay variaciones, pero hablando en general, muchas mujeres con cáncer mamario tienden a suprimir sus emociones, y frecuentemente ponen las necesidades de otros encima de las suyas. A veces las mujeres pierden completamente el contacto con ellas mismas y con sus prioridades, porque se preocupan tanto por los problemas de otros. La doctora Christiane Northrup ha observado entre sus pacientes que negarse a honrar y expresar las emociones puede a veces llegar a un extremo patológico.[45] No creo que nosotras debemos dejar nuestro papel de cuidadoras de nuestras familias del todo, pero sí debemos darnos cuenta cuando ese papel se convierte en una fuerza negativa, en lugar de positiva, en nuestras vidas. Deshacerse de obligaciones por un día o un fin de semana, o disfrutar de unas vacaciones extendidas puede a veces ofrecer la perspectiva que necesitamos para ver nuestras relaciones más claramente. Algunas mujeres pueden necesitar de asesoramiento individual o un grupo de apoyo para ayudarles a establecer unos límites realistas.

Hay cientos de estudios científicos que se refieren al estilo emocional de la persona y su impacto en el cáncer mamario. Un estudio incluyó a 119 mujeres entre las edades de 20 y 70 años, referidas para una biopsia del seno por una lesión sospechosa. Se les pidió que recordaran el evento más difícil de sus vidas (una muerte, un divorcio, la pérdida de un trabajo) de hasta cinco años antes del descubrimiento de los síntomas en el seno. Después de clasificar todos los datos, los autores llegaron a lo que llamaron un "mensaje clave". Las mujeres con cáncer mamario a menudo pasan por eventos severos en sus vidas durante los cinco años antes de su diagnostico, y la forma en que reaccionan a estos eventos puede ponerlas a riesgo del cáncer mamario.[46] El papel del estrés es un hilo común que corre por todos los estados de enfermedad. Aprender cómo enfrentarse al estrés es una habilidad que requiere atención seria. Otro estudio verificó algo que las mujeres sabemos que es de vital importancia para la buena salud: tener amigas y conocidas que nos animan y apoyan. Las pacientes con cáncer mamario que asistieron las terapias en grupos semanalmente por un año vivieron por un periodo significativamente más largo (un promedio de 18 meses) que un grupo similar de control.[47] El apoyo social no es solamente importante para sobrellevar el estrés, sino puede ser crítico para la misma supervivencia.

### Fuentes Potenciales del Cáncer

- ⊙ **Pesticidas** (la Agencia para la Protección del Medio Ambiente identifica 64 pesticidas como causantes potenciales del cáncer)
- ⊙ **Formaldehído** (solvente industrial usado en alfombras y plásticos)
- ⊙ **Colorantes de comida** a base de alquitrán de carbón
- ⊙ **Nitratos y nitritos** (encontrados en comidas tales como los perros calientes, el tocino y las carnes embutidas)
- ⊙ **Comidas ahumadas** (tocino, jamón, pescado y queso)
- ⊙ **Proteínas quemadas** de carnes chamuscadas
- ⊙ **Ciclamatos,** sacarina (dulcificantes artificiales)
- ⊙ **Radiación** (dosis bajas se acumulan en el cuerpo)
- ⊙ **Tabaco** (incluyendo el humo de segunda mano)
- ⊙ **Alcohol** (tomar más de nueve tragos a la semana se asocia con un riesgo incrementado del cáncer mamario)
- ⊙ **Aflatoxinas** (encontradas en nueces, semillas y granos mohosos)
- ⊙ **DES** (dietilestilbestrol, un estrógeno sintético)
- ⊙ **DDT** (aunque su uso se prohíbe en los Estados Unidos, otros países todavía emplean esta pesticida y envían sus productos a los Estados Unidos)

## Los Carcinógenos Potenciales

Se ha dicho que la mayor parte de los cánceres tienen causas medioambientales, y por lo tanto son prevenibles. Se ha vinculado el cáncer con las cosas que comemos y respiramos y a las que estamos expuestos por largos periodos de tiempo. Sin volvernos paranoicos, debemos conocer los potenciales promotores del cáncer y evitarlos cuando sea posible. Por ejemplo, vale la pena considerar el consumo de los alimentos orgánicos, cultivados sin la adición de sustancias químicas sintéticas, pesticidas o herbicidas. Para una lista de posibles carcinógenos, véase la tabla de arriba.

## Los Exámenes Preventivos

Finalmente, a veces el temor nos impide hacer las mismas cosas que pueden salvar nuestras vidas. La detección y el tratamiento tempranos del cáncer mamario

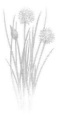

reducen significativamente la probabilidad de la muerte; sin embargo, la mayoría no tomamos el tiempo para el cuidado preventivo, o simplemente no cumplimos con las medidas sencillas. En los últimos dos años, se han criticado tanto el auto-examen de los senos como los mamogramas, porque supuestamente no reducen las posibilidades de la mujer de morir por el cáncer mamario. Quizás debemos mirar estos exámenes de una forma más realista y acordarnos de que no son infalibles; algunas veces el cáncer entra furtivamente de todos modos. Sin embargo, creo que examinarnos periódicamente y aprender sobre nuestros cuerpos es una herramienta sumamente poderosa; no importa lo que digan los estudios, podemos beneficiar-nos si continuamos poniendo atención a lo que sentimos y cómo nos sentimos. Por esta razón, le animo a que aprenda a examinarse sus pechos para saber si hay pequeñas masas. Referente a los mamogramas, tal vez no todas necesitemos uno al año después de los 50, pero, ¿quien puede decir con exactitud quién lo necesita y quién no? En lo que respecta a mi, trato de posponer los rayos X lo más que pueda. Puesto que he estado expuesta a tanta radiación en mi vida, y puesto que sus efectos son cumulativos, cada rayos X que me efectuan incrementa el peso de mis factores de riesgo.

Usted debe usar su intuición y sentido común para decidir por usted misma, pero no ignore los exámenes preventivos del todo. He oído demasiadas historias de mujeres que fueron para un examen de rutina y salvaron sus vidas por hacerlo. Hay una variedad de opciones hoy en día para la detección de problemas de los pechos: la mamografía, el sonograma o ultrasonido, y posiblemente los exámenes de saliva. Consulte con diferentes expertos y un especialista en las imágenes de los senos, para encontrar un enfoque diagnóstico que tiene sentido para usted.

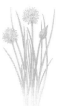

# MÁS ALLÁ DE LA SUPERFICIE

*Tengo arrugas en el rostro, de mis 50 años de vida. Me hablan de años en el sol, de tristezas y de alegrías. Me hablan del tiempo. Me dicen que he vivido y que sigo viva. No se pueden borrar. Se pueden suavizar[...] ¿Añoro ser la niña de piel suave y rostro pecoso que una vez fui? No. Hoy deseo lo mismo que entonces: ser lo mejor que puedo ser.*

— KAYLAN PICKFORD, *Always a Woman*

¿Cuántas estamos dispuestas a admitir que no siempre compartimos estos loables sentimientos? Como adultas maduras, nos gustaría hacerlo, pero cuando nos miramos al espejo cada mañana y vemos las arrugas que nos imprimió la almohada en las mejillas, nos preguntamos cuánto falta para que las tengamos todo el día. ¿Qué crema de belleza podemos comprar para disimular las nuevas arrugas que se nos han formado? ¿Qué cura milagrosa podría borrar estas marcas indelebles?

Las primeros señales visibles del envejecimiento aparecen en el órgano más evidente de nuestro cuerpo: la piel. Una mujer puede sentirse joven, pensar como una joven, y portarse como una joven, pero si su rostro está arrugado, la sociedad le recordará que ya ha cruzado el camino hacia el la mediana edad. Y, mientras que los hombres parecen sacar partido de sus "líneas de carácter" y sienes plateadas, las señales del envejecimiento no se admiran en las mujeres.

Es probable que una mujer que obviamente se encuentra en la mitad de su vida no aparezca en la portada de una revista de modas o belleza dirigida a los jóvenes, pero en el mundo real donde todos vivimos, encuentro que las mujeres no están tan obsesionadas con las arrugas finas y las manchas de la edad, como nos hacen creer. Queremos lucir lo mejor posible, pero el pánico que llena la literatura parece ser menos penetrante en la mayoría de las mujeres con quienes yo hablo en

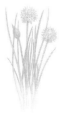

las conferencias. Esperemos que algún día lleguemos a apreciar la verdadera belleza de la madurez, como en otros países.

No sugiero que dejemos de tratar de vernos lo mejor posible. Mi aspecto físico siempre ha sido importante para mí, y aprovecho de muchas sugerencias de salud y belleza. Estoy diciendo que debemos hacer todo lo que podemos para presentar nuestra mejor imagen, y después concentrarnos en las cosas verdaderamente importantes de la vida.

Saber cómo cambia el cuerpo, y cómo estos cambios afectan la piel, nos permite tomar las precauciones necesarias para evitar el envejecimiento prematuro y mantener la piel saludable.

## La Anatomía Básica de la Piel

La piel contiene la cuarta parte del total de la sangre que existe en el cuerpo, alrededor de dos millones de glándulas sudoríparas, y muchas más terminaciones nerviosas, folículos pilosos y glándulas sebáceas. Desempeña muchas funciones necesarias: ayuda el cuerpo a regular la temperatura, elimina los productos residuales y las toxinas, y protege todo el cuerpo de la invasión de gérmenes y de las condiciones ambientales nocivas. Es un órgano que debemos cuidar, por dentro y por fuera.

Desde el instante en que nacemos, nuestra piel se renueva constantemente. A cualquier momento, aproximadamente una cuarta parte de las células están en desarrollo, la mitad son maduras y otra cuarta parte está en proceso de degeneración. Se dice que el cuerpo humano adquiere una piel nueva cada 26 días, desde el nacimiento hasta la muerte. Esto quiere decir que lo que hace para su cuerpo hoy, se pondrá de manifiesto en su piel el próximo mes.

Hay tres capas básicas y varias subcapas cutáneas, y la salud de la piel se determina en los tejidos más profundos del cuerpo. El tejido subcutáneo, lleno de vasos sanguíneos, terminaciones nerviosas, células adiposas, folículos pilosos y tejido conjuntivo, es el sistema de soporte vital que transporta nutrientes a la capa externa visible. Sin embargo, nuestra envoltura exterior, la epidermis, suele ser la única parte de la piel a la que prestamos atención.

Al acercarnos a la menopausia, e incluso antes para algunas mujeres, la piel experimenta varios cambios: disminuye la capa grasosa; el colágeno y la elastina, que constituyen el sistema estructural de apoyo para la piel, pierden su elasticidad, y gradualmente producen menos humedad; las glándulas sudoríparas funcionan con menos vigor; y se reduce la protección natural que tiene el cuerpo contra el sol. Si no se toman precauciones, tanto internas como externas, el resultado probable será una piel seca y flácida.

Alrededor de los 35 años, aparecen indicios externos del envejecimiento. Debido a que las células cutáneas, como todas las células del cuerpo, se renuevan

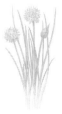

más lentamente, se requiere más tiempo para que las nuevas células lleguen a la superficie. Ahora la capa exterior de células muertas queda expuesta a los elementos durante un período más largo, que resulta en una textura deshidratada. Una pérdida general de aceite y humedad adelgaza la piel y la hace menos flexible. Luego se reseca y aparecen las líneas finas y más tarde las arrugas.

## La Piel Cambia con la Edad

La velocidad con que se envejece la piel depende primordialmente de la herencia y en parte del estilo de vida y el régimen de cuidado de la piel. Podemos acelerar o posponer las señales del envejecimiento al manipular tanto nuestro ambiente interno como el externo. Todo lo que hacemos para y en nuestros cuerpos se refleja eventualmente en la piel, que es un espejo de nuestra condición interna. Si decidimos vivir en el carril de vía rápida—fumando, tomando en exceso, comiendo malas comidas, adorando al sol—aceleraremos la destrucción de las células. Si evitamos estos excesos, o por lo menos tomamos precauciones en contra de sus efectos, y nos concentramos en alimentar y reconstruir las células saludables, podemos realzar grandemente una apariencia saludable.

### LA GENÉTICA

Nuestra composición genética predetermina una gran parte de nuestro patrón de envejecimiento. La gente con piel más oscura, más gruesa y más grasosa muestran menos arrugas que la gente con piel más clara, porque la capa exterior muy pigmentada protege las células interiores de los efectos dañinos del sol. Los hombres generalmente no exhiben las líneas finas tan pronto como las mujeres, porque su piel normalmente es más gruesa y porque muchos de ellos siguen un régimen diario de cuidado de la piel que les ayuda a quitar las células muertas de la piel: afeitarse.

### EL ACNÉ

La mayoría de nosotros considera las arrugas y las manchas como los mayores problemas en la mediana edad, pero algunas mujeres experimentan un regreso a la adolescencia en la forma del acné. Unos granos poco agradables salen algunas veces en las mujeres durante la menopausia, cuando las hormonas tienden a fluctuar impredeciblemente. Mujeres que han disfrutado de una piel suave pueden quejarse de una piel con problemas preadolescentes. La situación generalmente se resuelve sola con el paso del tiempo, pero, ¿quién quiere esperar? Algunas mujeres encuentran que una crema de progesterona natural funciona para combatir el acné, cuando se aplica durante la segunda parte de sus ciclos. Los casos severos de acné pueden tratarse a menudo con una receta del ácido retinóico (una forma de vitamina A).

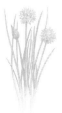

Aunque el ácido retinóico es efectivo, puede irritar la piel sensible. Unos productos vendidos sin receta que contienen los ácidos glicólico y cítrico son menos caros y parecen funcionar con la misma eficacia.

## CAMBIOS DE COLOR

El color de la piel cambia con la edad. La pigmentación que una vez fue uniforme se hace jaspeado. Puesto que la piel es susceptible a muchas influencias, es difícil determinar si la causa es un temporal desequilibrio hormonal, el envejecimiento normal o la decoloración debida a la exposición al sol. Las manchas de la edad—o más apropiadamente, manchas de sol, puesto que son causadas por la exposición excesiva al sol—se multiplican con cada año que pasa. Hubiera deseado saber hace 30 años, cuando nos dábamos baños de sol en la playa por largas horas, que nuestros bronceados, de corta vida, nos perseguirían en forma de manchas feas en las manos y el cuerpo.

## ≈ Las Hormonas ≈

Los receptores de estrógenos cubren la piel; por lo tanto, parece lógico que cuando los estrógenos se disminuyen, las arrugas aparecen. Los estrógenos participan en la determinación del grosor de la piel, y la cantidad de colágeno que nuestra piel retiene. A medida que envejecemos y perdemos estrógenos, notamos una pérdida general de elasticidad en la piel y más sequedad, no solamente en la cara sino en todo el cuerpo. Dados estos datos firmes, uno pensaría que al reemplazar los estrógenos perdidos, regresarían las manecillas del reloj y nuestros jóvenes cutis y cuerpo volverían. Muchos estudios han examinado el reemplazo oral de hormonas, para ver si esto previene el envejecimiento de la piel, pero la conclusión en este momento no es clara. Mientras que algunos estudios muestran que los estrógenos orales sí previenen y restituyen el colágeno perdido, otros no han encontrado que esto sea verdadero. Las opiniones de las mujeres que toman estrógenos tampoco expresan unanimidad sobre los resultados. Algunas juran que se ven mejor por tomar estrógenos, y otras no han notado ninguna diferencia apreciable.

Se reporta que las pomadas de estrógenos y fitoestrógenos funcionan bien cuando se combinan con los hidrantes comunes, y muchas mujeres sienten que estos productos realzan su apariencia. Puesto que las cremas para las arrugas son muy lucrativas, constantemente se hacen estudios por todo el mundo que usan los estrógenos tópicos, algunos con resultados favorables. En un estudio en Austria, 59 mujeres premenopáusicas con la piel notablemente envejecida tomaron, o 0.1 por ciento estradiol, o 0.3 por ciento estriol, por seis meses. En ambos grupos los investigadores notaron una marcada mejoría en la elasticidad y la firmeza de la piel; la profundidad de las arrugas y el tamaño de los poros disminuyeron del 61 al 100 por ciento.[1] Los autores comentaron que el estradiol puede causar efectos secundarios sistémicos, mientras el estriol, que es biológicamente más débil, no los causó. La conclusión del estudio sugiere que el estriol representa un nuevo y prometedor enfoque terapéutico contra el envejecimiento de la piel en las mujeres perimenopáusicas.

## ≫ El Cuidado de la ≪ Piel desde Adentro

La condición de su piel es un índice bastante preciso del trato que usted le da a su cuerpo. Si ha descuidado de su salud o ha soportado más presiones y tensiones de lo normal, su piel se lo hará saber. Por fortuna, la piel también responde a cualquier cambio positivo en su estilo de vida, con mayor rapidez que cualquier otro órgano del cuerpo. Aprenda a manejar el estrés; absténgase de comer alimentos altamente procesados; deje de fumar, de beber demasiado alcohol y de tostarse bajo el sol; alimente su cuerpo con comidas sanas y beba mucha agua; y verá cómo reacciona su piel.

---

### Los Nutrientes y la Salud de la Piel

Todas las vitaminas, minerales y aminoácidos protegen de una forma u otra contra la destrucción de las células, el envejecimiento prematuro y la piel seca y arrugada.

⊙ **Vitamina A:** Mantiene los tejidos suaves y saludables; protege contra las escamas y la sequedad. Actúa como antioxidante. Se puede aplicar las vitaminas A y D y el mineral cinc externamente para problemas relacionados con el acné.

⊙ **Vitaminas del complejo B:** Ayudan en la reparación de los tejidos; previenen las erupciones de la piel y la pérdida de cabello; promueven un sistema nervioso saludable; mejoran la circulación; regulan las secreciones del cuerpo.

⊙ **Vitamina B-6:** Ayuda en la utilización de ADN y ARN (básicos en el proceso de la reproducción celular).

⊙ **Niacina:** Mejora la circulación y reduce el colesterol; mantiene saludables la piel, las encías y los tejidos digestivos.

⊙ **PABA** (ácido paraaminobenzoico): Estimula la bacteria intestinal.

⊙ **Vitamina C:** Actúa como antioxidante; es esencial para la curación y la formación del colágeno; previene la ruptura de los capilares.

⊙ **Vitamina E:** Actúa como antioxidante; mantiene la respiración saludable de las células dentro de los músculos.

⊙ **Ácidos grasos esenciales (AGE):** Lubrican el cabello y la piel; evitan la caspa, la pérdida de cabello y la sequedad de la piel.

⊙ **Yodo:** Esencial para la actividad normal de la tiroides; necesario para la piel, el cabello y las uñas saludables.

⊙ **Cinc:** Forma el colágeno para unir las células como tejidos.

⊙ **Hierro:** Vital para la formación de la sangre; una deficiencia puede causar la piel reseca.

---

Un estilo de vida saludable es esencial para tener la piel saludable. Un desequilibrio de nutrientes o cantidades insuficientes pueden reflejarse en la piel. Las personas que siempre hacen dieta, sin ingerir suficientes grasas o proteínas, se exponen a tener la piel reseca y el cabello sin brillo. Las mujeres que se alimentan adecuadamente y, a pesar de ello, sufren estos problemas, deben considerar otras posibilidades. Tal vez tengan una tendencia genética a los trastornos de la piel y el cabello. Quizás padezcan de otras condiciones médicas, por ejemplo alguna alergia, que podrían ocasionar una reacción externa. Quizás tomen medicamentos que provocan cambios en la piel o el cabello como efecto secundario. O tal vez no absorben los nutrientes que sus cuerpos necesitan

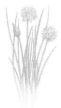

243

para tener un aspecto saludable. Por ejemplo, el alcohol afecta la capacidad del cuerpo de absorber varias de las vitaminas del complejo B, y también altera los niveles de magnesio, potasio y cinc. Los alimentos ricos en grasas saturadas y azúcares concentrados también demandan mayores cantidades de nutrientes para su absorción. Cuando la dieta consiste principalmente en estos tipos de alimentos, existe la posibilidad de la desnutrición, la cual se reflejará en la piel. (Véase el cuadro en la pagina anterior para más información sobre cuáles nutrientes contribuyen a la salud de la piel.)

## ⤖ Mantener la Piel Saludable por Dentro y por Fuera ⤕

### HIDRATARSE ES ESENCIAL

Cualquier elemento que le quita humedad a la piel, ya sea interna o externamente, provocará la sequedad y las arrugas. Tome nota de los aspectos de su medio ambiente—el aire acondicionado, la calefacción, el smog, la contaminación, el viento, y el sol, por ejemplo—que afectan su piel, y adopte medidas para minimizar sus efectos deshidratantes. Evite el uso de jabones ásperos y maquillaje fuerte, que también reducen la humedad natural de la piel. A medida que las mujeres envejecen, tienden a utilizar más maquillaje. No solamente es inefectivo el exceso de maquillaje para esconder las líneas y las arrugas; en realidad las acentúa. Deje que la piel respire al usar más hidrantes y menos cobertura.

Existen muchos modos de agregar humedad al ambiente de su hogar. Por ejemplo, usted puede mantener la bañera llena de agua cuando esté en casa; la evaporación de las moléculas del agua humedece el aire e hidrata la piel. Quizás querrá comprar una pecera grande o llenar su casa de plantas grandes y ramos de flores en floreros grandes. De esta manera embellecerá su hogar y al mismo tiempo humectará su piel.

### PRODUCTOS PARA EL CUIDADO DE LA PIEL

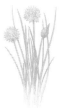

Cada año que pasa, se hace más necesario agregar sustancias hidrantes a la piel y proteger sus tejidos interiores. Hay varios productos seguros que pueden vigorizar el tejido subcutáneo, alisar las líneas y arrugas, y nutrir también las capas más profundas de la piel. ¿Cuáles productos hidrantes serán los más eficaces para usted? Eso depende de los ingredientes que contengan y de la sensibilidad de su cutis. No presuma que los hidrantes más caros sean los mejores. *Consumer Reports* analizó unos 48 productos hidrantes y resultó que las cremas y lociones más eficaces eran las más baratas. Busque preferiblemente la que contenga la menor cantidad de ingredientes. Cuantos más ingredientes tiene un producto hidrante—perfumes, colorantes, sustancias espesantes y emulsivas—mayores son las probabilidades de que provoque una reacción alérgica.

Hace tiempo se pensaba que las cremas para la piel no penetraban la epidermis, pero ahora sabemos que eso no es cierto. Por lo tanto, antes de aplicar cualquier cosa en la cara, verifique sus ingredientes para asegurarse de que no contenga nada nocivo, como alcohol, conservantes, fragancias, colorantes, aceite mineral, lanolina o petróleo.

Las etiquetas de los productos para el cuidado de la piel suelen ser poco claras; a los fabricantes no se les exige enumerar todos los ingredientes ni indicar si son de origen natural o sintético. El uso de ingredientes sintéticos, algunos de los cuáles se sabe o se presume que son carcinógenos (quaternium-15, formaldehido, metilparabeno, propilparabeno, hexaclorofeno, NDELA [nitrosodietanolamina], TEA [trietanolamina]), son especialmente problemáticos en las lociones o cremas destinadas a permanecer largos ratos (12 horas) en contacto con la piel. Las reacciones alérgicas e irritaciones inmediatas son obvios peligros, pero ¿cuáles son los efectos de la continua absorción, durante varios años, de una sustancia química potencialmente nociva?

Recientemente algunos fabricantes de productos naturales han tomado la iniciativa de elaborar productos seguros para el cuidado de la piel. Una mejora fundamental es el empleo de aceites vegetales naturales, en lugar del aceite mineral, como base de las cremas elaboradas. El aceite mineral, un derivado del petróleo, es difícil de retirar de la piel y puede llegar a obstruir los poros y manchar el cutis. Debido a que inhibe la capacidad de la piel a producir sus propios aceites, puede contribuir a resecar aun más el cutis seco. Los aceites de oliva, germen de trigo, cártamo, sésamo, almendras, semilla de albaricoque y aguacate tienen una composición más semejante a las secreciones naturales de la piel. Estos aceites son también, en su mayoría, ricos en ácido linoléico, un ácido graso esencial que contribuye a la renovación de las células cutáneas.

Otra medida beneficiosa es la utilización de los extractos de hierbas y flores en polvo, en lugar de colorantes y perfumes sintéticos. Algunas fragancias comúnmente usadas en las cremas naturales son de la rosa, el lirio, el azahar, la lavanda y la manzanilla.

Algunos productos provenientes de las plantas que exfolian suavemente la capa superior de la piel, suavizan las arrugas y aclaran las manchas oscuras que aparecen a medida que envejecemos. Los ácidos de alfa-hidróxido son ácidos de azúcares naturales que a veces vienen mezclados con cremas de progesterona o humectantes. Están disponibles en varias concentraciones; la mayoría requiere una dosis de 8 a 10 por ciento para ser efectiva.

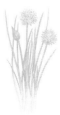

## EL EJERCICIO

El ejercicio es esencial para la elasticidad de la piel y la salud del cuerpo. Un programa de ejercicio riguroso mejora la circulación, incrementa la absorción de nutrientes, y estimula la producción de colágeno. Salga a caminar temprano por la mañana y verá como su piel se mantiene rosada y saludable durante todo el día.

## LAS EXPRESIONES FACIALES INCONSCIENTES

Muchas de las arrugas y líneas que aparecen en el rostro se deben menos al envejecimiento, y más a ciertas expresiones faciales y muecas inconscientes que adoptamos. Con el tiempo, los hábitos de entrecerrar los ojos, fruncir el ceño o sonreír dejarán marcas permanentes en el rostro. Para evitarlo, algunas mujeres han aprendido incluso a controlar sus sonrisas. En una entrevista por la televisión, la actriz Morgan Fairchild mostró cómo se había entrenado a "reír hacia abajo" para que no se le formaran las patas de gallo en el rostro, ni otras arrugas producidas por la risa. Yo ensayé su ejercicio frente a un espejo, y no me resultó fácil. Hablando en términos más prácticos, le sugiero que trate de dejar de entrecerrar los ojos (especialmente cuando esté al aire libre, o leyendo) y dejar de fruncir el ceño. El entrecejo contraído y los labios crispados, característicos de los individuos malhumorados, son las más desagradables de todas las expresiones permanentes.

## FUMAR

Al pasar de los años, se forman líneas alrededor de los labios de los fumadores, puesto que cada inhalación del cigarrillo causa que los músculos alrededor de la boca se contraigan. Más importante aun, fumar reduce el nivel de oxígeno en el cuerpo, lo que afecta la circulación—la fuente primordial de nutrición para todas las células. Algunos expertos sugieren que los niveles bajos de estrógenos asociados con fumar y la perimenopausia pueden acelerar las arrugas prematuras aun más. Mientras más fume, más rápida y severamente su piel se envejecerá. Probablemente, el mejor consejo global para la buena salud, por una variedad de razones, es que deje de fumar.

## EL ALCOHOL

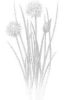

El exceso de alcohol impide el funcionamiento del hígado, que a su vez afecta todos los órganos del cuerpo. En la piel, puede contribuir a capilares rotos o ensanchados cerca de la superficie. Si usted toma demasiado, tendrá enrojecimiento de la piel y manchas, particularmente en las mejillas y la nariz; su piel no tendrá ningún brillo o tendrá mala textura, y tendrá arrugas en exceso por sus efectos de sequedad.

## EL ESTRÉS

Obviamente el estrés toca cada órgano y sistema en el cuerpo, y no hay tratamiento para la piel—aparte del masaje—que lo puede aliviar. La falta de sueño, trabajar demasiado y asuntos sin resolver se pueden manifestar en el rostro y los ojos. Todas hemos tenido momentos en nuestras vidas cuando ninguna cantidad de maquillaje podrá esconder nuestros problemas. El estrés inhibe el proceso digestivo, previene la absorción de los nutrientes, y crea una mayor necesidad para la buena nutrición y los hábitos saludables de comer. Trate bien a su cuerpo cuando esté pasando por el estrés emocional, y será menos probable que se viera el agotamiento en su rostro.

## EL SOL

Hasta el 90 por ciento de los cambios de la piel que una vez asociábamos con el proceso normal de envejecimiento—incluyendo las arrugas, la flacidez y la apariencia curtida—pueden en realidad ser resultados de los daños causados por el sol y la radiación ultravioleta (UV).[2] Dicha radiación daña las fibras elásticas de la piel y causa que se engruesen, mientras reduce la cantidad del colágeno en la piel, disminuyendo así la capacidad de la piel de retener agua. Las arrugas, los capilares rotos, las manchas y la pigmentación más oscura, todos pueden ser más visibles por la exposición aumentada a la radiación UV.

Para protegerse del envejecimiento prematuro por causa del sol, evite exponerse directamente entre las horas de 10:00 a.m. y 3:00 p.m. Use un sombrero y mangas largas, y aplíquese un bloqueador cuando salga por más de media hora. Usted se expone a los rayos del sol incluso en un carro, cuando se sienta en la sombra, y cuando sale en un día nublado.

Los bloqueadores del sol ofrecen la mejor protección contra la radiación UVA (ultravioleta A) y la UVB (ultravioleta B), pero lea las etiquetas y busque uno que le protege contra las dos, que se llama la protección del espectro amplio. Los rayos UVA, que son más cortos, hacen los daños más visibles, causan las quemaduras del sol, y pueden ser más dañinos y causar el cáncer de la piel. Los efectos de los UVA se elevan durante las horas del mediodía entre los meses de mayo a septiembre. Los rayos UVB, que son más largos, están presentes durante todo el día cuando haya luz visible. Puede que no resulten en quemaduras, pero cuando se combinan con los UVA, también pueden causar el cáncer de la piel.

Las opiniones de los expertos varían en cuanto al nivel más deseable del factor protector contra el sol (SPF); las sugerencias van desde 15 hasta 50. Si usted tiene la piel clara o tiende a quemarse, un número mayor le dará mejor protección.

Hay un debate reciente en cuanto a si los bloqueadores del sol obstruye la conversión de la vitamina D en el cuerpo. Esto puede ser una preocupación si usted evita el sol cuidadosamente y se cubre completamente en el aire libre. Si ninguna

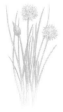

parte de su cuerpo ve la luz natural, considere tomar un suplemento de vitaminas múltiples con 400 UI de vitamina D.

Cuando se expone al sol, no use perfume, ni tome alcohol, ni use diuréticos, antibióticos u hormonas de ningún tipo. La tetraciclina y la sulfa producen sarpullido en el sol; la cortisona puede causar inflamaciones alrededor de los folículos del cabello; las píldoras anticonceptivas y la hormonas pueden descolorar la piel; y el diezapam (Valium) puede causar erupciones parecidas al sarampión si la piel se expone demasiado. Muchos otros fármacos fotosensibles y sustancias químicas pueden causar escamas, granos o sarpullido en la piel.

Los rayos solares pueden ser muy nocivos para la piel y el cuerpo, y pueden causar el cáncer de la piel y las melanomas. Haga caso de las advertencias y disfrute cuidadosamente de las actividades en el aire libre.

## Un Régimen Básico del Cuidado de la Piel

Para informarme sobre el tratamiento de la epidermis envejecida, entrevisté a Vera Brown, prestigiosa experta en belleza y cuidado de la piel y propietaria del Vera's Natural Beauty Retreat y Vera's in the Glen, en Beverly Glen, California. Durante nuestra tarde juntas, Vera me explicó los fundamentos que toda mujer debe seguir para mantener su piel saludable y para enfrentar los problemas especiales que surgen con la menopausia.

Vera no sólo me enseñó los elementos básicos del cuidado de la piel, sino además sus puntos de vista personales sobre algunas preocupaciones de las mujeres menopáusicas. Muchas de las mujeres menopáusicas que ella ve se sienten sumamente inconformes con ellas mismas. Piensan que su piel y su cuerpo no lucen como antes, y se sienten tan mal que esto descolora la vida completa.

Suavemente, Vera le dice a las mujeres de mediana edad que entran por su puerta que ahora es el momento para empezar a mimarse, elogiarse, a ser buena a sí mismas. Dice que, en lugar de mirarse por el espejo cada mañana y sentirse inconforme con lo que ve, debe cambiar su punto de vista. Mírese y piense en la suerte que tiene de estar viva, en lo maravilloso que es que ahora tenemos la información sobre cómo sentirnos y vernos mejor, y qué afortunadas somos de vivir en una época de tantos descubrimientos que nos ayudarán a enfrentar los cambios. El cuidado de la piel es de vital importancia, pero no pierda la mirada del verdadero significado de la vida.

Vera ya tiene más de 80 años y es más bella, por dentro y por fuera, que el día en que la entrevisté por primera vez. Su piel irradia la belleza dentro de su alma. Vera me dio un libro, *Amazing Women, Amazing World,* por Marsh Engle. En una sección, el libro habla de lo que en realidad significa ser bella. Engle escribe, "Simplemente por mirar dentro de su espíritu, puedo ver la belleza en cada mujer".

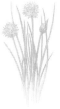

¿No sería grandioso que todos compartiéramos ese sentimiento y reconociéramos la belleza interna de cada una, en vez de las patas de gallo y las manchas?

Uno de los secretos que enseña Vera es que el cuidado de la piel no se trata solamente de aplicar una crema tras otra. Se trata de cerrar la puerta en la mañana y en la tarde para crear privacidad, para crear un tiempo cuando usted haga algo exclusivamente para usted. Piense sobre su día: usted se levanta, se viste, se lava la cara, come el desayuno, habla por teléfono, hace citas, ve a la gente—y toda su energía sale para afuera. ¿Cuántas veces se sienta, respira profundamente, se lava las manos, las frota juntas, devuelve la energía a su cara y hace una rutina básica del cuidado de la piel? Aunque sea solamente lavarse la cara, hágalo con suaves caricias, devolviendo la circulación a su piel. Se sentirá mejor—física y emocionalmente—y se mirará mejor. Estará haciendo algo por usted misma.

A continuación se presentan las recomendaciones de Vera para una rutina diaria del cuidado de la piel.

## LA LIMPIEZA DE LA PIEL

Un programa básico del cuidado de la piel comienza por un limpiador sin lanolina ni aceite mineral. Usted debe usar un limpiador que penetre en la piel, porque lo más importante en el cuidado de la piel es mantenerla limpia. No hay nada más importante. Muchas mujeres que usan maquillaje solamente usan jabón y agua para removerlo, pero así no obtienen una limpieza lo suficientemente profunda. Se necesita un limpiador que en realidad penetre los poros. Use el jabón de glicerina para la cara u otro jabón suave hecho sin lejía, fragancias sintéticas, colores sintéticos o productos de conservación. Deje los jabones caros para impresionar a los invitados.

## LOS REFRESCANTES

Después de limpiarse, use un refrescante, sin alcohol, para quitar cualquier residuo dejado en la piel. Si no quiere llenar su baño con productos para la piel, puede aplicarse la sábila solamente o combinar la sábila con unas gotas de jugo de limón. No hay necesidad de enjuagarse después de aplicar el refrescante.

## LA VAPORIZACIÓN FACIAL

Como el siguiente paso, use un vaporizador facial para devolverle humedad al cutis. Vera usa un producto hecho de agua de rosas y minerales, pero el agua mineral es suficiente. Este paso es especialmente importante para el cutis seco y las líneas finas. El agua mineral reintroduce la humedad a la piel, y entonces la crema penetra debajo de la superficie de la piel y empuja hacia afuera las hendiduras causadas

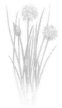

por la deshidratación. La crema también actúa como un sellador para retener la humedad. Probablemente tenga que vivir con las arrugas profundas, a menos que, por supuesto, se haga cirugía; aun así, la cirugía no es permanente. Necesitaría otra en aproximadamente cinco años.

### LAS CREMAS HIDRANTES

Mientras que la piel aún está húmeda, se debe aplicar una cantidad muy pequeña de una crema hidrante, especialmente en la noche. Muchas mujeres menopáusicas transpiran copiosamente; se ponen muchísima crema antes de acostarse y lo único que consiguen es dejarla en la funda de su almohada. Usted quiere que sus poros estén limpios. Déjelos respirar. Como sabe, sus células se renuevan constantemente. Se desprenden las células viejas y se forman otras nuevas. Pero al envejecer, el ciclo se vuelve más lento. Si sus células están tapadas, el ciclo se pone incluso más lento. Esto es de vital importancia: durante la menopausia, póngase menos crema por la noche, para que sus poros se queden abiertos. Cuando se vaya a dormir, nunca se debe sentir la crema en la cara.

Los pasos que hay que dar, por lo tanto, son: limpiar, refrescar, vaporizar y humectar el cutis.

### LAS MASCARILLAS

Es muy importante desprender la capa superior de células muertas de la piel, para que las nuevas células saludables salgan al superficie. Haga esto semanalmente, usando gránulos de limpieza facial, mascarillas, y en condiciones extremas, "peeling". La mayoría de los productos en venta funcionarán bien y incluso usted puede elaborar en casa algunos que son igualmente efectivos. En la tabla de la pagina siguiente le presentamos un par de "faciales de cocina" de *Vera's Natural Beauty Book*.

## ⋙ El Cuidado del Resto del Cuerpo ⋘

Hasta ahora nos hemos centrado en la piel del rostro, pero no debemos descuidar del resto del cuerpo. Para lograr una relajación corporal total, no hay nada comparable a un largo baño de inmersión en agua caliente. Los baños de inmersión relajan y vigorizan el cuerpo y la mente. Algunos expertos sostienen que los baños resecan la piel, pero no tiene que ser así, siempre que se aplique un producto humectante después del baño.

Para que su baño sea especial, agregue al agua unos ingredientes naturales que puedan producir efectos diversos. Cleopatra usaba leche en el baño; usted podría añadirle un cuarto de leche al agua de su bañera. Si tiene la piel muy seca, agréguele media taza de aceite de sésamo. A algunas mujeres les gustan las fragan-

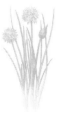

cias y la sensación que brindan las infusiones frescas de hierbas. Prepare la mezcla que usted prefiere (sugiero la de romero, tomillo y flores de lavanda) en un pozuelo, déjela en remojo por 20 minutos, fíltrela y échela al agua de la bañera. Si tiene ganas de darse un baño vivificante, si sus músculos duelen por culpa de los aeróbicos, si está cansada o ha tomado demasiado sol, pruebe añadirle al agua una taza de vinagre natural de manzana. Para vigorizar al máximo su cuerpo y su estado de ánimo, dése una ducha después del baño de inmersión, alternando el agua fría con la caliente.

Después de bañarse, utilice una esponja vegetal para remover las células muertas y secas de su epidermis. Esto también es vigorizante, pues acelera la circulación de la sangre y tonifica la piel.

## ⊱ El Cuidado ⊰ del Cabello

### Mascarilla para Tensar la Piel

1 cucharada de puré de aguacate

2 cucharadas de miel cruda

2 claras de huevo

Ponga los ingredientes en la licuadora y procéselos hasta que estén cremosos. Aplíquese la crema en la cara. Relájese, con los pies levantados, mientras la mascarilla tensa la piel e incrementa la circulación, por aproximadamente 20 a 30 minutos. Enjuague y refresque.

### Mascarillas para la Piel Seca

Dé un masaje en la piel limpia con un poco de yogur. Añada puré de aguacate. Déjelo en la piel por aproximadamente 20 minutos. Enjuague con agua tibia.

Haga puré de plátano. Añada miel hasta que consiga un consistencia cremosa. Aplíquesela en la piel limpia por 20 minutos. Enjuague bien.

Haga puré de papaya madura. Añada la clara de un huevo, y mezcle hasta que se hagan cremosos. Aplíquese la mezcla en la cara por 20 minutos. Enjuague bien.

El cabello es una extensión de la piel, y también sufre ciertas alteraciones como resultado de los cambios hormonales y el envejecimiento normal. Al igual que la piel, el cabello refleja el estado de salud de la persona. Philip Kingsley, especialista británico en el tratamiento del cabello y el cuero cabelludo, sostiene, "Si usted no se alimenta correctamente, si no hace ejercicios con regularidad o si ha soportado mucho estrés, es muy probable que estas circunstancias se reflejen en su cabello".[3]

Los folículos pilosos se nutren a un nivel subcutáneo profundo, de manera que si usted tiene el cabello sin brillo, seco o sin cuerpo, verifique su dieta y sus hábitos diarios antes de gastarse todo el sueldo en acondicionadores y tratamientos externos. Los tratamientos externos sirven para hacer más manejable el cabello y se pueden utilizar juntos con los tratamientos alimenticios aquí recomendados—y no tienen por qué ser siempre caros.

## LOS CAMBIOS HORMONALES Y EL CRECIMIENTO DEL CABELLO

Con la menopausia, muchas mujeres sufren una pérdida de cabello de la cabeza y el área púbica, mientras que a otras les sale pelo en lugares donde antes no lo tenían: la

251

barbilla, el labio superior, el pecho y el abdomen. El vello facial, aunque embarazoso y desagradable a la vista, no es una señal de ninguna tendencia masculina incipiente. Lo único que indica es una inversión en la proporción de las hormonas femeninas y masculinas, que todos (hombres y mujeres) tenemos. Puesto que los estrógenos no son dominantes después de la menopausia, el crecimiento de los folículos pilosos tiende a seguir un patrón masculino de distribución y crecimiento.

La lógica nos sugiere que al tomar más estrógenos, se reestablecería la proporción de hormonas y por lo tanto los patrones de crecimiento del cabello. Desafortunadamente, los estrógenos no revierten el proceso, pero pueden prevenir más pérdida de cabello. La crema de progesterona también parece ser de beneficio, al decelerar el crecimiento del vello facial y el cabello corporal, pero se demora hasta seis meses. La mejor alternativa puede ser tópica: blanquear el pelo si es oscuro o removerlo por medio de afeitarse, cera, depilatorios, electrólisis o tratamientos de láser.

## LOS FACTORES NUTRICIONALES RELACIONADOS A LOS PROBLEMAS DEL CABELLO

La repentina caída o pérdida del cabello, o el pelo seco, grasoso o sin brillo, no siempre tienen causas hormonales; pueden deberse a la nutrición. La salud del cabello depende de un equilibrio delicado de proteínas en su interior y aceite en su exterior. Si los folículos no están bien nutridos, pueden surgir diversos síntomas. Por ejemplo, si una persona tiene el cabello inusualmente grasoso, esto podría deberse a que su dieta contiene demasiada grasa animal. Eliminar las carnes rojas, la mantequilla, las comidas fritas y los pasteles de su dieta puede bastar para reestablecer el equilibrio químico. La sequedad del cabello a menudo se soluciona ingiriendo alimentos ricos en las vitaminas B, E y A, además de una dosis diaria (dos cucharaditas) de aceite vegetal. Se puede controlar la pérdida del cabello agregando proteínas de alta calidad a la dieta, eliminando las comidas poco nutritivas y tomando suplementos de hierro y cinc.

A lo largo de los años, ayunar y hacer dietas de moda pueden provocar el debilitamiento y la pérdida del pelo. Años de agotamiento pueden intensificar las necesidades alimenticias actuales, de modo que una mujer en tales condiciones necesitará unas dosis de vitaminas y minerales que sean mayores de las cantidades normales, para compensar por no alimentarse adecuadamente todo ese tiempo.

Es fácil ignorar ciertos nutrientes en su dieta. Por ejemplo, hay una complicación sutil de la dieta vegetariana, especialmente si uno no consume productos provenientes de los huevos y la leche, que es la falta del aminoácido metionina.[4] Hasta una deficiencia pequeña de este nutriente por un periodo de tiempo puede resultar en la pérdida del cabello.

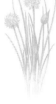

## Lo Esencial para la Salud de la Piel y del Cabello

⊙ Evite los rayos directos del sol, y proteja su piel con sombreros y bloqueadores.

⊙ No fume.

⊙ Reduzca al mínimo la ingestión de bebidas químicas (café, té, refrescos de cola y dietéticos, y alcohol).

⊙ Beba mucha agua—por lo menos dos cuartos al día.

⊙ No baje de peso con demasiada rapidez (dos libras por semana, como máximo).

⊙ Coma proteínas de alta calidad y carbohidratos complejos.

⊙ Reduzca al mínimo el consumo del aceite en exceso, las grasas saturadas y los productos hidrogenados que se untan en el pan.

⊙ Reduzca de su dieta la cantidad de azúcar y de harinas y cereales refinados y enriquecidos.

⊙ Mantenga húmedo el aire de su casa (sobre todo si vive en un clima seco, trabaja en un edificio con aire acondicionado, o viaja a menudo en avión). Rocíe su cara con agua para restaurar la humedad.

⊙ Suplemente su dieta, enfatizando los antioxidantes (vitaminas A, C y E y el mineral selenio) y los aceites esenciales, como la linaza.

⊙ Haga ejercicios regularmente.

Ciertos fármacos, especialmente las píldoras anticonceptivas, se han asociado con la pérdida del cabello. Si usted toma medicamentos hormonales, le conviene ingerir más alimentos que contengan azufre, las vitaminas del complejo B y cinc.

Los ácidos grasos esenciales son especialmente importantes para las mujeres menopáusicas, puesto que ofrecen lubricación a todos los tejidos del cuerpo, a la vez que la piel y el cabello. Incorpore más semillas y nueces integrales y crudas a su dieta; coma pescado fresco varias veces por semana; y para suplementar, añada una o dos cucharaditas del aceite de linaza a las ensaladas o vegetales. El aceite de linaza también se vende en cápsulas; tomar de dos a ocho cápsulas al día restituirá la humedad en su piel y cabello y puede hacer una apreciable diferencia en la forma en que se mira y se siente.

El estrés prolongado o una experiencia traumática repentina puede ocasionar la pérdida del cabello o algunos trastornos del cuero cabelludo. Sin embargo, el cabello generalmente volverá a la normalidad en cuanto se haya superado la situación. Usted puede acelerar este proceso al ingirir más vitaminas del complejo B, las vitaminas E y C, y el ácido fólico.

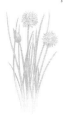

## CAPÍTULO 12

# EL CONTROL
# DEL PESO

*Lo triste es que demasiadas personas ignoran lo básico en búsqueda de lo esotérico.*

— COVERT BAILEY

S i no tenemos cuidado, cualquiera puede engordarse poco a poco durante la mediana edad. Después de los 30, el metabolismo del cuerpo empieza a cambiar; el tejido muscular decrece y se reduce el índice basal metabólico (IBM), que refleja el ritmo a que quemamos las calorías para sustentar las funciones básicas de la vida. Según algunos estimados, el IMB disminuye en aproximadamente el 2 por ciento cada década, lo que significa que a la edad de 80 años, debemos ingerir unas 200 calorías menos por día, de las que consumimos en la mediana edad (véase la Figura 5). Para la mayoría de las mujeres, esta reducción no será suficiente. Puesto que su nivel de actividad también ha disminuido, mantener el mismo peso requiere una reducción mayor de comida. No hay forma de evitarlo: para mantener nuestro peso, debemos alterar nuestros hábitos de comer y mantenernos activos físicamente.

Sin duda, vigilar su peso a lo largo de su vida es mucho mejor para usted que descubrir que tiene un problema serio al llegar a la menopausia. La menopausia ya implica de por si suficientes cuestiones; no hay por qué complicar la situación aun más con la necesidad adicional de bajar de peso. A veces me parece que el mejor método para conservar la figura es comprometerse a nunca comprar ropa de una talla mayor. Tal vez usted no coma más de lo normal, pero su cuerpo le dirá cuando ha llegado la hora de hacer algunos ajustes.

La pesa en el baño no es un indicador exacto de su peso óptimo ni de su condición física. De hecho, le sugiero que tire la pesa a la basura. Ella no le indica cómo debería verse su cuerpo, ni el estado de su salud. Y lo peor es que la pesa

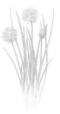

puede llegar a ser un constante motivo de ansiedad y culpabilidad.

¿Es realmente tan importante mantener el mismo peso después de los 50 años? Claro, algunas libritas de más no hacen daño a la mayoría de las mujeres, pero creo que la palabra clave aquí es *algunas*. Hay estudios que demuestran que las libras que usted sube en la mediana edad pueden ser más dañinas que cualquier exceso de peso que tuvo de sus años más jóvenes. Las mujeres que suben de peso en los años medianos corren un riesgo mayor de contraer la

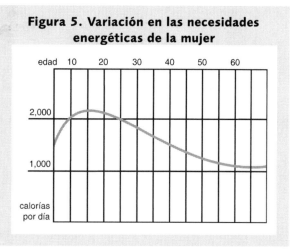

**Figura 5. Variación en las necesidades energéticas de la mujer**

cardiopatía que las que han pesado demasiado toda su vida. El sobrepeso hasta el punto de la obesidad constituye un riesgo extremadamente alto para la salud y se asocia con la cardiopatía, la alta presión arterial, la diabetes del adulto, y algunos tipos de cáncer (notablemente el cáncer mamario, endometrial y del colon).

Actualmente la mitad de todas las mujeres adultas en los Estados Unidos tienen un exceso de peso, y las tendencias muestran que con cada generación, nos convertimos más en una sociedad sobrepeso.[1] ¿A qué se debe esto, dada la explosión de programas para bajar de peso, bebidas dietéticas, comidas bajas en grasa, y clubes de ejercicios? La razón básica es sencilla: no funcionan las dietas que son muy diferentes de su manera natural de comer.

Al principio de los años 90, trabajé con dos empresas importantes que promovían dietas: un programa de ayunas con supervisión médica; y un popular centro para bajar de peso, en el cual se controlaba las cantidades y tipos de comida consumida. La gente sí bajaba de peso en cantidades record, y yo me sentía satisfecha de haberles ayudado en sus esfuerzos. Pero cuando subían de peso de nuevo—a menudo con varias libras adicionales—el entusiasmo se desplomó. De esta experiencia y de mis estudios en busca de respuestas, creo que he encontrado algunas razones por las cuales la gente no puede mantener su peso cuando bajan.

## La Mayoría de las Dietas no Funcionan

Cualquiera que haya agonizado con dietas sucesivas sabe que las dietas no sirven para mantener el peso nuevo permanentemente. Usted puede rebajar algunas libras, pero es temporal; cuando reanude sus hábitos normales de alimentación, la grasa encontrará su camino otra vez.

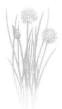

## ¿Por qué los Norteamericanos Tienen Sobrepeso y Gordura?

- ⊙ Los hábitos insaludables de comer (consumir alimentos con altos contenidos de grasa, comer demasiado, y saltarse de las comidas) pueden promover la subida de peso e impedir su pérdida.
- ⊙ La mayoría de la gente calcula mal lo que debe comer, con un exceso del 18 por ciento.
- ⊙ Mientras más peso pierda y gane, es más difícil bajar de peso subsecuentemente. El ritmo metabólico puede disminuirse hasta del 15 al 20 por ciento después de una disminución de sólo el 6 por ciento de peso, lo que le hace más difícil quemar las calorías la próxima vez.
- ⊙ Puede haber un vínculo entre las dietas de sube y baja y la elección de una dieta alta en grasa.
- ⊙ Un estudio de los hábitos de recreación de los norteamericanos encontró que las primeras 13 recreaciones más populares enumeradas—entre ellas, ver la televisión o videos y leer libros—son inactivas. La recreación número 14 era caminar.
- ⊙ En comparación con los hombres, es más difícil para las mujeres bajar de peso y más fácil subir. Los estrógenos son pro-grasa: mientras más grasa almacena, más oxigeno produce; mientras más estrógenos produce, más grasa almacena.

Hay dos razones principales porque fracasan las dietas. La primera es que la mayor parte de las dietas son muy distintas a la forma en que la gente suele comer. Muchas personas siguen un régimen estricto de pocas calorías o toman ciertas bebidas especiales, hasta que la pesa les muestra la cifra deseada, y luego vuelven a las papitas fritas, los pasteles, y los helados con sirope de chocolate, porque no pueden mantener la rigidez poco natural de la dieta. Una dieta debe modificar su forma de comer a largo plazo, o de lo contrario, usted no mantendrá su peso nuevo.

La segunda razón porque las dietas fracasan es que ingerir muy pocas calorías cambia el metabolismo del cuerpo, de manera que promueve el aumento de peso. Cuando usted sigue un régimen muy estricto, por ejemplo, de comer nada más que toronjas y huevos duros, realmente fomenta el almacenaje de grasa. Mientras la ingestión de calorías se reduce drásticamente, el cuerpo hace todo lo que puede para conservar la energía. Reduce el índice metabólico para impedir que usted se muera de hambre. Cuanto más baja de peso (especialmente si baja más de dos libras por semana), el cuerpo acumula la grasa más intensamente. Usted podrá bajar de peso inicialmente, pero las libras que se queman provienen de su tejido muscular magro y no de los depósitos de grasa. Bioquímicamente, su cuerpo cambia. Cuando decrece la masa muscular, el índice basal metabólico decelera. Esto significa que usted quemará menos calorías que antes de empezar la dieta. Por consiguiente, cuando regresa a su alimentación normal, le resulta incluso más fácil que antes aumentar de peso.

Las dietas muy estrictas son contraproducentes en varios sentidos. Generalmente reducir al mínimo los niveles de calorías significa reducir también las reservas de nutrientes. Cuando el sistema se ve privado de sus vitaminas y minerales, pone en funcionamiento el mecanismo cerebral del apetito para reaprovisionar sus reservas. ¿Cuál es el resultado? Que el individuo pasa hambre, y entonces come. La

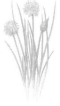

gente que sigue las dietas estrictas habitualmente suele caerse víctima de la compulsión de comer y los "atracones".

Cuando las mujeres deciden hacer una "dieta relámpago", tienden a eliminar las grasas totalmente de su dieta. Esto tampoco es ni saludable ni eficiente. Una buena regla es nunca seguir dieta alguna que elimine un grupo entero de alimentos—sean grasas, carbohidratos o proteínas. Si usted suprime las grasas por completo, el cabello puede ponerse reseco y quebradizo, y usted puede experimentar la caspa, la hinchazón de las manos y los pies, el acné y la pérdida del impulso sexual. Paradójicamente, hay un ácido graso esencial, el ácido linoléico, que ayuda a quemar la grasa. Reduzca su consumo de grasas, pero no las elimine por completo.

Estar de dieta con frecuencia y drásticamente constituye una pesadilla emocional para muchas mujeres. En la Clínica Mayo, se efectuó un estudio con un grupo de mujeres jóvenes y sanas que no tenían motivo alguno para bajar de peso, pero que se prestaron a hacerlo en beneficio de la investigación científica. Vivieron juntas en la clínica, hacían una dieta restringida y se sometieron a exámenes continuos para detectar posibles efectos secundarios. "Antes de que pasaran tres meses, las mujeres comenzaron a sufrir sorprendentes cambios de personalidad. Se peleaban constantemente entre sí, y experimentaron unos sentimientos, sin provocación, de ansiedad, persecución y hostilidad. Algunas tenían pesadillas, otras sentían a veces un fuerte pánico[....] Comenzaron a fallarles la memoria; se volvieron torpes y les costaba trabajo prestar atención a las tareas asignadas".[2] Recuérdese que antes del experimento estas mujeres eran emocionalmente sanas y no tenían exceso de peso; siguieron una sola dieta, y esto bastó para que sufrieran gran ansiedad. (Otros factores, por ejemplo vivir en la clínica juntas, podrían haber contribuido también a estos cambios.)

Hacer dieta una y otra vez puede ser peligroso. En un análisis de los datos obtenidos durante 32 años por el Estudio del Corazón, en Framingham, Massachussets, los investigadores examinaron los cambios de peso de más de 3,000 hombres y mujeres. Comprobaron que en las personas con frecuentes o dramáticas fluctuaciones de peso, el riesgo de desarrollar la cardiopatía se duplicó y el índice de muerte prematura era mayor.[3] Otra conclusión, igualmente sorprendente, fue que las personas relativamente delgadas corrían el mismo riesgo que las personas con sobrepeso. Este estudio no sugiere que bajar de peso sea nocivo, sino que se debe tomarlo en serio.

Seguir una dieta estresa el cuerpo, tanto física como emocionalmente. Los individuos que experimentan con una dieta tras otra se ven obligados a enfrentar no solamente la ansiedad normal relacionada con hacer dieta, sino también las repercusiones psicológicas del fracaso, los sentimientos de culpabilidad, la frustración y la pérdida de autoestima. Las dietas intensivas, las que están de moda y las de mínimas calorías son nocivas para la mente y para el cuerpo. Sólo aportan beneficios

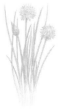

temporales, en el mejor de los casos, y tienen múltiples efectos secundarios que son potencialmente peligrosos. De modo que ¿cuál es la solución?

## ≥ La Actitud Apropiada ≤

Hay que empezar por nuestra actitud básica hacia la dieta y la buena salud. Vivimos en una sociedad donde estamos acondicionados a tener resultados inmediatos. Se venden remedios sin receta para casi cualquier dolor o molestia: si nos duele la cabeza o tenemos indigestión o una coriza, simplemente tomamos una pastilla. Si estamos sobrepeso, nuestra respuesta es igual. ¿Dónde está la solución mágica—una píldora que pueda disolver todos nuestras curvas indeseadas mientras dormimos? Sin duda, el dinero que gastamos en esas curas instantáneas nos rendiría mucho más provecho si lo invirtiéramos en alimentos nutritivos y en un buen par de zapatos para caminar.

Si usted quiere que los efectos de su "programa para adelgazar" sean permanentes, es indispensable que los alimentos incluidos en ese programa sean similares a los que usted escogerá comer durante el resto de su vida. Una dieta no es temporal; es un sistema de vida que hay que mantener. Hay que convertir el énfasis de la privación a corto plazo, en unos cambios a largo plazo.

Usted debe reeducar su mente para disponerse a "comer de por vida" aquellos alimentos que la hacen sentirse bien, vivaz, energética, joven y positiva respecto a usted misma. Esta es una actitud centrada en "lo que es bueno para mi cuerpo", y no en "lo que tengo que privarme de comer para rebajar 10 libras de aquí al sábado".

Todas las conductas alimenticias se aprenden y se pueden aprender de nuevo. Por lo tanto, los malos hábitos alimenticios se pueden reemplazar con patrones más constructivos. Por supuesto es más fácil decirlo que hacerlo. Las ideas y prácticas destructivas respecto a la comida y la alimentación están tan arraigadas en nuestras vidas que ni siquiera nos damos cuenta de que las tenemos. Antes de efectuar los cambios, debemos tomarnos cierto tiempo para hacer un inventario personal, y evaluar algunas de nuestras actitudes y conductas con respecto a la comida. Debemos examinar por qué comemos o comemos de más, cuándo comemos y cuáles hábitos alimenticios tenemos que nos podrían impedir bajar de peso.

Analicé las razones que las dietas fracasan con la psicóloga y experta en el control del peso Bobbe Sommer, y ella cree que nuestros actuales patrones de pensamiento con respecto a la comida se originan en nuestra niñez. La doctora Sommer sugiere que mucho de lo que creemos que es realidad, puede de hecho ser mentira. Por ejemplo, cuando éramos niños y experimentamos el hambre, sabíamos que al llorar nos prestarían pronta atención. Alguien vendría a colocar un biberón de leche tibia en nuestra boca, y pronto nos calmamos. A la misma vez, nos abrazaban y nos cargaban. Ahora examine esta asociación entre la comida, la seguridad y el amor—pero 40 años más tarde. Todavía podemos estar respondiendo a este acondicionamiento asociativo. Algunas veces, cuando pensamos que tenemos hambre, en realidad estamos experimentando otra emoción que provoca sentimientos de incomodidad en el área abdominal. Buscamos nuestro mecanismo preferido para reducir la tensión, puesto que funcionó tan bien 40 años atrás. Confundimos los sentimientos de ansiedad en "la boca del estómago" como señales del hambre, y actuamos de forma inapropiada.

La teoría de la doctora Sommer es que "la gordura puede ser un resultado de unas formas inapropiadas de resolver los problemas, al menos para algunas personas". Muchas personas tratan de resolver sus problemas actuales con métodos que fueron apropiados un vez, pero que ya no les sirven—y estarán atrapadas en este síndrome hasta que identifiquen sus verdaderas emociones. Una vez que sean conscientes de esos sentimientos escondidos, ellas pueden reaccionar. Cuando revelan las emociones y asociaciones de la niñez, pueden liberarse de la vieja compulsión de comer cada vez que sienten una punzada en el estómago.

Para algunas personas, es atemorizante aceptar que sus problemas del sobrepeso se encuentran en su subconsciente. Pero, si ésta es la principal fuente del problema, otros programas probablemente no funcionarán. No todos requieren de terapia intensiva, pero algunas personas se beneficiarán grandemente. Para la mayoría, el simple hecho de elevar su conocimiento de cuándo comen o comen en exceso será suficiente. Hay claves relacionadas con lugares (el cine = caramelos y palomitas con mantequilla), con actividades (mirar la televisión = comer sobras y pasteles), y con el tiempo (la hora antes de la cena = golosinas y copas de vino). La gente con exceso de peso son mucho más susceptibles a las claves externas o ambientales. La doctora Sommers recomienda enfáticamente mantener un diario, como una herramienta para traer nuestros sentimientos a la superficie y finalmente tomar control de las conductas que interfieren con nuestras vidas.

## ⸙ El Vínculo entre el Estrés y la Gordura ⸙

El estrés engorda. El estrés prolongado e implacable, especialmente en sus años mayores, puede resultar en el exceso de peso. Se ha probado científicamente que la forma en que usted se enfrenta el estrés determinará donde se depositará la gordura, a la vez que determinará cómo, cuándo y lo que come. En su libro *Fight Fat After Forty*, la doctora Pamela Peeke, médica, nutricionista e investigadora con los Institutos Nacionales de la Salud, explica el vínculo entre el estrés tóxico y la grasa tóxica—el tipo de grasa que se acumula en el abdomen y le pone a mayor riesgo de la cardiopatía, la diabetes y el cáncer. Aun si no se pasa de peso, la grasa que se acumula en la barriga durante la menopausia puede ser de gran riesgo para la salud. La gordura relacionada con el estrés a menudo comienza a acumularse

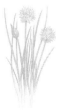

### Los Mensajes Inconscientes y las Actitudes Relacionadas a la Comida

Ciertas actitudes universales o mensajes de la niñez referentes a la comida pueden destruir inconscientemente nuestras mejores intenciones.

⊙ Debo comer todo lo que está en mi plato. (¿Y si ya está llena?)

⊙ Es un desperdicio tirar la comida. (¿Y si en realidad no le gusta? ¿Preferiría que se desperdiciara en su cuerpo en vez de la basura?)

⊙ No puedo imaginarme delgada. (Siga practicando.)

⊙ Yo simplemente como muy rápido. (Disfrutará más de su comida si saborea cada bocado.)

⊙ No disfrutaré la comida si tengo que cambiar. (Trate primero y verá.)

⊙ Nunca he podido bajar de peso. Fui predispuesta a ser gorda. (Hay razones por las cuales el peso ha regresado después de hacer dieta. Encuentre cuales son.)

Si no se disputan, todos estos mensajes vencen sus esfuerzos de bajar de peso permanentemente. Si usted cree cualquiera de ellos, debe reemplazarlos con nuevos patrones de pensamientos positivos—tales como los que acompañan los mensajes negativos en este cuadro.

después de un evento mayor en la vida, pero la doctora Peeke subraya un número de circunstancias comunes que suceden en las mujeres después de los 40: la salida a la superficie de unos traumas de la niñez, el perfeccionismo, el divorcio, el cuidado de los hijos o los padres, los retos en el trabajo, las enfermedades, las dietas y la menopausia.[4] El libro de la doctora Peeke aclara que mientras más circunstancias de este tipo experimentamos, más propensas seremos a engordarnos en la barriga.

El estrés es un mecanismo de supervivencia que se supone que nos proteja del peligro—y no volverse en nuestra contra. Pero, puesto que la mayoría de nosotros no podemos bloquear, o simplemente no bloqueamos los efectos de un flujo continuo de las hormonas del estrés, éstas se acumulan en lugares no saludables y se vuelven tóxicas. Se activan dos hormonas cuando percibimos una situación estresante: la adrenalina y el cortisol. Juntas, estas hormonas adrenales nos preparan para la acción, al elevar la presión arterial, entregar más oxígeno a los pulmones, reducir la velocidad de la digestión y desviar la energía hacía los músculos. Instantáneamente llevan el azúcar que estaba guardado en los músculos y el hígado al torrente sanguíneo, para abastecer la energía rápida. Una vez que este abastecimiento se gaste, utiliza nuestra reserva de grasa. La grasa utilizada para este propósito proviene de nuestros órganos internos, específicamente el estómago. La doctora Peeke explica que las células adiposas (o sea, de grasa) tienen receptores especiales de cortisol, una de las hormonas de estrés, y que parece haber más de estos receptores en las células adiposas intrabdominales que en las células adiposas de otras partes del cuerpo.[5] Cuando la emergencia termina, el cuerpo busca restaurar tanto las hormonas agotadas como el combustible. Reclama alimentación, pero en nuestro apuro por volver a cargarlo, a menudo no buscamos ni una manzana ni una zanahoria. Las comidas que buscamos después de un episodio de estrés son los helados, las galletas dulces y las papitas—comidas con altos contenidos de azúcar o grasa que rápidamente restauran las reservas disminuidas. Y las células adiposas del abdomen se recargan primero; así que el estrés continuo crea este círculo vicioso que resulta en la gordura del estómago.

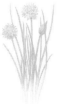

Las hormonas del estrés operan de acuerdo con un bioritmo bien definido durante todo el día y toda la noche. Para la mayoría de la gente, el bioritmo tiende a alcanzar su máximo por la mañana temprano; nos despierta y nos mantiene enérgicos y atentos para enfrentar los retos del día. Ya para el final de la mañana, empiezan a disminuirse, hasta llegar a sus niveles más bajos entre la medianoche y las 2:00 de la madrugada, cuando comienzan a subir nuevamente en preparación para un nuevo día. A medida que los niveles de estas hormonas disminuyen durante el día, generalmente nuestra atención, enfoque y energía disminuyen también. Para rejuvenecer y restaurar nuestras glándulas adrenales estresadas, es sabio poner atención a este ritmo prediseñado del cuerpo. Asegurase dormir bien y descansar, especialmente durante las horas de reparación—o sea, antes de las 2:00 a.m. Coma poco por la noche. Comer o tomar muy tarde no nos deja dormir bien y mantiene los niveles de estrés elevados, lo que añade libras de grasa tóxica a nuestro cuerpo. El ejercicio físico es una forma fácil de minimizar la secreción excesiva de las hormonas del estrés y por consiguiente, mantener el peso bajo control.

La mayoría de las mujeres perimenopáusicas notan que sus cinturones les aprietan y sus pantalones ya no le quedan tan cómodos alrededor de la cintura, como lo hacían antes del cambio. Incluso si hacen ejercicios y mantienen su peso, la barriga siempre sobresale, aunque antes era plano. Esto no necesariamente significa que usted está a mayor riesgo de la cardiopatía y los derrames cerebrales, pero si le preocupa, hay una forma fácil y rápida de verificarlo. Primero, si está pasada de peso y su cintura mide 35 pulgadas o más, su riesgo ha incrementado. Si su cintura mide menos de 35 pulgadas, la proporción entre su cintura y sus caderas determinará el riesgo. Mida su cintura en la parte más delgada, inmediatamente encima de los huesos de la cadera; después, mida sus caderas en la parte más ancha. Divida la circunferencia de su cintura entre la circunferencia de su cadera. Una proporción de menos de 0.80 es óptima; una mayor de 0,85 indica un incremento en el riesgo de la cardiopatía, la alta presión, un derrame cerebral, el cáncer mamario, el cáncer del útero, la diabetes, los cálculos renales, la artritis, los cálculos biliares, la enfermedad poliquística de los ovarios e la incontinencia.

Algunos factores del estilo de vida se asocian específicamente con una proporción nociva entre la cintura y la cadera. Poca actividad física, el consumo excesivo del alcohol, y fumar parecen exacerbar la obesidad central. Cambiar estos hábitos resulta en una marcada mejoría y posteriormente una potencial reducción del riesgo. Se ha estudiado una lista de otros posibles factores perjudiciales que también resultan dañinos, incluyendo las perturbaciones sociales y emocionales, tales como la continua ausencia del trabajo, el uso de agentes psicotrópicos, dificultades relacionadas con el sueño, insatisfacción con la vida, pobre apoyo social, depresión, ansiedad, cansancio mental, ira y hostilidad.[6]

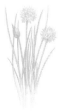

El vínculo entre el estrés y la gordura es obviamente un proceso extremadamente complicado que necesita más estudio. La raíz del asunto es: el estrés crónico y la exposición excesiva a las hormonas adrenales, más la incapacidad de recuperarse, todos facilitan el subir de peso y obstaculizan el bajar de peso.

## ⤳ Evaluar Sus Hábitos de Alimentación ⤶

La gente come por una infinidad de razones que no tienen nada que ver con el hambre. Comemos para ser sociables, o para ser aceptados. Comemos para recuperar del estrés—para restaurar nuestros niveles hormonales y nuestros abastecimientos de combustible. Comemos por el aburrimiento, la frustración, la ira, una necesidad de ser aceptado, y el hábito; sobre todo, el hábito. Y a menudo ni siquiera somos concientes de lo que estamos haciendo. Durante esa charla íntima que usted tuvo con su vecina, ¿cuántas tazas de café y cuántas rosquillas devoró? Mientras espera que se sirva la cena, ¿lleva la cuenta de la cantidad de panecillos con mantequilla que consume, o de los vasos de vino que se sirve?

Las investigaciones realizadas han mostrado que muchas mujeres obesas han perdido por completo la sensación del hambre: no la pueden diferenciar de otras sensaciones. El acto de comer se ha convertido en su respuesta universal a cualquier emoción. Por lo tanto, independientemente de lo que sienten, o cómo se sienten, buscan satisfacerse con comida. Uno de los primeros aspectos del control de la alimentación es determinar cuándo se come porque realmente se siente hambre, y cuándo se come para satisfacer otra necesidad secundaria.

Encuentro que hacer un esquema de los hábitos de alimentación es la mejor manera de registrar el consumo de calorías, y también de detectar los patrones alimenticios incorrectos. Siento su renuencia al pensar en todo el trabajo que esto implica, y puedo oír su respuesta: "Sé lo que como, y no tengo tiempo". Bueno, varios estudios han comprobado que usted está equivocada. Las historias de las dietas muestran que las mujeres subestiman su consumo diario por 500 a 900 calorías. Cuando estoy luchando con los zippers y me pregunto por qué, vuelvo a hacer una esquema y encuentro los culpables dietéticos enseguida.

Utilice el método del esquema para anotar, en detalle, todo lo que come y bebe durante tres semanas. (Véase el esquema en la pagina siguiente. Este lapso de tiempo es necesario para cubrir una amplia variedad de experiencias y eventos—su período menstrual, las situaciones sociales, las reuniones familiares—que pueden afectar sus hábitos de alimentación. Le sorprenderán las diferentes clases de comida que usted elige cuando está sola o con familiares, en fiestas y durante su período. La mayoría de la gente come aproximadamente 15 comidas regularmente, y por eso la tarea no tomará tanto tiempo. No es lo que come ocasionalmente lo que se acumula; es lo que come regularmente.

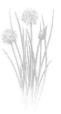

## Registro Diario de Hábitos de Alimentación

| Hora | Alimento (tipo y cantidad) | Actividad mientras come | Lugar | Pensamientos y sentimientos | Plan de acción |
|---|---|---|---|---|---|
| 6:00 AM | jugo | vistiéndome | dormitorio | no hay tiempo para comer | mañana despertarme 15 minutos antes |
| 10:00 AM | rosquillas, café | hablando con un compañero de trabajo | comedor | poca energía, necesitaba tomar algo, comí con demasiada rapidez | (1) comer una sola rosquilla y hacerlo más lentamente (2) sustituirla por una galleta o pan |
| 1:00 PM | tostada con crema y guacamole, cola, pastel de queso | leyendo el diario y comiendo sola | restaurante | comer algo saludable necesitaba el postre | (1) quitar la crema; apenas probar el guacamole (2) no comer la tortilla frita (3) comer pastillas de menta para satisfacer la necesidad de algo dulce |
| 3:00 PM | refresco dietético | trabajando | oficina | tengo sed, simplemente quiero algo | es mejor beber agua |
| 8:00 PM | 3–4 copas de vino blanco, papitas fritas, verduras con salsa, ensalada con aderezo, 2 panes con mantequilla, pollo a la crema, verduras al vapor, arroz, pastel de chocolate, café con leche | cena en reunión | salón de banquetes de un hotel | estas personas me ponen nerviosa; para mostrarme activa, como. Pagué esta cena y voy a aprovecharla | (1) vino con soda (2) beber el vino lentamente (3) comer verduras sin salsa (4) apenas probar el pan con mantequilla (5) quitar casi toda la crema (6) apenas probar el pastel (7) tomar café negro |

Además de los tipos y las cantidades de alimentos que come, anote la hora en que comió y lo que estaba haciendo (mirando la televisión, leyendo el periódico, vistiéndose, dando de comer al bebe). Muchas veces, cuando estamos haciendo otra actividad además de comer, nos olvidamos de que hemos comido, y lo volvemos a hacer un poco más tarde. Por último, indique cómo se sintió mientras comía: ¿relajada, aburrida, enfadada, molesta, nerviosa, o nada en particular? ¿Realmente tenía hambre, o tenía otra necesidad que satisfacer?

Al final de las tres semanas, usted sabrá muchísimo más acerca de sus hábitos alimenticios de todos los días. ¿Qué proporción de su dieta consiste en alimentos nutritivos, y qué proporción es de comidas no nutritivas? Tendrá una mejor apreciación de la densidad de nutrientes en su dieta, cuantas frutas y vegetales come, y la cantidad de fibra que obtiene cada día o semana. Será un ejercicio que valdrá la pena.

Tan importante como qué, cuándo y porqué come usted es con qué frecuencia lo hace. ¿Se pasa todo el día sin comer y luego come mucho antes de acostarse? La doctora Barbara Edelstein, autora de *The Woman Doctor's Medical Guide for Women,* recomienda hacer varias comidas equilibradas a lo largo del día. En su opinión, el cuerpo femenino no puede metabolizar más de cierta cantidad de calorías por comida; si se excede de esta cantidad, el exceso será almacenado en forma de grasa.[7] Aunque la idea de comer varias veces al día puede parecer contraproducente para bajar de peso, de hecho no lo es. El siguiente estudio, citado por la doctora Edelstein, ilustra este importante concepto.

Los sujetos del estudio se dividieron en cuatro grupos y se les dio una dieta básica con las calorías restringidas. Las voluntarias del primer grupo siguieron una dieta equilibrada de 1,000 calorías repartidas en tres comidas a lo largo del día, y bajaron dos libras por semana. Las del segundo grupo no desayunaron, tuvieron un almuerzo de 250 calorías y una cena de 500. Ellas también bajaron dos libras, aunque sólo consumían 750 calorías. Las del tercer grupo siguieron una dieta de sólo 500 calorías, todas en la cena, y también bajaron dos libras. Personalmente, yo preferiría tener la libertad de comer el doble si la pérdida de peso es la misma. Las del cuarto grupo consumieron 1,000 calorías, todas en la cena, y bajaron menos que las voluntarias en los demás grupos. De manera que consumir varias comidas a lo largo del día parece ser más útil para bajar de peso y mejor para la salud.

Si usted tiene problemas de sobrepeso, es vital que examine el qué, el cuándo y el por qué de su conducta alimenticia. Hasta que no conozca bien sus hábitos relacionados con la comida, no podrá escoger entre las opciones disponibles, ni hacer los cambios necesarios. Una vez que haya determinado qué es lo que come o hace que promueve que suba de peso, usted puede elaborar un plan para cambiar. Comience por considerar las comidas que figuran en su esquema que no añaden ni valor nutricional o emocional. ¿Hay comidas que puede eliminar por completo?

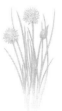

¿Qué le parece poner algunos alimentos en una categoría para ocasiones especiales? No escoja nada sin el cual usted no puede pasar ni un día. Sea buena con usted misma. Por ejemplo, resista esa quinta galletita o las golosinas con vino antes de la cena. Otra forma de disminuir las calorías y la grasa es sustituir lo que regularmente come en las comidas con bajas calorías. Algunas veces esto funciona, y otras no. Si usted no encuentra ni el gusto ni el placer sensual en la sustitución, no la haga. No se obligue a comer alimentos que no le gustan; no funcionará.

Son demasiadas mujeres que hemos tratado de bajar de peso por medio de dietas estrictas o programas de ejercicio irrealistas. Cuando no se logran las metas, lo que sigue es el desánimo y la depresión. Puede ser que cambiar nuestra mentalidad hacia otro estilo de vida realista no nos parezca natural, puesto que hemos pasado la vida pensando que debemos matarnos de hambre o comer cosas extrañas para bajar de peso. Pero he visto cómo unas modificaciones pequeñas y aparentemente insignificantes en los patrones de comer, combinadas con la actividad física moderada, pueden alterar dramáticamente la vida de una mujer. No solamente se siente mejor físicamente, pero levanta su autoestima ver que ha logrado estos cambios por si sola. Usted realmente puede lograrlo por si misma, con un poco de tiempo y esfuerzo.

Es importante comenzar lentamente—todo lo contrario de los programas comerciales, que prometen resultados instantáneos. En realidad, mientras más rápido baje de peso, más rápido volverá a subir. Acostúmbrese a la idea de que está haciendo cambios permanentes, al anotar y pensar sobre lo que realmente funciona para usted. Cambiar los hábitos de forma permanente nunca es fácil; considere una modificación a la vez, y cuando se siente cómoda con un éxito, pase al siguiente.

## ¿La Grasa es la Única Culpable?

No hay duda: disminuir la grasa en la dieta es una de las claves para bajar o subir de peso. Puesto que la grasa contiene más calorías por gramo que las proteínas o los carbohidratos, cuando reduce el consumo de grasa, usted cortará las calorías sustancialmente.

### Las Calorías en las Comidas

| Comida | Calorías/Gramo |
| --- | --- |
| Proteína | 4 |
| Carbohidratos | 4 |
| Grasa | 9 |

La grasa también estimula la gordura por su efecto metabólico. Mientras que la proteína y los carbohidratos necesitan un 25 por ciento de su propia energía para transformarse en sustancias que el cuerpo utiliza, una conversión similar llevada a cabo por la grasa solamente utiliza el 3 por ciento de su energía. Esto significa que el 97 por ciento de las calorías provenientes de la grasa pueden almacenarse inmediatamente. Una frase conocida, "Un minuto en los labios, pero siempre en las caderas", resulta totalmente cierta cuando se refiere a la grasa.

La mujer promedio consume de 80 a 100 gramos de grasa por día. Un nivel óptimo para la buena salud y para bajar de peso es de 25 a 50 gramos por día. Si

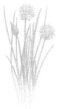

| ¿Que Podría Comer si Renunciara a una Hamburguesa con Queso y Tocino? | |
| --- | --- |
| **Comida** | **Gramos de Grasa** |
| Hamburguesa con queso y tocino . . . . . . . | 63 |
| Sándwich de pollo asado . . . . . . . . . . . . . | 7 |
| Bagel . . . . . . . . . . . . . . . . . . . . . . . . . . . | 12 |
| Papa. . . . . . . . . . . . . . . . . . . . . . . . . . . . | 0 |
| Manzana . . . . . . . . . . . . . . . . . . . . . . . . | 0 |
| Plátano. . . . . . . . . . . . . . . . . . . . . . . . . . | 0 |
| 1 taza de espaguetis . . . . . . . . . . . . . . . . | 1 |
| $^1/_2$ taza de salsa marinara . . . . . . . . . . . . | 4 |
| Un muslo de pollo. . . . . . . . . . . . . . . . . . | 9 |
| Sándwich de pavo (sin mayonesa) . . . . . . . | 7 |
| 1 rebanada de pizza (pequeña) . . . . . . . . . | 5 |
| Tortilla de maíz . . . . . . . . . . . . . . . . . . . | 1 |
| Tortilla de harina . . . . . . . . . . . . . . . . . . | 3 |
| 1 onza de queso . . . . . . . . . . . . . . . . . . . | 9 |
| 1 huevo . . . . . . . . . . . . . . . . . . . . . . . . . | 7 |
| $^1/_2$ taza de cereal. . . . . . . . . . . . . . . . . . . | 2 |
| 3 arepas (pequeñas) . . . . . . . . . . . . . . . . | 2 |
| 2 pastelitos bajos en grasa (pequeños). . . . | 4 |
| **Total** | **63** |

quiere un número más específico, puede calcular su óptimo consumo diario de grasa, a partir del número total de calorías que ingiere en un día. Multiplique su consumo calórico diario por el porcentaje optimo de calorías de grasa (del 25 al 30 por ciento) y divida el resultado entre nueve (las calorías en un gramo de grasa). (Véase el Capítulo 10 para un ejemplo.)

El consumo de grasa es relativamente fácil de monitorear, dado el gran número de libros disponibles que enumeran la cantidad de gramos provenientes de la grasa, para cada tipo de comida. Las etiquetas detalladas que se agregan a las comidas envasadas han elevado nuestros conocimientos considerablemente. Pero primero necesitará hacer el esquema de sus comidas por tres semanas. No tiene que continuar haciendo el esquema por el resto de su vida, sólo hasta que tenga una idea mejor de lo que come y las áreas que necesitan ajustes.

Encontrará que cuando empieza a consumir los alimentos con menos contenido de grasa, podrá incrementar las cantidades que come y aún no subir de peso—esto es, dentro de lo razonable. Si usted reemplaza las calorías provenientes de la grasa con la misma cantidad de calorías de los carbohidratos o las proteínas, todavía subirá de peso. El exceso de calorías, o sea, encima de las que su cuerpo puede utilizar inmediatamente, serán almacenadas como grasa. Obviamente, la cantidad varía con cada individuo. Para darle alguna apreciación de la cantidad de comidas que pueden igualar una comida con un alto contenido de grasa, véase la gráfica anterior, con el título "¿Que Podría Comer si Renunciara a una Hamburguesa con Queso y Tocino?" Me encanta demostrar esto con los platos verdaderos de todas estas comidas, pero creo que usted captará el concepto.

Pero enfocarse en la grasa de la dieta es sólo una parte de la historia. Después de tantos años de seguir los consejos para bajar de peso mediante la eliminación de la grasa de nuestras dietas, ¿por qué hay todavía tanta gente con sobrepeso? Uno de los culpables probablemente sea una condición llamada *la resistencia a la insulina*, que según algunos expertos afecta entre el 50 y el 75 por ciento de la población. Si usted padece de la resistencia a la insulina, entonces los altos niveles de carbohidratos en la dieta—la comida que se incrementa con más frecuencia cuando se

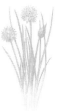

reduce la grasa en la dieta—pueden resultar en un aumento de peso y en el riesgo de la cardiopatía. Los peores culpables son los azúcares simples y carbohidratos refinados, tales como los que se encuentran en el arroz blanco, las pastas blancas y los panes blancos.

La insulina es la hormona del páncreas que metaboliza los carbohidratos. Si usted tiene resistencia a la insulina, cuando come muchos carbohidratos se produce un nivel muy alto de azúcar en la sangre. El cuerpo no puede utilizar el exceso del azúcar, y por lo tanto se almacena como grasa. Si no baja de peso con una dieta baja de grasa y alta en carbohidratos, usted puede ser resistente a la insulina.

(Lea más sobre cómo la grasa en la dieta y la resistencia a la insulina se insertan en el panorama de nuestra salud en la sección del Capítulo 9 sobre la dieta buena para el corazón.)

## ¿Usted Sigue una Dieta Incorrecta?

No hay dieta perfecta. Usted puede pensar que su dieta con un alto contenido de proteínas, o su estilo de vida vegetariano, es la única dieta para usted, y tal vez lo sea. Pero muy a menudo seguimos el "plan del mes", cuando de hecho es completamente equivocado para nuestros cuerpos y sistemas químicos específicos. Cualquiera que sea su elección de dieta hoy, considere cómo se siente la mayor parte del tiempo. ¿Tiene energía y claridad de pensamientos? ¿Se siente motivada, y libre de quejas y dolores? Si no puede decir que sí, entonces considere que puede estar consumiendo alimentos que no nutren su cuerpo, sin importar si son muy saludables o si usted está muy comprometida con su programa. Para darle mayor perspectiva y dirección con respecto a lo que no funciona, mire las siguientes listas de síntomas que unas dietas particulares pueden

| **Reduzca las Cantidades de Comidas Altas en Grasa** | | |
|---|---|---|
| Comida | Calorías | Gramos de grasa |
| Mantequilla (1 cuchara) | 100 | 12 |
| Queso (1 oz) | 100 | 9 |
| Mayonesa (1 cuchara) | 100 | 11 |
| Papitas (1 oz) | 150 | 11 |
| Nueces (1 taza) | 850 | 80 |
| Chocolate Hershey's (2.6 oz) | 390 | 20 |

provocar, cuando no son apropiadas, y averigüe si usted necesita hacer algunos cambios:

**Proteína alta, grasa alta, pocos carbohidratos:** pérdida de apetito, nausea, pérdida de peso que es solamente agua, mal aliento, antojos de carbohidratos, debilidad, mareos, diarrea, dolores de cabeza, altos niveles del ácido úrico, enfermedad de los riñones.

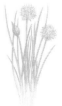

267

| Sustituya Comidas Bajas en Calorías y Bajas en Grasa | |
| --- | --- |
| PRUEBE | EN VEZ DE |
| 1 rebanada de pan de trigo integral (71 calorías/1 gramo de grasa) | 1 croissant (300 calorías/ 12 gramos de grasa) |
| 4 tazas de palomitas cocinadas con aire (109/0) | 2 oz de papitas (300/22) |
| 7 oz de pescado asado (175/2) | 7 oz de pescado frito (525/18) |
| 1/2 taza de helado bajo en grasa, marca Dreyer's Lite (100/4) | 1/2 taza de helado de crema, marca Häagen-Dazs (270/17) |
| 1 tortilla de maíz (50/1) | 1 tortilla de harina (150/4) |
| 2 cucharadas de sustancia (0/0) | 2 cucharadas de aceite de cocina (240/27) |
| 3 oz de salchicha de pavo (105/0) | 3 oz de salchicha de puerco (300/25) |
| 3 oz de pollo horneado sin pellejo (160/4) | 3 oz de pollo frito (230/14) |

**Proteína baja:** caída de cabello, cansancio, confusión mental, irritabilidad, piel fina, uñas quebradizas, falta del deseo sexual, ansias de comer, hinchazón, anemia, mala tonicidad muscular, pérdida de masa muscular, metabolismo decelerado.

**Carbohidratos altos, poca grasa:** sentimiento de llenura después de comer, ansias de comer, falta de energía, cansancio por los finales de la mañana o temprano en la tarde, SPM, sangrado, dolores menstruales, magullarse facilmente, dolores en los huesos, pérdida de cabello, piel escamosa, sed extrema, alergias, infecciones vaginales, sinusitis, dolores de cabeza, dolores de oído, problemas digestivos.

## Los Pequeños Cambios del Estilo de Vida Hacen Grandes Diferencias

Cuando una persona rebaja de peso, la meta es adelgazarse lentamente y después mantenerse. Si usted elimina una cucharada de mantequilla por día, que se equivale a la cantidad que fácilmente cubre dos tostadas de pan, usted perderá 10 libras en un año. A medida que piensa en lo que puede eliminar de su dieta para producir resultados duraderos, considere los cuadros titulados "Reduzca la Cantidad de Comidas Altas en Grasa" (en la pagina anterior) y "Sustituya Comidas Bajas en Calorías y Bajas en Grasa" (arriba).

## El Ejercicio es Imprescindible

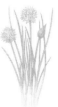

El ejercicio es un factor principal para la pérdida de peso a largo plazo.[8] Los estudios confirman que mantener un programa regular de ejercicios es la forma más segura de determinar el éxito futuro. Cortar calorías y grasa sin añadir el ejercicio puede resultar en una pérdida de la misma cantidad de tejido muscular que grasa. Una persona que baja 20 libras sólo por hacer dieta, a menudo perderá hasta 10 libras de músculo. Esto puede verse bien en la pesa, pero la pérdida de músculo reduce el ritmo metabólico y en consecuencia aumenta las probabilidades de recuperar el peso que se rebajó.

El ejercicio físico construye masa muscular, y así eleva el índice basal metabolico. Hasta el ejercicio moderado incrementa el ritmo del metabolismo de tres a ocho veces. Y el ejercicio regular también tiene un efecto residual que mantiene el ritmo metabólico por encima de lo normal por varias horas más, permitiéndole a la persona quemar más calorías incluso cuando ya no está haciendo ejercicios.

El ejercicio puede cambiar la química del cuerpo. Al efectuarse una comparación entre las biopsias de atletas entrenados en pruebas de resistencia, y de estudiantes universitarios sin entrenamiento, se encontró que los atletas tenían una mayor cantidad de enzimas que queman grasa. Incluso, después de que las personas no entrenadas practicaban ejercicios de resistencia durante varios meses, sus enzimas aumentaron también. Al parecer, en los individuos que hacen ejercicios regularmente, el cuerpo acelera el sistema metabólico para quemar grasas más eficazmente, mientras que protege el tejido muscular.

El ejercicio afecta muchos sistemas hormonales del cuerpo. Aumenta la respuesta de las células a la insulina, de modo que ésta no provoca un mayor almacenamiento de grasa. Las hormonas relacionadas con el estrés, como la adrenalina y el cortisol, se metabolizan a través del ejercicio, lo que disminuye su efecto en el almacenamiento de grasa. Las endorfinas, que son sustancias químicas secretadas en el cerebro como resultado de los ejercicios de resistencia, producen una sensación de bienestar y alivian la depresión. El ejercicio continuado provoca muchas reacciones químicas que cambian la tendencia del cuerpo a almacenar grasas, por la de quemar grasas.

El ejercicio saludable y sistemático es insustituible como medio para quemar grasa. Todo programa de reducción de peso debe incluirlo.

## ⇒ Unas Sugerencias Más ⇐

Algunas otras sugerencias pueden ayudarle a medida que planea su estrategia para bajar de peso y trata de crear nuevos hábitos de comer. Ningún consejo es universal; por lo tanto, tome lo que funciona para usted de la lista que sigue e ignore lo demás.

- ⊙ Coma por lo menos tres comidas diarias. Saltarse comidas provoca la respuesta de sentir que esté "muriendo de hambre" y promueve el almacenamiento de la grasa.

- ⊙ Adopte el hábito de hablarle a la comida. Antes de comerla, pregúntele: "¿Yo realmente quiero comerte? ¿Necesito comerte? ¿Me harás sentir bien o mal cuando haya terminado?"

- ⊙ Coma sin distracciones: nada de televisión, radio, periódicos ni libros. Concéntrese exclusivamente en la comida.

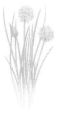

⊙ Cree un ambiente relajado y positivo para comer.

⊙ Coma lentamente, disfrutando del aroma, el color, el sabor y la textura de los alimentos.

⊙ Siéntese para comer. Correrá menos riesgo de olvidar qué es lo que se llevó a la boca.

⊙ Practique dejar algunos bocados en el plato en cada comida. Esto sirve para aprender el autocontrol.

⊙ Coma con amigos, familiares o compañeros de trabajo. Las personas obesas a menudo sienten que deben mostrar a los demás que están intentando bajar de peso, por lo que se limitan a comer lechuga y requesón en público, para luego atiborrarse de comida cuando están a solas. Coma sus platos preferidos en compañía de amigos. Es probable que así más tarde no sienta la necesidad de comer en exceso.

⊙ Haga una lista de actividades que la hacen sentirse bien, y que puede hacer en lugar de comer: leer una novela; ir a un concierto, el teatro o el cine; llamar a una amiga; ver las novelas de la televisión; disfrutar de un masaje facial o corporal; ir de compras.

⊙ Si no se puede resistir a comer un helado con sirope de chocolate, cómaselo. Pero no se reproche. El sentimiento de culpabilidad no tiene cabida en los planes para adelgazarse.

⊙ Establezca un grupo de apoyo o encuentre a una amiga que camine con usted y que escuche cuando usted habla de sus luchas. El apoyo social se ha asociado con el éxito en bajar de peso.

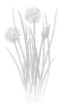

## CAPÍTULO 13

# EL EJERCICIO PARA TODA LA VIDA

*No es por nada que me mato ejercitándome todos los días.*

—— CHER

E l ejercicio es tan importante para la salud del cuerpo como la buena alimentación. Para prevenir los síntomas menopáusicos y enfrentar los problemas asociados con el envejecimiento, hace falta más que lo que comemos o dejamos de comer. Para estar bien preparada para la mediana edad, debemos hacer algún tipo de ejercicio físico. "Virtualmente todos los datos con que contamos apuntan hacia la misma dirección", dice el doctor Jack Wilmore, director del Laboratorio de las Ciencias del Ejercicio Físico y el Deporte, de la Universidad de Arizona. "El ejercicio mejora la salud y puede incidir en la longevidad. Ya es hora para ser más agresivos en la utilización del ejercicio para mejorar la salud global".[1]

El ejercicio, literalmente, puede salvarle la vida; sin él, su cuerpo se deteriora. Si usted no es activa durante sus años adultos, sus huesos se descalcificarán, lo que provocará la osteoporosis. Restarle tiempo de sus quehaceres diarios para asistir a una clase de ejercicios, salir a caminar o a correr, no es una frivolidad: es algo esencial.

Si usted quiere tener los huesos fuertes para sostener su cuerpo, y los músculos firmes para proteger sus órganos internos cuando llegue a los 50 años, debe comenzar desde temprano a hacer su programa de ejercicios. Sin embargo, nunca es tarde para beneficiarse de los ejercicios; por el contrario, con un buen acondicionamiento usted puede tener los músculos más fuertes a los 50 años de como los tenía a los 30. Yo los tengo, y Jane Fonda dice que su cuerpo estaba en mejores condiciones a los 49 años que cuando tenía 20. Pero los óptimos resultados se obtienen de una preparación planeada, no de un arranque de desesperación al último momento.

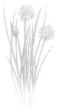

La mayoría de la gente sabe el papel que tiene el ejercicio para bajar de peso. También sabemos su influencia en los sistemas muscular y óseo. Pero es más—mucho más—lo que el ejercicio puede hacer por su cuerpo, mente y espíritu. Cuando se ejercita todo el cuerpo, los efectos se irradian a cada órgano, tejido y célula. Considere los siguientes beneficios del ejercicio regular y sostenido:

⊙ Cuando usted hace ejercicios vigorosos, lleva oxígeno a cada célula del cuerpo, con lo que mejora la circulación, reduce el cansancio, crea energía y aumenta su capacidad para controlar el estrés.

⊙ Los resultados de unos estudios efectuados en la Universidad de Harvard muestran que la gimnasia aeróbica es un tratamiento práctico para el estrés emocional de la vida cotidiana. Puede reducir la depresión y brindarle una sensación de bienestar.

⊙ Hacer ejercicios regularmente puede prolongar la vida, según el doctor Ralph Passenbarger, Jr., de la Facultad de Medicina de la Universidad de Stanford: "Por cada hora de actividad física, usted puede esperar vivir una hora más—y una o dos más por añadidura".[2]

⊙ La actividad física estimula la digestión e incrementa la absorción de los nutrientes. Un estudio efectuado por Gail Butterfield, de la Universidad de California del Sur, demostró que las mujeres activas, en comparación de las sedentarias, tenían una cantidad considerablemente mayor de vitamina C y de hierro en su torrente sanguíneo.[3]

⊙ El ejercicio evita el estreñimiento.

⊙ El ejercicio le ayuda a dormir bien.

⊙ En las mujeres, el ejercicio puede contribuir a normalizar los niveles hormonales, y así reducir mucho los dolores menstruales, el SPM y los sofocos.

⊙ El ejercicio ayuda a las glándulas suprarrenales a convertir la androstenadiona en estrona, la principal fuente de estrógenos después de la menopausia, posibilitando una transición más suave.

⊙ El ejercicio es vital para controlar el peso: tiene el efecto de reducir el apetito, quemar calorías, crear masa muscular y acelerar el metabolismo corporal.

⊙ El ejercicio aeróbico estimula la formación de masa ósea, previniendo así la osteoporosis.

⊙ El ejercicio reduce drásticamente el riesgo de la cardiopatía. Los investigadores de la Universidad de Carolina del Norte han encontrado

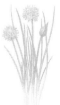

que las mujeres sedentarias tiene un riesgo tres veces mayor de morir prematuramente de la cardiopatía que las que son activas físicamente.[4]

⊙ El ejercicio disminuye la incidencia del cáncer. En un estudio importantísimo de la Universidad de Harvard, se encontró que las atletas femeninas tienen un 50 por ciento menos incidencia del cáncer mamario y un 60 por ciento menos del cáncer del útero, los ovarios, el cuello del útero y la vagina, comparadas con las que no son atletas.

⊙ El ejercicio reduce el riesgo de la diabetes de adulto, al mejorar la capacidad de utilizar el azúcar en la sangre.

⊙ El ejercicio ayuda a prevenir la rigidez de las coyunturas, la artritis y el dolor de la espalda inferior.

Hay innumerables clases de ejercicios. El tipo más conveniente para usted depende de su edad, su estado físico y sus gustos. Evalúe sus objetivos antes de comprarse zapatos o equipos de gimnasia, o de inscribirse en un club deportivo. Asegúrese de que lo que elija sea algo que le guste practicar y que pueda incorporar fácilmente a su vida. No debe afrontar su programa de ejercicios como si fuera una dieta de moda, o una inconveniencia temporal que hay que tolerar hasta alcanzar la meta deseada. Debe ser algo de que puede disfrutar. Para obtener beneficios permanentes, deberá seguir un programa regular de ejercicios durante el resto de su vida. A medida que cumple sus objetivos y mejora su estado físico, usted podrá cambiar el tipo de ejercicio elegido, y tendrá que continuar ajustando y reajustando los ejercicios para adecuarlos a sus necesidades cambiantes.

Las mujeres que se aproximan a la menopausia tienen necesidades específicas en cuanto a su estado físico, que se pueden satisfacer con tres tipos básicos de ejercicios: la gimnasia aeróbica, el fortalecimiento muscular y el estiramiento. Pero dentro de estos tipos hay infinitas variaciones; usted puede elegir las que más le gustan y que mejor se adaptan a sus horarios.

## ⇒ Los Ejercicios Aeróbicos ⇐

Lo maravilloso de la actividad aeróbica es que puede ser completamente personalizada, adaptada al estado de salud de cada persona. No es preciso asistir a una exigente clase de danza, ni correr 10 millas para lograr un buen estado físico. Si usted es una mujer de mediana edad, o incluso una joven que no está en forma, simplemente caminar a paso ligero tendrá el efecto de elevar su ritmo cardíaco y brindarle el ejercicio que necesite.

El ejercicio aeróbico trabaja los músculos más grandes del cuerpo y aumenta los ritmos de la respiración y del corazón, lo cual tiene un efecto sistémico en el

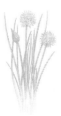

273

cuerpo. Correr o caminar rápido no sólo trabaja los músculos de las piernas, sino ejercita el corazón, los pulmones, los huesos y todos los demás órganos también.

Para controlar el peso, los ejercicios aeróbicos deben ser la prioridad número uno. Aunque el ejercicio aeróbico quema poca grasa durante el periodo del ejercicio, tiene tremendos efectos en el metabolismo de la grasa, incluyendo su almacenamiento y en la capacidad de los músculos de quemar grasa. A lo mejor usted baje de peso exitosamente por un tiempo con una dieta baja en calorías, pero eventualmente la dieta dejará de funcionar, a causa de la pérdida de tejido muscular, y para continuar a bajar de peso, se necesitaría cortar el consumo de calorías a un nivel malsano.

La palabra *aeróbico* significa *"dependiente del oxígeno"*. Es un término usado por los especialistas para describir los ejercicios que aumentan el ritmo de la respiración y el pulso, y producen cambios predecibles en el cuerpo (tales como quemar calorías, fortalecer el sistema cardiovascular y tonificar los músculos). Todos los ejercicios aeróbicos tienen una cosa en común: a medida que los músculos trabajan enérgicamente, requieren y usan más oxígeno. El objetivo principal de un programa de ejercicio aeróbicos, según "el padre de los aeróbicos", el doctor Kenneth Cooper, es aumentar la cantidad máxima de oxígeno que el cuerpo puede procesar en un tiempo dado. El doctor Cooper llama a esto la *capacidad aeróbica,* que depende de la capacidad de (1) aspirar rápidamente grandes cantidades de aire, (2) movilizar con fuerza grandes volúmenes de sangre, y (3) proporcionar oxígeno eficazmente a todo el cuerpo. Debido a que refleja la condición de los órganos vitales, a menudo se considera la capacidad aeróbica como el mejor índice del estado físico global.[5]

Para que su esquema de ejercicios sea aeróbico, usted debe (1) practicar una actividad continuada (no intermitente) que haga trabajar sus músculos y su corazón durante un lapso de 15 a 30 minutos (2) ejercitarse con una intensidad determinada, y (3) practicar este ejercicio con regularidad—por lo menos tres veces por semana para mantenerse, cinco veces para mejorar.

El grado de intensidad del ejercicio es una decisión personal que tiene que basarse en el ritmo cardíaco de cada uno. Al aumentar la intensidad, la demanda de oxígeno se incrementa y el corazón late más velozmente. Lo importante es mantenerse dentro de unos límites específicos (el ritmo de entrenamiento) durante el periodo del acondicionamiento.

Es importante determinar el ritmo de entrenamiento adecuado para usted. Puede hacerlo tomándose el pulso durante la actividad aeróbica. Si el ejercicio ha sido realmente aeróbico, su pulso registrará entre el 60 por ciento y el 80 por ciento del ritmo cardíaco máximo (RCM), que es alrededor de 220 latidos por minuto menos su edad. La fórmula empleada para determinar el ritmo de entrenamiento se basa en esta cifra y el porcentaje de aumento que usted desea alcanzar. El siguiente ejemplo es aplicable a una persona de 45 años.

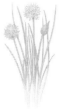

220 – 45 = 175 (RCM)

175 x 0.60 = 105 latidos por minuto

175 x 0.80 = 140 latidos por minuto

Los límites de entrenamiento son de 105 a 140 latidos por minuto.

El cuadro que se presenta a la derecha le ayudará a elegir el ritmo que debe alcanzar. Como puede ver, el ritmo cardíaco máximo disminuye con la edad, por lo que usted deberá efectuar ajustes periódicamente.

### Ritmos de Entrenamiento Recomendados

| Age | 60% | 70% | 80% |
| --- | --- | --- | --- |
| 20 | 120 | 140 | 160 |
| 30 | 114 | 133 | 152 |
| 40 | 108 | 126 | 144 |
| 50 | 102 | 119 | 136 |
| 60 | 96 | 112 | 128 |
| 70 | 90 | 105 | 120 |

Monitorear de su pulso requiere planificación previa, especialmente si usted se entrena por su cuenta—si camina rápidamente, corre o monta una bicicleta estacionaria, por ejemplo—sin asistir a ninguna clase que incluye la práctica de tomarse el pulso, como parte del programa. Primero, necesitará un reloj con segundero; después, debe saber su ritmo de entrenamiento. Tras haberse ejercitado durante unos cinco minutos, aminore el ritmo solamente lo suficiente para mirar el segundero de su reloj y tomarse el pulso. No pare de sus ejercicios. Ponga las yemas de los dedos más o menos una pulgada (unos dos centímetros y medio) debajo de la oreja, sobre la arteria carótida, y cuente los latidos durante seis segundos. (No utilice su dedo pulgar para tomar el pulso, porque éste tiene su propio latido.) Añada un cero al número de latidos que cuente, para obtener el ritmo por minuto. Si está por encima de sus límites, disminuya la intensidad de su ejercicio; si está por debajo, auméntela; y si está dentro de los límites, usted va muy bien, y debe continuar haciendo los ejercicios durante los 20 o 30 minutos previstos. Con el tiempo, se sentirá instintivamente si está dentro de sus límites, y no necesitará molestarse en seguir este procedimiento.

Si estos detalles son muy inconvenientes para usted, hay otro método confiable para determinar el estado aeróbico, llamado el *ritmo percibido del esfuerzo*. Usted puede evaluar fácilmente su propio nivel de intensidad por la fuerza de su respiración. Si no puede pronunciar ni una palabra durante su ejercicio, es probable que haya excedido su margen del 80 por ciento. Por el contrario, si no jadea del todo y puede recitar un poema completo sin dificultad, acelere el ritmo.

Existe un amplio margen entre el ritmo de entrenamiento de baja intensidad (del 60 al 70 por ciento) y el de alta intensidad (del 70 al 80 por ciento); véase la Figura 6 a continuación. El ritmo adecuado para usted depende de sus objetivos, su edad y su condición física.

Cuando hace los ejercicios de baja intensidad, su corazón late más lentamente y su cuerpo quema menos calorías. En algunos casos, éste es justamente el efecto adecuado para usted, porque las calorías que se queman provienen exclusivamente

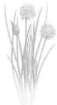

**Figura 6. El ritmo de su corazón**

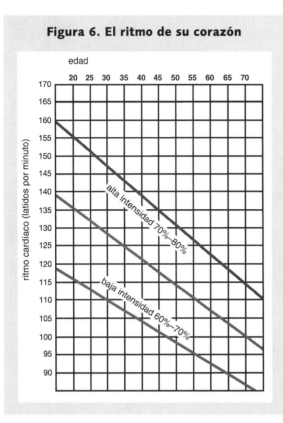

de la grasa, que necesita oxígeno para quemarse. Un ejercicio de menos intensidad le permite inhalar más oxígeno para la metabolización de las grasas. Al aumentar la intensidad del ejercicio, se hace más difícil respirar profundamente, por lo que se inhala menos oxígeno. Así, se quema menos grasa y la que queda se almacena como glicógeno; sin embargo, se queman más calorías. Por consiguiente, cada nivel de intensidad tiene su propia ventaja: a baja intensidad, se queman menos calorías pero más grasa; a alta intensidad, se queman menos grasa pero más calorías, provenientes primero de las reservas de glicógeno y luego del músculo.

Si usted es principiante, sus músculos probablemente han perdido su capacidad de quemar grasa, y cuando empieza, primordialmente quemará azúcar.[6] Cuando usted sale a caminar, sus músculos no quemarán grasa todavía, aunque estará respirando fuertemente por unos 20 minutos. También es posible que se canse fácilmente y se desanime cuando los resultados sean menos de lo que esperaba. Si se cansa demasiado en sus ejercicios, disminúyalos y comience más despacio. Experto Covert Bailey recomienda que el principiante pasado de peso no limite sus ejercicios a tres veces por semana. Salga todos los días—aun mejor, dos o tres veces al día—por 10 a 15 minutos, para estimular su cuerpo a iniciar el proceso de quemar la grasa.[7] Hay que introducir el cuerpo sin entrenamiento al ejercicio constantemente, antes de que comience a comportarse como debe. A medida que mejora su condición física, disminuya el número de días que hace ejercicio e incremente la duración, hasta 20 a 45 minutos.

Si ya ha hecho ejercicios por cierto tiempo y siente que su programa ya no funciona, tal vez necesite incrementarlo. Covert Bailey sugiere añadir intervalos de mayor intensidad durante sus ejercicios, para que su cuerpo se ajuste a quemar grasa a niveles más altos. Al incluir ráfagas de intensidad en su programa, su potencial de quemar grasa sube, y el cuerpo aprende a ser aeróbico a niveles de ejercicio que una vez fueron anaeróbicos. (El ejercicio anaeróbico, que significa "sin oxígeno", quema azúcar y rápidamente resulta en el cansancio.) Cuando salga a caminar, por ejemplo, mire si puede subir algunas cuestas, no tan difíciles para que usted se quede sin aire,

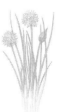

pero lo suficientemente difíciles para hacer que jadee un poco. Si vive en un lugar donde no hay cuestas, puede crear el mismo efecto al caminar más rápido por tres a cinco minutos, y luego regresar al paso normal.

Se deben reevaluar los programas de ejercicio regularmente. Tal vez no logramos los resultados que esperábamos, o tal vez una herida nos obligue a alterar la rutina. Simplemente porque hemos hecho algo por muchos años, no significa que ese ejercicio en particular seguirá siendo lo que necesitamos para siempre. Yo odiaba tener que dejar de correr, pero cuando mis pies y rodillas empezaron a doler cada vez que tocaba el pavimento, supe que mis días de correr estaban contados. El cambio raramente es bienvenido o divertido, pero una vez que me ajusté a caminar rápidamente y subir cuestas, me di cuenta que estaba más feliz sin el dolor. Lo que más me preocupaba era que no podría elevar el ritmo del corazón tanto como lo hacía cuando corría. Pero aprendí a acelerar mis pasos y subir esas cuestas energéticamente, lo que más que compensó.

Su cuerpo puede darle señales que ya es tiempo para reconsiderar su programa. Esté abierta a la posibilidad de que una forma de ejercicio más suave también puede proporcionarle una rutina saludable. Caminar rápido o caminar con pesas, clases de baile o danza de bajo impacto, el ciclismo, el entrenamiento con pesas, los Pilates, el tai chi y el yoga son alternativas que vale la pena considerar. Los aeróbicos de alto impacto y los maratones pueden quedar en el pasado, pero esto no significa el término de nuevos retos físicos.

## ≋ Cómo Fortalecer los Músculos ≋

Añadir el entrenamiento con pesas a un programa aeróbico ofrece muchos beneficios a la mujer de la mediana edad. Aunque el entrenamiento para el fortalecimiento generalmente no reduce la grasa del cuerpo, puede ayudarle a revertir y reconstruir la pérdida de músculo que acompaña el envejecimiento natural. Varios estudios sugieren que la masa grasosa incrementa con la edad, mientras que la masa muscular y la masa del esqueleto se disminuyen.[8] La reducción en la masa muscular eventualmente conduce al declive de los tejidos del esqueleto. Unas investigaciones del Centro de la Mediana Edad en Gainesville, Florida, encontraron que las mujeres posmenopáusicas que utilizaron la terapia hormonal experimentaron un incremento del 8 por ciento en masa ósea cuando hacían ejercicios de fortalecimiento muscular, mientras que el grupo de comparación, que constaba de mujeres que tomaban estrógenos pero que no hacían ejercicios, ni ganó ni perdió masa ósea.[9] No espere que la terapia hormonal sola prevendrá la osteoporosis; no es una alternativa al ejercicio.

Los músculos fuertes y tonificados protegen las coyunturas y ayudan a prevenir contra las heridos relacionados con el ejercicio. Mejoran cómo le queda la ropa y cómo se siente en su interior. Las mujeres que no necesariamente han bajado de

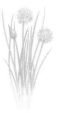

peso, pero que notan más definición de sus músculos por el ejercicio, tienen mejor autoestima.

Hay varias opciones para incrementar la fuerza de sus músculos. Puede ingresar a un club deportivo que le enseñará el uso apropiado de las pesas libres y las maquinas de pesas, como los equipos Cybex y Nautilus. Si prefiere la privacidad de su hogar, puede comprar su propio equipo poco costoso, y escoger entre una variedad de videos. (Se encuentran algunos ejercicios básicos en el Apéndice D.) Todo lo que se necesita son unas pesas de tres a ocho libras para fortalecer sus músculos y huesos. Cualquiera que escoja, asegúrese de obtener instrucción calificada—la forma y la técnica apropiadas son esenciales.

Algunas mujeres todavía se huyen del entrenamiento con pesas o las maquinas con aspectos raros. Todavía algunas mujeres tienen miedo de volverse musculosas o parecer "masculinas". La mayoría sabemos que esto es falzo, puesto que nos faltan las altas cantidades de la hormona masculina, la testosterona, que es el factor principal en la musculatura masculina. Usando pesas livianas y muchas repeticiones solamente tonificará y fortalecerá los músculos. Las pesas más pesadas y menos repeticiones sí añaden musculatura, pero no de la misma forma que lo harán en un hombre.

Algunas veces, si la mujer tiene un porcentaje alto de grasa en el cuerpo (aproximadamente el 28 por ciento) y comienza un programa de fortalecimiento muscular antes de perder una parte de la grasa, ella puede incrementar la masa muscular al punto que el músculo adicional, junto con la gordura de su cuerpo, la hace parecer musculosa. Si usted cae dentro de esta categoría, concéntrese primero en bajar de peso, por medio de una dieta reducida en grasa y los ejercicios aeróbicos, y después añada el programa de entrenamiento con pesas.

## ≫ La Flexibilidad ≪

El tercer componente de un programa integral de ejercicios es la flexibilidad. Los músculos y el tejido conjuntivo pierden elasticidad con la falta de uso y con la edad. Las coyunturas necesitan desplegarse regularmente por toda su esfera de movilidad para mantenerse flexibles. A muchas personas, una forma sencilla de ejercicios, el estiramiento, les sirve para reducir el dolor de las articulaciones y la región lumbar, para mejorar su postura y sentirse menos doloridas después de hacer ejercicios.

Hay una manera correcta de hacer todas las cosas, incluida la acción de estirarse. El estiramiento debe ser lento y deliberado para resultar eficaz. Los movimientos rápidos o espasmódicos no son beneficiosos y hasta pueden ser nocivos, si hay demasiada tensión acumulada en el músculo que se pretende estirar.

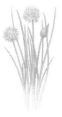

Lo mejor es estirar los músculos cuando ya están calientes. Por lo tanto, antes de empezar el estiramiento usted debe ejercitar lentamente del mismo modo en que se estirará el músculo. Por ejemplo, entre en calor trotando despacio antes de correr, o haciendo movimientos con la raqueta antes de jugar al tenis. Al hacer un precalentamiento, usted eleva la temperatura de sus músculos. Esto posibilita que los músculos se contraigan más. Estirarse antes de hacer los ejercicios fuertes reduce las probabilidades de sufrir lesiones, y estirarse después de hacerlos alivia el dolor y favorece la relajación muscular. Después de los ejercicios, sus músculos gradualmente se tensan, lo que reduce la flexibilidad y aumenta la probabilidad de lesionarse. En suma, antes de hacer los ejercicios, usted debe hacer un calentamiento y luego hacer unos ejercicios de estiramiento. Después de los ejercicios, debe relajarse y volver a estirar sus músculos.

El estiramiento, en general, es la mejor forma de aumentar la flexibilidad y mantener la elasticidad del cuerpo. Un libro excelente sobre este tema es *Stretching*, de Bob Anderson. Él plantea que todo estiramiento debe ser lento y sostenido, por un mínimo de 20 segundos, para resultar eficaz.[10] El yoga también es excelente para mejorar la flexibilidad y la fortaleza.

## ⇒ El Resultado Final ⇐

Alcanzar un óptimo estado físico requiere más de un solo tipo de ejercicio. Sheila Cluff de Oaks en Ojai enseña que hay cuatro aspectos fundamentales para cualquier programa de ejercicios.

1. **El precalentamiento es sumamente importante.** El cuerpo no se debe someter a ningún choque, sobre todo durante la menopausia, cuando ya se enfrenta con muchos otros cambios. Hay que pasar gradualmente del estado sedentario al ejercicio. El objetivo es aumentar lentamente la temperatura del cuerpo, el ritmo de los latidos del corazón y la demanda muscular. El estiramiento y los ejercicios de bajo impacto, que se hacen con los pies apoyados en el suelo, constituyen un buen precalentamiento.

2. **A continuación viene el entrenamiento aeróbico.** Este no tiene que efectuarse necesariamente en una clase, sino que puede consistir en cualquier actividad aeróbica, aunque el apoyo social y la música de la clase pueden hacerlo más placentero.

3. **Después de la sesión aeróbica, cuando los músculos ya se han calentado, se debe efectuar unos ejercicios de fortalecimiento en todos los grupos musculares.** No se enfoque exclusivamente en las regiones "problemáticas"; incluya todos los músculos, desde los hombros hasta los tobillos.

4. **La relajación es tan esencial como el calentamiento.** Después de hacer los ejercicios fuertes, hay que disminuir gradualmente el ritmo de los latidos del corazón y la temperatura del cuerpo. El estiramiento sirve

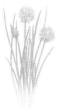

para extender los músculos contraídos y ayuda al cuerpo a librarse de las toxinas y el ácido láctico que se ha acumulado. Monitoree su pulso de nuevo, y asegúrese que regrese al ritmo normal.

A medida que usted mejore su estado físico, su pulso en descanso disminuye. La mayoría de las mujeres tiene un promedio entre setenta y ocho y ochenta y cuatro pulsaciones por minuto, y los hombres entre los 72 y los 78. Las atletas ocasionalmente llegan a tener los pulsos a hasta 35. Mi pulso en descanso era de unas 100 pulsaciones por minuto antes de empezar a hacer los ejercicios; ahora es de 55. Para averiguar su verdadero pulso en descanso, tómeselo a primera hora de la mañana, antes de levantarse de la cama. La actividad, los fármacos, el café—prácticamente cualquier cosa—pueden hacer fluctuar el pulso. Usted deberá contar las pulsaciones durante un minuto entero; la cuenta de seis segundos que hace durante los ejercicios aeróbicos no es suficiente a estos efectos. Otra posibilidad es tomarse el pulso varias veces durante el día. Si varía sólo en unas pocas pulsaciones por minuto, usted puede establecer con suficiente certeza su pulso en descanso.

Cuando comienza su programa de ejercicios, debe proceder con lentitud y cautela. No se desanime; lleva tiempo alcanzar unos resultados visibles. Y no trate de competir con las mujeres que han tomado clases de danza desde que aprendieron a caminar. Vaya a su propio ritmo. Algunas guías excelentes para iniciar programas de ejercicios aeróbicos son *The Fit or Fat Woman* de Covert Bailey, *Jump Start* de Denise Austin, y *Fit Happens* de Joanie Greggain. Kathy Smith también ofrece un excelente video llamado *Moving Through Menopause,* que incluye 20 minutos de aeróbicos de bajo impacto, 20 minutos de entrenamiento de fortalecimiento y 20 minutos de yoga, más buena información sobre la menopausia. Puede encontrar sus productos en el Internet en www.kathysmith.com.

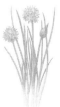

# PARTE III

# LA NUTRICIÓN PARA TODA LA VIDA

## UNA GUÍA PARA LA MUJER

## CAPÍTULO 14

# LA FORMACIÓN DE NUEVOS HÁBITOS ALIMENTICIOS

*Existe una tendencia bien definida en nuestra cultura a adoptar una conducta autodestructiva y a "vivir la buena vida", aunque las consecuencias sean desastrosas.*

— KENNETH R. PELLETIER, *Holistic Medicine*

L o que comemos y bebemos cada día juega un papel dinámico en cómo nos vemos, nos comportamos y nos sentimos. Nuestra dieta determina en gran medida si sentimos y damos la impresión de estar cansados o llenos de energía, angustiados o felices, enfermizos o saludables. Se ha comprobado que la salud futura, el ritmo del envejecimiento y las posibilidades de sufrir de enfermedades degenerativas, a menudo fatales, se relacionan directamente con nuestra forma de vida y de alimentación.

Los hombres de la antigüedad destacaron la importancia de la buena alimentación para la salud. Hace unos 2,500 años, Hipócrates, médico y maestro, advirtió a sus estudiantes de medicina: "Que tu alimento sea tu remedio". La versión actual de ese axioma es, "Eres lo que comes". Sea cuál sea la frase empleada, la idea es que el modo en que usted alimenta su cuerpo guarda relación directa con su salud.

La mayoría de nosotros no considera la nutrición como un campo de conocimientos independiente e integral, pero lo es. Es una ciencia bioquímica basada en las leyes incontrovertibles de la naturaleza. Cuando se violan esas leyes, el resultado es la enfermedad. Un gran médico francés, Henry Beiler, basó toda su práctica en la creencia de que las comidas inapropiadas provocan enfermedades y las comidas apropiadas las curan. Escribe en su famoso libro, titulado *Food Is Your Best Medicine,*

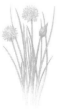

"La salud no es un don que la bondadosa Naturaleza nos concede cuando nacemos: se logra y se conserva sólo a través del cumplimiento activo de las reglas bien definidas de la vida sana, reglas que tal vez estemos pasando por alto a diario".[1] La alimentación no es el único componente de una manera sana de vivir, pero sí es un factor muy importante.

## ≋ La Dieta y La Enfermedad ≋

Al parecer, los norteamericanos no cumplimos las reglas dictadas por la naturaleza. Pese a la abundancia de alimentos que hay en los Estados Unidos, los estudios gubernamentales, las encuestas sobre la nutrición y las evaluaciones médicas revelan unas estadísticas alarmantes:

- ⊙ El estilo de vida (es decir, los hábitos de alimentación y ejercicio) pueden ser culpables de más de la mitad de todas las muertes anuales en los Estados Unidos.[2]

- ⊙ Las tendencias alimenticias actuales pueden resultar en la desnutrición, como consecuencia de la alimentación deficiente.[3]

- ⊙ Solamente el 15 por ciento de las mujeres entre los 30 y 39 años reciben menos del 30 por ciento de sus calorías diarias de la grasa; solamente el 2 por ciento consumen 25 gramos de fibra al día.[4]

- ⊙ Según la encuesta US NHANES II, el 41 por ciento de la población no comió fruta en el día de la encuesta; solamente el 25 por ciento comió una fruta o una verdura que contenía las vitaminas A o C.[5]

- ⊙ La Encuesta Nacional del Consumo Alimenticio del Departamento de Agricultura de los Estados Unidos (USDA) mostró que solamente el 3 por ciento de la población come una "dieta equilibrada". Ni una sola persona de los más de 21,500 participantes en la encuesta obtenía el 100 por ciento de la ración diaria recomendada (RDR) de los 10 nutrientes enumerados.[6]

- ⊙ La deficiencia del hierro es generalizada en tres grupos: los preescolares, los adolescentes y las mujeres mayores de 18 años.[7]

- ⊙ De las mujeres entre los 18 y 30 años, el 66 por ciento no consume la RDR del calcio; después de los 35 años, esta cifra aumenta al 75 por ciento.[8]

La buena noticia es que estas estadísticas pueden modificarse con unos cambios relativamente sencillos en el estilo de vida. Muchas de las enfermedades mortales sobre las que leemos y oímos hablar constantemente (la cardiopatía, la artritis, el cáncer y la diabetes) se vinculan, de un modo u otro, a la dieta y los hábitos diarios.

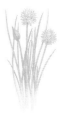

Es curioso que estas condiciones paralizantes y a veces fatales son catalogadas como "enfermedades de la civilización", por su predominio en las sociedades ricas e industrializadas, que tienen todas las ventajas para preservar y procesar la comida.

Se ha comprobado que las enfermedades relacionadas con las deficiencias dietéticas comienzan mucho antes de los síntomas. Se producen unos sutiles cambios bioquímicos durante varios meses, o hasta años, antes de que se observen problemas potenciales. En las etapas iniciales, el individuo no siente nada fuera de lo común, ni los análisis médicos revelan ninguna disfunción orgánica. A medida que la enfermedad avanza, puede haber unos síntomas generalizados como el cansancio, la indigestión o el insomnio. A estas alturas, la deficiencia aun podría ser difícil de diagnosticar, porque las señales siguen nebulosas. Sólo cuando ya se ha producido un daño serio, es posible efectuar el diagnóstico. Considere los probables síntomas (a continuación) de las deficiencias nutricionales. ¿Cuantos se parecen a las quejas de la menopausia?

- ⊙ Poca energía

- ⊙ Glándulas inflamadas

- ⊙ Problemas digestivos

- ⊙ Enfermedades de la sangre

- ⊙ Irritabilidad, ansiedad

- ⊙ Problemas emocionales

- ⊙ Insomnio

- ⊙ Mala concentración

- ⊙ Fluctuaciones de peso

- ⊙ Frecuentes resfriados e infecciones

Debemos cambiar nuestro marco de referencia, y concentrarnos en prevenir las enfermedades, en lugar de limitarnos a tratarlas. En el caso de muchas enfermedades potencialmente mortales—la osteoporosis, la cardiopatía y el cáncer, por nombrar sólo algunas—la mejor y tal vez la única cura real es la prevención. Esa voz que clama en el desierto, fuera de los confines del "civilizado" reino de la Asociación Médica Americana, no es la de un curandero ni un excéntrico, sino la de un profesional responsable de la salud, del médico holístico, que dice: "Haga algo respecto de la enfermedad antes de que le haga algo a usted: antes de que le mate".

Si usted contrae una enfermedad o no depende de otras cosas además de lo que usted come o no come. Su constitución genética podría predisponerla a ciertas enfermedades. Si su abuela, su madre, su hermana o su tía tuvo la diabetes, usted corre mayor riesgo de contraerla. Sin embargo, los resultados de muchas investigaciones indican que las características heredadas ejercen menos influencia sobre

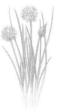

nuestra salud que el modo en que vivimos. Dentro de una familia no sólo hay patrones genéticos, sino también similares hábitos de alimentación que podrían ser aun más determinantes de la "debilidad familiar" que los mismos factores genéticos. ¿Su familia desayuna con café y rosquillas, almuerza con hamburguesas, papas fritas y refrescos, y cena con bistec, seguido de postre? Usted puede estar en apuro.

El cáncer mamario, que es el tipo de cáncer con la más alta mortalidad entre las mujeres norteamericanas y las de otros países occidentales ricos, es un ejemplo en que la crianza influye más que la naturaleza. Varios estudios, incluyendo algunos realizados en la Facultad de Medicina de la Universidad Tufts y en el Centro Médico de Nueva Inglaterra, en Boston, corroboran la teoría de que un factor determinante del cáncer mamario en las mujeres de los Estados Unidos parece ser la típica dieta norteamericana.[9] Unos estudios sobre enfermedades dentro de varias poblaciones y otras investigaciones sobre el cáncer efectuadas en los últimos 30 años parecen confirmar que las mujeres de los países occidentales tienen índices de cáncer mamario más altos que las de la mayoría de las demás naciones, debido a que su dieta contiene poca fibra, y mucha grasa y azúcar.

Los malos hábitos nos tornan más susceptibles a contraer diversas enfermedades. Ya todos sabemos la relación entre fumar y el cáncer del pulmón, entre el azúcar y la diabetes, entre el estrés y la hipertensión, entre los niveles de colesterol y la cardiopatía, entre el consumo de fibra y los trastornos digestivos. Lo que hacemos con regularidad—ya sea fumar; tomar café, refrescos de cola o alcohol en exceso; comer cantidades desmesuradas de azúcar; o trabajar en condiciones de estrés—puede fomentar y provocar unos estados de enfermedades bien definidos y predecibles en los individuos susceptibles.

Es posible que la dieta (y empleo el término en un sentido amplio, para cubrir todo lo que entra en el aparato digestivo, incluyendo bebidas, fármacos y humo) no sea el único factor determinante de la salud del cuerpo, pero sí es un elemento absolutamente vital. Todo lo que usted se lleva a la boca llega, en cierto momento, a las células de su cuerpo, y crea un ambiente donde tales células crecen, se reabastecen y se desarrollan o luchan por sobrevivir.

## ¿Qué Come la Gente Sana?

Como parte de una búsqueda dirigida a determinar lo que deberíamos hacer para ponernos sanos, he investigado las sociedades y grupos humanos que han alcanzado un estado de salud más óptimo. Descubrí que los pueblos más robustos, y que más años viven, comen alimentos tan variados como los climas de sus lugares de procedencia. Los lapones, que viven en un clima sumamente frío, se alimentan principalmente de carne de reno y no sufren ninguna de las enfermedades degenerativas que afectan los países más prósperos. Los polinesios se alimentan de poi, una comida hecha con la raíz de la planta taro (malanga); de pescado crudo o cocido; y de una

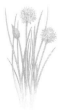

285

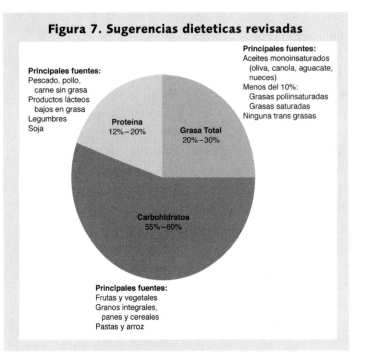

**Figura 7. Sugerencias dieteticas revisadas**

**Principales fuentes:**
Pescado, pollo,
  carne sin grasa
Productos lácteos
  bajos en grasa
Legumbres
Soja

**Principales fuentes:**
Aceites monoinsaturados
  (oliva, canola, aguacate,
  nueces)
Menos del 10%:
  Grasas poliinsaturadas
  Grasas saturadas
  Ninguna trans grasas

Proteína
12%–20%

Grasa Total
20%–30%

Carbohidratos
55%–60%

**Principales fuentes:**
Frutas y vegetales
Granos integrales,
  panes y cereales
Pastas y arroz

gran variedad de plantas tropicales frescas. Los hunzakuts, de las Himalayas, comen principalmente granos enteros, frutas y verduras frescas, leche fresca y queso, y en ocasiones carne, y se los conoce como el pueblo más saludable de la tierra. En Estados Unidos, unos grupos específicos como los Adventistas del Séptimo Día tienen índices de cáncer y cardiopatía bajos. La mayoría de ellos son vegetarianos, y generalmente escogen verduras y granos cultivados orgánicamente. Además, no fuman ni toman café o alcohol.

Aunque son diversos, entre los alimentos que consumen los pueblos saludables de todo el mundo hay ciertos denominadores comunes que nos pueden ayudar a determinar lo que deberíamos comer. El doctor Weston Price, autor del libro *Nutrition and Physical Degeneration,* comprobó que los grupos de población que tienen una dieta natural y no adulterada exhiben una excelente salud y no padecen de las "enfermedades de opción" antes mencionadas. Cuando estos pueblos más "primitivos" adoptan los hábitos modernos de alimentación, contraen las mismas enfermedades degenerativas de los países "civilizados", en un plazo relativamente breve (10 años, como promedio).[10]

Los hábitos alimenticios de las personas sanas, sean de las selvas de África, las montañas del Tibet, las playas del Pacífico del Sur o en el centro de Manhattan, siguen dos reglas generales: sus alimentos tienen un alto valor nutritivo (lo que los nutricionistas denominan "densos en nutrientes") y por lo general no son adulterados (o sea, no son muy procesados).

El primer componente de una dieta nutritiva es la densidad de nutrientes. Las comidas que consumen las personas sanas contienen abundantes vitaminas y minerales en su estado más natural. Estas comidas son frescas (cultivadas localmente y maduradas antes de la cosecha, y libres de pesticidas, herbicidas y aditivos), crudas o apenas cocidas. Los azúcares y granos procesados, los alimentos envasados y los aditivos comerciales generalmente se quedan al mínimo.

¿La conclusión? Se debe comer los alimentos integrales (en el estado más natural que sea posible) y reducir el consumo de sustitutos alimenticios creados

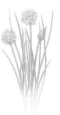

en un tubo de ensayo. Esta importante regla se hace cada vez más crucial para nuestra salud a medida que envejecemos. Al pasar los años, las células se reconstruyen con más lentitud y se deterioran con más rapidez. Algunos nutrientes que no se absorben con tanta eficacia pueden ser necesarios en mayores cantidades, pero hay que reducir las calorías a medida que nuestros metabolismos deceleran con el envejecimiento. Como es evidente, no podemos darnos el lujo

**Figura 8. Plan revisado de los "cuatro básicos"**

| Alta densidad nutricional | Alto en fibras |
| --- | --- |
| Bajo en grasas | Bajo en azúcar |

de malgastar nuestro consumo de calorías en comidas que no alimentan el cuerpo adecuadamente.

Los alimentos que consumimos como norma habitual deben tener una elevada densidad de nutrientes. Todos tenemos nuestros platos y golosinas preferidos, y sé que no hay manera de que usted se prive para siempre del famoso pastel de manzana de su abuelita. En tanto que estas comidas no constituyan un placer diario, un cuerpo sano las puede tolerar.

Para casi todos los que vivimos en Estados Unidos, nuestras prioridades se han invertido en los últimos 40 años. La mayor parte de lo que comemos se inclina cada vez más hacia los alimentos no esenciales. Se estima que hasta el 80 por ciento de lo que come la mayoría de los norteamericanos no tiene absolutamente ningún valor nutritivo. No es de extrañar, por lo tanto, que el modo de vida norteamericano haya sido señalado como un "factor de alto riesgo" para contraer varias enfermedades. La Comisión sobre la Nutrición del Senado informa que la dieta norteamericana estándar es rica en grasa, azúcar y calorías, y baja en fibras y nutrientes. Sería lamentable continuar con esta forma de alimentación, cuando se sabe que provoca la presión alta, la cardiopatía, trastornos digestivos, problemas de la piel, la obesidad, desequilibrios de la glucemia, y el envejecimiento acelerado. Varios destacados nutricionistas han propuesto una escala variable para los principales grupos de comidas, basada en el concepto que todos somos únicos y debemos conformar nuestras elecciones de comida a las necesidades de cada uno. (Para un sumario, véase la figura 7.)

Si usted corre riesgo respecto a alguno de los problemas de salud antes mencionados, es importante que analice exactamente lo que está comiendo. Considere su menú diario: ¿Los alimentos que normalmente come tienen una alta densidad de nutrientes? ¿Son ricos en fibras? ¿Contienen poca grasa? ¿Tienen pocos aditivos (azúcar, sustancias químicas innecesarias?) Cuando elige sus comidas, mantenga en mente estas "cuatro metas nutricionales básicas y revisadas" (véase la figura 8).

## DIFERENTES CULTURAS, DIFERENTES DIETAS

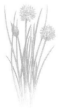

¿Existen culturas cuyas dietas podamos usar como modelos? Se ha probado que las dietas asiáticas, en particular las que tienen altos contenidos de soja, promueven la

287

salud, como explica este libro en varios capítulos. La soja tiene un alto contenido de lignanos e isoflavonas, que han demostrado tener beneficios anticancerosos y ayudar en el manejo de los síntomas de la menopausia. Añadir cantidades liberales de soja a una dieta densa en nutrientes y diversificada, basada en los alimentos no procesados, puede ser la mejor medicina preventiva disponible.

Aparte de la dieta asiática tradicional, otra dieta regional que ha recibido mucha publicidad por sus supuestos beneficios para la salud es la dieta mediterránea. Ancel Keys, de la Universidad de Minnesota, comenzó hace varias décadas a mirar formalmente las causas de la cardiopatía. Él estudió los estilos de vida de varios miles de hombres sanos de mediana edad, de varios países. Después de 10 años, los 655 sujetos de las islas griegas de Creta mostraron una resistencia mucho mayor a la cardiopatía. Solamente el 2 por ciento habían desarrollado la enfermedad, y ninguno de ellos había muerto. Comenzando con esta investigación, unas orientaciones para la llamada dieta mediterránea se han formado, incluyendo el desarrollo de la pirámide mediterránea como una alternativa a la Pirámide de Orientaciones Alimenticias del Departamento de Agricultura de los Estados Unidos (la que a menudo vemos en las cajas de cereal y otros alimentos). La pirámide mediterránea fue desarrollada por nutricionistas y epidemiólogos de la Escuela de Salud Pública de Harvard, la oficina europea de la Organización Mundial de la Salud, y Oldways Preservation and Exchange Trust.

Es tentador enfocarse en los elementos universalmente atractivos de la dieta mediterránea, porque permite cantidades liberales de grasa o aceite en la dieta (hasta el 40 por ciento de las calorías); limita pero no excluye la carne roja; recomienda el pescado y el pollo algunas veces a la semana; enfatiza las frutas, los vegetales, los frijoles, las pastas y los productos lácteos descremados; y permite hasta dos copas de alcohol por día. Sin embargo, antes de comenzar entusiastamente a consumir altas cantidades de grasa y alcohol diario, es importante notar que, como siempre, los *tipos* de estas comidas comúnmente consumidas por los cretenses eran muy específicos. Ancel Keys ha notado que su dieta era dominada por el aceite de oliva (ya hablamos de los beneficios de los aceites monoinsaturados, como los aceites de oliva y de canola) y los panes de granos integrales. Juntos, estos dos elementos contaron por el 50 al 60 por ciento de sus calorías totales. La dieta también era rica en frijoles, y frutas y vegetales frescos. El consumo de carne—incluso el pollo—era raro, y también lo eran el azúcar y la mayoría de los productos lácteos.

El cardiólogo Stephen Sinatra, entre otros, cree que la dieta mediterránea reduce el riesgo de la cardiopatía y la muerte súbita más que cualquier otro programa disponible. En realidad, nueva evidencia epidemiológica (de población) y evaluaciones estadísticas confirman el efecto protectivo de la dieta mediterránea, cuando se mantiene por hasta cuatro años después de la primera infarto cardíaco.[11]

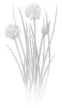

Los críticos de la dieta mediterránea resaltan que una dieta alta en grasa, sin suficiente ejercicio, añadirá grasa al cuerpo, lo cuál no es bueno para el corazón, y que dos copas al día pueden incrementar el riesgo de las mujeres del cáncer mamario (recuerde, los sujetos del estudio cretense eran hombres). Después de revisar toda la evidencia, se hace claro que no podemos recomendar los milagros de la dieta mediterránea mientras ignoramos el contexto completo del estilo de vida que disfrutan los hombres cretenses en el estudio de Keys—un estilo de vida muy diferente al de la mayoría de norteamericanos hoy. Los sujetos de Creta hacían mucha actividad física en su trabajo diario (muchos eran pescadores) y probablemente enfrentaron menos estrés también—por lo menos el tipo de estrés asociado con nuestra sociedad apurada, ambiciosa y obsesionada con los logros. Relajarse con una copa de vino durante un almuerzo tranquilo no es lo mismo que dos martinis en un almuerzo de negocios.

## ¿Suplementos? ¡Si!

Hace décadas he insistido en la necesidad de tomar los suplementos de vitaminas y minerales, basada en la probabilidad de que no estamos comiendo todas las frutas y vegetales que requerimos cada día. He presentado encuestas gubernamentales que indican que pocas personas en los Estados Unidos consumen hasta las más mínimas raciones diarias recomendadas (RDR). Más aun, creo que he construido un caso sólido, confirmando que las investigaciones sobre la nutrición en las últimas dos décadas han mostrado que los nutrientes suplementarios por encima de las RDR son críticos para la prevención y el tratamiento de las enfermedades crónicas como la cardiopatía y el cáncer. Pero mi presentación y pasión, junto con las de muchos otros nutricionistas, llegaron a oídos sordos entre la comunidad médica. Aun en vista de todas las investigaciones que apoyan los beneficios de los suplementos, los médicos entrenados convencionalmente por lo general sostuvieron que una "dieta equilibrada" era adecuada para suplir nuestras necesidades dietéticas, y colectivamente repitieron su creencia, una y otra vez, que las vitaminas solamente nos proporcionaban una orina cara.

Los nutricionistas por todos los Estados Unidos han sido vindicados. En un estudio muy importante publicado en junio del 2002, en el periódico más prestigioso de la comunidad medica, *Journal of the American Medical Association,* los investigadores anunciaron que—pendiente evidencia fuerte en unas pruebas hechas al azar, parece ser prudente que todos los adultos tomen un suplemento vitamínico para ayudar en la prevención de las enfermedades crónicas.[12] ¡¡Yupi!! Disculpen mi exhuberancia, pero ya he esperado este anuncio hace tantos años.

Los autores del estudio están de acuerdo que la mayoría de la gente no consume en su dieta las óptimas cantidades de todas las vitaminas. Ellos hacen ver

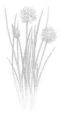

que los niveles no óptimos de ácido fólico, vitamina B-6 y vitamina B-12 son un factor de riesgo para la cardiopatía, los defectos del tubo neurológico y los cánceres del colon y del seno; bajos niveles de vitamina D contribuyen a las fracturas de los huesos y la osteopenia (masa ósea más baja de lo normal); y bajos niveles de antioxidantes (la vitaminas A, E y C) pueden incrementar el riesgo de varias enfermedades crónicas. Y estos son apenas los nutrientes obvios. En otros 30 años, alcanzarán al resto del mundo científico y se darán cuenta de que existen otros nutrientes que contribuyen a la salud óptima.

¿Debería tomar suplementos de vitaminas y minerales? Si, su médico lo recomienda.

## LAS MUJERES PUEDEN TENER DEFICIENCIAS DE NUTRIENTES

Los seres humanos no son genéticamente uniformes. Varían en el esqueleto, el peso, las preferencias alimenticias, la cantidad del ejercicio que hacen, la digestión y la absorción de nutrientes, y la manera de enfrentar el estrés. Los requerimientos alimenticios de las personas sanas pueden tener un factor de variación de lo "normal" de hasta 30; en el caso de las personas enfermas, ese factor puede llegar a 1,000.[13]

Esta diversidad, tanto bioquímica como nutricional, es incluso mayor entre las mujeres. Considérese que algunas mujeres no tienen hijos, otras tienen uno solo y otras tienen hasta 14. Hay mujeres que amamantan a sus hijos durante varios meses, otras que toman píldoras anticonceptivas, otras que han ligado las trompas y aun otras que han tenido histerectomías parciales o totales. Cada una de estas situaciones generalmente requiere dosis mayores al "promedio" de determinados nutrientes. Cuando los factores varían tan dramáticamente, es especialmente difícil, si no imposible, establecer requerimientos nutricionales estándares o promedios.

Muchas personas tienen una necesidad congénita o adquirida de mayores dosis de ciertos nutrientes. El doctor Andrew Weil, autor de *Health and Healing* y varios otros libros sobre la salud holística, explica que nuestros cuerpos tienen uno o más puntos débiles. Algunas personas son propensas al dolor de garganta, otras tienen estómagos sensibles. La dieta puede agravar estas condiciones. Esto es especialmente claro en el caso del calcio y su relación con la osteoporosis. Muchas mujeres heredan una predisposición a la osteoporosis; otras corren el riesgo de contraerla debido a una deficiencia de calcio en su dieta, o a unos hábitos que impiden la absorción del calcio. Sea cuál sea el caso, una mayor ingestión de calcio puede reducir significativamente la pérdida ósea en la mediana edad.

Lo que confunde a mucha gente respecto a las recomendaciones sobre la nutrición es que siempre hay anecdotas sobre unos individuos que contradicen las estadísticas. ¿Por qué no todos los fumadores tienen cáncer del pulmón, si las investigaciones muestran tan claramente que hay una correlación directa entre estas

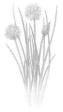

dos cosas? Evidentemente, algunos individuos afortunados tienen constituciones muy fuertes o sistemas respiratorios superiores a lo normal.

La pregunta que usted debe hacerse no es: "¿Soy una persona media?", sino, "¿Tengo alguna debilidad?" Si es así, le conviene elegir una dieta que compense esa debilidad. Y lo más probable es que sí tiene alguna debilidad.

## ¿DEBE CONSIDERAR TOMAR SUPLEMENTOS?

Los nutricionistas reportan que las mujeres somos más propensas a tener bajos niveles de los siguientes: las vitaminas A, D, C y del complejo B (especialmente B-6, B-12 y el ácido fólico); y los minerales calcio, magnesio, cinc, selenio y cobre. Las mujeres que menstrúan deben añadir hierro a esta lista. La lista se expande con la edad, las infecciones, las enfermedades, el estrés, el fumar y los malos hábitos alimenticios, tales como tomar alcohol en exceso o comer muchas comidas procesadas.

Como mínimo, usted debe considerar tomar suplementos si:

⊙ no consume dos a tres frutas y cuatro a cinco vegetales por día

⊙ consume alcohol, cafeína o azúcar en exceso

⊙ fuma o vive con alguien que fuma

⊙ sigue una dieta de menos de 1,000 calorías al día

⊙ sigue una dieta de moda que suprime un grupo alimenticio principal

⊙ está embarazada, lo que normalmente implica la necesidad de tomar una dosis adicional de hierro y ácido fólico

⊙ toma medicamentos (los diuréticos y algunos fármacos antihipertensivos agota el potasio; la colestiramina disminuye la absorción de las grasas, las vitaminas A, B-12 y D, y los minerales hierro y potasio; el aceite mineral y otros laxantes causan una pérdida de las vitaminas A y D y el mineral calcio; y los antibióticos de amplio espectro pueden reducir la vitamina K y algunas del complejo B)

⊙ tiene una enfermedad en la que la dieta es un factor reconocido, incluyendo la hipertensión, la cardiopatía, el cáncer, la enfermedad de los riñones, las ulceras, el alcoholismo, y la diabetes de adulto

⊙ padece de quemaduras o sufre de una enfermedad prolongada

Aunque creo firmemente que la mayoría de la gente requiere suplementos para cumplir sus necesidades nutricionales, quiero que quede bien claro que las pastillas no reemplazan una dieta nutritiva. Los investigadores continuamente identifican nuevas sustancias en las comidas que promueven la salud y protegen contra

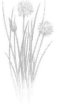

las enfermedades. Cada día, los científicos encuentran más fitonutrientes (nutrientes que provienen de las plantas) que pueden ser tan importantes para nuestra salud como las más reconocidas vitaminas y nutrientes. Es un error confiar solamente en los nutrientes que conocemos. Además, no crea que usted pueda comer todas las comidas no nutritivas que quiera y tomarse unas pastillas para asegurar su salud. ¿Quién sabe cuáles sustancias nutritivas nos hacen falta que no se encuentran en una pastilla multivitamínica?

## ESCOGIENDO LA NUTRICIÓN OPTIMA—NO LA MÍNIMA

En su mayoría, las raciones dietéticas recomendadas (RDR), aunque se actualizaron a finales de los años 1990 y los principios de los años 2000, ofrecen unos estándares para la salud mínima, en vez de la óptima. Las RDR no se diseñaron para fortalecer la salud, para dirigirse a la gente que no tienen una salud perfecta, para incluir una población que envejece, o para cualquier persona con necesidades nutricionales específicas, tales como los que padecen de enfermedades crónicas o infecciones periódicas, o para los que toman medicamentos. Y solamente en pocos casos la RDR considera el potencial para la salud óptima y la relación entre el consumo de nutrientes y la protección contra las enfermedades.

Se produjo un poco de progreso cuando se actualizaron las RDR recientemente. Por ejemplo, los Institutos Nacionales de Salud encontraron que todas las RDR anteriores para el calcio eran inadecuadas, especialmente para las mujeres posmenopáusicas, y recomendaron públicamente unas dosis más altas para ayudar a prevenir y tratar la pérdida de la masa ósea. En 1977, la RDR para el calcio fue incrementada para las mujeres hasta entre 1,000 a 1,300 mg por día, según la edad de la mujer y si está embarazada o lactando.

En otro ejemplo, años de investigaciones continúan confirmando una fuerte asociación entre la deficiencia de la vitamina E y la cardiopatía. Se ha dicho que el nivel de vitamina E de cada individuo es un mejor indicador de la cardiopatía que su nivel de colesterol en la sangre. La mayoría de las investigaciones sobre la vitamina E han encontrado que la gente requiere unas dosis suplementarias de 100 a 400 UI por día, para evitar la placa que puede bloquear las arterias; sin embargo, la RDR para las mujeres, actualizada en el 2000, todavía permanece en una dosis baja de 22 UI (15 mg) por día.

En vez de esperar que los nutricionistas, que tienen discrepancias entre sí, nos den la autorización oficial, necesitamos abrazar el conocimiento actual y venidero que nos muestra las formas para optimizar nuestra salud mediante la nutrición.

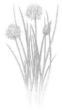

## CAPÍTULO 15

# ACENTUAR LO POSITIVO

*La vida es un banquete, pero muchos infelices se mueren de hambre.*

— AUNTIE MAME

Pocas veces los nutricionistas se ponen de acuerdo acerca de cuál es la dieta óptima, por dos razones: primero, hay muchas interpretaciones de la buena nutrición; segundo, el concepto de "óptimo" es diferente para cada individuo. Sin embargo, se puede aplicar ciertos principios para crear un programa individual. Una dieta óptima debe ayudar al individuo a desarrollar su potencial pleno, promover el mejor nivel mental y físico, y brindar la mayor resistencia a la infección y las enfermedades, sin acelerar el proceso del envejecimiento. Estos objetivos son ampliamente aceptados, de modo que para iniciar un plan de acción, veamos los aspectos dietéticos básicos que también gozan de una aceptación general.

Primero, veamos los llamados macronutrientes: las proteínas, los carbohidratos y las grasas. Estos son los nutrientes que proporcionan energía a nuestros cuerpos. Aparte del alcohol, estas son las únicas sustancias que contienen calorías. (Puesto que la fibra se relaciona mucho con los carbohidratos, aunque no contiene calorías, también se incluye en esta primera parte del capítulo.)

## ≳ La Proteína ≲

Ingerir la proteína suficiente no es ningún problema para la mayoría de las mujeres norteamericanas, a menos que sigan una dieta estricta de toronjas y lechuga. El consumo promedio de proteína en los Estados Unidos va mucho más allá de los requisitos.[1] Con la creencia de que las comidas deben basarse en las carnes, mucha gente se pasa. El requisito diario estándar de proteína es de 0.8 gramos por cada dos libras de peso corporal ideal. Por lo tanto, si usted pesa 120 libras, necesita

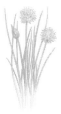

## ¿Usted Ingiere la Proteína Adecuada?

Usted necesita: su peso corporal en libras

_____ x 0,40 = _____ gramos
por día

| Comida | Proteína (gramos) |
| --- | --- |
| Carne de res (8 oz) . . . . . . . . . . . . . . . . . . . . | 64 |
| Pollo (8 oz) . . . . . . . . . . . . . . . . . . . . | 72 |
| Pescado (8 oz) . . . . . . . . . . . . . . . . . . . . | 56 |
| Atún (3 oz) . . . . . . . . . . . . . . . . . . . . | 24 |
| Huevos (2) . . . . . . . . . . . . . . . . . . . . | 14 |
| Leche (1 taza) . . . . . . . . . . . . . . . . . . . . | 9 |
| Requesón ($^1/_2$ taza) . . . . . . . . . . . . . . . . . . . . | 14 |
| Queso cheddar (1 oz) . . . . . . . . . . . . . . . . . . . . | 7 |
| Frijoles ($^1/_2$ taza) . . . . . . . . . . . . . . . . . . . . | 7 |
| Frijoles con arroz (1 taza . . . . . . . . . . . . . . | 17 |
| Lasaña vegetariana (1 taza) . . . . . . . . . . . . . . | 14 |
| Arroz con leche (1 taza) . . . . . . . . . . . . . . | 17 |
| Pastas (1 taza) . . . . . . . . . . . . . . . . . . . . | 5 |
| Cereal de trigo con leche (1 taza) . . . . . . . . | 28 |
| Pan de trigo integral (1 rebanada) . . . . . . . . | 3 |
| Pan de maíz (1 rebanada de 3 por 4 pulg.) . . . | 4 |
| Papa (1 mediana) . . . . . . . . . . . . . . . . . . . . | 5 |

48 gramos de proteína para construir, reparar y mantener sus células. El consumo promedio de cada mujer es de 40 a 60 gramos por día. La tabla titulada "¿Usted Ingiere la Proteína Adecuada?" que se encuentra a la izquierda presenta la formula anterior en medidas practicas.

Todos sabemos que la proteína es un elemento vital. Después del agua, es la sustancia más abundante en el cuerpo; constituye del 18 al 20 por ciento del peso corporal. La proteína es el material estructural de las células, la piel, el cabello, los músculos, los órganos internos y los vasos sanguíneos. Construye células durante los periodos de crecimiento y las repara durante las situaciones de emergencia.

En los Estados Unidos, abordamos la cuestión de la dieta de un modo más bien empírico. Como somos un país relativamente joven, poblado por personas de diversos orígenes nacionales, no tenemos una predominante dieta "tradicional". Por lo tanto, tendemos a experimentar mucho, tratando de distinguir lo bueno de lo que no es tan bueno. Esto también significa que, cuando algo demuestra beneficiar nuestra salud, tenemos una tendencia fuerte a adoptarlo con un entusiasmo excesivo. Eso es justamente lo que sucedió con las proteínas. Durante muchos años, la dieta alta en proteínas estuvo de moda. Muchísimas personas padecieron de peligrosos efectos secundarios; algunas incluso sufrieron deterioros orgánicos irreversibles. La proteína es, sin duda, importante para el mantenimiento del cuerpo, pero la ingestión excesiva de proteína no es beneficiosa y puede ocasionar hasta graves problemas.

Considere lo siguiente:

⊙ Algunas carnes, en especial las rojas (las carnes de res, de puerco o de carnero) son particularmente altas en grasas saturadas. Se sabe que las dietas ricas en grasa pueden resultar en la obesidad, la hipertensión, la aterosclerosis y el cáncer.

⊙ Las carnes rojas agravan el SPM y los dolores menstruales.

⊙ Las carnes rojas son ricas en fosfatos y ácidos, y éstos aceleran la pérdida de calcio en los huesos, lo que así crea un mayor riesgo de la osteoporosis.

⊙ Grandes cantidades de proteína requieren un gran esfuerzo de los riñones, pues forman y excretan compuestos orgánicos que contienen desechos de nitrógeno.

⊙ El exceso de proteínas puede agotar las vitaminas B-6 y B-3 (niacina), el calcio y el magnesio.

⊙ Las carnes procesadas y ahumadas, como el tocino, el jamón, el salami y los embutidos, contienen nitratos y nitritos, que pueden provocar la formación de nitrosaminas cancerígenas en el cuerpo.

La mayoría de las carnes contienen casi la misma cantidad de grasa como de proteína, y a veces más. Una lonja de jamón o un bistec de buena calidad se compone aproximadamente del 25 por ciento de proteína y el 75 por ciento de grasa. La carne de ave generalmente tiene menos grasa y calorías, siempre que se le quite la piel y no se fría la carne.

La mayoría de las carnes rojas y de ave criadas en los Estados Unidos contienen hormonas sintéticas, antibióticos, residuos de pesticidas y varios otros aditivos químicos indeseables. Afortunadamente, cada vez más se pueden conseguir carnes rojas y de aves criadas de forma natural, sin sustancias químicas ni aditivos. Pregunte por ellas en su mercado local.

El pescado contiene menos grasa que la carne y el pollo, y es rico en proteína. A menos que lo sirva frito, empanado o con salsa cremosa, su contenido de grasa es bajo. Por supuesto, lo mejor es adquirir pescado fresco, pero incluso el atún (empacado en agua), los camarones y el cangrejo enlatados son buenas fuentes de proteína.

La carne, el pescado, los huevos y todos los productos lácteos suministran lo que los nutricionistas denominan *proteínas completas*. Una proteína completa contiene todos los nueve aminoácidos esenciales, que son los elementos básicos de la proteína. También hay proteína, en diferentes cantidades, en los vegetales, los granos, los frijoles, los chícharos, las semillas y las nueces. Puesto que estos carbohidratos carecen de, o tienen bajos contenidos de uno o más de los aminoácidos esenciales, se consideran incompletos. La única excepción en el mundo de las plantas es la soja, que proporciona una proteína completa. Anteriormente los nutricionistas creían que se tenía que combinar una proteína incompleta con otra en la misma comida para obtener el beneficio completo, pero esta teoría ya no es aceptada, puesto que los fragmentos de las proteínas, los aminoácidos, circulan en el

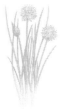

cuerpo mucho después de que la comida se ingiere, y están disponibles para unirse con otros aminoácidos.

Si bien las investigaciones sobre las proteínas y los aminoácidos son bastante recientes, diversas culturas de todo el mundo han combinado las proteínas, desde hace siglos. Muchos latinoamericanos viven de arroz y frijoles. Las tortillas de maíz y los frijoles constituyen una combinación habitual entre los mexicanos. Los platos tradicionales del sureste de los Estados Unidos incluyen el pan de maíz y los guisantes, o los frijoles rojos con el arroz. En la cocina china, se agrega el tofú a las verduras y el arroz. Los vegetarianos han estudiado el arte de combinar las comidas para lograr una dieta más saludable.

Los productos lácteos no sólo sirven para acompañar los granos; son excelentes solos como fuentes de proteína. Se ha dicho que la leche es el alimento perfecto, porque tiene el mismo equilibrio de aminoácidos que la carne, el pescado y la carne de ave. Al igual que las demás fuentes de proteínas, los productos lácteos preferibles son los que contienen menos grasa: la leche descremada, el requesón de baja grasa, el yogur descremado, el suero de la leche, el kéfir y varios tipos de queso. Los quesos más conocidos—suizo, emmental, cheddar, de bola y longhorn—son los que más grasa contienen. Dado que 100 gramos de estos quesos contienen entre 9 y 11 gramos de grasa, hay que consumirlos en cantidades pequeñas.

Sin embargo, la leche no es buena para todo el mundo. Algunas personas son alérgicas a los productos lácteos, y otras carecen de la enzima necesaria para digerir la lactosa o el azúcar lácteo (esta condición se llama *intolerancia a la lactosa*). Si beber la leche o comer los quesos procesados le provoca diarrea, indigestión o flatulencia, pruebe consumir productos elaborados con la leche fermentada (yogur, kéfir, suero de leche o leche acidófila). Si sus problemas digestivos persisten, elimine los productos lácteos por completo de su dieta. Hay suficientes proteínas de otras fuentes; si le preocupa una posible carencia de calcio, tómelo como suplemento.

Las semillas y las nueces ofrecen otra alternativa a las carnes y son también buenas fuentes de fibra. Se pueden comer crudas y frescas, y pueden ser una golosina oportuna, o se pueden combinar en una comida, para agregar valor nutritivo, sabor y textura. No obstante, aunque son muy alimenticias, es conveniente no comerlas en exceso, a menos si usted tiene el lujo de poder consumir muchas calorías. Media taza de maní o nogales contiene 36 gramos de grasa.

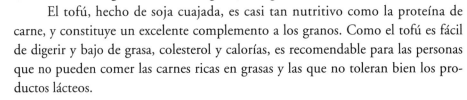

El tofú, hecho de soja cuajada, es casi tan nutritivo como la proteína de carne, y constituye un excelente complemento a los granos. Como el tofú es fácil de digerir y bajo de grasa, colesterol y calorías, es recomendable para las personas que no pueden comer las carnes ricas en grasas y las que no toleran bien los productos lácteos.

## ⨠ Los Carbohidratos ⨤

El cuerpo funciona a base de los carbohidratos; son el único combustible verdaderamente limpio en la dieta. Tanto la proteína como la grasa sueltan subproductos tóxicos a medida que se metabolizan, pero los carbohidratos no lo hacen. De hecho, aplacan las toxinas creadas por el procesamiento de otros nutrientes. Es por esto que una dieta rica en proteínas y grasas y baja en carbohidratos puede sobrecargar los órganos y disminuir la energía. Los atletas y los aficionados al ejercicio saben que los carbohidratos son el mejor combustible para los músculos antes de ejercitarlos, para protegerse del cansancio muscular.

Las comidas que contienen carbohidratos compuestos (los granos enteros, los frijoles, el arroz, las frutas y los vegetales, entre otros) son ricos en vitaminas, minerales, antioxidantes y fitoquímicos, constituyen unas fuentes excelentes de fibra, contienen poca grasa, y pueden reemplazar las fuentes de proteína. Por eso, potencialmente cubren todas nuestras necesidades dietéticas. Los vegetarianos lo han comprobado ya hace tiempo. La mayor parte de nuestra dieta—del 55 al 65 por ciento del total de nuestras calorías diarias—debe provenir de este importante grupo de comidas.

## EL LADO NEGATIVO DE LOS CARBOHIDRATOS

Desafortunadamente, no todos los carbohidratos son buenos o saludables para nosotros. Con la aparición de la "revolución" de las comidas libres de grasas, cuando los investigadores vincularon la grasa comestible con la obesidad y la cardiopatía coronaria, las mujeres comenzaron a eliminar la grasa de sus dietas y a reemplazarla con carbohidratos concentrados. Cierto, estas comidas no tenían grasa, pero la parte negativa era que contenían mucho azúcar. Y el resultado final no fue la pérdida de peso. Sin entender las consecuencias, las mujeres se excedieron, consumiendo grandes porciones de helados y yogur descremados, y aderezos de ensaladas, galletas y papitas—todos bajos en grasa—pensando que la grasa se derretiría de sus cuerpos. Esto no sucedió porque el consumo total de calorías todavía excedía el límite que el cuerpo podía usar. La obesidad no fue controlada; siguió subiendo.

En algunas mujeres, los carbohidratos, aun los saludables, provocan insaciables antojos. La comida nos afecta a todos de formas diferentes. Una mujer puede quedar satisfecha y calmada con un panecillo por la mañana, mientras que otra que come el mismo desayuno puede seguir buscando cualquier cosa que quede en el refrigerador o el escritorio. Los carbohidratos, especialmente los de la variedad refinada y cubiertos de azúcar, estimulan la elevación del azúcar en la sangre y después los niveles de insulina, lo cual eventualmente provoca el apetito y, en algunas personas, antojos incontrolables. (Lea más sobre este fenómeno, llamado *resistencia a la insulina,* en el Capítulo 4.) Las mujeres, en especial, necesitan entender su

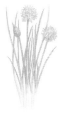

297

### Índice Glucémico de Ciertos Alimentos

| Alto (encima de 65) | Mediano (45–64) | Bajo (debajo de 45) |
| --- | --- | --- |
| Glucosa, 100 | Pasas, 65 | Salvado, 43 |
| Croissants, 96 | Jalea, 63 | Uvas, 43 |
| Avena (instantánea), 93 | Plátano (maduro), 62 | Frijoles secos (cocidos), 42 |
| Zanahorias, 92 | Elote dulce, 61 | Peras, 41 |
| Melaza, 87 | Panecillos de salvado, 60 | Naranjas, 40 |
| Arepas, 83 | Azúcar de mesa, 59 | Manzanas, 39 |
| Hojuelas de maíz, 80 | Jugo de manzana, 58 | Chocolate, 36 |
| Papa asada, 73 | Miel, 58 | Vino, 35 |
| Arroz blanco, 72 | Avena (cocida), 58 | Cerveza, 35 |
| Pan negro, 72 | Kiwi, 58 | Leche, 34 |
| Sandía, 72 | Cereal Muesli, 56 | Yogur, 33 |
| Chips de maíz, 70 | Galletas de avena, 55 | Helado (con toda la grasa), 30 |
| Pan blanco, 69 | Jugo de naranja, 53 | Fresas, 25 |
| Bagels, 69 | Chícharos, 52 | Cerezas, 22 |
| Harina de maíz, 68 | Pastas, 50 | Brócoli, 9 |
| Papas fritas, 67 | Helado (bajo en grasa), 50 | Espinacas (cocidas), 9 |
| Arroz integral, 66 | Jugo de toronja, 48 | Lechuga, 9 |

sensibilidad particular a los carbohidratos, y esforzarse en reducir o eliminar los ofensores de sus dietas.

Una herramienta llamada el *índice glucémico* puede ayudarle a seleccionar mejor entre las comidas cargadas de carbohidratos, sobre todo si usted es altamente sensible a los azucares y almidones. Los científicos han desarrollado este sistema, que cuantifica la velocidad en la que un carbohidrato entra en el torrente sanguíneo y eleva los niveles de azúcar e insulina. Las comidas que tienen un alto índice glucémico elevan el azúcar en la sangre con más rapidez que los de índices moderados o bajos. Dicho esto, sepa que la cadena de eventos no es exactamente clara: primero, una comida específica impacta a cada individuo de manera diferente; y además, cuando se come un carbohidrato de alto índice con otro más bajo, el efecto es generalmente neutralizado. Por ejemplo, si usted come cereal en el desayuno, pero le añade leche, la elevación del azúcar es menos inmediata y no sube tanto. Igualmente, existen diferencias dentro de las categorías, según la cantidad de carbohidratos, fibra o azúcar que contenga la comida. Si come una zanahoria, la cual registra alta en el índice glucémico, no provocará una gran elevación en su nivel de insulina, porque tiene bajo contenido de carbohidratos y azúcar. He leído muchos libros sobre dietas que recomiendan eliminar las zanahorias y las papas de su dieta, por-

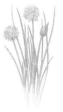

## ¿Cuánta Fibra Consume?

| Cereales | Fibra (gramos) |
|---|---|
| All Bran with extra fiber ($^1/_2$ taza) | 14 |
| Wheat Bran ($^1/_2$ taza) | 12 |
| 100% Bran ($^1/_2$ taza) | 10 |
| Bran Chex ($^2/_3$ taza) | 6 |
| Fruit and Fiber ($^1/_2$ taza) | 5 |
| Avena ($^3/_4$ taza) | 2.1 |
| Hojuelas de maíz ($^3/_4$ taza) | 2.1 |
| Granola de avena ($^1/_3$ taza) | 1 |

**Pan**

| | |
|---|---|
| Pan de bolsa (5 pulg.), de trigo integral | 4.4 |
| Pan de 100% trigo o centeno integral (2 rebanadas) | 2 |
| Bagel (1) | 1.4 |
| Pan blanco, francés, italiano (1 rebanada) | 0.6 |
| Croissant (1) | 0 |

**Frijoles y Chícharos**

| | |
|---|---|
| Frijoles pintos o alubias ($^3/_4$ taza, cocidos) | 14 |
| Frijoles carita ($^3/_4$ taza) | 12.3 |
| Rice Krispies | 0 |
| Garbanzos ($^3/_4$ taza, cocidos) | 7 |
| Lentejas ($^3/_4$ taza, cocidos) | 5.6 |
| Chícharos verdes ($^3/_4$ taza, cocidos) | 4 |

**Frutas y Vegetales**

| | |
|---|---|
| Manzana grande (1) | 4.7 |
| Papa asada mediana (1) | 4.2 |
| Albaricoques secos (10) | 3.6 |
| Naranja (1) | 3 |
| Maíz cocido ($^1/_5$ taza) | 3 |
| Chícharos ($^1/_2$ taza) | 2.9 |
| Zanahoria (1 cruda) | 2.3 |
| Fresas ($^1/_2$ taza) | 2 |
| Brócoli cocido ($^1/_2$ taza) | 2 |
| Plátano mediano (1) | 1.5 |
| Durazno (1) | 1.4 |
| Espinacas crudas (1 taza) | 1.4 |
| Lechuga iceberg (1 taza) | 0.6 |

que tienen altos niveles en el índice glucémico. Creo que debemos utilizar un poquito de sentido común y no clasificar indiscriminadamente como malas a todas las comidas con altas calificaciones de carbohidratos. Después de todo, unas cuantas zanahorias proporcionan más del doble de la RDR de vitamina A, más una cantidad considerable de fibra.

Experimente con las comidas en la siguiente lista y note como se siente después de comerlas:

## ⇝ La Fibra ⇜

Los principales carbohidratos son los azúcares, los almidones y la fibra. Los azúcares y almidones básicamente proporcionan el cuerpo con energía, mientras la fibra alimenticia tiene varias funciones diferentes.

Existen muchas variedades de fibra, y cada una participa de forma diferente en el cuerpo. La fibra soluble en agua—encontrada en los granos integrales y el salvado de trigo, centeno, maíz y arroz y en algunas frutas y verduras—mantiene el funcionamiento normal del sistema gastrointestinal. Suaviza los feces, ayuda a prevenir el estreñimiento, y ejercita los músculos del sistema digestivo, lo cual mantiene los intestinos tonificados y resistentes a la diverticulósis.

La fibra soluble se encuentra en alta concentración en el salvado de avena, los chícharos y frijoles secos, la cebada, muchas frutas y vegetales, las gomas (guar, xanthano,

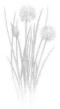

algarroba), mucilaginosos como el psilium (la cascarilla de la semilla de *Plantago ovata*), y la pectina. Muchas investigaciones recientes comprueban que la fibra soluble es efectiva, tanto en reducir los niveles de colesterol y triglicéridos en la sangre, como en ayudar en la regulación de los niveles de azúcar.

No hay duda que la fibra es un factor principal en lograr la buena salud. Grandes investigaciones por todo el mundo sugieren que la fibra puede proteger contra algunas formas de cáncer, reducir el riesgo de cardiopatía coronaria, y ayudar en el control de la obesidad, el estreñimiento, la diabetes y muchos otros males. Igualmente, los alimentos fibrosos aportan vitaminas y minerales al cuerpo. Por ejemplo, las harinas de grano entero son ricas en vitamina B y proteínas; las frutas nos aportan vitamina C y muchos minerales; las verduras son ricas en vitamina A y minerales.

De nuevo, quiero enfatizar las características superiores de los granos enteros, comparados con los cereales y panes proce-

## Sugerencias para Incrementar la Cantidad de Fibra en su Dieta

- Sustituya el pan que come por otro rico en fibras, como el pan de semilla de trigo o el 100 por ciento integral.
- Desayune con cereales fríos ricos en fibras, tres o cuatro veces a la semana. Pruebe copos de salvado (Bran Flakes) y salvado de avena (Cracklin' Oat Bran), entre otros.
- Tome una sopa rica en fibras una vez por semana: sopa de frijoles, de lentejas, de maíz, de col o sopa de vegetales con frijoles.
- Incluya legumbres en la ensalada verde: garbanzos, ejotes, chícharos, frijoles rojos.
- Prepare platos de verduras con legumbres, como ensalada de frijoles, arroz con chícharos, o brócoli con frijoles rojos.
- Coma verduras ricas en fibras a diario: maíz, brócoli, coles de Bruselas, espinacas, ejotes y papas.
- Coma frutas lo mas a menudo que le sea posible, incluyendo moras, fresas, peras, pasas, plátanos y manzanas.
- Emplee verduras de color verde oscuro para las ensaladas, como espinaca, lechuga romana y endibia, en vez de lechuga iceberg, de color verde pálido.
- Pruebe la salsa de legumbres servidas con chili, vegetales crudos y pan de bolsillo ("pita") de trigo entero.
- Emplee salvado de trigo no procesado y All Bran en las recetas comunes de pasteles, tartas y galletas dulces.
- Agregue salvado de trigo y de avena no procesados al pastel de carne, los estofados y los platos de verduras, o como cobertura de postres horneados de frutas.
- Coma panecillos de maíz, salvado o avena, en lugar de pasteles, rosquillas y galletas dulces.
- Agregue pasas a los panecillos, los cereales, las galletas dulces y el arroz con leche.
- Reemplace una parte de harina normal con harina de trigo integral, de soja o de avena en sus recetas habituales.
- Coma galletas integrales y frutas secas como merienda.
- Incluya nueces y semillas en las recetas.

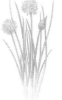

sados. En el proceso normal de molido, se pierden del 60 al 90 por ciento de la vitamina B-6, el ácido fólico, la vitamina E y muchos otros nutrientes—y la fibra también.[2]

Puesto que generalmente no consumimos suficientes frutas y vegetales, y ya que la mayoría del contenido de fibra elimina de los panes y cereales, no es sorprendente que el consumo de fibra entre los norteamericanos sea abismalmente bajo—menos de la mitad de lo que se considera saludable. La dosis recomendada es de aproximadamente 30 a 40 gramos de fibra por día; la mayoría de los norteamericanos consumen por debajo de 10 gramos al día. Eche un vistazo al cuadro titulado "¿Cuánta Fibra Consume?" (en la pagina 299), para ver cuanta fibra usted consume.

## ⇒ La Grasa ⇐

Alrededor del 40 por ciento de las calorías contenidas en la dieta norteamericana habitual proviene de las grasas y los aceites. Esto equivale a unos 100 gramos de grasa o a las tres cuartas partes de una

### Consejos para Reducir el Contenido de Grasas de su Dieta

- ⊙ Reduzca su consumo de carnes rojas; cómalas como acompañamiento y no como plato principal.
- ⊙ Compre las cortes de carne roja con poca grasa, como falda y solomillo molido sin grasa.
- ⊙ Quite toda la grasa visible a la carne antes de cocinarla.
- ⊙ Sustituya las carnes rojas por pavo y pollo, en especial las partes blancas.
- ⊙ Quite el pellejo de la carne de ave antes de cocinarla.
- ⊙ Coma pescado y mariscos con más frecuencia, en especial bacalao, platija, abadejo, camarones, langosta y atún envasado con agua.
- ⊙ Prepare los alimentos al horno, a la parrilla o salteados, en vez de fritos.
- ⊙ Experimente con cenas sin carne, una o dos veces por semana.
- ⊙ Diminuya el uso de mantequilla y aceite cuando cocina y hornea.
- ⊙ Reduzca al mínimo los quesos y las salsas, y utilice sustitutos bajos en grasa cuando sea posible (leche descremada, yogur natural y requesón bajos en grasa).
- ⊙ Limite el consumo de semillas, nueces y aguacate.
- ⊙ Elimine por completo los alimentos procesados, condimentados y envasados.
- ⊙ Cuidado con los postres, en especial pasteles, rosquillas, chocolate, helado y otros preparados cremosos o almibarados. (Trate de sustituir con postres sin grasa.)

barra de mantequilla al día, por persona. ¿Le sorprende? ¿Usted quita la grasa a la carne y resiste echar mantequilla a su pan? ¿Está convencida de que este promedio se aplica a otra persona, no a usted? El problema es que la mayoría de nosotros no tiene conciencia de la cantidad de grasas que hay ocultas en nuestra comida. ¿Con qué frecuencia come usted comidas rápidas, cenas preparadas y congeladas, sándwiches preparados, salchichas, embutidos, mantequilla de maní (cacahuate), pan, galletas saladas, nueces, papas fritas, "chips" de maíz, aguacate, aderezos para ensaladas, pizza, arroz con leche, ensalada de papas, patés, pastelitos, natillas, croissants, salsas, rosquillas, helados, tarta de queso, sopas de crema preparadas, pasteles, galletas dulces y chocolate? Todos estos alimentos son ricos en grasa.

Una dieta con alto contenido de grasa contribuye a la obesidad. La grasa tiene nueve calorías por gramo, en comparación con cuatro calorías por gramo para las

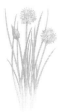

proteínas y los carbohidratos (las bebidas alcohólicas contienen siete calorías por gramo). Una dieta rica en grasas puede contribuir al desarrollo de la presión alta, la cardiopatía, la diabetes y el cáncer mamario. Su objetivo a largo plazo debe ser reducir el consumo global de grasas del 25 al 30 por ciento de las calorías totales.

Las grasas vienen en muchas formas, y algunas son peores que otras. Dos grasas en particular, las grasas saturadas y los ácidos grasos trans, son especialmente nocivas. Por lo tanto, es mejor evitarlas. Ya hablamos de estas grasas en más detalle en el Capítulo 9.

## LAS GRASAS MONOINSATURADAS

Las grasas monoinsaturadas son las únicas grasas que parecen curar en vez de hacer daño. Entre otros, son los aceites de canola, oliva, cacahuate, y sésamo, y constituyen las mejores opciones para el uso diario en las ensaladas y para cocinar. En lugares como Grecia y el sur de Italia, donde la gente come cantidades relativamente altas de estas grasas, los índices de la cardiopatía son bajos.

## LOS ÁCIDOS GRASOS ESENCIALES

Cierta cantidad de grasa en la dieta es vital para la salud óptima. Los ácidos grasos esenciales (AGE), que son las grasas que necesitamos a diario para la función celular básica, también se reconocen cada vez más por una variedad de efectos terapéuticos. Los AGE han mostrado bajar el colesterol y la presión sanguínea, reducir el riesgo de la cardiopatía y los derrames cerebrales, y, posiblemente, ayudar en controlar la artritis y algunas formas de cáncer. Son de particular ayuda a las mujeres de mediana edad, porque los bajos niveles son parcialmente responsables por la sequedad de los tejidos del cuerpo, especialmente de la vagina, la piel y el cabello.

Los ácidos grasos esenciales—el ácido linoléico y el ácido linolénico—pueden encontrarse en una variedad de fuentes: las nueces y semillas crudas, los aceites vegetales y los aceites de pescado. No siempre es fácil obtener los aceites esenciales por medio de la dieta, ya somos pocos los que comemos grandes cantidades de semillas de girasol o de calabaza, o macarela, salmón, arenque y atún. Generalmente se indica suplementar la dieta con los AGE para el tratamiento de las condiciones mencionadas arriba, y pueden ser de igual beneficio para la prevención de problemas en general. Las fuentes recomendadas de los AGE son el aceite de borraja, el aceite de grosella negro, el aceite de prímula nocturna y la linaza. La última es una fuente excelente de los AGE, y puede sustituirse por otros, menos nutritivos, aceites en ensaladas y mayonesa, o y se puede rociar encima de los vegetales. De una a tres cucharaditas de aceite es la dosis adecuada cuando se toman aceites oralmente. Los diabéticos deben evitar suplementos de los aceites de pescado, pero pueden aumentar su consumo de pescado.

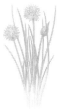

Los efectos beneficiosos de los AGE no significan que podemos comer todos estos aceites "saludables" que queramos. Todas las grasas engordan. Las grasas alimenticias se convierten más eficientemente en grasas corporales que las proteínas o los carbohidratos, y el cuerpo usa menos calorías para metabolizarlas que para los otros dos. Si le preocupa su peso, consuma menos grasas en total.

## ❧ Las Maravillas de la Soja ❧

La mayoría de norteamericanos conocen la soja como una comida básica de los vegetarianos. La soja es una potencia en proteínas única entre las plantas: es el único alimento que proviene de las plantas que, por si sola, proporciona una proteína completa. Esto significa que almacena los nueve aminoácidos esenciales, y hay que consumir todos dentro de unas pocas horas para provocar las reacciones bioquímicas apropiadas del cuerpo humano. Las únicas otras comidas que tienen proteínas completas son los productos animales: la carne, los huevos, los productos lácteos. Es por esto que los chinos califican el tofú (la soja cuajada) como "la carne sin huesos".

La soja ya no está relegada a la mesa de los vegetarianos. Después de muchos estudios que han demostrado sus asombrosos beneficios para la salud, la soja un disfruta un merecido auge de popularidad. Muchos consideran la soja como un verdadero alimento de maravilla, ya que contiene sustancias, llamadas *isoflavonas,* que imitan el estrógeno y parecen aliviar los síntomas de la menopausia, reducir el riesgo del cáncer mamario, proteger los huesos de la osteoporosis, y ayudar a prevenir la cardiopatía.

Aun con la inundación de información sobre los beneficios de la soja, los hábitos a menudo son lentos—y difíciles—de cambiar. ¿Cómo podemos comenzar a incluir en nuestra dieta diaria un alimento que muchos de nosotros apenas conocemos? Esta sección intenta mejorar ese conocimiento—pero primero, un poco más de información sobre el asombroso frijol de soja.

### MIRE LAS ETIQUETAS

Hasta la lenta Administración de Alimentos y Fármacos (FDA) ha pronunciado que el consumo de los alimentos basados en soja puede ayudar en la lucha contra la cardiopatía. En 1999, la FDA autorizó el uso de información en las etiquetas de las comidas que asocian el consumo de la proteína de soja con la reducción del riesgo de la cardiopatía coronaria. Las etiquetas de los productos de soja deben incluir la afirmación que 25 gramos de proteína de soja por día, como parte de una dieta baja en grasas saturadas y colesterol, puede reducir el riesgo de la cardiopatía; y una explicación de la cantidad de proteína de soja por ración contenida en ese alimento en particular.

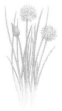

Para proclamar los beneficios de la soja, un producto debe contener

⊙ por lo menos 6.25 gramos de proteína de soja por ración

⊙ poca grasa (menos de 3 gramos por ración)

⊙ poca grasa saturada (menos de 1 gramo por ración)

⊙ bajo colesterol (menos de 20 mg por ración)

Las comidas hechas con el fríjol de soja entero también se clasifican para la declaración sobre los beneficios para la salud, si no contienen ninguna grasa además de la que ya existe en el fríjol de soja entero. Estos incluirían productos como el tofú, la leche de soja, las hamburguesas de soja, el tempeh y las nueces de soja.

Una lista parcial de las compañías cuyos productos cumplen estos criterios aparece en el sitio web del Directorio de Alimentos de Soja de Estados Unidos (www.soyfoods.com). Según la FDA, las comidas que pueden ser elegibles para la afirmación de los beneficios de la soja incluyen las bebidas de soja, el tempeh, el tofú, las alternativas a la carne basadas en soja, como las hamburguesas de soja, las nueces de soja y tal vez algunos productos horneados. La salsa de soja no cumple los requisitos mínimos.

## EL CONTENIDO NUTRICIONAL DE LA SOJA

La soja es lo que los nutricionistas llaman una comida densa en nutrientes. Está cargada de nutrición. Aparte de ser una proteína completa, es rica en carbohidratos complejos y fibra. Aunque algunos alimentos de soja tienen altos contenidos de grasa (algunas veces hasta el 40 por ciento de las calorías provenientes de la grasa), la soja por si sola tiene un bajo contenido de grasa saturada. La grasa predominante en la soja es el ácido linoléico, un ácido graso omega-6 (uno de los ácidos grasos esenciales). También contiene algunos de los saludables ácidos grasos omega-3. Y no todos los productos de soja tienen altos contenidos de grasa: la proteína de soja texturizada (PST) no tiene grasa, y se fabrican muchos productos con una reducción de grasa. Finalmente, la soja es una buena fuente de las vitaminas B y las isoflavonas, sustancias que imitan el estrógeno y parecen ser muy beneficiosas en el tratamiento de los síntomas menopáusicos y la prevención del cáncer mamario y la osteoporosis.

## LA DIVERSIDAD DE LA SOJA

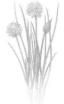

El frijol de soja, usado en China por miles de años, pertenece a la familia de las legumbres. La planta produce vainas que contienen dos o tres semillas cada una; estas son los frijoles de soja, que en China se llaman *wang tul,* "frijol amarillo". Crudos, son totalmente indigestos y incluso contienen algunas sustancias químicas que desactivan unas enzimas vitales en el cuerpo. El proceso del cocimiento neutraliza esas sustancias químicas desfavorables.

Se puede consumir la soja en muchas formas, como se ve a continuación.

## Los Frijoles de Soja

Estos se pueden comprar de forma seca, igual que otros legumbres, o frescos, como frijoles de soja verdes. En cualquiera de estas dos formas, son una buena fuente de todos los nutrientes que promueven la salud. Pueden ser difíciles de encontrar, y la mayoría de la gente encuentra su sabor un poco fuerte; por lo tanto, es posible que otras comidas de soja le gusten más.

Se puede hervir los frijoles de soja secos por varias horas (como otros frijoles secos) y servirlos como plato de acompañamiento, o añadirlos a las ensaladas o los guisados. Los frijoles frescos son verdes y parecen vainas peludas. Cocidos al vapor hasta suaves (en esta forma se llaman *edamame*), son dulces y crujientes y son deliciosos en las ensaladas o por sí solos. Los restaurantes japoneses los sirven como aperitivos antes de la comida. En algunas tiendas se encuentran enlatados, totalmente cocinados y listos para comer.

## Las Bebidas de Soja

La leche de soja es un liquido preparado de semillas molidas de soja y agua. Puesto que no contiene lactosa, la gente que no puede tolerar la leche de vaca a menudo toman la leche de soja como sustituto. No contiene tanto calcio como la de vaca, pero igual que la leche regular, se puede fortificar con calcio, vitamina D y algunas veces vitamina B-12.

La leche de soja ya no es el producto granulado y desagradable del pasado. Es ligero y suave y, aparte de la variedad sin sabor, es disponible en chocolate, almendra, vainilla y otros sabores, y en variedades de baja grasa o sin grasa. En el supermercado, la puede encontrar en la sección de las leches, o empacadas en envases de cartón que no necesitan refrigeración (hasta que se abren).

Tome la leche de soja como una bebida, póngala en su cereal o sustitúyala por la leche cuando cocina. Considere usarla en su latte descafeinado favorito.

## Las Nueces de Soja

Con la misma calidad nutritiva de los frijoles de soja sencillos, los sazonados y fritos o los tostados en seco son fáciles de encontrar en la sección de granos de las tiendas de comidas naturales. Son buenos como una merienda rápida y crujiente, pero tienen mucha calorías y grasa. Úselos en cantidades pequeñas, en los panes u otros alimentos horneados.

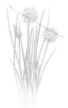

305

## *El Miso*

El miso es una pasta fermentada hecha de los frijoles de soja, sal, agua y un grano cultivado (generalmente arroz o cebada), y se vende en las tiendas de comidas asiáticos. Una cucharada practicamente no contiene grasa; sin embargo, tiene mucho sodio. Úselo en cantidades pequeñas.

El miso se puede usar como sustancia en las sopas; puede añadirse a los aderezos para ensaladas y a las salsas para vegetales; puede usarse para adobar las carnes para asar. Existen varios tipos de miso; varían en sabor y uso, según el color. Los más oscuros tienden a ser más fuertes en sabor que los más claros.

## *El Tofú*

El tofú, que en chino significa "soja cuajada", se produce de la leche de soja. Los frijoles de soja secos se muelen y se hierven, y un agente cuajante se añade para separar la cuajada del suero. Los pedazos de la cuajada se ponen en moldes cuadrados, donde se hacen duros.

El tofú está lleno de nutrientes: proteína, grasas esenciales, cinc, hierro, vitaminas B, y calcio (si se fabrica con sulfato de calcio). Es insípido, por lo que toma el sabor de la comida con que se acompañe. Debe mantenerse refrigerado.

Hay varias formas de tofú a la venta en la sección de refrigeración de su mercado:

*El tofú suave o sedoso* tiene una consistencia cremosa y es mejor en las sopas, los postres, las salsas y como sustituto de los huevos revueltos. Bátalo en bebidas, natillas, y purés de vegetales, o hágalo revuelto con sus favoritos vegetales y sazones.

*El tofú firme* es fácil de cortar. Es una buena alternativa a la carne en la mayoría de los platillos: vegetales salteados, guisos, chili, y tacos.

*El tofú duro o extra firme* se puede freír, adobar para azar, desmenuzar en las ensaladas o rociar sobre la pasta.

*Los postres, mayonesa, "queso crema", yogur, helados y salsas de tofú* son algunos de los productos disponibles, algunos de los cuales son excelentes sustitutos por los productos tradicionales. Mire las etiquetas para ver el contenido de grasa y otros ingredientes añadidos.

## *El Tempeh*

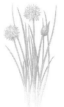

Hecho de frijoles de soja fermentados, más generalmente un grano como el arroz o el mijo, el tempeh tiene una textura como la carne y un sabor como la nuez.

Se puede adobar para el asado o barbacoa, hecho en cubos para añadir al chili o la salsa de espaguetis, salteado con vegetales, molido para hacer hamburguesas vegetarianas, o picado para ensalada. El tempeh es rico en proteínas, fibra, isoflavonas, hierro, potasio, calcio y vitaminas B.

### La Harina de Soja

La harina de soja se hace del frijol pelado, tostado y molido. Busque la harina desgrasada, de la cual se le ha extraído el aceite durante el procesamiento, puesto que la harina entera tiene un contenido muy alto de grasa.

La harina desgrasada tiene menos calorías y grasa que la harina de trigo, y tiene más proteína. Es más pesada y

### Contenido Nutricional de las Comidas de Soja

| | Proteína de Soja (gramos) | Grasa (gramos) | Calorías |
|---|---|---|---|
| Miso (1 cucharada) | 2 | 1 | 35 |
| Harina de soja ($3^{1}/_{2}$ oz) | | | |
| regular | 35 | 22 | 441 |
| sin grasa | 47 | 1.2 | 329 |
| Leche de soja (1 taza) | | | |
| regular | 10 | 4 | 140 |
| grasa reducida | 4 | 2 | 100 |
| Nueces de soja (1 oz) | 13.3 | 5.5 | 127 |
| Aceite de soja (1 cda) | 0 | 13.6 | 120 |
| Brotes de frijoles de soja ($^{1}/_{2}$ taza) | 4.6 | 2.5 | 45 |
| Frijoles de soja, secos ($^{1}/_{2}$ taza, cocidos) | 14.3 | 7.7 | 149 |
| Frijoles de soja verdes ($^{1}/_{2}$ taza, cocidos) | 6 | 2 | 60 |
| Tofú ($^{1}/_{2}$ taza) | | | |
| firme | 13 | 6 | 120 |
| suave | 9 | 5 | 80 |
| sedoso | 9.6 | 2.4 | 72 |
| Tempeh ($^{1}/_{2}$ taza) | 17 | 8 | 204 |
| TVP (1 taza, reconstituido) | 22 | 0.2 | 120 |

de color crema, con un distintivo olor a frijol que usualmente se traduce en un sabor a nuez después de cocinarla. Se puede hacer dulces y panes con la harina de soja, pero hay que usarla en combinación con una harina más ligera. Trate de sustituir del 20 al 50 por ciento de la harina regular en sus recetas. Añada más líquido si la masa se ve muy seca, y experimente con varias técnicas, tales como bajar la temperatura del horno en 25 grados.

La harina de soja no contiene gluten, y por eso no puede sustituir completamente la harina de trigo en los panes con levadura. A la vez, por no contener gluten es una buena alternativa para los individuos con intolerancia al gluten.

### Los Brotes del Frijol de Soja

Los brotes del frijol de soja se pueden comprar en tiendas de productos asiáticos y algunas tiendas de especialidades. No se deben confundir con los brotes del frijol mung, que son fáciles de encontrar en la mayoría de los supermercados. Con raíces hilachazas y hojas amarillas anchas, estos toman más tiempo en cocinar que los brotes de los frijoles mung. Las hojas de las semillas (cotiledones) contienen la

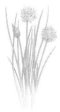

## Contenido Nutricional de Comidas y Bebidas de Soja, por Marca

| Bebidas (1 taza, a menos que se indique; cada taza contiene aproximadamente 300 miligramos de calcio) | Proteína de soja (gramos) | Grasa (gramos) | Calorías |
|---|---|---|---|
| Edensoy Extra Original Soy Milk | 10 | 4 | 130 |
| Pacific Lite Plain | 4 | 2.5 | 100 |
| Pacific Lite Cocoa | 4 | 2 | 160 |
| Revival Soy Meal-Replacement Drink | 20 | 2.5 | 240 |
| Solair Vanilla Bean | 3 | 2 | 98 |
| Trader Joe's Soy-Um | 4 | 3 | 100 |
| VitaSoy Enriched Original | 6 | 3 | 110 |
| VitaSoy Enriched Vanilla | 6 | 3 | 140 |
| West Soy Dessert Drink (6 fl. oz) | 6 | 4 | 160 |

**Comidas**

| | Proteína de soja (gramos) | Grasa (gramos) | Calorías |
|---|---|---|---|
| Boca Burger (original; 1) | 12 | 0 | 84 |
| BodyLogic Super Bumble Crumble ($^1/_2$ taza) | 14 | 15 | 310 |
| Fantastic Foods Mandarin Chow Mein with Tofu (1 paquete) | 22 | 5 | 330 |
| Hickory Baked Tofu (3 oz) | 18 | 3.5 | 140 |
| Light Life Smart Dogs (1) | 9 | 0 | 45 |
| Morningstar Breakfast Links (2) | n/a | 5 | 90 |
| Nancy's Soy Yogurt (8 oz) | 7 | 4 | 200 |
| Trader Joe's Eggless Salad ($^1/_2$ taza) | 7 | 8 | 120 |
| TofuRella Tofu Cheese (1 oz) | 6 | 5 | 80 |
| Wildwood Tofu Cutlets (3 oz) | 13 | 12 | 180 |
| Wildwood Veggie Burger (1) | 11 | 10 | 150 |
| Yamato Boiled Soybeans ($^1/_2$ taza) | 9 | 5 | 103 |
| Yves Veggie Cuisine Tofu Wieners (1) | 9 | 0 | 45 |

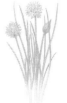

mayoría de los nutrientes y dan un sabor a nuez. Como los brotes del frijol mung, estos son una buena fuente de vitamina C y el contenido de fitoestrógenos es aproximadamente 14 veces mayor que los que se encuentran en los brotes de alfalfa, y 70 veces mayor que en los ejotes congelados.

### La Lecitina

La lecitina es un subproducto del aceite de soja. Es un emulsionante natural encontrado en muchos productos, como los caramelos, los panes horneados, las cubiertas de chocolate y la margarina. Tiene propiedades antioxidantes y efectos potenciales para bajar el colesterol. La lecitina se vende en polvo o granulada—que se puede añadir a los batidos y sopas, o rociar sobre los cereales de desayuno o las ensaladas—y en tabletas, a menudo combinadas con otras vitaminas y minerales.

### El Aceite de Soja

El aceite extraído del frijol de soja tiene un sabor ligero e insípido con una alta resistencia al calor, los cuales lo hacen atractivo para cocinar o para saltear verduras, un proceso que requiere un calor intenso. Aunque el aceite de soja no contiene ni isoflavonas ni proteínas de soja, es rico en los ácidos grasos omega-3 y omega-6, y en los ácidos linolénico y linoléico, que se cree previenen los cánceres mamario y intestinal. Muchos de los productos horneados que se venden comercialmente son preparados con aceite de soja.

### La Soja Granulada

La soja granulada se hace al quitar la cáscara del frijol, y después cocer el frijol al vapor y molerlo ligeramente. Tiene un sabor y un valor nutricional similares a los frijoles de soja. Con una textura comparable a la carne molida, hacen un buen sustituto en el chili, las tortas de carne y la salsa de espaguetis.

### La Proteína de Soja Texturizada (PST)

La proteína de soja texturizada (también conocida como *proteína vegetal texturizada*) se usa para extender los platillos de carne molida, como el chili, la torta de carne y las hamburguesas. Una excelente fuente de proteína de soja e isoflavonas, y casi sin grasa, la PST debe ser rehidratada antes de usarse. Se mantiene por varios días en el refrigerador una vez que se rehidrata.

### La Salsa de Soja

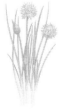

Aunque es un condimento sabroso, la salsa de soja no ofrece casi ninguno de los beneficios nutritivos de las otras comidas, especialmente porque se usa en diminu-

## Golosinas de Soja

⊙ Nueces de soja

⊙ Leche de soja, normal o saborizada

⊙ Frijoles de soja frescos, al vapor

⊙ Yogur de soja

⊙ Queso de soja en pan, tortillas o galletas

⊙ Batidos de proteína de soja o tofú en puré, con frutas

⊙ Trail mix de soja

⊙ Sustituir harina de soja (20%) en las recetas

### Desayuno

⊙ Tofú desmenuzado y cocinado en un sartén como huevos revueltos

⊙ Leche de soja en cereal con alto contenido de fibra

⊙ Yogur de soja en cereal con alto contenido de fibra

⊙ Proteína de soja aislada (PSA) rociada en cereal o fruta

⊙ PSA añadida a los productos horneados

⊙ PSA mezclada con jugo

### Almuerzo o Cena

⊙ Frijoles de soja al vapor, añadidos a ensalada

⊙ Leche de soja sustituida por salsas blancas o natilla, o como base de una sopa de crema

⊙ Tofú batido como base de una sopa de crema

⊙ Tofú firme, picado en cubos y añadido a sopas, guisos, cacerolas o chili

⊙ Sopa miso puede ser la base de su sopa favorita

⊙ Tofú en crema como sustituto para el queso en lasaña y enchiladas

⊙ Tofú firme marinado y cocinado a la parilla

⊙ Tempeh hecho a la parilla como hamburguesa

⊙ Tofú o tempeh añadido a una sopa de vegetales

⊙ Chili de tofú sobre una papa horneada

⊙ Perros calientes de soja con chili vegetariano, cubierto con queso de soja

⊙ Salchichas de soja cortadas y puestas en una sopa de frijoles o chícharos

⊙ Tacos o burritos de tofú hechos de tofú firme y especies de taco

⊙ Hamburguesas de soja—de la tienda o hechas en casa—servidas con pan integral de trigo, condimentos y vegetales.

tas cantidades. Hecha de frijoles de soja salados, tostados y fermentados por varios meses, tiene un alto contenido de sodio y por lo tanto debe usarse en cantidades pequeñas. Hay versiones bajas de sal.

### Otros Productos de Soja

Los productos de soja ocupan cada vez más espacio en los supermercados. Ahora los quesos de soja, con una variedad de sabores, se encuentran en el mismo lugar de los quesos regulares. Estos se ven y actúan como el queso y generalmente incluyen pequeñas cantidades de sólidos lácteos para ayudarles a derretirse. Pruébelo en los sándwiches, las pizzas, los quiches y la lasaña, o con las galletas de sal.

Las salchichas y hamburguesas a base de soja generalmente tienen menos grasa que las verdaderas, pero a menudo son pobres en isoflavonas y, a menos que se fortifiquen, no tienen el mismo contenido nutricional de otros productos más puros de soja. Productos de soja como galletas dulces, panes, yogur, mayonesa y batidos también merecen ser probados, pero aquí, como siempre, es bueno adquirir el hábito de leer la información nutricional en las etiquetas. No presuma que todos los productos con la palabra soja en su nombre sean creados iguales.

## LA SOJA—RÁPIDA Y FÁCIL

Puesto que es difícil empezar un nuevo programa dietético, la lista titulada "Golosinas de Soja" ofrece algunas recomendaciones para incorporar las comidas de soja en su dieta. Después de que haga unos cambios pequeños, a lo mejor usted querrá probar algunas ideas adicionales. ¿Quién sabe? Dentro de unas cuantas semanas o meses, a lo mejor usted se encuentre comprando un libro de recetas de la soja.

## El Agua

Un ingrediente que se suele olvidar en el proceso natural de mantener la buena salud y la energía es el agua. Después del oxígeno, el agua es el nutriente más importante que podemos suministrar a nuestros cuerpos. Un adulto sano puede sobrevivir durante semanas sin comida, pero sólo unos días sin agua. Una pérdida de apenas el 10 por ciento de líquido total del cuerpo es grave.

El agua es esencial para todos los organismos vivos. Es el principal componente del fluido corporal y constituye aproximadamente la mitad del peso corporal de la mujer adulta promedia, y hasta el 60 por ciento en el varón adulto. Estos porcentajes varían en relación inversa con el contenido de grasa en el cuerpo: cuando hay menos grasa en el cuerpo, el porcentaje de agua en el peso es mayor.

El agua que ingerimos es absolutamente esencial para la constitución de la sangre y la purificación interna, para el buen funcionamiento de los riñones y las

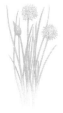

glándulas sudoríparas y para todo el proceso digestivo. Facilita el transporte de nutrientes y hormonas a las células y elimina los desechos tóxicos del cuerpo. La gente que bebe mucha agua rara vez tiene problemas de eliminación.

Además de transportar las moléculas de oxígeno e hidrógeno a las células, el agua es, en si misma, una fuente de minerales particularmente importantes para la sangre, los huesos y el corazón. Varios estudios efectuados en los Estados Unidos y en el Reino Unido han encontrado que los índices de mortalidad por la cardiopatía generalmente son menores en las zonas donde la gente bebe agua "dura". El agua "suave" es buena para lavar la ropa, pero su falta de calcio y magnesio, además de su alto contenido de sodio, la hace menos recomendable para beber.

Muchas personas creen erróneamente que están ingiriendo la cantidad adecuada de líquido porque toman café, té, refrescos y bebidas dietéticas. Aunque el agua es la base de estas bebidas, su pureza se ha adulterado con jarabes, cafeína y aditivos químicos. En vez de hidratar el sistema, estas bebidas extraen el agua; en vez de limpiar, contaminan y recargan los órganos; en vez de mitigar la sed, la provocan.

Al envejecer, perdemos, de forma natural, entre el 10 por ciento y el 15 por ciento del líquido corporal. Si aumentamos esta pérdida al deshidratar el cuerpo continuamente con café, azúcar y alcohol, es probable que tendremos arrugas y nos envejeceremos prematuramente. Para mantener las mucosas húmedas por dentro, y la piel rellenita y libre de arrugas por fuera, debemos beber mucha agua fresca.

Hay algunos alimentos que contienen una buena cantidad de agua y que son refrescantes, limpiadores y energéticos. Más del 90 por ciento de ciertas frutas y vegetales jugosos—como el tomate, la lechuga, la coliflor, la berenjena, la sandía y la fresa—es agua. La leche entera tiene un 87 por ciento de agua; los aguacates, los plátanos y los camotes contienen un 75 por ciento de agua; y, sorprendentemente, muchas clases de pescado con poco contenido de grasa son buenas fuentes de agua.

Sin embargo, no podemos depender exclusivamente de los alimentos para satisfacer nuestra necesidad de líquidos. Las personas de constitución mediana deben beber de seis a ocho vasos (de ocho onzas cada uno) de agua pura o agua embotellada al día—y aun más si hace calor, si hacen ejercicios, si padecen de sofocos y (crease o no) si están hinchados o retienen líquidos.

Los alimentos que comemos y los líquidos que tomamos actúan conjuntamente para crear la buena salud. Las proteínas de alta calidad, los carbohidratos fibrosos con poca grasa saturada, y los ácidos grasos esenciales suministran las materias primas necesarias para un cuerpo saludable.

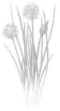

## CAPÍTULO 16

# ELIMINE LO NEGATIVO

*Cada día, usted hace una de estas dos cosas: o fortalecer su salud o provocar su propia enfermedad.*

— ADELLE DAVIS

## ⋙ Los Aditivos No Alimenticios ⋘

Los alimentos más cercanos de su estado original e integral son los más sanos. Esto significa evitar las comidas cuya pureza natural haya sido vulnerada. Los alimentos creados en el laboratorio nunca pueden tener la calidad nutritiva de un producto natural. Aunque hayan sido cuidadosamente elaborados con la incorporación de varios vitaminas y minerales, no contienen los misteriosos micronutrientes—las enzimas y los oligoelementos—que todavía no se han aislado ni reproducido. Para obtener esos elementos evasivos, necesitamos alimentos "reales". Por eso la mayoría de los nutricionistas prefieren los alimentos a las píldoras como fuentes de nutrientes.

Casi todos los informes e investigaciones realizados indican que la salud y la longevidad de una población se relacionan con la naturaleza y la pureza de los alimentos que sus integrantes ingieren. En las culturas en las cuales la dieta consiste enteramente en alimentos frescos, integrales, sin procesamiento ni refinamiento, la gente (si tiene acceso a una alimentación suficiente) goza de buena salud, larga vida y una relativa ausencia de enfermedades. Cuando su dieta cambia con el objeto de incluir los alimentos elaborados, desnaturalizados y refinados, aparecen las enfermedades y la población pierde su fórmula misteriosa, para la vida sana y la buena salud. Una vez que su dieta cambia para incluir las comidas desnaturalizadas, refinadas y hechas por los seres humanos, las enfermedades entran silenciosamente y la gente pierde su misterioso secreto de la vida y de la buena salud.

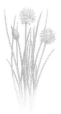

313

Prácticamente todos los alimentos que se venden hoy en los supermercados contienen sustancias químicas agregadas, ya sea en la etapa del cultivo o durante el procesamiento. Mucho antes de ser elaborados, casi todos los alimentos se tratan con fertilizantes, herbicidas y pesticidas; se les inyectan con hormonas, tranquilizantes y antibióticos; o se exponen a los desechos químicos de la sociedad industrial. En una encuesta publicada en abril 1994, el USDA encontró los residuos de 49 diferentes sustancias químicas en el 61.2 por ciento de las manzanas, los plátanos, las zanahorias, el apio, las uvas, las toronjas, las naranjas, los duraznos, la lechuga y las papas que se probaron. De estos, alrededor del 1 por ciento tenía residuos por encima de los limites legales impuestos por la Agencia de Protección Ambiental.[1] Las manzanas tenían el contenido más alto de pesticidas; de ellas, el 88.5 por ciento de las que se probaron tenían por lo menos un tipo de residuo.

En la preparación y el procesamiento de los alimentos, podrían tratarse con un gran número de sustancias químicas adicionales, algunas de ellas nocivas. Por ejemplo, habitualmente se usa un grupo de agentes cancerígenos reconocidos—el nitrato de sodio y el nitrito de sodio—para conservar los embutidos, las salchichas, el pescado ahumado, el tocino y el jamón. No cabe duda de que estos aditivos producen una sustancia que causa el cáncer, y sin embargo se siguen usando, supuestamente en cantidades tan pequeñas que resulten inofensivos.

La lista de todos los contaminantes y venenos contenidos en los alimentos procesados ocuparía un libro entero. Literalmente existen miles, disfrazados de estabilizadores, sabores artificiales, espesantes, suavizantes, dulcificantes, blanqueadores, aumentadores, condicionantes, agentes de maduración, ceras, acidificantes… y la lista continúa. Los resultados de muchas investigaciones muestran que juntos y dados la oportunidad de interactuar, estos elementos no son inofensivos en lo absoluto, y que nosotros—o los elaboradores de comida—tal vez estemos jugando a la ruleta rusa con nuestras vidas y nuestra salud. Quizás le sorprenda saber que cada uno de nosotros, como promedio, consume más de cinco libras de estos aditivos por año. Todavía no se conocen los efectos a largo plazo de muchos de ellos, como tampoco las consecuencias cumulativas de ingerir estas sustancias durante toda una vida.

Hace mucho tiempo, la industria de alimentación determinó que estas sustancias son necesarias para prolongar el tiempo en venta de sus productos, para mejorar su aspecto, o para aumentar su atractivo. Es muy poco probable que, en un futuro inmediato, los fabricantes dejen de usarlas en beneficio de una mejor nutrición, ya que la producción en gran escala siempre se ha motivado por las ganancias, más que por la salud. Como consumidores, tenemos dos opciones: podemos hacernos el firme propósito de no comer jamás un alimento que haya sido "adulterado" (y así eliminamos casi todo lo que hay en las tiendas de comestibles), o bien podemos ser prudentes al seleccionar los productos, tomando el tiempo necesario para leer y

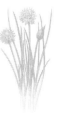

comparar etiquetas. Con el tiempo, si un grupo numeroso de consumidores seleccionan los alimentos con menos aditivos, la industria de alimentación responderá y comenzará a reducir, y tal vez incluso a eliminar, los aditivos de sus productos. Otra precaución es comer una variedad de alimentos, lo que reduce el riesgo de ingerir un determinado aditivo en exceso.

Cuando sea posible, busque verduras, carnes y comidas procesadas (incluyendo los huevos y los productos lácteos) cultivadas de forma orgánica—o sea, que son cultivadas sin la ayuda de pesticidas, herbicidas y hormonas. Muchos estados han adoptado leyes que gobiernan las normas de las comidas orgánicas y sus practicas de cultivo, y al principio del 2000, el USDA adoptó normas orgánicas nacionales, después de mucha presión política de parte de los consumidores y los agricultores orgánicos, para asegurar que las normas nacionales fueran suficientemente rigurosas.

Los productos orgánicos se venden en los mercados de especialidades, las tiendas de comidas naturales, y en los mercados agrícolas locales; además, comienzan a aparecer en los grandes supermercados. Si todos pidiéramos a los gerentes de los mercados que incorporaran más comidas orgánicas a su inventario, gozaríamos de una mejor selección, y esto llevaría a una reducción en los precios de estos productos. Si usted no tiene la opción orgánica y se ve obligada a comprar las verduras cultivadas de la forma convencional, lávelas bien con un jabón suave, libre de aditivos, o pele la cáscara y quite las capas superiores.

## ≫ El Azúcar ≪

Dos aditivos, el azúcar y la sal, merecen atención especial, debido al excesivo uso que hacemos de ellos en la dieta occidental. Dado que los dos son relativamente baratos, la industria los utiliza en abundancia para preservar, dar sabor y ampliar el tiempo en venta de muchos productos. Si usted cree que su dieta incluye poco azúcar, examine las etiquetas de los productos que tiene en su despensa. El azúcar—bajo numerosos disfraces como dextrosa, sucrosa, fructosa, maltosa, jarabe de maíz, azúcar de remolacha, miel y melaza—probablemente aparecerá en las etiquetas de todos sus productos alimenticios: frutas y verduras enlatadas, yogur, aderezo para ensalada, encurtidos, salsa de tomate, antiácidos y remedios para la tos. Muchos productos contienen más de una forma de azúcar, así que puede usted tener la seguridad de que ingiere más de la cantidad adecuada. Crease o no, la mayoría de los norteamericanos consume 140 libras de azúcar por año.

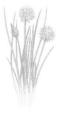

A medida que nos acercamos a la menopausia, necesitamos menos calorías, pero la misma cantidad de nutrientes. Debemos reducir al mínimo los alimentos que no sólo carecen de valor nutritivo, sino que destruyen los nutrientes que consumimos. En primer lugar en la lista de estos alimentos se ubica el azúcar. ¿El azúcar es realmente malo? Tan malo que hasta un microorganismo no puede sobrevivir adentro de él.

Al ser metabolizado, el azúcar priva el cuerpo de muchas vitaminas. A diferencia de los carbohidratos complejos—como los que tienen las manzanas, las naranjas y los cereales integrales—el azúcar blanco refinado se incorpora al cuerpo sin la compañía de los nutrientes necesarios para facilitar su digestión y asimilación. Por eso, estos nutrientes son lixiviados de las reservas del cuerpo. Con el tiempo, esa eliminación de las reservas crea múltiples deficiencias, en especial de las vitaminas B. Como resultado, la mayoría de las mujeres con una predilección por los dulces tiene una deficiencia de las vitaminas B. Los primeros signos de esta deficiencia son relativamente menores: cansancio, retención de líquidos, ansiedad, irritabilidad y depresión. En cambio, las deficiencias a largo plazo pueden tener consecuencias graves.

Unos estudios realizados en la Facultad de Medicina McGill encontraron que existe una correlación directa entre la deficiencia de las vitaminas B y los cánceres basados en los estrógenos.[2] Al faltar la cantidad adecuada de las vitaminas B, los estrógenos se acumulan y se almacenan en los receptores de los estrógenos en el pecho y el útero. El resultado es un círculo vicioso: mientras se aumenta la producción de los estrógenos, la deficiencia vitamínica se incrementa; cuanto mayor la deficiencia, más estrógenos se secretan.

El azúcar altera significativamente los niveles de varias hormonas, porque éstas intentan de mantener un equilibrio químico dentro del cuerpo. La fluctuación en la concentración de glucemia tiene el efecto de estimular excesivamente el páncreas, el hígado y las glándulas suprarrenales. Nuestros cuerpos pueden aguantar los altibajos de glucemia cuando somos jóvenes, pero llega un momento en que el sistema pierde su resistencia.

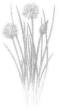

Para las mujeres menopáusicas, los síntomas de este cambio pueden relacionarse con la incapacidad de las desgastadas glándulas suprarrenales de asumir la producción de estrógenos a medida que se debilitan los ovarios. Cuando las glándulas son sanas y fuertes, están en condiciones mucho mejores para secretar las cantidades de estrógenos necesarias para prevenir las dramáticas fluctuaciones hormonales, que se vinculan con los síntomas menopáusicos.

Posiblemente el problema más crítico que se enfrentan las mujeres, antes de y durante la menopausia, es obtener y absorber suficiente calcio para prevenir la osteoporosis. ¡Atención a las que comen dulces! El azúcar inhibe la absorción de calcio. Para prevenirse del más devastador de todos los problemas menopáusicos—la fragilidad de los huesos—hay que controlar el consumo de azúcar, ¡ahora mismo!

Una predilección para los dulces, como cualquier mal hábito o adicción, puede controlarse si uno está verdaderamente motivado. A algunas mujeres les basta con tomar conciencia del problema para cambiar sus costumbres. Otras, que se han vuelto físicamente adictas al azúcar, pueden incluso sufrir síntomas de abstinencia cuando lo suprimen de su dieta. Propóngase usted a efectuar este cambio con cuidado, planificación, amor propio y paciencia. Reformar sus gustos y costumbres lleva tiempo y esfuerzo. No trate de cambiar la experiencia de 30 años, si usted comía indiscriminadamente, ni en dos días ni en dos semanas.

Todos piden consejos sobre cómo dominar la apetencia a los dulces. Yo recomiendo concentrarse en los micronutrientes específicos que resultan afectados por el consumo del azúcar: las vitaminas B, el magnesio, el cromo, el cinc y el manganeso. Entre los alimentos ricos en estas sustancias claves se encuentran ciertas frutas y verduras, los cereales integrales y el germen de trigo. Pero no espere hasta haber sucumbido a la tentación de un helado doble con sirope de chocolate, para comenzar súbitamente a comer verduras. Prepare su cuerpo por adelantado, manteniéndolo bien nutrido y provisto.

Los edulcorantes artificiales no son la mejor alternativa para reemplazar el azúcar, aunque pueden resultar útiles durante un tiempo. La sacarina, los ciclamatos y la aspartame se han identificado como agentes cancerígenos y causantes de diversos efectos secundarios. Sustituir un enemigo por otro potencial no resulta nada satisfactorio. Lo que debemos hacer, en última instancia, es entrenar de nuevo nuestros gustos por los dulces.

Probablemente usted se preguntará sobre el valor del azúcar sin refinar, la melaza, la algarroba y la miel—los llamados azúcares naturales. Pues, tengo malas noticias para usted: todas las formas de azúcar, en las cantidades en que normalmente las consumimos, causan una mengua en la reserva de nutrientes y una repentina elevación de la glucemia. Pero, a diferencia del azúcar de mesa o la sacarosa, estos edulcorantes más naturales tienen cierto valor nutritivo: la algarroba es rica en las vitaminas B y los minerales; la miel contiene pequeñas cantidades de oligoelementos y las vitaminas B, C, D y E; la melaza es rica en hierro, calcio, cobre, magnesio, fósforo, y las vitaminas B y E. Si usted insiste usar un edulcorante para los pasteles o en los cereales, los naturales son algo mejores, pero debe usarlos en pequeñas cantidades.

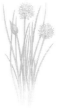

| Contenido de Sodio de Alimentos Comunes | |
| --- | --- |
| Huevos (2, medianos) | 108 mg |
| Carne molida (150 g) | 76 |
| Hamburguesa (1) | 950 |
| Perro caliente | 627 |
| Abadejo (4 oz) | 201 |
| Pan de trigo integral (1 rebanada) | 148 |
| Hojuelas de maíz ($^1/_2$ taza) | 126 |
| Pastel de chocolate (1 ración) | 233 |
| Chícharos frescos ($^1/_2$ taza) | 2 |
| Chícharos enlatados ($^1/_2$ taza) | 200 |
| Papa (1 mediana) | 6 |
| Papas ralladas y fritas ($^1/_2$ taza) | 223 |
| Leche (1 taza) | 128 |
| Requesón descremado (1 taza) | 918 |
| Queso cheddar (1 oz) | 176 |
| Queso roquefort (1 oz) | 513 |
| Pepinillo | 928 |
| Condimento comercial para ensaladas (1 cdta) | 219 |
| Sopa minestrone enlatada (1 taza) | 2,033 |

## ⇒ La Sal ⇐

La sal de mesa, o cloruro de sodio, se usa desde hace mucho tiempo para conservar los alimentos. A diferencia del azúcar común, el sodio es un nutriente esencial. Es necesario para el mantenimiento del volumen sanguíneo, la regulación del equilibrio de los fluidos, el transporte de las moléculas a través de las paredes celulares, y la transmisión de los impulsos a través de las fibras nerviosas.

No obstante, estudios oficiales recientes indican que la mayoría de los norteamericanos consume mucha más sal de la necesaria. Incluso cuando no se añade la sal durante la cocción o en la mesa, el sodio se acumula. Diariamente ingerimos un promedio de 6 a 20 gramos de cloruro de sodio; no precisamos más de 1 a 3 gramos por día, que se encuentran en los alimentos que comemos normalmente.

Comer demasiada sal puede subir la presión sanguínea y aumentar el riesgo de la cardiopatía y las enfermedades de los riñones. La sal estimula la retención de agua, lo que es molesto, agrega libras indeseadas al cuerpo, e impide la pérdida de grasa. En la mujer menopausica, la sal puede desatar molestos sofocos y promover la pérdida del calcio en los huesos. No se sabe la cantidad exacta del calcio que se pierde, ni del deterioro óseo causados por la elevada ingestión de la sal, pero cualquier pérdida es significativa para las mujeres de la mediana edad de alto riesgo.

El sodio también puede agravar el síndrome premenstrual. El doctor Niels Lauersen informa que el sólo hecho de suprimir la sal de su dieta ha ayudado a muchas mujeres que sufrían del SPM a reducir los síntomas de hinchazón, irritabilidad premenstrual y dolores de cabeza.[3] El doctor Lauersen indica que es especialmente importante que las mujeres con el SPM reduzcan su consumo de sal durante las dos semanas anteriores a sus períodos menstruales, cuando los síntomas de el SPM suelen ser más agudos.

Para reducir la cantidad de sal en su dieta, comience por los elementos más obvios: las papitas fritas, las galletitas saladas, el jamón, el tocino y otras carnes ahumadas o curadas, el queso procesado y la sal de mesa. Luego busque la sal oculta en los alimentos procesados. Al examinar las etiquetas de los productos comesti-

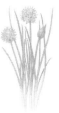

bles, fíjese en cualquier cosa que contenga la palabra sodio, como el glutamato de monosodio y el nitrato de sodio, y la abreviatura Na, que es el símbolo químico para el sodio.

En los sustitutos de la sal más comúnmente empleados, el potasio reemplaza todo o una parte del sodio. Las personas con tratamiento médico, sobre todo las que tienen problemas de los riñones, deben consultar a su médico antes de usar estos sustitutos de la sal. Productos alternativos que contienen combinaciones de especias y hierbas, tales como Veg-It, pueden ser opciones mejores. También se puede sustituir las hierbas mezcladas, las especias frescas, el ajo, el zumo de limón, y los aderezos sin sal para las ensaladas. Sea creativa: encuentre nuevos sabores que le gusten y explórelos. Cuando ya lo haya hecho, le resultará difícil comer algo que esté muy salado. Hay muchos libros de cocina con excelentes recetas para una dieta baja en sal. Mi preferido es *The American Heart Association Cookbook*.

También debe cuidar de lo que bebe. El agua "suave", los refrescos carbonatados y algunas aguas embotelladas contienen sodio. El agua de Seltz común tiene 241 mg; el agua Perrier, 14 mg; y el agua Poland Spring, 4 mg. Será más importante darse cuenta de estas diferencias si usted es propensa al SPM, a la retención de líquidos o a la presión alta.

## ≥ La Cafeína ≈

El café es el estimulante de uso más difundido en los Estados Unidos. Detrás del atrayente color y el delicioso aroma del café recién hecho, se oculta la cafeína, una droga estimulante. Este alcaloide cristalino de color blanco produce intensos efectos fisiológicos, algunos que conocemos y deseamos, y otros que ignoramos. La cafeína estimula el sistema nervioso central, neutraliza el cansancio y brinda una sensación temporal de agudeza mental. En algunos individuos puede provocar una sensación general de bienestar, mejorar el tiempo de reacción, aumentar la precisión y hasta incrementar la resistencia. Pero ésta es sólo la mitad de la historia.

Cuando la cafeína se toma en exceso—y el límite depende de la tolerancia individual—todo el sistema nervioso central se estimula excesivamente. Esto puede provocar ciertas reacciones nerviosas como temblores, palpitaciones, ansiedad crónica y mareos. Muchas mujeres menopáusicas confirman que la cafeína les suele provocar sofocos, transpiraciones e insomnio.

La cafeína promueve la liberación de la insulina del páncreas y de la adrenalina de la corteza suprarrenal, lo que provoca una elevación inicial en la concentración de glucemia, a un nivel muy alto, que luego desciende a un nivel bajísimo y poco saludable. Contrario a las expectativas de los que siguen una dieta, la respuesta de la insulina provocada por el estimulante termina por aumentar el apetito, y intensificar la apetencia de dulces y el almacenamiento de grasa.

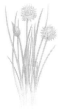

## Los Niveles de Cafeína

| Fuente | Miligramos |
| --- | --- |
| **Café (1 taza)** | |
| de filtro | 110–150 |
| de máquina | 62–124 |
| instantáneo | 40–108 |
| **Té (1 taza)** | |
| negro, infusión (5 min) | 20–50 |
| negro, infusión (1 min) | 9–33 |
| verde | 30–50 |
| instantáneo | 12–28 |
| helado | 22–36 |
| **Refrescos (12 oz)** | |
| Coca-Cola | 46 |
| Pepsi | 41 |
| Mountain Dew | 54 |
| Diet Coke | 46 |
| **Chocolate** | |
| con leche (1 oz) | 20–35 |
| caliente (1 taza) | 5–10 |
| **Medicamentos** | |
| Excedrin (Exedrin PM no tiene cafeína) | 65 |
| Anacin | 32 |
| Midol | 32 |
| Cope | 32 |
| Dexatrim | 200 |
| No Doz | 100 |
| Darvon | 32 |
| Vivarin | 100 |
| Aspirina | 0 |

El café, un diurético eficaz, obliga la excreción de cantidades superiores a la normal, de agua, vitaminas y minerales. Las vitaminas B y C solubles en agua son particularmente susceptibles a la pérdida forzada de agua. También se puede perder calcio por tomar demasiado café.

Se ha probado que la cafeína es un factor causante de la enfermedad fibroquística de la mama. Se ha demostrado que, eliminando por completo la cafeína, se reducen tanto el dolor como el tamaño de los quistes, en un plazo de dos a seis meses.[4] Yo, como una amante del café y una mujer que padece del dolor fibroquística en los senos, puedo confirmar personalmente los resultados de esa investigación. Una sola tacita de café fuerte me causa dolores dentro de una hora, sin hablar del café expreso.

La cafeína también afecta los sistemas gastrointestinal, cardiovascular y circulatorio. Cuando usted toma un cafecito fuerte, al poco rato se eleva la temperatura del estómago, se aumenta la producción del ácido clorhídrico, el corazón late con más velocidad y los vasos sanguíneos se estrechan alrededor del cerebro mientras se dilatan alrededor del corazón. El ritmo metabólico se acelera, el ácido úrico contenido en la sangre aumenta, hay un menor flujo de sangre hacia las extremidades y se eleva la presión ocular. A las personas que padecen de glaucoma se les debe advertir que no tomen café.

Los efectos de la cafeína abarcan todo el sistema, pues afectan a cada órgano, tejido y célula del cuerpo. También se ha vinculado la cafeína con la incidencia de varios tipos de cáncer, pero se necesitan más estudios para confirmar estos informes.

Una dosis "moderada" de cafeína es de 2 mg por libra de peso; por consiguiente, si usted pesa 130 libras, se considera que no es nocivo consumir hasta 260 mg de cafeína al día. Esto no es mucho, dado que una sola taza de café contiene entre 100 y 150 mg de cafeína. Recuérdese, además, que el café no es la única fuente común de la cafeína, que suele ser un ingrediente importante de las píldoras para adelgazar que se compran sin receta, y de los medicamentos que se recetan para los

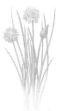

dolores menstruales, las alergias y los dolores de cabeza. Utilice la lista titulada "Los Niveles de Cafeína" para determinar la cantidad de cafeína que usted consume.

Cambiar cualquier costumbre muy arraigada puede ser estresante. La mayoría de los expertos sugieren que deje de tomar el café de forma gradual, en vez de eliminar el hábito "de golpe". Debido a que la cafeína es una droga, si usted la deja bruscamente podría experimentar diversos síntomas de abstinencia: dolores de cabeza, somnolencia, náuseas, ansiedad, depresión, indigestión, edema, estreñimiento, calambres y, en ocasiones, incluso congestión nasal. Dese tiempo para hacer la transición. Vaya eliminando unas pocas tazas al día, si bebe mucho café. Sustitúyalo por café descafeinado algunas veces, o pruebe el té o, mejor aun, las infusiones de hierbas, los jugos, el agua mineral o el agua común con zumo de limón. Una vez que haya dejado el hábito de tomar el café, tendrá más energía natural que cuando, para satisfacer su adicción a la cafeína, usted tomaba cuatro tazas de café una tras otra.

## ⋙ El Alcohol ⋘

El alcohol aporta poca o ninguna nutrición, reduce ciertos nutrientes vitales e impone una gran carga al sistema hormonal, el aparato digestivo y los riñones. El consumo exagerado del alcohol daña el páncreas y el hígado, y puede alterar todo el sistema nervioso de forma permanente. Aumenta el riesgo de la diabetes, la cardiopatía y el cáncer, y sus cualidades adictivas son una pesadilla para algunas personas.

Ciertas mujeres son hipersensibles al alcohol. Las que sufren del SPM tienen menos tolerancia al alcohol durante los días anteriores al período menstrual. Hasta una copa de vino podría bastar para embriagarlas.

Los efectos potenciales del consumo de alcohol a largo plazo son aun más atemorizadores. Un estudio británico indica que las mujeres que beben regularmente tienen un índice de cáncer mamario de 1.5 a 2 veces mayor que las que no beben.[5] Las mujeres que fuman y beben corren aun más riesgo, lo que sugiere que podría haber múltiples factores adversos en juego cuando ambos hábitos se dan simultáneamente.

El doctor Jeffrey Bland, bioquímico experto en nutrición, propone una explicación de por qué el alcohol podría aumentar el riesgo del cáncer mamario. Bland cree que se relaciona con el efecto adverso del alcohol sobre el hígado. Una función del hígado es descomponer los estrógenos para que puedan excretarse del cuerpo. "La incapacidad de metabolizar los estrógenos apropiadamente puede conducir a la formación de ciertas sustancias estrógenas dentro del cuerpo que pueden estimular excesivamente los receptores en los pechos, los ovarios o la mucosa uterina, e iniciar un proceso canceroso".[6] Como se observó anteriormente, las deficiencias

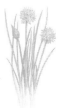

de las vitaminas B también pueden causar una secreción excesiva de estrógenos, y el alcohol produce una mengua de las vitaminas B.

Más de la mitad de los problemas asociados con el consumo excesivo y prolongado de alcohol provienen de la desnutrición generada por su uso continuado. El alcohol es un derivado del azúcar y se metaboliza en el cuerpo de manera similar. Requiere muchos nutrientes de otras fuentes, o de las reservas del cuerpo, para su metabolización, o para convertirse en energía. Por consiguiente, crea deficiencias de las vitaminas B y C, el calcio, el magnesio, el potasio y el cinc.

Cualquier mujer que corre el riesgo de contraer la osteoporosis debe vigilar cuidadosamente la cantidad de alcohol que ingiere. El alcohol dificulta la absorción del calcio y puede afectar la capacidad del hígado de activar la vitamina D. No se sabe qué cantidad de alcohol se requiere para producir una pérdida ósea significativa, pero sí se ha establecido que los alcohólicos corren un riesgo mucho mayor de contraer la osteoporosis.

También se ha informado que el alcohol agrava los síntomas comunes de la menopausia como los sofocos, el insomnio y la depresión. Dado que contiene muchas calorías, fácilmente añade libras indeseadas que se acumulan alrededor de la cintura y la barriga. Y al ser una sustancia deshidratante, si se toma en exceso el alcohol puede ocasionar arrugas prematuras y una pérdida de tonicidad de la piel.

Las personas que comen alimentos nutritivos y están en buen estado físico pueden tomar alcohol de vez en cuando sin sufrir serios efectos adversos; y hasta podría ser beneficioso para su salud. El alcohol, tomado de forma moderada, es un lubricante social. Puede aliviar la tensión, estimular el apetito y facilitar la digestión. Como dije antes, no es lo que usted come o bebe *de vez en cuando* lo que le hace daño, sino lo que ingiere con regularidad.

Hay informes recientes que indican que una ó dos onzas de alcohol por día podría disminuir levemente el riesgo de la cardiopatía, al aumentar las lipoproteínas de alta densidad (LAD)—el tipo de colesterol que parece proteger contra la aterosclerosis. Sin embargo, yo no recomiendo beber alcohol para elevar las LAD; el ejercicio es igualmente eficaz y todos sus efectos secundarios son positivos.

En gran medida, la tolerancia al alcohol es una cuestión individual o familiar. Si usted tiene hipoglucemia; si tiene antecedentes familiares del cáncer mamario; si es propensa a la osteoporosis; si padece de sofocos, depresión, insomnio o SPM; o si beber con moderación le causa problemas, probablemente deberá abstenerse por completo del alcohol.

## ⇒ Los Cigarrillos ⇐

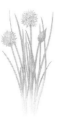

El hábito de fumar es la causa mayoritaria de muertes prematuras y de mala salud en mujeres y hombres en los Estados Unidos. Una mujer que fuma corre un riesgo dos veces mayor de morir de un derrame cerebral, y de ocho a 12 veces mayor de morir del cáncer del pulmón. En la actualidad las mujeres fuman tanto como los hombres, y ya han alcanzado el mismo índice del cáncer del pulmón, que ahora el cáncer que más muertes causa entre las mujeres, superando al cáncer mamario.

Los riesgos asociados con fumar aumentan con la edad y con la cantidad de años que se ha fumado. Estos riesgos incluyen: osteoporosis, glaucoma, enfermedades cardiovasculares y varios tipos de cáncer. Hay un mayor riesgo de cardiopatía entre las mujeres que fuman y también toman anticonceptivos orales, y un mayor riesgo de cáncer de la boca, el faringe, el laringe y el esófago entre las personas que fuman y beben.

Un buen libro que habla de las razones por las cuáles las mujeres fuman y las dificultades únicas—fisiológicas y psicológicas—que tienen para dejar de fumar es *How Women Can* Finally *Stop Smoking,* por el doctor Robert Klesges y Margaret DeBon.

## CAPÍTULO 17

# PONER SU DIETA EN ACCIÓN

*No basta saber, se debe también aplicar. No es suficiente querer, se debe
también hacer.*

— GOETHE

Lo que comemos y cómo vivimos en nuestros años mozos determinan
directamente la calidad de nuestra salud futura. Por esta razón, debemos
analizar nuestros hábitos de alimentación y ver si estamos adecuadamente
preparados.

A medida que nos envejecemos, es cada vez más importante vigilar la calidad
de alimentos que comemos. Los problemas físicos aumentan porque el cuerpo no
puede producir hormonas, enzimas y anticuerpos con la misma velocidad y en las
mismas cantidades que antes. Los nutrientes se absorben y se utilizan con menos
eficacia. Para conservar la salud, debemos proporcionarle al cuerpo una cantidad
estable de nutrientes de alta calidad, y evitar los alimentos y sustancias que tienen
efectos negativos en el sistema.

Para algunos, esto puede significar embarcarse en un proyecto prioritario para
cuidar de su salud. Los primeros pasos consisten de determinar dónde está usted y
adónde quiere ir. Tomar conciencia de la necesidad de cambiar siempre es el paso
previo a la acción, y usted debería tomarse ahora cierto tiempo para delimitar sus
propias necesidades individuales. Antes de alterar su dieta, o de gastarse una fortuna
en suplementos, comience por analizar sus hábitos de alimentación, su estilo de vida
y sus síntomas actuales.

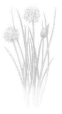

## ≈ Su Salud en Gráficas ≈

Antes de hacer cualquier cambio, consulte a su médico acerca de cualquier síntoma
inusual que tenga. Incluso algo que parece inocuo, como el cansancio, podría ser el

324

## Análisis de la Alimentación y el Estilo de Vida

1. ¿Come estas comidas con frecuencia (mas de cuatro veces por semana)?
- [ ] Comidas rápidas
- [ ] Frutas, verduras y sopas enlatadas
- [ ] Carnes o vegetales fritos o empanizados
- [ ] Postres, rosquillas, pastelitos, galletas dulces, pasteles, helados
- [ ] Alimentos envasados o congelados, productos instantáneos
- [ ] Pan blanco, arroz blanco
- [ ] Salchichas, tocino, embutidos
- [ ] Galletas de sal, papitas fritas
- [ ] Condimentos (salsa de tomate, mostaza, jarabes, jalea, mayonesa)
- [ ] Golosinas

2. ¿Toma estas bebidas con frecuencia?
- [ ] Café (más de 2 tazas al día)
- [ ] Refrescos gaseados, refrescos de dieta, té, café descafeinado (todos los días)
- [ ] Alcohol (más de 5 veces a la semana)

3. ¿A menudo se salta una o más comidas?. . . . . . . . . . . . . . . . . . . . . . . . . . . . . . . . . .

4. ¿Está haciendo una dieta de menos de 1,000 calorías al día? . . . . . . . . . . . . . . . . . . . .

5. ¿Fuma? . . . . . . . . . . . . . . . . . . . . . . . . . . . . . . . . . . . . . . . . . . . . . . . . . . . . . . . . . .

6. ¿Toma medicamentos? . . . . . . . . . . . . . . . . . . . . . . . . . . . . . . . . . . . . . . . . . . . . . . .

7. ¿Está continuadamente estresada? . . . . . . . . . . . . . . . . . . . . . . . . . . . . . . . . . . . . . .

8. ¿Es inactiva, sin hacer ningún ejercicio regularmente? . . . . . . . . . . . . . . . . . . . . . . . .

9. ¿Tiene varios síntomas molestos (gases, cansancio, dolor de cabeza, hemorroides, insomnio?. . . . . . . . . . . . . . . . . . . . . . . . . . . . . . . . . . . . . . . . . . . . .

indicio de un problema serio. Cuando se ha confirmado que usted está sana, siga adelante.

Todo programa nuevo debe comenzar por lo básico, y allí es precisamente donde empezamos, con la sustancia más básica que necesitan nuestros cuerpos: comida buena, sana y nutritiva. El primer paso es revisar cada cosa que se lleva a la boca. La manera más eficaz de hacer esto es anotar por escrito, todos los días durante varias semanas, exactamente lo que come y bebe.

Puede usar un almanaque grande o comprar cartulina y hacer su propio diagrama. Esto reforzará su seria intención de cambiar los hábitos. Así, anote todo lo que come durante tres semanas. ¿Por qué tanto tiempo? Por varias razones: es

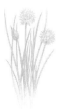

importante registrar y revisar las diferentes situaciones que tengan que ver con lo que come, incluyendo las fiestas de fin de semana, las reuniones familiares, los almuerzos fuera de casa, las comidas de trabajo y las ocasiones en que usted come a solas. En especial, es importante analizar la semana en que tiene su período menstrual, así como la semana antes y la semana después.

El mismo tipo de esquema para controlar su peso, descrito en el capítulo 12, es excelente para ayudarle a controlar su nutrición. Trace tres columnas: una estrecha para las horas del día en que usted come o merienda; otra más ancha para el tipo de alimento, su forma de preparación y la cantidad; y otra estrecha para anotar emociones o síntomas recurrentes. Sea específica: por ejemplo, anote la *clase* de cereal que ha comido (avena, hojuelas de maíz, etc.), la *clase* de pan (blanco, de centeno, de trigo integral), la forma de *preparación* del alimento (frito, a la plancha, al vapor, crudo) y *cuanto* comió. No olvide los condimentos: salsa de tomate, mostaza, mayonesa, pepinos curtidos, etc. En la columna de los síntomas, registre cómo se sintió; puede usar su propio sistema de abreviaturas o símbolos. Llene esta columna a medida que experimente los síntomas, y anote la hora en que ocurren: a media mañana, después de almorzar, y así sucesivamente.

Después de tres interesantes—y reveladoras—semanas, estará lista para hacer el Análisis de la Alimentación y el Estilo de Vida que se encuentra en la pagina anterior. Quizás le resulte más fácil repasar su esquema y marcar las categorías específicas con colores (por ejemplo, los alimentos que contienen azúcar con rojo, los que tienen grasa con verde y las comidas procesadas con azul). Seguramente, a las tres semanas, estará al tanto de sus hábitos de alimentación. No sólo conocerá los tipos de alimentos que come regularmente, sino también sabrá con qué frecuencia come (o no come) y con qué frecuencia experimenta síntomas recurrentes.

Ahora mismo, si hace el Análisis, como una evaluación rápida, le dará una idea general de sus hábitos de alimentación. En el cuestionario, ponga una marca al lado de cada cosa para la cuál su respuesta es si.

Si ha señalado menos de cinco, probablemente su dieta es sana. Si ha señalado casi la mitad, debe hacer algunos ajustes en su dieta o su estilo de vida. Si ha señalado la mayoría, debe hacerse un examen médico y reevaluar su estilo de vida; sin duda, necesita un cambio drástico de dieta y un refuerzo nutritivo.

## ¿Está Privando su Cuerpo de Nutrientes?

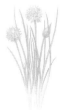

El siguiente paso es determinar si sus hábitos diarios tienen el efecto de reducir sus reservas de vitaminas y minerales. Muchas personas no se dan cuenta de las graves consecuencias que pueden tener los factores ambientales, los fármacos y sus propios hábitos, en cuanto a crear deficiencias alimenticias. Algunos factores, como el aire que respiramos, son inevitables; otros, como los medicamentos y el estrés, se pueden controlar hasta cierto punto; y muchos, como el consumo de azúcar,

## Elementos que Agotan las Vitaminas y los Minerales

| Alimento | Nutriente Afectado |
|---|---|
| Cafeína | complejo B, en especial tiamina (B-1), inositol, potasio, cinc |
| Alcohol | complejo B, C, A, magnesio, cinc |
| Azúcar | complejo B, cromo, cinc, manganeso |
| Dieta rica en grasa/proteínas | calcio |
| Proceso de refinado | complejo B, muchos minerales |
| Dietas para bajar rápidamente | A, complejo B, C, D, E, calcio, cinc, potasio |
| Agua tratada con cloro | E |
| Hierro inorgánico | E |
| Cigarrillos | A, C, E, calcio, selenio |
| Contaminación ambiental | A, C, E, selenio |
| Estrés | complejo B, cinc, todos los nutrientes |
| Infección | A, complejo B, C, E, cinc |
| Cocinar | A, complejo B, C |
| Congelación | C, E |
| Nitritos | A, C, E |
| Terapia de reemplazo de estrógenos | E, cinc, magnesio |
| Aspirina | C, ácido fólico, piridoxina (B-6) |
| Antibióticos | complejo B, C, K, potasio |
| Antiácidos | tiamina (B-1), fósforo |
| Antihistamínicos | C |
| Barbitúricos | A, C, D, ácido fólico |
| Cortisona | A, piridoxina (B-6), C, D, cinc, potasio |
| Indocin | tiamina (B-1), C |
| Laxantes/diuréticos | A, D, E, K, potasio |

sal y grasa, están completamente dentro de nuestras posibilidades de cambiar. Lo ideal es evitar la mayor cantidad posible de estos malos hábitos. Si usted no está dispuesta a renunciar su vicio favorito, al menos puede fortalecer su cuerpo para no comprometer su salud global.

Revise la gráfica titulada "Elementos que Agotan las Vitaminas y los Minerales". ¿Cuántos de estas cosas son parte de su vida? Señálelos. ¿Cuáles nutrientes piensa usted que podrían estar afectados? ¿Aparecen más de una vez? ¿Más de dos veces? Fíjese en su esquema diario. ¿Está comiendo alimentos que aportan estos nutrientes? Por ejemplo, si usted fuma, si come muchos alimentos cocidos

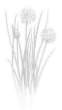

### Su Plan de Acción

⊙ Anote sus hábitos de alimentación y estilo de vida.
⊙ Verifique los nutrientes que consume.
⊙ Verifique los nutrientes agotados.
⊙ Determine sus síntomas y señales.
⊙ Determine si tiene necesidades especiales (por ejemplo, la presión alta).
⊙ Compare su dieta con la dieta propuesta en la cuadra de la pagina 330.

y congelados, embutidos y tocino (que tienen altos contenidos de nitratos), y si toma medicamentos como la aspirina o el Indocin, es posible que requiera una dosis adicional de vitamina C. Con esto en mente, vuelva a revisar su esquema. ¿Cuántos alimentos que usted come contienen mucha vitamina C? Si no come frutas y verduras frescas a diario, debe incorporarlas en su dieta. Probablemente se requiere además un suplemento de vitamina C, pero acuérdese que ninguna píldora sustituye a la buena nutrición.

Una vez que haya analizado a fondo sus hábitos de alimentación, ya usted está lista para emprender algunos cambios. Haga lo que haga, no trate de resolver todos sus problemas en la primera semana; terminará por frustrarse y darse por vencida. Seleccione un aspecto que quiera cambiar; cuando se siente que ya lo tiene bajo control, pase a otro, y luego a otro más.

Es posible que no advierta una mejoría inmediata en su cuerpo, pero después de unos meses, seguramente notará ciertos cambios sutiles: un aumento de energía, menos trastornos digestivos, más claridad mental, la piel y los cabellos más brillantes, las uñas más fuertes, los períodos menstruales más tranquilos y más breves, un bienestar general y una sensación de buena salud, calma y energía. Yo los he experimentado y he visto cómo les sucede lo mismo a muchas otras personas. Una dieta más saludable y un estilo de vida más sano le beneficiará a usted hasta de unas maneras que ni siquiera puede imaginar.

## ≫ Cómo Interpretar su Cuerpo ≪

No abandone todavía su nuevo esquema, aunque le parezca que ya domina sus patrones diarios de alimentación. Hay una tercera columna, ¿la recuerda? La de los síntomas. ¿Cuáles son los suyos? ¿Tiene usted algunas molestias "normales"? ¿Esta decaída? ¿Siente el típico desánimo de los lunes por la mañana? ¿El decaimiento por las tardes? ¿El desgano? ¿Está cansada? ¿Indolente? ¿Tiene "problemas femeninos"? ¿Dolores de ovarios? ¿Ansiedad premenstrual? Siga leyendo.

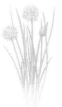

Muchas personas padecen de deficiencias nutricionales marginales. No se podría decir que están "enfermas"—es decir, no tienen ninguna enfermedad con un nombre que suena al latín. Una deficiencia marginal se define como "una condición de mengua gradual de vitaminas o minerales, en la que se evidencia una falta de bienestar personal asociada con un deterioro de la función fisiológica".[1] O sea, usted siente que algo está fuera de lo normal, pero los exámenes clínicos no revelan ningún problema funcional significativo.

El cuerpo opera sobre la base de un abastecimiento constante y renovado de nutrientes. Cuando estos faltan durante un período prolongado, las funciones se deterioran y se inicia una serie de reacciones que comienzan sutilmente a nivel celular y van pasando de manera gradual a los tejidos y los órganos. Al principio el cuerpo compensa las deficiencias, al recurrir a los nutrientes almacenados. Pero no se puede almacenar todos los nutrientes durante más de un día, y con el tiempo las reservas de otros nutrientes experimentan un serio descenso. Esto sucede, por ejemplo, con las vitaminas B y C.

El doctor Myron Brin, investigador de nutrición de la compañía farmacéutica Hoffmann–La Roche y uno de los pioneros en este campo, ha identificado las fases consecutivas de deficiencias marginales en el cuerpo. En la etapa preliminar, los nutrientes almacenados en los tejidos del cuerpo experimentan a una gradual mengua, debido a una ingestión insuficiente, una mala absorción o un metabolismo anormal. A estas alturas, no hay síntomas ni señales físicas perceptibles. A medida que las deficiencias avanzan hacia la etapa bioquímica (cuando es posible detectar los cambios a través de pruebas químicas), se reducen las reservas de los tejidos. Todavía no hay indicios obvios, pero debajo de la superficie de la piel se produce una silenciosa destrucción. Aunque en el exterior no se detecta nada, el daño de los tejidos puede tener un efecto significativo sobre funciones como la capacidad del cuerpo de tolerar los fármacos, el alcohol, o la exposición a las sustancias químicas ambientales, y la inmunidad a las enfermedades.[2]

Las señales apenas comienzan a manifestarse en la etapa final, mediante la conducta y por formas psicológicas. Unos síntomas no específicos, como la falta de apetito, la depresión, la ansiedad o el insomnio, pueden ser los primeros señales de que usted está desnutrida. Si ha anotado estos síntomas en varias entradas de su esquema diario, considérelo como una advertencia de posibles deficiencias marginales de nutrientes.

En las etapas finales aparecen señales clínicos que, si no se tratan, con el tiempo dan lugar a enfermedades. Desde luego, esto es lo que queremos evitar, y podemos evitar, hasta cierto punto, si prestamos atención a las señales sutiles y no específicas de nuestros cuerpos, antes de que lleguen a un punto crítico.

Casi todas las reacciones corporales tienen varias vías o etapas bioquímicas. El funcionamiento de un determinado sistema orgánico podría requerir varios nutrientes, enzimas y hormonas. La carencia de una sola vitamina puede generar diversos síntomas en la piel, el cabello, los ojos, la boca o los dientes, o los sistemas digestivo, muscular, nervioso o reproductor. Este panorama se vuelve aun más confuso por el hecho de que los indicios iniciales de muchas deficiencias son sorprendentemente similares: cansancio, debilidad, dolores y molestias menores, dolores de cabeza, y mucho más.

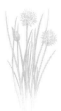

## Propuesta de Plan de Dieta

### Consumo Diario de Calorías

Mujeres inactivas . . . . . . . . . . . . .peso ideal x 11
Mujeres moderadamente
activas . . . . . . . . . . . . . . . . . . . . . .peso ideal x 14
Mujeres activas . . . . . . . . . . . . . .peso ideal x 18
Hombres . . . . . . . . . . . . . . . . . . . .peso ideal x 18

### Proteínas
### (12–15% de las calorías totales)

Mujeres . . . . . . . . . . . . . . . . . . . . .40–60 g/día
Hombres . . . . . . . . . . . . . . . . . . . .45–75 g/día

### Fuentes de proteína baja de grasa
### (1 g ó menos de grasa por ración)

Pechuga de pollo, sin pellejo (4 oz) . . . . . . . 35 g
Mariscos: camarones, venera,
   langosta (4 oz) . . . . . . . . . . . . . . . . . . . 23–35 g
Pescado, bacalao, platija, lenguado,
   halibut, trucha (4 oz) . . . . . . . . . . . . . 21–30 g
Atún, empacado en agua (2 oz) . . . . . . . . . . 14 g
Frijoles, chícharos, lentejas cocidos
   (1 taza) . . . . . . . . . . . . . . . . . . . . . . . . . . 9–18 g
Tofú (4 oz) . . . . . . . . . . . . . . . . . . . . . . . . . . 10 g
Leche descremada (1 taza) . . . . . . . . . . . . . . 8 g
Yogur descremado (1 taza) . . . . . . . . . . . . . . 8 g
Pasta (1 taza) . . . . . . . . . . . . . . . . . . . . . . . . . 7 g
Bulgur (1 taza) . . . . . . . . . . . . . . . . . . . . . . . . 6 g
Avena ( 1 taza) . . . . . . . . . . . . . . . . . . . . . . . . 6 g
Macarrones (1 taza) . . . . . . . . . . . . . . . . . . . . 5 g
Pan, de trigo integral (2 rebanada) . . . . . . . . 5 g
Arroz, integral (1 taza) . . . . . . . . . . . . . . . . . 5 g
Arroz, blanco (1 taza) . . . . . . . . . . . . . . . . . . 4 g
Tortilla (harina) (1 mediana) . . . . . . . . . . . . . 4 g

### Fuentes de proteína con contenido
### mediano de grasa (1.5–3 g de grasa por
### porción)

Carne de res, lomo (4 oz) . . . . . . . . . . . . . . 34 g
Carne de res, cecina (4 oz) . . . . . . . . . . . . . 33 g
Pollo, carne oscura (4 oz) . . . . . . . . . . . 29–31 g
Salmon (4 oz) . . . . . . . . . . . . . . . . . . . . . . . . 31 g
Huevos (2, grandes) . . . . . . . . . . . . . . . . . . 13 g
Queso, reducido en grasa (1 oz) . . . . . . . . . . 8 g
Leche, 1 o 2 por ciento (1 taza) . . . . . . . . . . 8 g

### Fuentes de proteína con alto contenido de
### grasa (4–7 g de grasa por porción)

Carne, lomo de hombro, escogido o
   seleccionado  (4 oz) . . . . . . . . . . . . . . . . 35 g
Carne molida, regular, con poca grasa o
   sin grasa (4 oz) . . . . . . . . . . . . . . . . . . . . 28 g
Macarela (4 oz) . . . . . . . . . . . . . . . . . . . . . . 28 g
Lomo de pecho (4 oz) . . . . . . . . . . . . . . . . . 21 g
Leche entera (1 taza) . . . . . . . . . . . . . . . . . . 8 g
Mantequilla de maní (2 cucharadas) . . . . . . . 8 g
Queso cheddar (1 oz) . . . . . . . . . . . . . . . . . . 7 g
Salchichas, de carne o puerco (2 oz) . . . . . . . 7 g

### Carbohidratos
### (65–80% del total de calorías)

Incremente los carbohidratos compuestos (trate
   de lograr el 25–40 g por día de fibra)

Frutas (2–4 porciones por día)
   1 porción = 1 fruta mediana
   $^1/_2$ taza de fruta seca, $^3/_4$ taza de jugo

Vegetales (4–5 porciones por día)
   1 porción = 1 taza crudos o $^1/_2$ taza cocinados

Panes, cereales, arroz, pasta
   (6–11 porciones  por día)
   1 porción = 1 rebanada; $^1/_2$ taza de arroz,
      cereal o pasta cocinada

### Grasa (20–30% del total de calorías)

Reduzca las grasas saturadas y los ácidos trans
grasos (carne roja, mantequilla, productos con alto
contenido de grasa, margarina, aceites tropicales,
grasas hidrogenadas)

Incremente los aceites monoinsaturados (oliva,
canola, maní)

Incluya ácidos grasos esenciales y ácidos grasos
omega 3 (aceite de pescado, salmón, trucha, atún,
y aceite de linaza)

En general, sin embargo, quienes investigan y practican la medicina nutricional están de acuerdo de que ciertos indicios físicos apuntan a determinadas deficiencias de nutrientes. Por ejemplo, entre las señales clínicas de una deficiencia de cinc son: uñas que tienen la forma de cucharas y manchas blancas; estrías; y la pérdida del sentido del olfato o del gusto. Estos índices pueden anunciar que usted no ingiere suficiente cinc, que se ha aumentado su necesidad de este mineral o que no lo absorbe bien.

Véase en el Apéndice B una lista de síntomas físicos comunes y sus correspondientes deficiencias de nutrientes. Esta lista no debe usarse para hacer un diagnóstico exacto de las necesidades de nutrientes que usted tiene (porque otros vitaminas y minerales también pueden jugar un papel en tales síntomas), pero le indica las relaciones más comunes y le sirve como guía para ayudarla a averiguar cuáles nutrientes debería suplementar. Si usted tiene algunos de estas señales, resalta los nutrientes que corresponden a los síntomas. Algunos nutrientes pueden aparecer más de una vez, lo que indicará una probable deficiencia. Pero antes de salir a comprar varios frascos de vitaminas, estudie su dieta. ¿Está comiendo alimentos que contienen estos nutrientes? ¿Tiene hábitos que los eliminan del cuerpo? Comience con este punto para efectuar los cambios necesarios.

Rectificar la dieta es un empeño continuo, pues nuestras necesidades varían por día, mes, y estación del año. A medida que avanzamos hacia una nueva etapa de desarrollo o circunstancias inusuales (someterse a la cirugía, comenzar a tomar anticonceptivos, combatir una enfermedad), debemos volver a evaluar y a equilibrar nuestra dieta. Es posible que lo que es bueno para su cuerpo este mes no será lo ideal dentro de cinco años. Estar al tanto del funcionamiento del cuerpo es un desafío constante y, a medida que el cuerpo responde al cuidado y la atención, una recompensa constante.

## ⋙ Comer para Vivir ⋘

Use el plan de alimentación como una base de comparación; puede ayudarle a determinar las áreas de su dieta que necesitan mejoría. Recuerde, es un plan equilibrado en si mismo, pero no toma en consideración las necesidades especiales ni las diferencias bioquímicas.

Muchas mujeres no tienen idea de cuántas calorías deben consumir por día. Hay muchas gráficas disponibles, pero casi todas difieren en cuanto al número y cantidad de calorías. Yo he encontrado que la fórmula utilizado en el plan de alimentación es bastante exacto para una variedad de mujeres. Tenga en mente que es solamente un número aproximado y una guía para rediseñar su consumo diario.

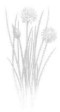

## CAPÍTULO 18

# SU PROGRAMA DE SUPLEMENTOS

En prepararse para la menopausia, es bueno empezar con los alimentos adecuados y los ejercicios, pero estas dos cosas por sí solas no serían suficientes para prevenir los síntomas de la menopausia o la pérdida de masa ósea. Las mujeres deben considerar las ventajas de los suplementos. Se ha comprobado la efectividad de los suplementos vitamínicos y los remedios nutricionales en el tratamiento de una variedad de síntomas. Unos estudios científicos controlados y encuestas epidemiológicas han validado muchas de las teorías de los investigadores de nutrición en los últimos años.

La mejor defensa contra el mal funcionamiento de las glándulas, los trastornos hormonales y los desequilibrios fisiológicos es proporcionar el cuerpo con un suministro completo de vitaminas, minerales, enzimas, aminoácidos, ácidos grasos, oligoelementos y fluidos. Es lógico: cuando se abastecen los ciclos restauradores y regeneradores del cuerpo con la materia prima necesaria, el cuerpo tiene mejores oportunidades para mantener el funcionamiento óptimo.

Hay una cosa que enfatizar siempre: los suplementos, y hasta los vitaminas y minerales basados en la comida, no pueden reemplazar la alimentación saludable. Continuar consumiendo comidas insaludables mientras toma grandes dosis de vitaminas es ridículo—y probablemente peligroso. De hecho, la mayoría de los suplementos no ayudarán en el contexto de una dieta inapropiada.

Es mejor tomar los suplementos con la comida y con otros nutrientes. Los vitaminas y minerales raramente funcionan independientemente. La digestión, la absorción y la utilización apropiada de un nutriente generalmente dependen de las cantidades disponibles de uno o varios otros nutrientes. Si falta o escasea un solo nutriente, varios procesos metabólicos completos deceleran o paran. Algunos de los nutrientes interdependientes que debe recordar de este libro son el calcio con el magnesio, el hierro con la vitamina C, y el calcio con la vitamina D.

¿Cuánto de cada vitamina y mineral necesita usted personalmente? Ningún libro lo puede decir; depende de su historia de alimentación, la historia médica de

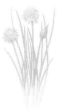

su familia, y los síntomas clínicos. Lo mejor que los nutricionistas e investigadores pueden hacer es ofrecer unas orientaciones e indicar los diferentes nutrientes que han beneficiado la mayoría de los individuos bajo circunstancias específicas y monitoreadas. Depende de usted determinar si su condición se asemeja a estas normas, y juzgar cuándo usted necesita reducirlos o aumentarlos, y cuándo necesita revisar su programa. Usted conoce su cuerpo mejor que cualquier otra persona. Utilizando la información en este libro, usted puede analizar los datos y diseñar en su propio programa. Si en cualquier momento usted tiene dudas, o se siente insegura sobre los efectos de su programa, busque ayuda de un nutricionista calificado o consulte su médico.

Entonces, comencemos.

El núcleo de cualquier programa de suplementos es generalmente la fórmula de vitaminas y minerales múltiples, y muchas mujeres encontrarán que tal fórmula cumple la mayoría de sus necesidades. El Apéndice A enumera las vitaminas y minerales y las diferentes dosis generalmente recomendadas por los nutricionistas y médicos. Aunque algunas de las cantidades exceden los requisitos del RDR, no son ni irrazonables ni excesivos. Cuando se recetan las megadosis, sin embargo, es importante trabajar con su médico; en grandes cantidades, cualquier vitamina o mineral u otro suplemento actúa como un fármaco y deber ser monitoreado cuidadosamente. Si tiene cualquier duda o pregunta sobre la seguridad de las vitaminas y los minerales, le recomiendo que consulte el libro de Patricia Hausman, *The Right Dose.*[1]

Además de la formula básica delineada en el Apéndice A, más suplementos pueden ser beneficiosos. Si los suplementos múltiples que usted toma no contienen cantidades adecuadas de cualquier nutriente (como a menudo es el caso del calcio), o si necesita mayores cantidades para un problema especifico (por ejemplo, la vitamina E para el dolor en los senos), o si sus hábitos diarios (fumar, tomar bebidas alcohólicas o tomar mucho café) no van a cambiar inmediatamente, sería sabio añadir los nutrientes que estos hábitos agotan.

## La Seguridad de los Nutrientes

Los escépticos a los suplementos gastan mucho tiempo preocupándose por la supuesta toxicidad de los vitaminas y minerales. Creo que esto debe ser mencionado y puesto en perspectiva. Según la Asociación Americana de Centros de Control del Envenenamiento, en los años 1983 a 1987 el número total de fatalidades accidentales por medicamentos legales y aprobados por la FDA, más los vendidos sin receta, fue 1,132. Durante el mismo lapso de tiempo, el número total de fatalidades por causa de suplementos de vitaminas fue de cero. La incidencia y las probabilidades de reacciones adversas por el uso de los suplementos es minúsculo. Los pocos casos

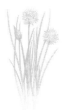

anotados en las revistas médicas generalmente se ocasionaron por unas dosis masivas, tomadas por periodos prolongados. Esto no quiere decir que una sobredosis es imposible, pero, simplemente, es altamente improbable. Las dosis extremadamente altas de las vitaminas A y D pueden causar problemas, pero las dosis recomendadas son muy seguras.

## ⤜ Comprador, Tenga Cuidado ⤛

Los norteamericanos gastamos más de 14 mil millones de dólares al año en suplementos, según una compañía de investigación de mercados, basada en Washington D.C.[2] Mientras cada vez más personas se dan cuenta que necesitan vitaminas y minerales, la industria de los suplementos produce cada vez más. Pero debemos preguntarnos, ¿el valor que recibimos es igual a lo que pagamos? ¿Las cápsulas, los polvos o las píldoras en realidad entregan las cantidades prometidas en las etiquetas? Esta última pregunta es especialmente pertinente, ya que la industria de suplementos tiene poca regulación gubernamental. Una compañía privada llamada ConsumerLab, fundada por un médico y químico de productos naturales que antiguamente trabajó para la FDA, somete a prueba los suplementos nutricionales y ofrece un "sello de aprobación" si cumplen algunos criterios. ConsumerLab opera un sitio web (www.consumerlab.com) donde los visitantes pueden ver si su vitamina o suplemento herbal ha sido evaluado y si cumple las normas de la organización. Sus más recientes resultados relacionados con el ginkgo biloba, por ejemplo, mostraron que solamente tres de las cuatro muestras examinadas contenían la cantidad de hierba especificada en la etiqueta. De las 26 preparaciones de vitamina C examinadas, cuatro no cumplieron y otras contenían menos de la vitamina de lo que se declaraba.[3] (ConsumerLab no ha probado todos los suplementos, y solamente se examina una muestra por cada marca.) Desafortunadamente, el sitio web no revela las marcas de los suplementos que no abrobaron la prueba, que es lo que a mí me gustaría saber. De todas formas, es una manera de verificar la calidad de algunas compañías que fabrican los nutrientes y hierbas que consumimos. Para darle un adelanto, mencionaré algunas de las compañías que conozco que se ubican dentro de las mejores calificaciones (recuerde, ésta no es una lista completa): Shaklee, Solgar, Twin Labs, Nature Made, USANA, K-Mart, GNC, Puritan's Pride, Walgreen's y Bayer.

## ⤜ Natural versus Sintético ⤛

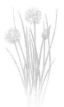

Hay mucha confusión con respecto a las virtudes relativas de los suplementos naturales versus los sintéticos. Los naturalistas dicen que sus productos, derivados mayormente de fuentes vegetales, contienen "cofactores asociados" todavía no identificados; por ejemplo, la vitamina C natural contiene el complejo C completo, lo que la hace más efectiva, mientras que la vitamina C sintética es solamente ácido ascórbico, y nada más. Muchos médicos a quienes yo admiro han encontrado que, cuando las vitaminas se consumen en grandes cantidades, las naturales son mucho menos tóxicas y dan mejores resultados que las variedades producidas artificialmente. Mientras tanto, al otro lado del debate hay investigadores con títulos y experiencia igualmente impresionante. Aquellos que prefieren los productos sintéticos niegan que haya alguna diferencia química, puesto que en los tubos de ensayo todas poseen las mismas propiedades moleculares. Ellos también observan que, para la gente que padece de alergias a las comidas, los suplementos que no están basados en comidas son más seguros.

No puedo predecir que habrá ningún acuerdo entre estos dos campos; sin embargo, hay consenso relacionado a dos nutrientes. La vitamina E es mejor cuando se toma de fuentes naturales. La vitamina E natural (d-alfa tocoferol) se absorbe mejor que la sintética (dl-alfa tocoferol). No se deje engañar por las etiquetas que dicen que el suplemento contiene vitamina E con d-alfa tocoferol; es probable que la palabra "con" significa que la cantidad activa está muy diluida. En cuanto al ácido fólico, la forma sintética es mejor, ya que es más disponible biológicamente que la forma natural.

## ¿De Marca o Genérico?

Los expertos y fabricantes debaten este asunto continuamente y, por supuesto, no han llegado a un acuerdo. Los consejos de Sheldon Hendler, autor de *The Doctor's Vitamin and Mineral Encyclopedia,* es que todas las vitaminas son esencialmente iguales, y por lo tanto, usted debe comprar la menos cara.[4] "En realidad, aproximadamente media docena de compañías farmacéuticas hacen las vitaminas", dice Hendler. Proveen las materias primas básicas, y el fabricante los mezcla y añade ingredientes como azúcar, colorante, aglutinantes, y productos de conservación. Sin embargo, en sus etiquetas muchos suplementos enumeran tantos aditivos como nutrientes, y personalmente, creo que los aditivos se deben evitar. Cuando me entero de personas que tienen dificultad en digerir los suplementos, me pregunto a menudo si no serán alérgicos a uno de los ingredientes. Si un suplemento le causa problemas, pruebe otra marca.

## La Declaración de Disolución

Los fabricantes de suplementos usan un procedimiento científico llamado la *prueba de desintegración,* que imita la acción de las vías digestivas, para probar sus productos en cuanto a su tiempo de disolución y desintegración. En enero de 1993, el U.S. Pharmacopoeia (USP) adoptó una norma voluntaria de disolución: las vitaminas solubles en agua (B y C) deben desintegrarse en las vías digestivas dentro de un periodo de 45 minutos. En la etiqueta, busque la información sobre los procedimientos de las pruebas hechas por el abastecedor.

## ⇝ **Las Fechas de Vencimiento** ⇜

No todos los suplementos dan una fecha de vencimiento, y si lo hacen, esto no garantiza la frescura del producto. Sin embargo, una fecha sugiere que el fabricante sabe que los nutrientes tienen un tiempo finito de conservación y que trata de ofrecer un buen producto. Si se guarda apropiadamente (tapados, en un lugar fresco y sin contacto directo con la luz), los suplementos retienen su potencia por dos o tres años de la fecha cuando se fabricaron. Después de que se abre el frasco, los suplementos se mantienen por un año.

## ⇝ **Proceda Lentamente** ⇜

Cuando comience su programa, hágalo despacio, añadiendo un suplemento a la vez. De esta forma, si usted tiene una reacción alérgica a un ingrediente en particular, podrá determinar más fácilmente la causa de la alergia.

Después de unos meses de un cambio en su dieta o los suplementos, usted podrá comenzar a notar cambios sutiles en su cabello, sus ojos, sus uñas, su nivel de energía, y su sentido de bienestar. Es emocionante saber que usted puede controlar, a una escala tan grande, como se siente y se ve, al nutrirse y cuidar bien de su cuerpo.

Una vez que comience su programa para revitalizar su vida y promover su salud y bienestar, no espere milagros. Los nutrientes no funcionan como los fármacos; actúan lentamente para reconstruir los tejidos y restaurar la homeostasis. Si a su cuerpo le ha tomado años para crear desequilibrios hormonales, no espere que se reviertan en unos días; en realidad, puede tomarle algunos meses. Sea paciente. Deje que el cuerpo se sane en su propio tiempo. Además, debo mencionar que, a medida que su cuerpo cambia, es posible que se siente peor por unos días, antes de sentirse mejor. Esto es normal, y encontrará que esta transición temporal vale la pena para obtener resultados.

El programa que usted diseña ahora no está escrito sobre piedra. Sus necesidades, como su vida, cambian constantemente. Algunos cambios son de corto plazo (por ejemplo, el embarazo); otros se quedan con nosotros por el resto de la vida. Yo continuamente reajusto y reviso mi programa, a medida que mi estilo de vida cambia y mis hábitos de alimentación mejoran. En el proceso, me doy cuenta de que mientras más "puros" sean mis alimentos diarios—o sea, mientras menos comidas no nutritivas consumo—menos suplementos necesito.

La verdadera clave de prepararse para una menopausia saludable—una menopausia sin medicina—y una saludable segunda etapa de la vida, es tener buena

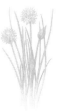

salud en general: una dieta nutritiva, el uso sabio de los suplementos, el ejercicio físico periódico, y una positiva actitud mental. No espere hasta llegar al cambio para comenzar a pensar en su salud. Si, mucho antes de los años medianos, se ha preparado para la emoción y el reto de la menopausia, se adelantará, y su vida será una celebración. Píenselo y comience ahora.

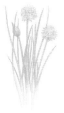

# NOTAS

APÉNDICES

NOTAS A PIE DE PÁGINA

GLOSARIO

RECURSOS

ÍNDICE

# UNA FORMULA BÁSICA DE NUTRIENTES PARA LA MUJER

Las siguientes dosis son recomendadas para la mujer promedio saludable. Algunas de las dosis sugeridas en varios capítulos del libro para el tratamiento de problemas específicos pueden exceder estas cantidades. Si piensa usar una dosis más alta, debe consultar con su médico.

| Nutriente | Dosis Recomendado* | Nivel de Toxicidad |
|---|---|---|
| **Vitaminas solubles en grasa** | | |
| Vitamina A | 5,000–20,000 UI | 10,0000 UI |
| Betacaroteno | 5,000–25,000 UI | 10,000 UI |
| Vitamina D | 400–800 UI | 1,000 UI |
| Vitamina E (d-alpha) | 25–800 UI | 1,500 UI |
| Vitamina K | 70–100 mg | n/a |
| **Vitaminas solubles en agua (y sustancias parecidas a las vitaminas)** | | |
| Vitamina B-1 (tiamina) | 25–100 mg | n/a |
| Vitamina B-2 (riboflavina) | 25–100 mg | n/a |
| Vitamina B-3 (niacina/niacinamida) | 19–100 mg | 2,000 mg |
| Vitamina B-5 (ácido pantoténico) | 25–100 mg | n/a |
| Vitamina B-6 (piridoxina) | 25–100 mg | 200 mg |
| Vitamina B-12 (cobalamina) | 100–200 mcg | n/a |
| Vitamina C | 60–200 mg | 2,000 mg |
| Ácido fólico | 400–800 mcg | 1,000 mcg |
| Bioflavonoides | 500–2,000 mg | n/a |
| Biotina | 150–300 mcg | n/a |
| Colina | 25–100 mg | n/a |
| Inositol | 25–100 mg | n/a |
| PABA (ácido para-aminobenzoico) | 25–50 mg | n/a |

| Nutriente | Dosis Recomendado* | Nivel de Toxicidad |
|---|---|---|
| **Minerales** | | |
| Boro | 3 mg | 20 mg |
| Calcio | 800–2,000 mg | 3,000 mg |
| Cinc | 15–50 mg | 40 mg |
| Cromo | 200–300 mcg | n/a |
| Manganeso | 3 mg | 11 mg |
| Magnesio | 300–800 mg | 8,000 mg |
| Molibdeno | 45 mcg | 1,000 mcg |
| Potasio | 100–300 mg | n/a |
| Selenio | 70–400 mcg | 1,000 mcg |
| Sodio | 1,100–2,400 mg | n/a |
| Yodo (agua marina) | 150 mcg | 1,000 mcg |
| Premenopáusica | 18 mg | 45 mg |
| Posmenopáusica | 8–10 mg | n/a |
| **Otros nutrientes** | | |
| Ácidos grasos omega-3 (DHA y EPA) | 300 mg | n/a |

* Las recomendaciones individuales en varios capítulos de este libro pueden ser específicas a un síntoma o problema. Las dosis que se dan aquí van de generales a terapéuticas.

# SÍNTOMAS DE
# DEFICIENCIAS NUTRITIVAS

AGE—ácidos grasos esenciales

Ca—calcio

Cr—cromo

Cu—cobre

Fe—hierro

I—yodo

K—potasio

Mg—magnesio

PABA—ácido para-
   aminobenzoico

Se—selenio

Zn—cinc

| Área del Cuerpo | Síntoma | Posible Deficiencial |
|---|---|---|
| **Piel** | Seca, escamosa | A, B, E, AGE |
| | Grasosa | Complejo B (especial-mente B-6, colina, inositol) |
| | Se magulla con facilidad | C, K |
| | Heridas se sanan lentamente | C, Zn |
| | Color amarillo | B-6, colina, Mg |
| | Pigmentación oscura | B, C, E |
| | Venas prominentes | C, bioflavonoides, Zn |
| | Pálida, blanca | B, C, Fe |
| | Estrías en caderas, muslos, senos | B, E, Zn |
| | La parte de atrás de los brazos es áspera | A |
| **Uñas** | Quebradizas | Fe, Ca, proteína, AGE |
| | Manchas blancas | Zn, Ca |
| | Con forma de cuchara | Fe, Zn |
| **Ojos** | Círculos negros | B, K |
| | Pequeños nódulos amarillos en la parte blanca | A, E, Zn |
| | Ceguedad nocturna, ojos secos | A |
| | Venas rojas en las esquinas | Mala salud en general |
| **Cabello** | Seco, sin brillo | Proteína |
| | Grasoso | Colina, inositol |
| | Puntos secos y no crece | Proteína, Zn |
| | Dermatitis | B, Zn, AGE |
| | Cabello ralo | B, proteína, AGE |
| | Caspa | B |
| **Boca** | Llagas | A, complejo B, Zn |
| | Mal aliento | Complejo B (especialmente B-3) |

|  | Rajaduras en las esquinas de los labios | B-1, B-2, B-3 |
|---|---|---|
| **Lengua** | Cobertura de color magenta | Complejo B (especialmente B-12), K |
|  | Color verde | Complejo B (especialmente B-6, colina) |
|  | Blanca | Complejo B (especialmente colina), C |
|  | Manchas blancas gruesas | A, complejo B |
|  | Lados escamados | B-6, B-12, ácido fólico |
| **Dientes** | Encías sangrantes y esponjadas | C, complejo B |
|  | Caries | Complejo B, Ca, Zn |
|  | Moler los dientes | Ca, Mg |
|  | Enfermedad periodontal | Ca |
| **Sistema gastrointestinal** | Hígado hinchado | Complejo B (especialmente colina, inositol), proteína, lecitina |
|  | Nausea | A, B-3, B-6, Mg |
|  | Hemorroides | B-6, C, bioflavonoides, Mg |
|  | Gases | Complejo B, Zn |
|  | Infrecuentes o duras evacuaciones intestinales | Fe, fibra |
| **Sistema respiratorio** | Propensa a las infecciones | A, complejo B, C |
|  | Sinusitis | A, complejo B, C, K, Zn |
|  | Pérdida del olfato | A, complejo B, Zn |
|  | Membranas secas | A, D, E, Zn |
| **Sistema cardiovascular** | Incremento del ritmo del corazón | Complejo B, C, E, Ca, Mg |
|  | Latidos lentos e irregulares | Complejo B, K |
|  | Presión sanguínea elevada | Colina, Ca, K, Se, Cr |
| **Muscular/ esqueletal** | Debilidad de los músculos | Complejo B, K |
|  | Calambres en los músculos | D, B-5 (ácido pantoténico), Ca, Mg |
|  | Coyunturas rígidas | Complejo B, Ca, Mg |
| **General** | Manos y pies fríos | I |
|  | Pérdida del sentido del gusto | Zn |
|  | Insomnio | D, Ca, Mg |
|  | Varices | C, E, Fe, Cu |
|  | Ansiedad | Complejo B (especialmente PABA), Ca, Mg |
|  | Falta de energía | Complejo B, I, Fe |
|  | Mala memoria | Complejo B (especialmente inositol, colina), I, Mg |
|  | Inhabilidad de recordar los sueños | B-6 |
|  | Cera frecuente en los oídos | Complejo B, (especialmente colina, inositol) |

Fuentes: Jeffrey Blanc, Ph.D., *Nutraerobics,* (New York: Harper and Row, 1983); Richard A. Kunin, doctor en medicina, *Mega-Nutrition for Women* (New York: McGraw-Hill, 1983).

# GUÍA DE LOS NUTRIENTES PRINCIPALES

| Fuente | Cantidad |
|---|---|

### Vitamina A

Hígado de res (3oz) . . . . . . . . . . . . . 45,400 UI
Zanahoria (1 mediana) . . . . . . . . . . . . . . 7,900
Camotes, cocinados ($^1/_2$ taza) . . . . . . . . 7,850
Calabaza, cocinada ($^1/_2$ taza) . . . . . . . . . 7,840
Espinacas, cocinadas ($^1/_2$ taza). . . . . . . . 7,300
Melón ($^1/_2$) . . . . . . . . . . . . . . . . . . . . . . . 5,400
Jugo de tomate ($^3/_4$ taza) . . . . . . . . . . . . 1,460

**Otras fuentes:** ayote, chiles rojos, huevos, melocotón, acelga, endibia, hojas de remolacha, brócoli, papaya, cangrejo

**Agotadores:** TRE, calor, café, comidas procesadas, dietas bajas en grasa

### Vitamina B-1: Tiamina

Levadura de cerveza (2 cdt) . . . . . . . . . . .3 mg
Semillas de girasol (1 taza) . . . . . . . . . . . . 2.84
Chícharos cocidos (1 taza) . . . . . . . . . . . . 1.48
Frijoles negros (1 taza) . . . . . . . . . . . . . . . 1.10
Pacanas (1 taza). . . . . . . . . . . . . . . . . . . . . 0.96
Germen de trigo, tostado ($^1/_4$ taza) . . . . . . 0.44
Espárragos (1 taza) . . . . . . . . . . . . . . . . . . 0.24

**Otras fuentes:** avena, cacahuates (maní), hígado, arroz integral, pescado

**Agotadores:** calor, TRE, estrés, fármacos de sulfa, azúcar, comidas procesadas, cigarrillos, alcohol, dietas, cirugía, enfermedad, café, té

### Vitamina B-2: Riboflavina

Hígado de res (3oz) . . . . . . . . . . . . . . 3.65 mg
Coles de Bruselas (1 taza). . . . . . . . . . . . . . .2
Almendras (1 taza) . . . . . . . . . . . . . . . . . 1.31
Levadura de cerveza (3 cdt) . . . . . . . . . . . . .1
Chícharos, cocidos (1 taza). . . . . . . . . . . . 0.58
Leche (1 taza) . . . . . . . . . . . . . . . . . . . . . 0.34
Brócoli, cocida (1 taza) . . . . . . . . . . . . . . 0.31

**Otras fuentes:** carne de órganos, cereales de trigo, carnes rojas, yogur, huevos, aves, germen de trigo, nueces, semillas de sésamo

**Agotadores:** alcohol, antibióticos, TRE, luz, estrés, comida rápida, fármacos de sulfa, café, té

### Vitamina B-3: Niacina/Niacinamida

Atún, en agua (1 taza). . . . . . . . . . . . . 47.3 mg
Pollo, carne blanca (3 oz) . . . . . . . . . . . . . .10
Brócoli (1 taza) . . . . . . . . . . . . . . . . . . . . 9.7
Semillas de girasol (1 taza) . . . . . . . . . . . . . .9
Hongos (1 taza). . . . . . . . . . . . . . . . . . . . 5.7
Abadejo (6 oz). . . . . . . . . . . . . . . . . . . . . 5.4
Mantequilla de maní (2 cdt) . . . . . . . . . . . . 2.4

**Otras fuentes:** semillas de calabaza y ayote, marañon, requesón descremado, chícharos, frijoles, aguacate, levadura de cerveza

**Agotadores:** azúcar, antibióticos, alcohol, café, estrés, TRE, fármacos de sulfa, pastillas para dormir

### Vitamina B-5: Ácido Pantoténico

Hígado de res (3 oz) . . . . . . . . . . . . . . 7.7 mg
Hongos (1 taza). . . . . . . . . . . . . . . . . . . . 2.7
Semillas de girasol (1 taza) . . . . . . . . . . . . . .2
Salvado de trigo (1 taza) . . . . . . . . . . . . . . 1.6
Huevo (1) . . . . . . . . . . . . . . . . . . . . . . . . 1.6
Repollo crudo (1 taza). . . . . . . . . . . . . . . . 1.3

**Otras fuentes:** marañon, granos enteros, salmón, frijoles, brócoli, chícharos, aguacate, leche, pollo, mantequilla de maní, plátanos, papas

Agotadores: calor, estrés, bromuro de metilo, alcohol, azúcar, café, cigarrillos

### Vitamina B-6: Piridoxina

Arroz integral (1 taza) . . . . . . . . . . . . . . .1 mg

| Fuente | Cantidad |
|---|---|
| Atún, en agua (1 taza). . . . . . . . . . . . . . . . | 0.85 |
| Hígado de res (3 oz) . . . . . . . . . . . . . . . . . | 0.84 |
| Pollo, carne blanca (3 oz) . . . . . . . . . . . . | 0.68 |
| Plátano, (1 mediano). . . . . . . . . . . . . . . . . | 0.76 |
| Castañas frescas (1 taza). . . . . . . . . . . . . . | 0.53 |

**Otras fuentes:** semillas de girasol, brotes de alfalfa, germen de trigo, pescado, ciruelas pasas, aguacate, repollo, uvas, chícharos verdes

**Agotadores:** TRE, cortisona, penicilina, calor, luz, dieta alta en proteína, azúcar, alcohol, estrés, café

| Vitamina C | |
|---|---|
| Kiwi (1) . . . . . . . . . . . . . . . . . . . . . . . . . | 108 mg |
| Jugo de naranja (6 oz). . . . . . . . . . . . . . . | 87 |
| Naranja (1). . . . . . . . . . . . . . . . . . . . . . . . | 85 |
| Brócoli cocinado ($^1/_2$ taza) . . . . . . . . . . . | 70 |
| Coles de Bruselas, cocinadas ($^1/_2$ taza). . . . . | 65 |
| Jugo de toronja (6 oz) . . . . . . . . . . . . . . . | 57 |
| Fresas ($^1/_2$ taza) . . . . . . . . . . . . . . . . . . . . | 48 |
| Tomate, crudo (1) . . . . . . . . . . . . . . . . . . | 46 |
| Papa (1) . . . . . . . . . . . . . . . . . . . . . . . . . | 29 |

**Otras fuentes:** pimiento verde crudo, melón, uvas, sandía

**Agotadores:** estrés, cigarrillos, contaminación

| Vitamina D | |
|---|---|
| Atún/salmón enlatado ($^1/_4$ lb). . . . . . . . . | 400 UI |
| Leche entera (1 taza). . . . . . . . . . . . . . . . . | 100 |
| Hígado de res ($^1/_4$ lb) . . . . . . . . . . . . . . . . | 40 |
| Mantequilla (1 oz). . . . . . . . . . . . . . . . . . . | 28 |
| Yema de huevo (1) . . . . . . . . . . . . . . . . . . | 27 |

**Otras fuentes:** pescado grasoso, carne de órganos, camarones, aceite de hígado de pescado, sol

**Agotadores:** humo, aceite mineral, cortisona, anticonvulsivos.

| Vitamina E | |
|---|---|
| Semillas de girasol ($^1/_4$ taza) . . . . . . . . . | 27.1 IU |
| Avellanas crudas (1 taza) . . . . . . . . . . . . . | 13.5 |
| Almendras (1 taza) . . . . . . . . . . . . . . . . . | 12.7 |
| Pepino crudo (1 taza) . . . . . . . . . . . . . . . | 12.6 |
| Col rizada, cruda (1 taza) . . . . . . . . . . . . | 12.0 |

| Fuente | Cantidad |
|---|---|
| Ensalada de col (1 taza). . . . . . . . . . . . . . | 10.5 |
| Cangrejo (6 oz) . . . . . . . . . . . . . . . . . . . . . | 9 |

**Otras fuentes:** aceite vegetal, espárragos, panes de trigo integral, huevos, hígado, cacahuates, germen de trigo

**Agotadores:** TRE, aceite mineral, cloro, temperaturas congelantes, calor, oxígeno, hormona tiroides, aceite poliinsaturado en exceso

| Vitamina K | |
|---|---|
| Espinacas ($^1/_2$ taza) . . . . . . . . . . . . . . . | 360 mcg |
| Coles de Bruselas ($^1/_2$ taza). . . . . . . . . . . | 235 |
| Brócoli ($^1/_2$ taza) . . . . . . . . . . . . . . . . . . | 113 |
| Repollo ($^1/_2$ taza). . . . . . . . . . . . . . . . . . | 75 |
| Manzana verde ($^1/_2$ taza) . . . . . . . . . . . . | 60 |

**Agotadores:** grandes dosis de vitamina E impiden su absorción

| Ácido Fólico | |
|---|---|
| Levadura de cerveza (1 cdta) . . . . . . . . | 313 mg |
| Frijoles carita ($^1/_2$ taza) . . . . . . . . . . . . . | 230 |
| Jugo de naranja (1 taza) . . . . . . . . . . . . . | 136 |
| Hígado de res (3 oz) . . . . . . . . . . . . . . . . . | 123 |
| Lechuga romana (1 taza). . . . . . . . . . . . . . | 98 |
| Melón ($^1/_2$) . . . . . . . . . . . . . . . . . . . . . . . | 82 |

**Otras fuentes:** espinacas, brócoli, remolachas, coles de Bruselas, papas, almendras

**Agotadores:** alcohol, estrés, TRE, calor, luz, oxígeno, fármacos de sulfa, azúcar, cafeína

| Calcio | |
|---|---|
| Sardinas (4 oz) . . . . . . . . . . . . . . . . . . . | 496 mg |
| Almendras (1 taza) . . . . . . . . . . . . . . . . . | 333 |
| Leche entera (1 taza). . . . . . . . . . . . . . . . . | 298 |
| Yogur, leche descremada (1 taza). . . . . . . . | 294 |
| Salmón con huesos (3 oz). . . . . . . . . . . . . | 275 |
| Tofú (4 oz). . . . . . . . . . . . . . . . . . . . . . . . | 154 |
| Brócoli (1 taza) . . . . . . . . . . . . . . . . . . . | 136 |

**Otras fuentes:** queso, tortillas de maíz, frijoles pinto, melaza, semillas de girasol, garbanzos, col rizada

**Agotadores:** antibióticos, cigarrillos, dietas altas en proteínas, azúcar, grasa, ácido oxálico en las espinacas, inactividad

345

| Fuente | Cantidad |
|---|---|

### Cinc

| Fuente | Cantidad |
|---|---|
| Ostras del Pacífico (100 g) | 9 mg |
| Nueces del Brazil, crudas (1 taza) | 7.1 |
| Marañon (1 taza) | 6.1 |
| Pavo, carne oscura (3 oz) | 4 |
| Pavo, carne blanca (3 oz) | 2 |
| Pescado blanco (6 oz) | 2 |
| Germen de trigo (1 cdta) | 1 |

**Otras fuentes:** carne roja, almendras, langosta, granos integrales, huevos, hojuelas de salvado, lentejas, frijoles de soja nacidos

**Agotadores:** infección, anemia perniciosa, tiroides hiperactiva, transpiración excesiva, alcohol, diabetes, grandes cantidades de vitaminas B y C

### Hierro

| Fuente | Cantidad |
|---|---|
| Hígado de res (3 oz) | 7.5 mg |
| Salvado de trigo ($^1/_2$ taza) | 7.2 |
| Pistachos (1 taza) | 7.2 |
| Semillas de girasol ($^1/_2$ taza) | 5.1 |
| Albaricoques secos ($^1/_2$ taza) | 3.6 |
| Melaza (1 cdta) | 3.2 |
| Almendras ($^1/_2$ taza) | 2.7 |
| Pasas ($^1/_2$ taza) | 2.5 |
| Tofú (4 oz) | 2.5 |

**Otras fuentes:** pavo, abadejo, espinacas, semillas de calabaza, marañon, frijoles lima, frijoles de soja, maní, frijoles nacidos, chícharos, levadura de cerveza

**Agotadores:** TRE, pérdida de sangre, alturas, café, té

### Magnesio

| Fuente | Cantidad |
|---|---|
| Maní ($^1/_4$ taza) | 247 mg |
| Lentejas, cocinadas ($^1/_2$ taza) | 134 |
| Tofú (4 oz) | 126 |
| Germen de trigo ($^1/_4$ taza) | 97 |
| Almendras ($^1/_4$ taza) | 96 |
| Shredded Wheat (1 taza) | 67 |
| Plátano (1 mediano) | 58 |
| Avena (1 taza) | 50 |

**Otras fuentes:** chícharos, frijoles rojos, papas, espinacas crudas, arroz integral, salmón, leche, la mayoría de las nueces

**Agotadores:** diuréticos, alcohol, TRE, ácido fítico en los granos integrales, grandes cantidades de cinc o fluoruro

### Potasio

| Fuente | Cantidad |
|---|---|
| Pescado (6 oz) | 760 mg |
| Papaya (1 mediana) | 710 |
| Melón ($^1/_2$) | 682 |
| Ayote, cocinado ($^1/_2$ taza) | 600 |
| Frijoles lima ($^1/_2$ taza) | 600 |
| Melaza (1 cdta) | 585 |
| Ciruelas pasas ($^1/_2$ taza) | 559 |
| Jugo de naranja (1 taza) | 496 |

**Otras fuentes:** espinacas, frijoles pintos, halibut, plátanos, papas, camotes, pimientos verdes, melocotón, albaricoque, tomates, frijoles de soja, sandía.

**Agotadores:** diuréticos, laxantes, mala nutrición, ayunar, cirugía, TRE, azúcar, estrés, café, alcohol

### Selenio

| Fuente | Cantidad |
|---|---|
| Langosta (6 oz) | 132 mcg |
| Atún (6 oz) | 120 |
| Camarones (6 oz) | 108 |
| Jamón (6 oz) | 58 |
| Huevos (1) | 37 |

**Otras fuentes:** pollo, panes de trigo integral, cereales de granos integrales

**Agotadores:** No se sabe qué es lo que agota al selenio. Algunas partes del país tienen tierras agotadas de selenio; las verduras de estas áreas no contienen la misma cantidad de selenio que los vegetales de otras áreas.

# EJERCICIOS FORTIFICANTES PARA LAS MUJERES

Los ejercicios presentados aquí para fortalecer los músculos han sido diseñados específicamente para el beneficio máximo de las mujeres menopáusicas. Antes de comenzar cualquier régimen de ejercicios, consulte con su médico, para hacer un examen físico completo, y para repasar los ejercicios con el/ella. Si algunos ejercicios especificos, o un alto nivel de esfuerzo son contraindicados, proceda solamente bajo supervisión. Siempre pare si experimenta dolor continuo o dolor en las coyunturas. Recuerde, ningún ejercicio es bueno si daña alguna parte de su cuerpo.

Las ilustraciones muestran los ejercicios en dos posiciones: A, la posición de comienzo, y B, la posición final. Lea la descripción completa del ejercicio antes de intentarlo. Ponga particular atención a los "no se debe" que se muestran junto a las figuras en las ilustraciones.

**Las repeticiones para todos los movimientos con pesas:** dos grupos de 15 repeticiones pasa las pesas de cinco libras. Se requieren menos repeticiones cuando se hacen con pesas más pesadas, y más repeticiones cuando las pesas son más livianas.

**Precauciónes para todos los ejercicios que se hacen de pie:** mantenga la espalda recta y las rodillas ligeramente dobladas. Contraiga los músculos abdominales. Respire regularmente y controle el movimiento.

**Precaución para los ejercicios de boca arriba en el piso:** No arquee la espalda. Controle con la mano que la parte inferior de la espalda esté en contacto con el piso. Utilice los músculos abdominales, y no los del cuello, para elevarse. Controle el movimiento constantemente.

## EJERCICIO 1—BALANCEO ALTERNATIVO CON PESAS

**Beneficio:** *Tonifica los bíceps y los antebrazos*

Póngase de pie con el torso derecho y las rodillas levemente dobladas. Sostenga una pesa en cada mano, con los brazos doblados junto a la cintura y las palmas hacia arriba. Mantenga los codos cerca del cuerpo, levante una pesa mientras se mantiene el otro brazo doblado junto a la cintura. Repita este movimiento con el otro brazo y continúe alternando los brazos. Repita 12 veces en cada brazo, descanse y repita 12 veces más.

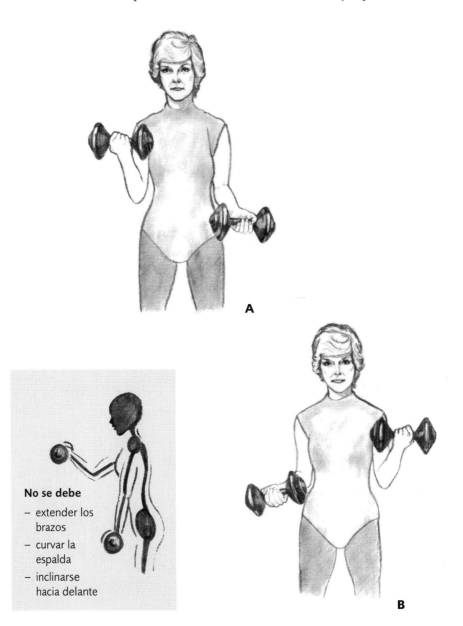

A

**No se debe**

- extender los brazos
- curvar la espalda
- inclinarse hacia delante

B

348

## EJERCICIO 2—LEVANTAMIENTO DE PESAS

**Beneficio:** *Hace trabajar las tres secciones de los músculos de los hombros (deltoides), los tríceps y la parte superior del pecho.*

Póngase de pie o siéntese erguida. Sostenga una pesa en cada mano al nivel de los hombros. Las pesas deben estar paralelas al piso y las palmas hacia adelante. Levante las pesas lentamente por encima de la cabeza mientras exhala. Inhale y vaya bajando las pesas lentamente, hasta que vuelvan al nivel de los hombros. Las repeticiones indicadas son iguales que para el Ejercicio 1.

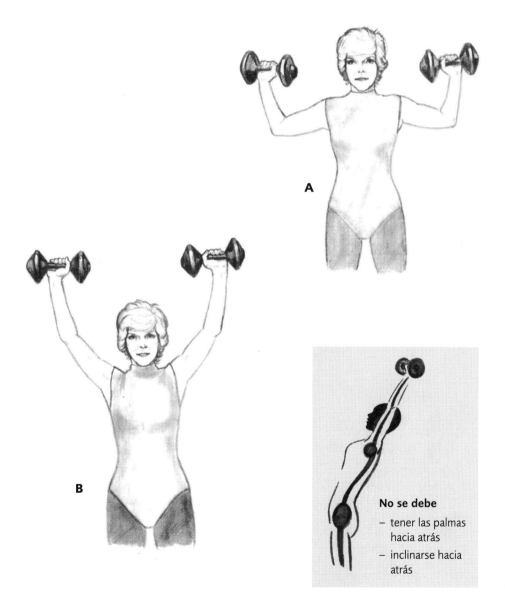

A

B

**No se debe**
– tener las palmas hacia atrás
– inclinarse hacia atrás

## EJERCICIO 3—EXTENSIÓN DE AMBOS BRAZOS CON PESAS

**Beneficio:** *Desarrollo integral de los tríceps*

De pie o sentada, sostenga una pesa con las dos manos, con las palmas hacia arriba. Levante la pesa por encima de la cabeza. Estire los brazos de modo que los codos queden juntos a las orejas. Inhale mientras baja la pesa por detrás de la cabeza. Exhale mientras levanta la pesa por encima de la cabeza, hasta que los codos estén casi totalmente extendidos. Las repeticiones indicadas son las mismas que para el Ejercicio 1.

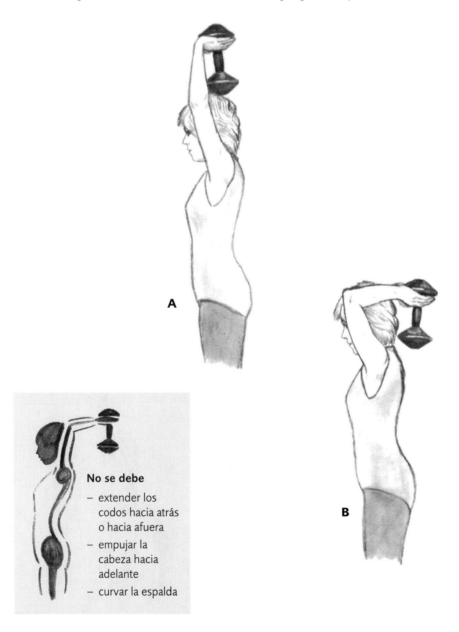

A

B

**No se debe**

– extender los codos hacia atrás o hacia afuera

– empujar la cabeza hacia adelante

– curvar la espalda

## EJERCICIO 4—FLEXIONES DE BRAZOS

**Beneficio:** *Desarrollo integral de hombros y brazos.*

De pie, flexione levemente las rodillas; inclínese un poquito desde las caderas, y no de la cintura, y mantenga firmes los músculos abdominales y los glúteos. Ponga los brazos derechos, hacia delante. Flexiónelos hasta llevarlos hacia la cintura y luego vuelva a extenderlos. Flexione y extienda los brazos todas las veces que puede, hasta sentirlos cansados. La utilización de pesas aumenta la eficacia del ejercicio.

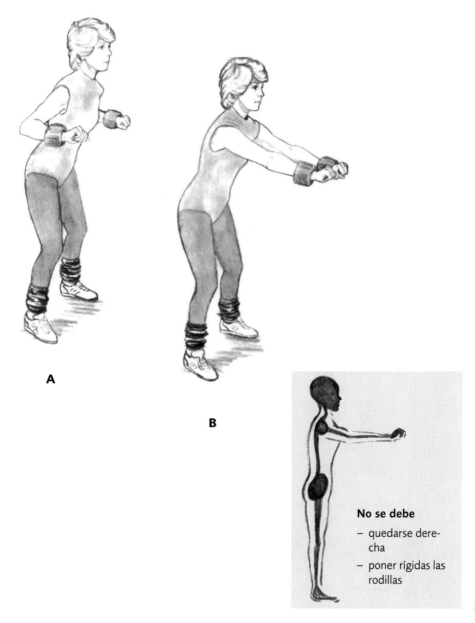

A

B

**No se debe**

– quedarse derecha
– poner rígidas las rodillas

## EJERCICIO 5—FLEXIÓN ABDOMINAL

**Beneficio:** *Fortalece los músculos abdominales directamente y los músculos de la espalda indirectamente.*

Acuéstese de espaldas en el suelo, con las rodillas flexionadas. Extienda los brazos por encima del pecho, apuntando con las manos al techo, y mire directamente hacia arriba. Eleve la parte superior del torso, manteniendo los músculos del abdomen firmes y la parte inferior de la espalda apoyada en el piso en todo momento. Procure no arquear la espalda. Exhale al levantarse e inhale al volver al suelo. Mantenga el control todo el tiempo. Haga 20 repeticiones para empezar y vaya agregando más, a medida que sea posible.

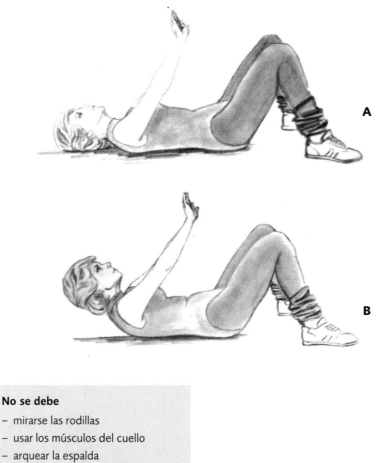

A

B

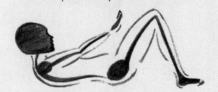

**No se debe**

- mirarse las rodillas
- usar los músculos del cuello
- arquear la espalda

## EJERCICIO 6—FLEXIÓN LATERAL

**Beneficio:** *Fortalece los oblicuos (los músculos laterales del abdomen).*

Acuéstese de espaldas en el piso, con las piernas flexionadas y vueltas hacia un lado. Doble los brazos y colóquelos detrás de la cabeza para sostener el cuello. Mirando hacia el techo, exhale y elévese. Inhale al bajar las piernas hacia el otro lado. Comience con 20 repeticiones y vaya aumentando hasta llegar a 50 en cada lado.

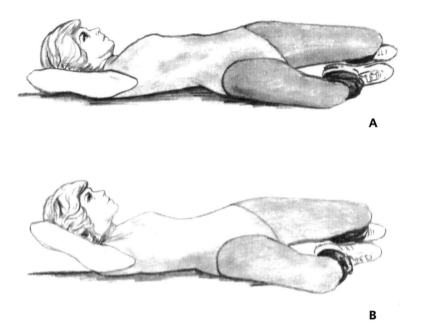

A

B

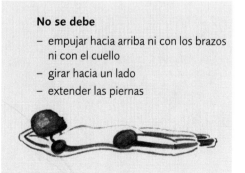

**No se debe**

- empujar hacia arriba ni con los brazos ni con el cuello
- girar hacia un lado
- extender las piernas

## EJERCICIO 7—TORSIÓN DE BICICLETA

**Beneficio:** *Hace trabajar los músculos del abdomen, la cintura, los hombros y la parte superior de los muslos.*

Acuéstese de espaldas en el suelo con las manos abrochadas detrás de la cabeza y las piernas extendidas. Levante el hombro izquierdo y la rodilla derecha del piso al mismo tiempo. Acerque el codo y la rodilla tanto como le sea posible——cómodamente, sin empujar el cuello. Cambie de brazo y de pierna y continúe haciendo el movimiento de torsión hasta sentirse cansada.

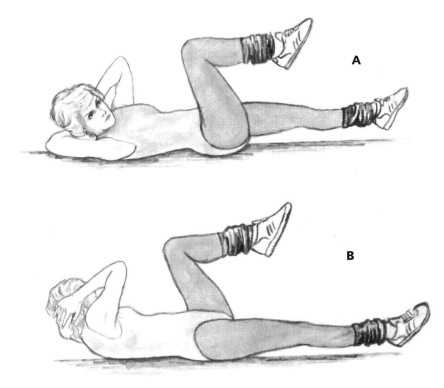

A

B

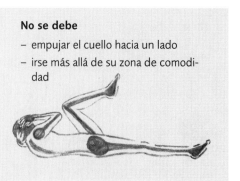

**No se debe**

– empujar el cuello hacia un lado
– irse más allá de su zona de comodidad

## EJERCICIO 8—ELEVACIÓN DEL PELVIS

**Beneficio:** *Fortalece y tonifica los músculos abdominales, los glúteos, la parte inferior de la espalda y los órganos internos. Además revierte el flujo de la sangre y estimula la circulación.*

Acuéstese de espaldas en el piso, con las rodillas flexionadas. Eleve la parte inferior del tronco, manteniendo la parte superior de la espalda apoyada en el suelo. Elévese unas cino pulgadas (de 10 o 12 centímetros), sostenga esta posición y luego vuelva a bajar. Mantenga los glúteos firmes en todo momento. Recuerde que no debe elevarse demasiado. Repita el movimiento tantas veces como pueda.

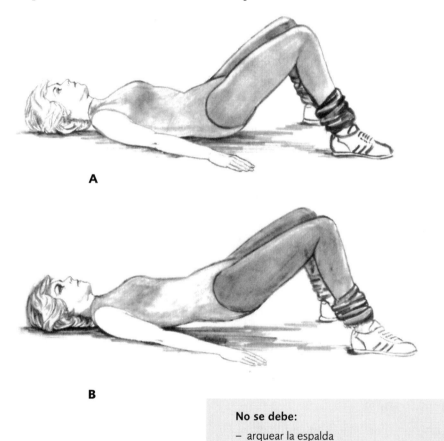

A

B

**No se debe:**

– arquear la espalda
– elevarse el tronco demasiado
– empujar la barriga hacia
  fuera

# NOTAS FINALES

## CAPÍTULO 1

1. Robert A. Wilson, *Feminine Forever* (New York: M. Evans, 1966).

2. David R. Reuben, M.D., *Everything You Always Wanted to Know about Sex, but Were Afraid to Ask* (New York: Hawthorne Books, 1977), 292.

3. Wulf H. Utian y Pamela P. Boggs, "The North American Menopause Society 1998 Menopause Survey. Part I: Postmenopausal Women's Perceptions about Menopause and Midlife", *Menopause: The Journal of the North American Menopause Society* 6 (1999): 122–28.

4. Ibid.

5. Sheldon H. Cherry, M.D., *For Women of All Ages: A Gynecologist's Guide to Modern Female Health Care* (New York: Macmillan, 1979), 205.

6. M. C. Martin, J. E. Block, S. D. Sanchez, et al., "Menopause Without Symptoms: The Endocrinology of Menopause among Rural Mayan Indians", *American Journal of Obstetrics and Gynecology* 168 (1993): 1839–45.

7. Cathy Perlmutter, Toby Hanlon y Maureen Sangiorgio, "Triumph over Menopause: Results from Our Exclusive Woman-to-Woman Survey with the Center for Women's Health at Columbia-Presbyterian Medical Center, New York", *Prevention* (August 1994).

8. Cherry, *For Women of All Ages*, 205.

9. Barbara Evans, M.D., *Life Change: A Guide to the Menopause: Its Effects and Treatment* (London: Pan Books, 1979), 92.

10. Letty Cottin Pogrebin, *Getting over Getting Older* (New York: Berkley Books, 1996), 13.

11. Howard J. Osofsky, M.D., y Robert Seidenburg, M.D., "Is Female Menopausal Depression Inevitable"? *Obstetrics/Gynecology* 36 (Octubre 1970): 611–14.

12. Juanita Williams, *Psychology of Women* (New York: W. W. Norton, 1977), 360.

13. Maxwell Maltz, *Psycho-Cybernetics* (Englewood Cliffs, NJ: Prentice-Hall, 1960).

14. R. J. Beard, ed., *The Menopause: A Guide to Current Research and Practice* (Lancaster, England: MTP Press, 1976), 30; Edmund R. Novak, M.D., Robert B. Greenblatt, M.D., y Herbert S. Kupperman, M.D., "Treating Menopausal Women—and Climacteric Men", *Medical World News* (Julio 28, 1974): 32–44.

15. Beard, *The Menopause,* 27.

16. Hershel Jick, Jane Porter y Alan S. Morrison, "Relation Between Smoking and Age of Natural Menopause", Report from the Boston Collaborative Drug Surveillance Program, Boston University Medical Center, *Lancet* 1 (Junio 25, 1977): 1354–55.

17. Louisa Rose, ed., *The Menopause Book* (New York: Hawthorne Books, Inc., 1977), 22.

18. Lila Nachtigall, M.D., con Joan Heilman, *The Lila Nachtigall Report* (New York: G. P. Putnam, 1977), 165.

19. Elizabeth Plourde, C.L.S., M.A., *Hysterectomy and Ovary Removal* (Irvine, CA: New Voice Publications, 2002).

20. Evans, *Life Change*, 92.

21. Rosetta Reitz, *Menopause: A Positive Approach* (Radnor, PA: Chilton, 1977), 19.

22. Louis Parish, M.D., *No Pause At All* (New York: Reader's Digest Press, 1977), 30.

23. Winnifred Berg Cutler, Ph.D., Celso-Ramon Garcia, M.D., y David A. Edwards, Ph.D., *Menopause: A Guide for Women and the Men Who Love Them* (New York: W. W. Norton, 1983), 66.

24. Penny Wise Budoff, M.D., *No More Hot Flashes and Other Good News* (New York: G. P. Putnam, 1983), 19.

25. Beard, *The Menopause*, 46.

26. Howard L. Judd, M.D., "Menopause and Postmenopause", en Ralph C. Benson, M.D., *Current Obstetric and Gynecologic Diagnosis and Treatment*, 4th ed. (Los Altos, CA: Lange Medical Publications, 1982), 550.

# CAPÍTULO 2

1. N. Keating, P. Cleary, A. Aossi, et al., "Use of Hormone Replacement Therapy by Postmenopausal Women in the United States", *Annals of Internal Medicine* 130 (1999): 545–53.

2. S. Fletcher y G. Colditz, "Failure of Estrogen plus Progestin Therapy for Prevention", *Journal of the American Medical Association* 288 (2002): 366–67.

3. Gina Kolata, "Risk of Breast Cancer Halts Hormone Replacement Study", *San Francisco Chronicle* (Julio 9, 2002): D1.

4. Writing Group for the Women's Health Initiative Investigators, "Risks and Benefits of Estrogen plus Progestin in Healthy Postmenopausal Women", *Journal of the American Medical Association* 288 (2002): 321–33.

5. John R. Lee, M.D., "Getting off HRT and onto Natural Hormones", *The John R. Lee, M.D., Medical Letter* (Julio 2002): 2.

6. Jonathan Wright, M.D., y John Morgenthaler, *Hormone Replacement for Women over 45* (Petaluma, CA.: Smart Publications, 1997), 24.

7. Jonathan Wright, M.D., y John Morgenthaler, "Don't Let Your Doctor Give You Horse Urine", *Smart Publications Update*, no. 101 (www.smart-publications.com), 2.

8. Kathleen A. Head, "Estriol: Safety and Efficacy", *Alternative Medicine Review* 3 (1998): 101–13.

9. K. Takahashi, M. Okada, T. Ozaki, et al., "Safety and Efficacy of Oestriol for Symptoms of Natural or Surgically Induced Menopause", *Human Reproduction* 15 (2000): 1028–36.

10. H. Itoi, H. Minakami, R. Iwaski y I. Santo, "Comparison of the Long-Term Effects of Oral Estriol with the Effects of Conjugated Estrogen on Serum Lipid Profile in Early Menopausal Women", *Maturitas* 36 (2000): 217–22.

11. A. Tzingounis, M. Aksu y R. Greenblatt, "Estriol in the Management of the Menopause", *Journal of the American Medical Association* 239 (1978): 1638–41.

12. Henry M. Lemon, et al., "Reduced Estriol Excretion in Patients with Breast Cancer Prior to Endocrine Therapy", *Journal of the American Medical Association* 196 (1966): 1128–34.

13. Alvin H. Follingstad, M.D., "Estriol: The Forgotton Estrogen"? *Journal of the American Medical Association* 239 (1978): 293.

14. Jonathan V. Wright, M.D., y John Morgenthaler, *Natural Hormone Replacement* (Petaluma, CA: Smart Publications, 1997), 104.

15. Barbara S. Hulka, M.D., Lloyd E. Chambles, Ph.D., David Kaufman, M.D., et al., "Protection Against Endometrial Carcinoma by Combination-Product Oral Contraceptives", *Journal of the American Medical Association* 247 (1982): 475–77.

16. Catherine Schairer, Jay Lubin, Rebecca Troisi, et al., "Menopausal Estrogen and Estrogen-Progestin Replacement Therapy and Breast Cancer Risk", *Journal of the American Medical Association* 283 (2000): 485–91.

17. R. K. Ross, A. Paganini-Hill, P. C. Wan y M. C. Pike, "Effect of Hormone Replacement Therapy on Breast Cancer Risk: Estrogen Versus Estrogen plus Progestin", *Journal of the National Cancer Institute* 92 (2000): 328–32.

18. E. Barrett-Connor, S. Slone, G. Greendale, et al., "The Postmenopausal Estrogen/Progestin Intervention Study", *Maturitas* 27 (1997): 261–74.

19. United States Pharmacopeia, *The Complete Drug Reference* (Yonkers, New York: Consumer Reports Books, 1992), 1069.

20. J. Hargrove, W. Maxson, et al., "Menopausal Hormone Replacement Therapy with Continuous Daily Oral Micronized Estradiol and Progesterone", *Obstetrics and Gynecology* 73 (1989): 606–12.

21. B. de Lignieres, "Oral Micronized Progesterone", *Clinical Therapeutics* 21 (1999): 41–59.

22. J. Hargrove, W. Maxson, A. Wentz y L. Burnett, "Menopausal Hormone Replacement Therapy with Continuous Daily Oral Micronized Estradiol and Progesterone", *Obstetrics and Gynecology* 73 (1989): 606.

23. John Lee, M.D., "Osteoporosis Reversal with Transdermal Progesterone", *Lancet* 336 (1990): 1327.

24.  Cowan, A.D., et al., "Breast Cancer Incidence in Women with a History of Progesterone Deficiency", *American Journal of Epidemiology* 114 (1966): 209.

25.  D. de Ziegler, R. Ferriani, L. A. M. Moreales y C. Bulletti, "Vaginal Progesterone in Menopause: Crinone 4% in Cyclical and Constant Combined Regimens", *Human Reproduction* 15 (2000): 149–58.

26.  N. Watts, M. Notelvitz, M. C. Timmons, et al., "Comparison of Oral Estrogens and Estrogens plus Androgen on Bone Mineral Density, Menopausal Symptoms, and Lipid-Liproprotein Profiles in Surgical Menopause", *Obstetrics Gynecology* 85 (1995): 529–37.

27.  B. B. Sherwin y M. M. Gelfand, "Differential Symptom Response to Parenteral Estrogen and/or Androgen Administration in the Surgical Menopause", *American Journal of Obstetrics and Gynecology* 151 (1987): 153–60.

28.  D. C. Bauer, D. Grady, A. Pressman, et al., "Long-Term Effects of the Menopause and Sex Hormones on Skin Thickness", *British Journal of Obstetrics and Gynecology* 92 (1985): 256–59.

29.  Eugene Shippen, M.D., y William Fryer, *The Testosterone Syndrome* (New York: M. Evans and Company, Inc., 1998), 152.

30.  F. Labrie, P. Diamond, L. Cusan, et al., "Effect of 12-Month Dehydroepiandrosterone Replacement Therapy on Bone, Vagina, and Endometrium in Postmenopausal Women", *Journal of Clinical Endocrinology and Metabolism* 82 (1997): 3498–505.

31.  P. Diamond, L. Cusan, J. Gomez, et al., "Metabolic Effects of 12-Month Percutaneous DHEA Replacement Therapy in Postmenopausal Women", *Journal of Endocrinology* 150 (1996): S43–S50.

32.  John R. Lee, M.D., David Zava, Ph.D., y Virginia Hopkins, *What Your Doctor May Not Tell You about Breast Cancer* (New York: Warner Books, Inc., 2002), 162.

33.  Marla Ahlgrimm, R.P.H., y John Kells, *The HRT Solution: Optimizing Your Hormone Potential* (Garden City Park, NY: Avery Publishing Group, 1999), 64.

34.  Christiane Northrup, M.D., "The Latest News about HRT—and What You Can Do about It", *Christiane Northrup's Health Wisdom for Women* 9,9 (2002), 2.

## CAPÍTULO 3

1.  Margaret Locke, "Contested Meanings of the Menopause", *Lancet* 337 (1991): 1270–72.

2.  M. C. Martin, J. E. Block, S. D. Sanchez, et al., "Menopause Without Symptoms: The Endocrinology of Menopause among Rural Mayan Indians", *American Journal of Obstetrics and Gynecology* 168 (1993): 1839–45.

3.  H. Aldercreutz, E. Hamalainen, S. Gorbach y B. Goldin, "Dietary Phyto-oestrogens and the Menopause in Japan", *Lancet* 339 (1992): 1233.

4.  Niels H. Lauersen, M.D., y Eileen Stukane, *Listen to Your Body: A Gynecologist Answers Women's Most Intimate Questions* (New York: Berkley Books, 1983), 377.

5.  Mats Hammar, Goran Berg y Richard Lindgren, "Does Physical Exercise Influence the Frequency of Postmenopausal Hot Flashes"? *Acta Obstet Gynecol Scand* 69 (1990): 409–12.

6.  Robert Freedman y Suzanne Woodward, "Behavioral Treatment of Menopausal Hot Flushes: Evaluation by Ambulatory Monitoring", *American Journal of Obstetrics and Gynecology* 167 (1992): 436–39.

7.  John Yudkin, M.D., *Sweet and Dangerous* (New York: Bantam Books, 1973), 164.

8.  Federation of Feminist Women's Health Centers, *A New View of a Woman's Body* (New York: Simon and Schuster, 1981), 96.

9.  G. Wilcox, M. L. Wahlquist, H. G. Burger y G. Medley, "Oestrogenic Effects of Plant Foods in Postmenopausal Women", *British Medical Journal* 301 (1990): 905–6.

10.  Mark Messina y Stephan Barnes, "Commentary: The Role of Soy Products in Reducing the Risk of Cancer", *Journal of the National Cancer Institute* 83 (1991): 541–46.

11.  The Second International Symposium on the Role of Soy in Preventing and Treating Chronic Disease, Brussels, Belgium, Sept. 15–18, 1996. Guest scientific editors: Mark Messina, Ph.D., y John Erdman. Website www.soyfoods.com.

12.  Alice L. Murkies, Catherine Lombard, Boyd Strauss, et al., "Postmenopausal Hot Flushes Decreased by Dietary Flour Supplementation: Effects of Soy and Wheat", *American Journal of Clinical Nutrition* 68, supplement (1998): 1532S–33S.

13. Paola Albertazzi, et al., "The Effect of Dietary Soy Supplementation on Hot Flushes", *Obstetrics and Gynecology* 91 (1998): 6–11.

14. H. Aldercreutz, H. Markkanen y S. Watanabe, "Plasma Concentration of Phyto-oestrogens in Japanese Men", *Lancet* 342 (1993): 1209–10

15. J. J. B. Anderson, H. Aldercreutz, S. Barnes, et al., "Appropiate Isoflavone Food Fortification Levels: Results of a Consensus Conference", *Experimental Biology* (2000: San Diego CA, Abril 15–18).

16. P. Albertazzi, F. Pansini, G. Bonaccorsi, et al., "The Effect of Dietary Soy Supplements on Hot Flushes", *Obstetrics and Gynecology* 91 (1998): 6–11.

17. G. J. Christy, "Vitamin E in Menopause: Preliminary Reports of Experimental and Clinical Study", *American Journal of Obstetrics and Gynecology* 50 (1945): 84.

18. Michael Lesser, M.D., *Nutrition and Vitamin Therapy* (New York: Grove Press, 1980), 98.

19. Barbara Seaman y Gideon Seaman, M.D., *Women and the Crisis in Sex Hormones* (New York: Bantam Books, 1979), 445.

20. *Physician's Desk Reference for Herbal Medicines*, 1st ed. (1998), 746–47.

21. Sarah Harriman, *The Book of Ginseng* (New York: Jove, 1973), 25.

22. Tzay-Shing Yang, Shun-Hwa Tsan, Sheng-Ping Chang y Heung-Tat Ng, "Efficacy and Safety of Estriol Replacement Therapy for Climacteric Women", *Chinese Medical Journal* (Taipei) 55 (1995): 386–91.

23. H. B. Leonetti, S. Longo y J. Anasti, "Transdermal Progesterone Cream for Vasomotor Symptoms and Postmenopausal Bone Loss", *Obstetrics and Gynecology* 94 (1999): 225–28.

24. Robert C. Atkins, *Dr. Atkins' Nutrition Breakthrough: How to Treat Your Medical Condition Without Drugs* (New York: William Morrow, 1981), 131.

## CAPÍTULO 4

1. Barbara Edelstein, M.D., *The Woman Doctor's Medical Guide for Women* (New York: William Morrow, 1982), 82.

2. R. O. Brennan, M.D., con William C. Mulligan, *Nutrigenetics: New Concepts for Relieving Hypoglycemia* (New York: Signet Books, 1977), 9.

3. William Dufty, *Sugar Blues* (New York: Warner Books, 1975), 43.

4. Kathleen DesMaisons, Ph.D., *The Sugar Addict's Total Recovery Program* (New York: Ballantine Books, 2000), 14.

5. Clement G. Martin, M.D., *Low Blood Sugar: The Hidden Menace of Hypoglycemia* (New York: Arco Publishing, 1981), 41.

6. Earl Mindell, *Earl Mindell's Vitamin Bible* (New York: Rawson, Wade, 1979), 176.

7. G. Collier y K. O'Dea, "Effect of Physical Form of Carbohydrate on the Postprandial Glucose, Insulin, and Gastric Inhibitory Polypeptide in Type-2 Diabetes", *American Journal of Clinical Nutrition* 36 (1982): 10.

8. T. Poynard y G. Tchobroutsky, "Pectin Efficacy in Insulin-Treated Diabetes", *Lancet* (January 18, 1980): 158.

9. Jeffrey Bland y Scott Rigden, *A Physician and Patient Survival Guide: Resource Guide to Treating the Burnout Syndrome* (Gig Harbor, WA: Health Communication, 1987), 87.

10. Julian Whitaker, M.D., "99 Medical Secrets Your Doctor Won't Tell You", *Health and Healing* (Potomac, MD: Phillips Publishing, 1993).

11. R. A. Anderson, M. Polansky, N. Bryden, et al., "Urinary Chromium Excretion of Human Subjects: Effects of Chromium Supplementation and Glucose Loading", *American Journal of Clinical Nutrition* 36 (1982): 118–24.

12. Brennan, *Nutrigenetics*, 160.

13. Richard A. Kunin, M.D., *Mega-Nutrition* (New York: McGraw-Hill, 1981), 125.

14. Stephen Sinatra, M.D., "Too Little Thyroid Hormone Can Make You Old Before Your Time", *HeartSense* 6.9 (September 2000): 1.

15. Richard L. Shames, M.D., y Karilee H. Shames, R.N., Ph.D., *Thyroid Power* (New York: Harper Collins Publishers, Inc., 2002), 14.

16. A. E. Hak, et al., "Subclinical Hypothyroidism Is an Independent Risk Factor for Atherosclerosis and Myocardial Infarction in Elderly Women: The Rotterdam Study", *Annals of Internal Medicine* 132 (2000): 270–78.

17. Baha M. Arafah, "Increased Need for Thyroxine in Women with Hypothyroidism During Estrogen Therapy", *New England Journal of Medicine* 344 (2001): 1743–49.

18. John R. Lee, M.D., *The John R. Lee Medical Letter* (Julio 2000): 1.

19. Broda Barnes, M.D., y Charlotte Barnes, *Hope for Hypoglycemia* (Fort Collins, CO: Robinson Press, 1978), 11.

20. Susan S. Weed, *New Menopausal Years* (Woodstock, NY: Ash Tree Publishing, 2002), 55.

21. "Essential Trace Elements and Thyroid Hormones", *Lancet* 339 (1992): 1575–76, editorial.

22. John R. Lee, M.D., "Interview with James Kwako, M.D., How to Recognize and Treat Tired Adrenals", *The John R. Lee Medical Letter* (Julio 1998), 5.

23. Ann Louise Gittleman, M.S., con Melissa Diane Smith, *Why Am I Always So Tired?* (San Francisco, CA: Harper Collins Publishers, 1999).

24. J. Kleijnen y P. Knipschild, "Drug Profiles— Ginkgo Biloba", *Lancet* 340 (1993): 1136–39.

25. Georgia Witkin-Lanoil, Ph.D., *The Female Stress Syndrome: How to Recognize and Live with It* (New York: Newmarket Press, 1984).

## CAPÍTULO 5

1. Shere Hite, *The Hite Report: A Nationwide Study of Female Sexuality* (New York: Dell, 1981), 508.

2. Kaylan Pickford, *Always a Woman* (New York: Bantam Books, Inc., 1982).

3. Linda Madaras, Jane Patterson y Peter Schlick, *Womancare: Gynecological Guide to Your Body* (New York: Avon, 1981), 611.

4. Norma McCoy, Winnifred Cutler y Julian Davidson, "Relationships among Sexual Behavior, Hot Flashes, and Hormone Levels in Perimenopausal Women", *Archives of Sexual Behavior* 14 (1985): 385–88.

5. Niels H. Lauersen, M.D., y Eileen Stukane, *Listen to Your Body: A Gynecologist Answers Women's Most Intimate Questions* (New York: Berkley Books, 1983), 386.

6. Susan R. Davis, "The Clinical Use of Androgens in Female Sexual Disorders", *Journal of Sex and Marital Therapy* 24 (1998): 153–63.

7. Christiane Northrup, M.D., *The Wisdom of Menopause* (New York: Bantam Books, 2001), 259.

8. John R. Lee, M.D., con Virginia Hopkins, *What Your Doctor May Not Tell You about Menopause* (New York: Warner Books, Inc., 1996), 76.

9. Susan Rako, M.D., *The Hormone of Desire* (New York: Three Rivers Press, 1999), 14.

10. Salender Bhasin y William J. Bremner, "Emerging Issues in Androgen Replacement Therapy", *Journal of Clinical Endocrinology and Metabolism* 82 (1996): 3–7.

11. P. R. Casson, et al., "Effect of Postmenopausal Estrogen Replacement of Circulating Androgens", *American College of Obstetrics and Gynecology* 90 (1997): 995–98.

12. R. M. J. Rosenberg, T. D. N. King y M. C. Timmons, "Estrogen-Angrogen for Hormone Replacement: A Review", *Journal of Reproductive Medicine* 42 (1997): 394–404.

13. H. Adlercreutz, et al., "Urinary Excretion of Lignans and Isoflavenoids, Phytoestrogens in Japanese Men and Women Consuming a Traditional Japanese Diet", *American Journal of Clinical Nutrition* 54 (1991): 1093–1100.

14. J. T. Dwyer, B. R. Goldin, N. Saul, et al., "Tofu and Soy Drinks Contain Phytoestrogens", *Journal of the American Dietetic Association* 94 (1994): 739–43.

15. John Lee, M.D., *Natural Progesterone: The Multiple Roles of a Remarkable Hormone* (Sebastopol, CA: BLL Publishing, 1993), 58.

16. J. Ofek, et al., "Anti-*Escherichia Coli* Adhesion Activity of Cranberry and Blueberry Juice", *New England Journal of Medicine* 324 (1991): 1599.

17. Vidal S. Clay, *Women: Menopause and Middle Age* (Pittsburgh, PA: Know, 1977), 92.

18. Baha M. Arafah, "Increased Need for Thyroxine in Women with Hypothyroidism During Estrogen Therapy", *New England Journal of Medicine* 344 (2001): 1743–49.

19. Richard L. Shames, M.D., y Karilee Halo Shames, R.N., Ph.D., *Thyroid Power* (New York: HarperCollins, 2002), 118.

20. Jeffrey Bland, Ph.D., *Nutraerobics* (New York: Harper and Row, 1983), 17.

21. Durk Pearson y Sandy Shaw, *Life Extension: A Practical Scientific Approach* (New York: Warner Books, 1982), 205.

# CAPÍTULO 6

1. J. B. McKinlay, S. M. McKinlay y D. Bramvilla, "The Relative Contributions of Endocrine Changes and Social Circumstances to Depression in Middle-Aged Women", *Journal of Health and Social Behavior* 28 (1987): 345–63.

2. Sadja Greenwood, M.D., *Menopause Naturally: Preparing for the Second Half of Life* (San Francisco: Volcano Press, 1984), 73.

3. Lonnie Barbach, Ph.D., *The Pause: Positive Approaches to Menopause* (New York: Penguin Books, 1993), 41.

4. P. J. Schmidt, L. Nieman, M. A. Danaceau, et al., "Estrogen Replacement in Perimenopause-Related Depression: A Preliminary Report", *American Journal of Obstetrics and Gynecology* 183 (2000): 414–20.

5. M. Rosenberg, T. King y M. Chrystie Timmons, "Estrogen-Androgen for Hormone Replacement: A Review", *Journal of Reproductive Medicine* 41 (1997): 394–404.

6. R. A. Mulnard, et al., "Estrogen Replacement Therapy for Treatment of Mild to Moderate Alzheimer Disease: A Randomized Controlled Trial", *Journal of the American Medical Association* 283 (2000): 1007–15.

7. M. J. Engelhart, M. I. Geerlings y A. Ruitenberg, "Dietary Intake of Antioxidants and Risk of Alzheimer Disease", *Journal of the American Medical Association* 287 (2002): 3223–29.

8. Deborah Sichel, M.D., y Jeanne Watson Driscoll, M.S., R.N., *Women's Moods* (New York: William Morrow and Company, Inc., 1999), 6.

9. Margaret Lock, "Contested Meanings of Menopause", *Lancet* 337 (1991): 1270–72.

10. Allan Chinen, M.D., *Once upon a Midlife* (New York: Jeremy P. Tarcher/Perigee, 1993), 211.

11. Alice Miller, *The Truth Will Set You Free* (New York: Basic Books, 2001), 45.

12. Ibid., 124.

13. William Bridges, *Transitions* (Reading, MA: Addison-Wesley Publishing Company, 1980), 14.

14. Gloria Steinem, *Revolution from Within: A Book of Self-Esteem* (Boston: Little, Brown and Company, 1992), 3.

15. Lillian B. Rubin, *Women of a Certain Age: The Midlife Search for Self* (New York: Harper and Row, 1979), 54.

16. Pauline Bart, "Depression in Middle-Aged Women", en Vivian Gornick y Barbara K. Moran, eds., *Woman in Sexist Society: Studies in Power and Powerlessness* (New York: Basic Books, 1971), 110.

17. Judith Wurtman, *Managing Your Mind and Mood Through Food* (New York: Harper and Row, 1988), 5.

18. Debra Waterhouse, "The Brain-Body Connection: Hormones, Diet and Behavior", seminar, Corte Madera, CA: Institute for Natural Resources, 1993.

19. Mona M. Shangold, "Exercise in the Menopausal Woman", *Obstetrics and Gynecology* 75 (1990): 53S.

20. *American Health* (Marcha/Abril 1984): 28.

21. E. Cheraskin, M.D., y W. M. Ringdorf, Jr., con Arline Brecher, *Psychodietetics: Food as Key to Emotional Health* (New York: Bantam Books, 1981), 72.

22. Susan Lark, M.D., "The Serotonin-Depression Connection", *The Lark Letter* (Octubre 2000), 5.

23. Michael Lesser, M.D., *The Brain Chemistry Diet* (New York: G.P. Putnam's Sons, 2002), 91.

24. Ibid., 93.

25. Christiane Northrup, M.D., "Why SAMe Helps Depression, Arthritis, and Overall Brain Function", *Dr. Christiane Northrup's Health Wisdom for Women* 9.1 (Enero 2002), 7.

26. Roger J. Williams, Ph.D., *Nutrition in a Nutshell* (Garden City, NY: Doubleday, 1962), 94.

27. *Women's Health Advocate* (Septiembre 1999), 6.

28. *Women's Health Advocate* (Julio 1999), 6.

29. *Prevention* (Marcha 2000), 103.

30. Lawrence C. Katz, Ph.D., y Manning Rubin, *Keep Your Brain Alive* (New York: Workman Publishing Company, 1999).

31. Jos Kleijnen y Paul Knipschild, "Ginkgo Biloba", *Lancet* 340 (1993): 1136–39.

32. K. Linde, G. Ramirez, C. D. Mulrow, et al., "St. John's Wort for Depression: An Overview and Meta-Analysis of Randomized Clinical Trials", *British Medical Journal* 313 (1996): 253–58.

33. *Physician's Desk Reference for Herbal Medicines*, 1st ed. (1998).

## CAPÍTULO 7

1.  Lois McBean, Tab Forgac y Susan Calvert Finn, "Osteoporosis: Visions for Care and Prevention—A Conference Report", *Journal of the American Diabetic Association* 94 (1994): 668–71.

2.  Morris Notelovitz, M.D., y Marsha Ware, *Stand Tall! The Informed Woman's Guide to Preventing Osteoporosis* (Gainesville, FL: Triad Publishing, 1982), 40.

3.  Howard L. Judd, M.D., "Menopause and Postmenopause", en Ralph C. Benson, M.D., *Current Obstetric and Gynecologic Diagnosis and Treatment*, 4th ed. (Los Altos, CA: Lange Medical Publications, 1982), 554.

4.  Thomas J. Silber, "Osteoporosis in Anorexia Nervosa", *New England Journal of Medicine* 312 (1985): 990–91.

5.  *American Journal of Clinical Nutrition* (Junio 1986): 910.

6.  C. Rosen, M. Holick y P. Millard, "Premature Graying of Hair Is a Risk Maker for Osteopenia", *Journal of Clinical Endocrinology and Metabolism* 79 (1994): 854–57.

7.  Notelovitz y Ware, *Stand Tall!*, 72.

8.  D. E. Sellmeyer, K. L. Stone, A. Sebastian y S. R. Cummings, "A High Ratio of Dietary Animal to Vegetable Protein Increases the Rate of Bone Loss and the Risk of Fracture in Postmenopausal Women", *American Journal of Clinical Nutrition* 73 (2001): 118–22.

9.  B. Arjmandi, et al., "Flaxseed Supplementation Positively Influences Bone Metabolism in Post-menopausal Women", *Journal of the American Neutraceutical Association* (Verano 2001). Retrieved online www.americanutra.com/janav1n2.html.

10. E. Barret-Connor, J. C. Chang y S. L. Edelson, "Coffee-Associated Osteoporosis Offset by Daily Milk Consumption", *Journal of the American Medical Association* 271 (1994): 280–83.

11. T. L. Holbrook, "A Prospective Study of Alcohol Consumption and Bone Mineral Density", *British Medical Journal* 306 (1993): 1506–9.

12. Morris Notelovitz, M.D., y Diana Tonnessen, *Menopause and Midlife Health* (New York: St. Martin's Press, 1993), 102.

13. M. A. Fiatarone, et al., "High-Intensity Strength Training in Nonagenarians", *Journal of the American Medical Association* 263 (1990): 3029–34.

14. John F. Aloia, M.D., et al., "Prevention of Involutional Bone Loss by Exercise", *Annals of Internal Medicine* 89 (1978): 356–58.

15. Richard Prince, et al., "Prevention of Premenopausal Osteoporosis", *New England Journal of Medicine* 325 (1991): 1189.

16. "High-Impact Aerobics Are Not for Everyone", *Tufts University Health and Nutrition Letter* 19.2 (Abril 2001): 3.

17. D. Schneider, E. Barrett-Connor y D. Morton, "Timing of Postmenopausal Estrogen for Optimal Bone Mineral Density", *Journal of the American Medical Association* 277 (1997): 543–47.

18. G. Colditz, "Relationship Between Estrogen Levels, Use of Hormone Replacement Therapy, and Breast Cancer", *Journal of the National Cancer Institute* 90 (1998): 814–23.

19. H. Minaguchi, et al., "Effect of Estriol on Bone Loss in Postmenopausal Japanese Women: A Multicenter Prospective Open Study", *Journal of Obstetrics and Gynecology Research* 3 (1996): 259–65.

20. J. C. Prior, "Progesterone as a Bone-Tropic Hormone", *Endocrine Review* 2 (1990): 386–98.

21. John Lee, M.D., "Osteoporosis Reversal with Transdermal Progesterone", *Lancet* 336 (1990): 1327.

22. N. B. Watts, et al., "Comparison of Oral Estrogens and Estrogens plus Androgen on Bone Mineral Density, Menopausal Symptoms, and Lipid-Lipoprotein Profiles in Surgical Menopause", *Obstetrics and Gynecology* 85 (1995): 529–37.

23. Gill Sanson, "The Osteoporosis 'Epidemic': Well Women and the Marketing of Fear", *Dr. Christiane Northrup's Health Wisdom for Women* 9 (Noviembre 2002): 3.

24. B. J. Abelow, T. R. Holford y K. L. Insogna, "Cross-Cultural Association Between Dietary Animal Protein and Hip Fracture: A Hypothesis", *Calcif Tissue* 50 (1992): 1448.

25. D. W. Dempster y R. Lindsay, "Pathogenesis of Osteoporosis", *Lancet* 341 (1993): 797–805.

26. Robert Recker, M.D., "Calcium Absorption and Achlorhydria", *New England Journal of Medicine* 313 (1985): 70.

27. Susan Whiting, "Safety of Some Calcium Supplements Questioned", *Nutrition Reviews* 52 (1994): 95–97.

28. N. A. Breslau, L. Brinkley, K. D. Hill y C. C. Kak, "Relationship of Animal Protein–Rich Diet to Kidney Stone Formation and Calcium Metabolism", *Journal of Clinical Endocrinology and Metabolism* 66 (1988): 140–46.

29. M. L. Brandi, "Flavenoids: Biochemical Effects on Therapeutic Applications", *Bone and Mineral* 19, suppl. (1992): S3–S14.

30. C. R. Draper, et al., "Phytoestrogens Reduce Bone Loss and Bone Resorption in Oophorectomized Rats", *Journal of Nutrition* 127 (1997): 1795–99.

31. Susan M. Potter, "Overview of Proposed Mechanisms for the Hypocholesterolemic Effect of Soy", *Journal of Nutrition* 125 (1995): 606S.

32. J. J. B. Anderson y S. C. Garner, "The Effects of Phytoestrogens on Bone", *Nutrition Research* 17 (1997): 1617–32.

33. P. Alexandersen, et al., "Ipriflavone in the Treatment of Postmenopausal Osteoporosis: A Randomized Controlled Trial", *Journal of the American Medical Association* 285 (2001): 1482–88.

34. R. W. Smith, W. R. Eyler y R. C. Mellinger, "On the Incidence of Senile Osteoporosis", *Annals of Internal Medicine* 52 (1960): 773–76.

35. M. Chapuy, et al., "Vitamin D-3 and Calcium to Prevent Hip Fractures in Elderly Women", *New England Journal of Medicine* 327 (1992): 1637–42.

36. L. Bitensky, et al., "Circulating Vitamin K Levels in Patients with Fractures", *Journal of Bone and Joint Surgery* 70-B (1988): 663–64.

37. Diane Feskanich, et al., "Vitamin K Intake and Hip Fractures in Women: A Prospective Study", *American Journal of Clinical Nutrition* 69 (1999): 74–79.

38. F. H. Nielson, C. D. Hunt, L. M. Mullen y J. R. Hunt, "Effect of Dietary Boron on Mineral, Estrogen, and Testosterone Metabolism in Postmenopausal Women", *FASEB Journal* 1 (1987): 394–97.

## CAPÍTULO 8

1. M. L. Taymor, S. H. Sturgis y C. Yahia, "The Etiological Role of Chronic Iron Deficiency in Production of Menorrhagia", *Journal of the American Medical Association* 187 (1964): 323–27.

2. M. S. Biskind y G. R. Biskind, "Effects of Vitamin B Complex Deficiency on Inactivated Estrone in the Liver", *Endocrinology* 31 (1942): 109.

3. H. L. Newbold, *Mega-Nutrients for Your Nerves* (New York: Berkley Publishing Co., 1975), 213.

4. Katharina Dalton, M.D., *Once a Month* (Alameda, CA: Hunter House Publishers, 1994), 18.

5. Richard Passwater, *Evening Primrose Oil* (New Canaan, CT: Keats Publishing, 1981), 22.

6. Richard M. Kunin, M.D., y Richard A. Kunin, *Mega-Nutrition for Women* (New York: McGraw-Hill, 1981), 76.

7. R. Schellenberg for the study group, "Treatment for the Premenstrual Sundrome with Agnus Castus Fruit Extract: Prospective, Randomised, Placebo-Controlled Study", *British Medical Journal* 322 (2001): 134–37.

8. J. Minton, et al., "Response of Fibrocystic Breast Disease to Caffeine Withdrawal and Correlation of Cyclic Nucleotides with Breast Disease", *American Journal of Obstetrics and Gynecology* 135 (1979): 157.

9. Penny Wise Budoff, M.D., *No More Menstrual Cramps and Other Good News* (New York: G. P. Putnam, 1981), 73.

10. P. M. Farrell y J. G. Bieri, "Megavitamin E Supplementation in Man", *American Journal of Clinical Nutrition* 28 (1975): 1381.

11. M. S. Biskind, "Nutritional Deficiency in the Etiology of Menorrhagia, Cystic Mastitis and Premenstrual Tension, Treatment with Vitamin B Complex", *Journal of Clinical Endocrinology and Metabolism* 3 (1943): 227.

12. R. A. Anderson, et al., "Urinary Chromium Excretion of Human Subjects: Effects of Chromium Supplementation and Glucose Loading", *American Journal of Clinical Nutrition* 36 (1982): 1184–93.

13. P. D. Leathwood y F. Chauffard, "Aqueous Extract of Valerian Reduces Latency to Fall Asleep in Man", *Planta Medica* (1985): 144–48.

14. Susan E. Hankinson, R.N., Sc.D., Graham A. Colditz, M.D., JoAnn E. Manson, M.D., y Frank E. Speizer, M.D., eds., *Healthy Women, Healthy Lives: A Guide to Preventing Disease, from the Landmark Nurses' Health Study* (New York: Simon and Schuster, 2001), 260.

15. Susan Lark, M.D., "Heal Arthritis Naturally", *The Lark Letter* (July 2000), 5.

16. Andrew Weil, M.D., "Gentle Relief for Rheumatoid Arthritis", *Dr. Andrew Weil's Self Healing* (Febrero, 2001), 3.

17. J. M. Smyth, A. A. Stone, A. Hurewitz y A. Kaell, "Effects of Writing about Stressful Experiences on Symptom Reduction in Patients with Asthma or Rheumatoid Arthritis: A Randomized Trial", *Journal of the American Medical Association* 281 (1999): 1304–9.

18. M. X. Sullivan y W. C. Hess, "Cysteine Content of Fingernails in Arthritis", *Journal of Bone and Joint Surgery* 16 (1935): 185–88.

19. J. M. Kraemer, et al., "Effects of Manipulation of Dietary Fatty Acids on Clinical Manifestations of Rheumatoid Arthritis", *Lancet* 1 (1985): 184–87.

20. Norman Childers, *A Diet to Stop Arthritis* (Somerville, NJ: Somerset Press, 1991).

21. L. G. Darlington, N. W. Ramsey y J. C. Mansfield, "Placebo-Controlled, Blind Study of Dietary Manipulation Therapy in Rheumatoid Arthritis", *Lancet* (Feb. 1, 1986): 236.

22. E. R. Schwartz, "The Modulation of Osteoarthritis Development by Vitamin C and E", *International Journal of Vitamin and Nutrition Research* 26, suppl. (1984): 141–46.

23. I. Machtey y L. Ouaknine, "Tocopherol in Osteoarthritis: A Controlled Pilot Study", *Journal of the American Geriatric Society* 26 (1978): 328–30.

24. E. C. Barton-Wright y W. A. Elliot, "The Pantothenic Acid Metabolism of Rheumatoid Arthritis", *Lancet* 2 (1963): 862–63.

25. J. C. Arnand, "Osteoarthritis and Pantothenic Acid", *Lancet* 2 (1963): 1168.

26. Peter Simpkin, "Oral Zinc Sulphate in Rheumatoid Arthritis", *Lancet* ii (1976): 539.

27. Antoniohopes Vaz, "Double-Blind Clinical Evaluation of the Related Efficacy of Ibuprofen and Glucosamine Sulfate in the Management of the Knee In-Out Patients", *Current Medical Research and Opinion* 8 (1982): 145–49.

28. P. M. Brooks, S. R. Potter y W. W. Buchanan, "NSAID and Osteoarthritis—Help or Hindrance", *Journal of Rheumatology* 9 (1982): 35.

29. Jason Theodosakis, M.D., Brenda Adderly, M.H.A., y Barry Fox, Ph.D., *Maximizing the Arthritis Cure* (New York: St. Martin's Press, 1998), xvii.

30. Ibid., 188.

## CAPÍTULO 9

1. Marianne Legato, M.D., y Carol Colman, *The Female Heart: The Truth about Women and Coronary Artery Disease* (New York: Simon and Schuster, 1992), xii.

2. Margie Patlak, "Women and Heart Disease", *FDA Consumer* 28.9 (Nov. 1994): 710.

3. Legato, *The Female Heart*, 16.

4. S. Hully, et al., "Randomized Trial of Estrogen plus Progestin for Secondary Prevention of Coronary Heart Disease in Postmenopausal Women", *Journal of the American Medical Association* 280 (1998): 605–13.

5. D. Grady, et al., "Cardiovascular Disease Outcomes During 6.8 Years of Hormone Therapy: Heart and Estrogen/Progestin Replacement Study Follow-Up (HERS II)", *Journal of the American Medical Association* 288 (2002): 49–57.

6. Andrew Stern, "Hormone Treatment Gives No Heart Benefit—U.S. Study", *Reuters*, (2 Julio 2002), 1, www.ivillagehealth.com/news/women/.

7. Writing Group for the Women's Health Initiative Investigators, "Risks and Benefits of Estrogen plus Progestin in Healthy Postmenopausal Women: Principal Results from the Women's Health Initiative Randomized Controlled Trial", *Journal of the American Medical Association* 288 (2002): 321–33.

8. K. Ten, H. Boman y S. P. Darger, "Increased Frequency of Coronary Heart Disease in Relatives of Wives of Myocardial Infarct Survivors: Assortive Mating for Lifestyle and Risk Factors", *American Journal of Cardiology* 53 (1984): 399–403.

9. Susan E. Hankinson, R.N., Graham A. Colditz, M.D., JoAnn E. Manson, M.D., y Frank E. Speizer, M.D., *Healthy Women, Healthy Lives: A Guide to Preventing Disease from the Landmark Nurses' Study* (New York: Simon and Schuster, 2001), 39.

10. Jeff Down, "Doctors Err More on Blacks, Women", *The Orange County Register* (Abril 20, 2002), 22.

11. Marian Sandmaker, *The Healthy Heart Handbook* (National Institutes of Health Pub. No. 922720: 1992), 11.

12. Richard Helfant, M.D., *Women Take Heart* (New York: G. P. Putnams Sons, 1993), 18.

13. Morris Notelovitz, M.D., y Diana Tonnessen, *Menopause and Midlife Health* (New York: St. Martin's Press, 1993), 327.

14. Helfant, *Women Take Heart*, 17.

15. Hankinson, 56.

16. E. N. Frankel, et al., "Inhibition of Oxidation of Human Low-Density Lipoprotein by Phenolic Substances in Red Wine", *Lancet* 341 (1993): 454–57.

17. J. L. Abramson, S. A. Williams, H. M. Krumholz y V. Vaccarino, "Moderate Alcohol Consumption and Risk of Heart Failure among Older Persons", *Journal of the American Medical Association* 285 (2001): 1971–77.

18. Elizabeth Barret-Connor, et al., "Why Is Diabetes Mellitus a Stronger Risk Factor for Ischemic Heart Disease in Women"? *Journal of the American Medical Association* 265 (1991): 627–31.

19. J. E. Manson, et al., "A Prospective Study of Obesity and Risk in Coronary Heart Disease in Women", *New England Journal of Medicine* 322 (1990): 882–89.

20. K. E. Powell, P. D. Thompson, I. J. Caspersen y J. S. Kendrick, "Physical Activity and the Incidence of Coronary Heart Disease", *Annual Review of Public Health* 8 (1987): 253–87.

21. S. N. Blair, et al., "Physical Fitness and All-Cause Mortality: A Prospective Study of Healthy Men and Women", *Journal of the American Medical Association* 262 (1987): 2395–2401.

22. J. S. House, K. R. Landis y D. Umberson, "Social Relationships and Health", *Science* 241 (1988): 540–45.

23. L. Schervitz, L. E. Graham, G. Grandits y J. Billings, "Speech Characteristics and Behavior-Type Assessment in the Multiple Risk Factor Intervention Trial (MRFIT)", *Journal of Behavioral Medicine* 10.2 (1987): 173–95.

24. Herbert Benson, M.D., *The Mind/Body Effect: How Behavioral Medicine Can Show You the Way to Better Health* (New York: Berkley Books, 1981), 98.

25. National Heart and Lung Institute, "What Every Woman Should Know about High Blood Pressure".

26. Boston Women's Health Book Collective, *The New Our Bodies, Ourselves* (New York: Simon and Schuster, 1984), 541.

27. R. Stamler, et al., "Nutrition Therapy for High Blood Pressure: Final Report of a Four-Year Randomized Controlled Trial—The Hypertension Control Program", *Journal of the American Medical Association* 257 (1987): 1484.

28. Peter Wilson, "High-Density Lipoprotein, Low-Density Lipoprotein and Coronary Artery Disease", *The American Journal of Cardiology* 66 (1990): 7A–10A.

29. *Arteriol Thrombosis* 12 (1992): 529.

30. Bruce Kinosian, Henry Glick y Gonzalo Garland, "Cholesterol and Coronary Heart Disease: Predicting Risks by Levels and Ratios", *Annals of Internal Medicine* 121 (1994): 641–47.

31. Stephen Sinatra, M.D., "Hormone Replacement and Women's Hearts: The Evolving Truth", *The Sinatra Health Report* (Noviembre 2001): 5.

32. Jean Carper, *Stop Aging Now* (New York: HarperCollinsPublishers, 1995), 5.

33. Daniel Q. Haney, "Inflammation Worse for Health than Cholesterol", *San Francisco Chronicle* (Agosto 4, 2002), A9.

34. P. M. Ridker, C. H. Hennekens, J. E. Buring y N. Rifai, "C-Reactive Protein and Other Markers of Inflammation in the Prediction of Cardiovascular Disease in Women", *New England Journal of Medicine* 342 (2000): 836–43.

35. "C-Reactive Protein, Coronary Risk, and Statins", *Harvard Women's Health Watch* 9.1 (Septiembre 2001): 2.

36. D. Ornish, et al., "Can Lifestyle Changes Reverse Coronary Heart Disease"? *Lancet* 336 (1990): 129–33.

37. Edward N. Siguel y Robert H. Lerman, "Role of Essential Fatty Acids: Dangers in the U.S. Department of Agriculture Dietary Recommendations ('Pyramid') and in Low-Fat Diets", *The American Journal of Clinical Nutrition* 60 (1994): 973–79.

38. W. Willet, et al., "Intake of Trans Fatty Acids and Risk of Coronary Heart Disease among Women", *Lancet* 341 (1993): 581–85.

39. Ray Delgado, "McFries to Get Healtheir Grease", *San Francisco Chronicle* (Septiembre 3, 2002), A5.

40. W. Willet, et al., op. cit.

41. D. Kromhout, E. Bosschieter y C. Coulander, "The Inverse Relation Between Fish Consumption and 20-Year Mortality from Coronary Heart Disease", *The New England Journal of Medicine* 312 (1985): 1205–9.

42. Clemens Von Schacky, "Prophylaxis of Atherosclerosis with Marine Omega-3 Fatty Acids", *Annals of Internal Medicine* 107 (1987): 890–99.

43. Cynthia Ripson, et al., "Oat Products and Lipid Lowering: A Meta-Analysis", *Journal of the American Medical Association* 267 (1992): 3317–25.

44. D. Hunninghake, et al., "Hypocholesterolemic Effects of a Dietary Fiber Supplement", *American Journal of Clinical Nutrition* 59 (1994): 1050–54.

45. J. J. Cerda, et al., "The Effects of Grapefruit Pectin on Patients at Risk for Coronary Heart Disease Without Altering Diet or Lifestyle", *Clinical Cardiology* 11 (1988): 589–94.

46. T. Wolever, et al., "Method of Administration Influences the Serum Cholesterol-Lowering Effect of Psyllium", *American Journal of Clinical Nutrition* 59 (1994): 1055–59.

47. S. M. Potter, "Overview of the Proposed Mechanisms for the Hypocholesterolemic Effect of Soy", *Journal of Nutrition* 125 (1995): 606S.

48. D. Kritchevsky, et al., *Nutrition in Cardio-Cerebrovascular Diseases* (Marcha 15, 1993): 180–214.

49. M. Stampfer, et al., "Vitamin E Consumption and the Risk of Coronary Disease in Women", *The New England Journal of Medicine* 328 (1993): 1444–49.

50. J. Jandak y S. Richardson, "Alpha-Tocopherol and Effective Inhibition of Platelet Adhesion", *Blood* 72 (1989): 141–49.

51. J. Hallfrisch, et al., "High Plasma Vitamin C Associated with High Plasma HDL- and HDL-2 Cholesterol", *American Journal of Clinical Nutrition* 60 (1994): 100–5.

52. A. Kardinaal, et al., "Antioxidants in Adipose Tissue and Risk of Myocardial Infarction: The EURAMIC Study", *Lancet* (1993): 1379–84.

53. JoAnn Munson, M.D., presentado a la American Heart Association, Anaheim, CA, 1991.

54. Susan Peterson, "Beta Carotene, Vitamin E Cut Women's Heart Risk", *The Orange County Register* (Nov. 14, 1991), 26.

55. Lars Brattstrom, Bjorn Hultberg y Jan Erik Hardebo, "Folic Acid Responsive Postmenopausal Homocysteinemia", *Metabolism* 34 (1985): 107–77.

56. Meir Stampfer y Walter Willet, "Homocysteine and Marginal Vitamin D Deficiency: The Importance of Adequate Vitamin Intake", *Journal of the American Medical Association* 270 (1993): 2726–27.

57. G. P. Littarru, et al., "Deficiency of Coenzyme Q10 in Human Heart Disease Part II", *International Journal of Vitamin and Nutrition Research* 42 (1972): 413.

58. Yoshiro Nakamura, et al., "Protection of Ischemic Myocardium with Coenzyme Q10", *Cardiovascular Research* 16 (1982): 132–37.

59. E. Baggio, et al., "Italian Multicenter Study on the Safety and Efficacy of Coenzyme Q10 as Adjunctive Therapy in Heart Failure", *Molecular Aspects in Medicine*, suppl. (1994): S287–94.

60. K. Folkers, et al., "Biochemical Rationale and Myocardial Tissue Data on the Effective Therapy of Cardiomyopathy with Coenzyme Q10", *Procedures of the National Academy of Sciences* 82 (1985): 901–4.

61. Stephen Sinatra, M.D., "Coenzyme Q10: Truly a Miracle in Our Midst", *HeartSense* 2.7 (July 19, 1996): 1–2.

62. Ibid.

## CAPÍTULO 10

1. Mortimer Zuckerman, ed., "Battling Breast Cancer", *U.S. News and World Report* (23 November 1992).

2. S. W. Fletcher y G. A. Colditz, "Failure of Estrogen plus Progestin Therapy for Prevention", *Journal of the American Medical Association* 288 (2002): 366–68.

3. Catherine Schairer, et al., "Menopausal Estrogen and Estrogen-Progestin Replacement Therapy and Breast Cancer Risk", *Journal of the American Medical Association* 283 (2000): 485–91.

4. Morris Notelovitz, M.D., y Diana Tonnessen, *Menopause and Midlife Health* (New York: St. Martin's Press, 1993), 380.

5. D. Lindsey Berkson, *Hormone Deception* (Chicago, IL: Contemporary Books, 2000), 173.

6. G. A. Colditz, "Review: Relationship Between Estrogen Levels, Use of Hormone Replacement Therapy, and Breast Cancer", *Journal of the National Cancer Institute* 90 (1998): 814–23.

7. E. Dewailly, P. Ayotte y S. Dodin, "Could the Rising Levels of Estrogen Receptors in Breast Cancer Be Due to Estrogenic Pollutants"? *Journal of the National Cancer Institute* 89 (1997): 888.

8. K. Steinberg, et al., "A Meta-Analysis of the Effect of Estrogen Replacement Therapy on the Risk of Breast Cancer", *Journal of the American Medical Association* 265 (1991): 1985–90.

9. Gina Kolata, "Brief Hormone Use Not Proven Safe", *San Francisco Chronicle* (24 October 2002): A6.

10. John R. Lee, M.D., "The Breast Cancer Profile in Saliva Hormone Level Testing", *The John R. Lee, M.D., Medical Letter* (Agosto 2002), 5–6.

11. A. H. Follingstad, "Estriol: The Forgotten Estrogen"? *Journal of the American Medical Association* 239 (1978): 29–30.

12. Ronald Watson y Tina Leonard, "Selenium and Vitamins A, E, and C: Nutrients with Cancer-Prevention Properties", *Journal of the American Dietetic Association* 86 (1986): 505.

13. Henry Dreher, *Your Defense Against Cancer* (New York: Harper and Row, 1988), 8.

14. David J. Hunter, Donna Spiegelman y Hans-Olov Adami, "Cohort Studies of Fat Intake and the Risk of Breast Cancer: A Pooled Analysis", *New England Journal of Medicine* 334 (1996): 356–61.

15. P. Buell, "Changing Incidence of Breast Cancer in Japanese-American Women", *Journal of the National Cancer Institute* 51 (1973): 1479–83.

16. L. Kinlen, "Meat and Fat Consumption and Cancer Mortality: A Study of Strict Religious Orders in Britain", *Lancet* (1982): 946–49.

17. H. P. Lee, et al., "Dietary Effects on Breast Cancer Risk in Singapore", *Lancet* 337 (1991): 1197–1200.

18. Ibid.

19. R. E. Hughes, "Hypothesis: A New Look at Dietary Fiber in Human Nutrition", *Clinical Nutrition* 406 (1986): 81–86.

20. John R. Lee, M.D., David Zava, Ph.D., y Virginia Hopkins, *What Your Doctor May Not Tell You about Breast Cancer* (New York: Warner Books, 2002), 133.

21. A. H. Wu, M. C. Pike y D. O. Stram, "Meta-Analysis: Dietary Fat Intake, Serum Estrogen Levels, and the Risk of Breast Cancer", *Journal of the National Cancer Institute* 91 (1999): 529–34.

22. Alicja Wolk, et al., "A Prospective Study of Association of Monounsaturated Fat and Other Types of Fat with Risk of Breast Cancer", *Archives of Internal Medicines* 158 (1998): 41–45.

23. A. P. Simpoulos, "Summary of the NATO Advanced Research Workshop on Dietary Omega-3 and Omega-6 Fatty Acids: Biologic Effects and Nutritional Essentials", *Journal of Nutritional Medicine* 119 (1989): 521–28.

24. Julie Corliss, "Seafood Fatty Acids May Lower Cancer Risk", *Journal of the National Cancer Institute* 81 (1989): 1530–31.

25. L. A. Cohen, M. E. Kendall, E. Zang, C. Meschter y D. P. Rose, "Modulation of N-Nitrosomethylurea-Induced Mammary L-Tumor Promotion by Dietary Fiber and Fat", *Journal of the National Cancer Institute* 83 (1991): 496–501.

26. Nicholas Petrakis y Eileen King, "Cytological Abnormalities in Nipple Asperates of Breast Fluid from Women with Severe Constipation", *Lancet* (Nov. 28, 1981): 1204.

27. W. J. Blot, et al., "Nutrition Intervention Trials in Linxian, China: Supplementation with Specific Vitamin/Mineral Combinations, Cancer Incidence, and Disease-Specific Mortality in the General Population", *Journal of the National Cancer Institute* 85 (1993): 1483–92.

28. D. Hunter, et al., "A Prospective Study of the Intake of Vitamins C, E, and A and the Risk of Breast Cancer", *New England Journal of Medicine* 329 (1993): 234–40.

29. Ibid.

30. H. Stahelin, K. Gey y E. Ludin, "Beta-Carotene and Cancer Prevention: The Basal Study", *American Journal of Clinical Nutrition* 53 (1991): 265S–69S.

31. K. F. Gey, G. B. Brubacher y H. B. Stahelin, "Plasma Levels of Antioxidant Vitamins in Relation to Ischemic Heart Disease and Cancer", *American Journal of Clinical Nutrition* 45 (1987): 1368–77.

32. Gladys Block, "Vitamin C and Cancer Prevention: The Epidemiologic Evidence", *American Journal of Clinical Nutrition* 53 (1991): 270S–282S.

33. S. G. Jenkinson, "Oxygen Toxicity", *Journal of Intensive Care Medicine* 3 (1988): 137–52.

34. P. Knekt, et al., "Vitamin E and Cancer Prevention", *American Journal of Clinical Nutrition* 53 (1991): 283S–286S.

35. N. J. Walt, et al., *British Journal of Cancer Research* 49 (1984): 321.

36. Jeffrey Bland, "Safety Issues Regarding Supplements", *Preventive Medicine Update* 13.3 (Marcha 1993): 211.

37. Jukka Salonen, et al., "Risk of Cancer and Vitamin A and E: Matched Case-Control Analysis of Prospective Data", *British Medical Journal* 290 (1985): 417.

38. G. N. Schraucer, et al., *Japanese Journal of Cancer Research* 76 (Mayo 1985): 374.

39. Larry C. Clark y Gerald Combs, "Selenium Compounds and the Prevention of Cancer: Research Needs and Public Health Implications", *Journal of Nutrition* 116 (1986): 170.

40. H. P. Lee, et al., "Dietary Effects on Breast-Cancer Risk in Singapore", *Lancet* 337 (1991): 1197–200.

41. Mark Messina, et al., "Phyto-oestrogens and Breast Cancer", *Lancet* 350 (1997): 971–72.

42. Marc Goodman, et al., "Association of Soy and Fiber Consumption with the Risk of Endometrial Cancer", *American Journal of Epidemiology* 146 (1997): 294–306.

43. J. Michnovicz y H. Bradlow, "Altered Estrogen Metabolism and Excretion in Humans Following Consumption of Indole-3 Carbonol", *Nutrition and Cancer* 16 (1991): 59–66.

44. *Journal of the National Cancer Institute* (1994).

45. Christiane, Northrup, M.D., *The Wisdom of Menopause* (New York: Bantam Books, 2001), 412.

46. C. C. Chen, et al., "Adverse Life Events and Breast Cancer: Case-Control Study", *British Medical Journal* 311 (1995): 1527–29.

47. D. Spiegel, H. Kraemer, J. Bloom y E. Gottheil, "Effect of Psychosocial Treatment on Survival of Patients with Metastatic Breast Cancer", *The Lancet* (Octubre 1989): 889–91.

## CAPÍTULO 11

1. J. B. Schmidt, et al., "Treatment of Skin Aging with Topical Estrogens", *International Journal of Dermatology* 35 (1996): 669–74.

2. Morris Notelovitz, M.D., y Diana Tonnessen, *Menopause and Midlife Health* (New York: St. Martin's Press, 1993), 158.

3. Emrika Padus, *The Woman's Encyclopedia of Health and Natural Healing* (Emmaus, PA: Rodale Press, 1981), 271.

4. Richard A. Kunin, M.D., *Mega-Nutrition for Women* (New York: McGraw-Hill, 1983), 46.

## CAPÍTULO 12

1. Susan E. Hankinson, R.N., Graham A. Colditz, M.D., JoAnn E. Manson, M.D., y Frank E. Speizer, M.D., eds., *Healthy Women, Healthy Lives* (New York: Simon and Schuster Source, 2001), 293.

2. E. Cheraskin, M.D., y W. M. Ringdorf, Jr., con Arline Brecher, *Psychodietetics: Food as Key to Emotional Health* (New York: Bantam Books, 1981), 30.

3. Jane Brody, "Research Suggests Pulling the Strings on Yo Yo Dieting", *The New York Times* (June 27, 1991).

4. Pamela Peeke, M.D., M.P.H., *Fight Fat after Forty* (New York: Penguin Books, 2001), 12.

5. Ibid., 32.

6. K. Raikkonon, et al., "Anger, Hostility, and Visceral Adipose Tissue in Healthy Postmenopausal Women", *Metabolism* 48 (1999): 1146–51.

7. Barbara Edelstein, M.D., *The Woman Doctor's Medical Guide for Women* (New York: William Morrow, 1982), 146.

8. W. Insull, et al., "Results of a Randomized Feasibility Study of a Low-Fat Diet", *Archives of Internal Medicine* 150 (1990): 421–27.

## CAPÍTULO 13

1. Sharie Miller, "Getting Started, Staying Fit", *Vogue* 175 (Abril 1985): 340.

2. Philip Elmer-Dewitt, "Extra Years for Extra Effort", *Time* (17 Marcha 1986): 66.

3. Richard A. Kunin, M.D., *Mega-Nutrition for Women* (New York: McGraw-Hill, 1983), 150.

4. Morris Notelovitz, M.D., y Diana Tonnessen, *Menopause and Midlife Health* (New York: St. Martin's Press, 1993), 329.

5. Kenneth H. Cooper, M.D., *The New Aerobics* (New York: Bantam Books, 1981), 16.

6. Covert Bailey, *Smart Exercises: Burning the Fat, Getting Fit* (Boston, MA: Houghton Mifflin Company, 1994), 42.

7. Covert Bailey, *The Fit or Fat Woman* (Boston, MA: Houghton Mifflin Company, 1989), 28.

8. J. F. Aloia, D. M. McGowan, A. N. Vaswani, et al., "Relationship of Menopause to Skeletal Muscular Mass", *American Journal of Clinical Nutrition* 53 (1991): 1378–83.

9. Notelovitz y Tonnessen, *Menopause and Midlife Health*, 102.

10. Bob Anderson, *Stretching* (Bolinas, CA: Shelter Publications, 1980).

## CAPÍTULO 14

1. Henry Beiler, *Food Is Your Best Medicine* (New York: Random House, 1965), 34.

2. U.S. Department of Health and Human Services, *Ten Leading Causes of Death in the U.S., 1977* (Washington, DC: Government Printing Office, 1980).

3. Select Committee on Nutrition and Human Needs, U.S. Senate, *Dietary Goals for the United States* (Washington, DC: Government Printing Office, 1977).

4. *Journal of the American Dietetic Association* (Septiembre 1994).

5. Gladys Block, "Dietary Guidelines: The Results of Food Consumption Surveys", *American Journal of Clinical Nutrition* 53 (1991): 356S–357S.

6. *Benefits of Nutritional Supplementation*, Council for Responsible Nutrition (Washington, DC: 1990).

7. R. S. Murphy y G. A. Muhad, "Methodologic Considerations of the National Health and Nutrition Examination Survey", *American Journal of Clinical Nutrition*, 35, suppl. (May 1982).

8. Ibid.

9. Sherwood L. Gorbach, M.D., David R. Zimmerman y Margo Woods, *The Doctor's Anti-Breast Cancer Diet* (New York: Simon and Schuster, 1984), 15.

10. Weston Price, *Nutrition and Physical Degeneration* (Santa Monica, CA: Price-Potter Foundation, 1970).

11. M. de Lorgeril, et al., "Mediterranean Diet, Traditional Risk Factors, and the Rate of Cardiovascular Complications after Myocardial Infarction", *Circulation* 99 (1999): 779–85.

12. R. H. Fletcher y K. M. Fairfield, "Vitamins for Chronic Disease Prevention in Adults", *Journal of the American Medical Association* 287 (2002): 3127–29.

13. Richard A. Kunin, M.D., *Mega-Nutrition for Women* (New York: McGraw-Hill, 1983), 12.

## CAPÍTULO 15

1. National Research Council, "Diet and Health Implications for Reducing Chronic Disease Risk", (Washington, DC: National Academy Press, 1980).

2. Walter Willet, "Diet and Health: What Should We Eat"? *Science* 264 (1994): 532–37.

## CAPÍTULO 16

1. "Pesticides in 61 Percent of Fruits, Vegetables", *Associated Press* (Abril 1994).

2. M. S. Biskind, "Nutritional Deficiencies in the Etiology of Menorrhagia, Cystic Mastitis and Premenstrual Tension, Treatment with Vitamin B Complex", *Journal of Clinical Endocrinology and Metabolism* 3 (1943): 227.

3. Niels H. Lauersen, M.D., y Eileen Stukane, *Listen to Your Body: A Gynecologist Answers Women's Most Intimate Questions* (New York: Berkley Books, 1983), 120.

4. Peter W. Curatolo, M.D., y David Robertson, M.D., "The Health Consequences of Caffeine", *Annals of Internal Medicine* 98 (1983): 641–53.

5. Lynn Rosenberg, et al., "Breast Cancer and Alcoholic Beverage Consumption", *Lancet* (30 Enero 1982): 267–69.

6. Jeffrey Bland, Ph.D., *Nutraerobics* (New York: Harper and Row, 1983), 214.

## CAPÍTULO 17

1. Jeffrey Bland, Ph.D., *Nutraerobics* (New York: Harper and Row, 1983), 68.

2. *American Journal of Clinical Nutrition* 24 (1971): 269.

## CAPÍTULO 18

1. Patricia Hausman, *The Right Dose: How to Take Vitamins and Minerals Safely* (Emmaus, PA: Rodale Press, 1987).

2. "Is This the Right Way to Test Supplements"? *University of California, Berkeley, Wellness Letter* 16.12 (12 Septiembre 2000): 1.

3. "Yes, but Which Supplement", *Tufts University Health and Nutrition Letter* (May 2001): 1.

4. Sheldon Saul Hendler, M.D., *The Doctor's Vitamin and Mineral Encyclopedia* (New York: Simon and Schuster, 1990), 428.

# GLOSARIO

**ácido desoxirribonucleico (ADN)**—el componente fundamental de la materia viva.

**ácido gammalinolénico (AGL)**—grasa poliinsaturada utilizada por el cuerpo para producir ciertas prostaglandinas que controlan varios procesos orgánicos importantes.

**ácido ribonucleico (ARN)**—compuesto del ácido nucleico responsable para la transmisión de los rasgos heredados.

**adiposo (grasa)**—término comúnmente utilizado para describir las partes del cuerpo donde se almacena la grasa.

**adrenalina**—neurotransmisor producido por la glándula suprarrenal en respuesta al temor, la emoción intensa o el estrés fisiológico.

**amenorrea**—falta de menstruación.

**aminoácido**—compuesto orgánico de carbono, hidrógeno, oxígeno y nitrógeno; son los elementos componentes de las proteínas.

**andrógeno**—hormonas sexuales masculinas (por ejemplo, la testosterona)

**androstenediona**—andrógeno ligero secretado en abundancia por los ovarios menopáusicos y también por las glándulas suprarrenales; importante fuente de estrógeno durante la menopausia y después de ésta.

**anfetamina**—fármaco utilizado como estimulante para las personas que padecen del cansancio o la depresión, y también para aliviar la congestión nasal y reducir el apetito.

**antiestrogénico**—una sustancia que puede contrarrestar los efectos de los estrógenos.

**antihipertensivo**—medicamento usado para bajar la presión alta.

**antioxidante**—sustancia que previene la oxidación o inhibe las reacciones provocadas por el oxígeno. Estas sustancias químicas previenen que los radicales libres dañen el cuerpo; por ejemplo, pueden prevenir la formación de la placa de colesterol en l;os vasos sanguíneos.

Unos ejemplos de antioxidantes comunes son las vitaminas E y C.

**arterias carótidas**—arterias gruesas situadas a cada lado del cuello, que abastecen sangre al cerebro.

**arteriosclerosis**—un grupo de enfermedades caracterizadas por el endurecimiento y la pérdida de elasticidad de las paredes arteriales; su causa puede ser la acumulación de tejidos fibrosos, sustancias grasas o minerales.

**ateriosclerosis**—un tipo de arteriosclerosis en la cual la capa interior de la pared arterial se torna gruesa e irregular por los depósitos de placa de sustancias grasas.

**atrofia**—deterioro de un órgano que anteriormente había tenido un desarrollo normal.

**betacaroteno**—compuesto existente en las plantas que el cuerpo convierte en vitamina A.

**bioflavonoides**—una parte del complejo vitamínico C.

**calcio, saldo de**—resultado neto de los procesos en que el calcio entre en el cuerpo (a través de la dieta) y es expulsado del cuerpo (a través del sudor, la orina y la defecación).

**calcitonina**—hormona que mantiene el calcio, liberada primordialmente por la tiroides; tiene el efecto de retrasar la degradación del hueso.

**catecolaminas**—productos de la degradación de la adrenalina.

**celulosa**—carbohidrato que se encuentra en la madera de las plantas y los árboles; suministra fibra al cuerpo.

**chelación**—proceso de cubrir un mineral con un aminoácido para incrementar el ritmo de absorción.

**ciclo anovulatorio**—ciclo menstrual sin ovulación, es decir, sin la liberación de un óvulo.

**cisteína**—aminoácido que contiene azufre.

**colágeno**—proteína que es el componente de apoyo para el hueso, el tejido conjuntivo, el cartílago y la piel.

**colesterol**—una sustancia grasa encontrada en las paredes de las células de los animales, incluyendo los humanos; algunos tipos de colesterol es fabricado en el cuerpo y otros provienen de las comidas de origen animal.

**corpus luteum**—cuerpo amarillo que aparece en el ovario después de la ovulación y cuyas células producen progesterona y estrógenos, así como otras hormonas.

**corteza suprarrenal**—parte exterior de la glándula suprarrenal, que secreta hormonas parecidas a la cortisona.

**corticoesteroides**—fármacos similares a las hormonas suprarrenales.

**cortisona**—hormona suprarrenal que puede ser nociva para los huesos; también, un fármaco parecido a la hormona suprarrenal.

**cuello del útero**—extremo inferior estrecho del útero que se extiende al interior de la vagina.

**daidzeina**—una isoflavona encontrada en la soja que ha mostrado tener propiedades anticancerígenas.

**dismenorrea**—menstruación dolorosa o difícil.

**diurético**—agente que promueve la excreción de la orina.

**dopamina**—importante neurotransmisor cerebral que interviene en el movimiento corporal, la motivación, los impulsos primitivos, la conducta sexual, las emociones y el funcionamiento del sistema inmunológico.

**edema**—acumulación excesiva de liquido en los tejidos, que provoca el hinchazón.

**endorfinas**—sustancias naturales del cerebro cuyos efectos se parecen a los del opio, que controlan el dolor, entre otras cosas.

**enzima**—proteína capaz se producir o acelerar una reacción bioquímica específica a la temperatura del cuerpo.

**estradiol**—forma de estrógeno encontrada en la sangre de las mujeres premenopausicas.

**estriol**—forma de estrógeno encontrada en la sangre de la mujer embarazada.

**estrógeno**—clase de hormonas sexuales femeninas presentes tanto en los hombres como en las mujeres, pero en mayor proporción en las mujeres; responsable principalmente del desarrollo y el mantenimiento de las características sexuales femeninas y de las funciones reproductoras en las mujeres.

**estrona**—la forma más débil de los estrógenos.

**estudio doblemente ciego**—estudio en el cual ni el investigador ni el sujeto saben quién esta recibiendo cuál tratamiento.

**estudio epidemiológico**—estudio de la incidencia y la persistencia de la enfermedad.

**factor de tolerancia a la glucosa (FTG)**—un compuesto de cromo que ayuda a la insulana a regular la glucemia.

**fibroma**—tumor fibroso, benigno, que en la mayoría de los casos se forma adentro de o encima del útero.

**fitatos**—compuestos que contienen fósforo y que pueden interferir con la absorción del calcio; se encuentran en las cáscaras de los granos y cereales.

**fitohormonas**—sustancias provenientes de las plantas que son estructural y funcionalmente parecidas a las hormonas humanas; sus efectos en el cuerpo son débiles comparados con los de las hormonas humanas.

**folículo**—saco pequeño y redondo; en el ovario, cada óvulo se ubica dentro de un folículo.

**genisteina**—una isoflavona encontrada en la soja que tiene fuertes efectos estrógenos, comparadas con otros estrógenos de plantas. Tiene un fuerte efecto anticancerígeno en el cuerpo.

**glándula pituitaria**—órgano pequeño y ovalado en la base del cerebro que produce muchas hormonas importantes (particularmente HFE y HL) y ha sido llamada "la glándula maestra".

**glándulas endocrinas**—glándulas (como las glándulas suprarrenales, los ovarios y el páncreas) que producen hormonas y las liberan en el torrente sanguíneo.

**glándulas suprarrenales**—pequeñas glándulas de forma piramidal, situadas en la parte superior de cada riñón, que secretan diversas sustancias, entre ellas las hormonas andrógenos, estrógenos y progestágenos

**glándula tiroides**—órgano en la base del cuello, primordialmente responsable por regular el ritmo del metabolismo.

**glucosa**—azúcar simple que es la forma más común en que el carbohidrato aparece en el torrente sanguíneo.

**glicógeno**—principal forma en que un carbohidrato se almacena en el cuerpo, para convertirse rápidamente en energía; se encuentra sobre todo en el hígado y el tejido muscular.

**grasa monoinsaturada**—una grasa constituida químicamente para ser capaz de absorber hidrogeno adicional; se ha mostrado que estas grasas disminuyen los niveles de colesterol. (Ejemplo: el aceite de oliva.)

**hemoglobina**—proteína en la sangre que contiene hierro y transporta oxígeno de los pulmones a los tejidos.

**hidrogenación**—la adición de hidrogeno a cualquier compuesto no saturado (los aceites se convierten en grasas sólidas a través de este proceso).

**hipoglucemia**—concentración baja (o con tendencia a menguar) de glucosa en el torrente sanguíneo, a menudo causada por un consumo excesivo de carbohidratos refinados.

**hipotálamo**—la parte del cerebro que contiene grupos de neuronas que controlan la temperatura, el sueño, el equilibrio hídrico y otras actividades químicas y viscerales.

**histamina**—compuesto, presente en muchos tejidos, responsable por la mayor permeabilidad de los vasos sanguíneos y que cumple un papel fundamental en las reacciones alérgicas.

**histerectomía**—extirpación quirúrgica del útero (una histerectomía radical incluye la extirpación del útero, el cuello del útero, los ovarios, las trompas de Falopio y, a veces, los ganglios linfáticos próximos a los ovarios).

**homeostasis**—la tendencia del cuerpo a mantener un estado de equilibrio, pese a los cambos externos.

**hormona**—sustancia química producida en una parte del cuerpo y transportada por la sangre a otra parte del cuerpo, donde tiene efectos específicos.

**hormona folículo estimulante (HFE)**—hormona secretada por la glándula pituitaria que estimula el crecimiento y la maduración de los folículos en el ovario.

**hormona luteinizante (HL)**—hormona producida por la pituitaria (una fuerte corriente

de esta hormona en cada ciclo menstrual precede a la ovulación por 12 a 24 horas).

**incontinencia**—incapacidad de controlar la retención de orina.

**Índice Basal Metabólico (IBM)**—la temperatura del cuerpo al momento de despertarse.

**insulina**—hormona protéica secretada por el páncreas; regula el metabolismo de los carbohidratos, las grasas y las proteínas.

**intolerancia a la lactosa**—deficiencia de lactasa, que provoca síntomas gastrointestinales molestos cuando se ingieren alimentos que contiene lactosa.

**isoflavonas**—compuestos encontrados en algunos productos de plantas que tienen propiedades estrogénicas; la genisteina y la daidzeina son unos ejemplos de isoflavonas.

**labios mayores**—pliegues de la piel de los genitales femeninos externos, localizados a ambos lados de la entrada a la vagina.

**labios menores**—los pliegues interiores de piel localizados debajo de los labios mayores.

**lactasa**—la enzima intestinal que convierte la lactosa (un azúcar) en compuestos de fácil digestión.

**lactobacilo acidófilo**—tipo de bacteria amistosa que se encuentra en el yogur y otros productos lácteos; también presente en los intestinos y la vagina, donde impide la proliferación de levaduras.

**lactosa**—azúcar contenido en la leche y otros productos lácteos.

**lecitina**—sustancia cerosa con propiedades emulsionantes y antioxidantes que se encuentra en los animales y las plantas.

**lipoproteína**—un partícula compleja que consiste de moléculas de lípidos (grasa), proteína, y colesterol, unidas para transportar la grasa mediante la sangre.

**lipoproteínas de alta densidad (LAD)**—las lipoproteínas más pequeñas, que quitan el colesterol de las LBD y las células, y lo transporta de nuevo al hígado, donde el colesterol se descompone en los ácidos biliares y excretado al intestino; altos niveles de las LAD se asocian con un bajo riesgo de la cardiopatía.

**lipoproteínas de baja densidad (LBD)**—partículas ricas en colesterol; los altos niveles de

373

las LBD en la sangre se asocian con el desarrollo prematuro de la aterosclerosis y un incremento en el riesgo de la cardiopatía.

**mecanismo que controla el azúcar en la sangre**—regula la cantidad de azúcar en el torrente sanguíneo; incluye el páncreas, la insulina, el glucagón y la adrenalina.

**menaraquía**—inicio de la menstruación.

**menorragia**—sangrado excesivo durante la menstruación.

**metabolismo**—suma de cambios químicos; la acumulación o la destrucción de células dentro del cuerpo.

**neurotransmisor**—sustancia que transmite impulsos nerviosos a través de una sinapsis; sustancias químicas del cerebro que intervienen en el transporte de mensajes desde y hacia el cerebro.

**nivel de azúcar en la sangre**—cantidad de glucosa (azúcar) circulando en el torrente sanguíneo (niveles normales son entre los 80 y los 120 mg).

**ooforectomía**—extirpación de los ovarios (también denominada ovariectomía).

**osteopenia**—masa ósea inferior a lo normal.

**ovario**—uno de dos órganos femeninos que contienen los óvulos y las células que producen las hormonas femeninas estrógeno y progesterona.

**ovulación**—proceso durante el cual un óvulo maduro se libra del ovario.

**oxalatos**—compuestos que pueden interferir con la absorción del calcio; se encuentran en algunos vegetales de hoja verde, como la espinaca.

**oxidación**—proceso de combinar con el oxígeno.

**páncreas**—gran órgano glandular que se extiende por la parte superior del abdomen, cerca del hígado, y que secreta jugos digestivos la vía intestinal; contiene enzimas que actúan sobre las proteínas, las grasas y los carbohidratos; también secreta insulina directamente a la sangre.

**placa**—deposito de sustancias grasas (y otras) en el revestimiento interno de las paredes arteriales; característica de la ateriosclerosis.

**placebo**—píldora sin ningún valor medicinal que suele usarse como control en las investigaciones.

**plaquetas**—sustancias en la sangre que ayudan a formar coágulos de sangre.

**progesterona**—hormona producida por los ovarios durante la segunda mitad del ciclo menstrual; promueve el crecimiento del revestimiento uterino antes de la menstruación y, durante el embarazo, promueve el crecimiento de la placenta.

**progestina**—versión sintética de la hormona femenina progesterona.

**progestágenos**—grupo de hormonas esteroideas que incluye la progesterona y otras hormonas de efectos similares.

**prostaglandina**—uno de los distintos compuestos formados a partir de los ácidos grasos esenciales; su acción afecta los sistemas nervioso, circulatorio y reproductivo, y el metabolismo. Las investigaciones indican que hay un tipo de prostaglandina que interviene en las contracciones musculares y los calambres menstruales.

**radicales libres**—fragmentos moleculares altamente reactivos, generalmente dañinos para el cuerpo.

**serotonina**—sustancia presente en muchos tejidos (especialmente los tejidos nervioso y de la sangre) que estimula una diversidad de músculos lisos y nervios; se cree que funciona como neurotransmisor.

**síndrome**—conjunto de síntomas que ocurren unidos.

**testosterona**—la más potente de las hormonas sexuales masculinas, presente tanto en las mujeres como en los hombres, pero en proporciones mucho mayores en los hombres.

**tinturas**—hierbas en polvo que se añaden a una solución del 50 por ciento de alcohol y el 50 por ciento de agua.

**triglicérido**—el principal tipo de lípido (sustancia grasa) encontrado en los tejidos grasos del cuerpo y también en principal tipo de grasa encontrado en la comida; altos niveles en la sangre se asocian con un mayor riesgo de ateriosclerosis coronaria.

**útero**—órgano femenino complejo, compuesto de músculo liso y mucosa glandular; la matriz.

**vagina**—canal muscular en le cuerpo femenino que se extiende de la vulva al cuello del útero.

**vasodilatación**—ensanchamiento de los vasos sanguíneos.

**vulva**—órgano sexual femenino externo, que comprende los labios mayores y menores, el clítoris y la apertura vaginal.

# RECURSOS

## LIBROS

### Artritis

Judith Horstman, *The Arthritis Foundation's Guide to Alternative Therapies* (Atlanta, GA: Arthritis Foundation, 1999).

Jason Theodosakis, M.D., Brenda Adderly y Barry Fox, *Maximizing the Arthritis Cure* (New York: St. Martin's Press, 1998).

### Depresión

Alice Miller, *The Truth Will Set You Free* (New York: Basic Books, 2001).

Deborah Sichel, M.D., y Jeanne Watson Driscoll, R.N., *Women's Moods* (New York: William Morrow and Company, Inc., 1999).

### Dieta y Nutrición

Jean Carper, *Food, Your Miracle Medicine: How Food Can Prevent and Cure Over 100 Symptoms and Problems* (New York: HarperPerennial, 1994).

Lissa DeAngelis y Molly Siple, *Recipes for Change: Cooking for Health and Vitality at Menopause* (New York: Dutton, 1996).

Ann Louise Gittleman, *Super Nutrition for Women* (New York: Bantam Doubleday Dell Publishers, 1991).

Dr. Lana Liew, con Linda Ojeda, Ph.D., *The Natural Estrogen Diet and Recipe Book: Healthy Recipes for Perimenopause and Menopause,* 2nd Ed. (Alameda, CA: Hunter House Publishers, 2003).

Mark Messina, Ph.D., y Virginia Messina, con Ken Setchell, Ph.D., *The Simple Soybean and Your Health* (Garden City Park, NY: Avery Publishing Group, 1994).

Carol Ann Rinzler, *The Healing Power of Soy* (Rocklin, CA: Prima Publishing, 1998).

Nina Shandler, *Estrogen the Natural Way: Over 250 Easy and Delicious Recipes for Menopause* (New York: Villard, 1997).

Elizabeth Somer, M.D., *Nutrition for Women* (New York: Owl Books, Henry Holt and Company, 1995).

Debra Waterhouse, *Outsmarting the Midlife Fat Cell: Winning Weight-Control Strategies for Women Over 35 to Stay Fit Through Menopause* (New York: Hyperion, 1998).

Andrew Weil, M.D., *Eating Well for Optimum Health: The Essential Guide to Food, Diet, and Nutrition* (New York: Alfred A. Knopf, 2000).

Ruth Winter, *Super Soy: The Miracle Bean* (New York: Crown Trade Paperbacks, 1996.

### Ejercicio

Denise Austin, *Jump Start* (New York: Simon and Schuster, 1996).

Covert Bailey, *The Ultimate Fit or Fat* (Boston, MA: Houghton Mifflin Company, 1999).

Covert Bailey y Lea Bishop, *The Fit or Fat Woman* (Boston: Houghton Mifflin Company, 1989).

Joanie Greggains, *Fit Happens* (New York: Villard Books, 2000).

Lisa Hoffman, *Better than Ever: The 4-Week Workout Program for Women Over Forty* (New York: Contemporary Publishing, 1997).

Miriam E. Nelson, Ph.D., con Sarah Wernick, Ph.D., *Strong Women Stay Young* (New York, Bantam Books, 2000).

(Video) Kathy Smith, *Moving Through Menopause.*

Charlene Torkelson, *Get Fit While You Sit* (Alameda, CA: Hunter House Publishers, 1999).

## Hormonas y Salud

D. Lindsey Berkson, *Hormone Deception* (Chicago, IL: Contemporary Books, 2000).

Ellen Brown y Lynn Walker, *Menopause and Estrogen: Natural Alternatives to Hormone Replacement Therapy* (Berkeley, CA: Frog, Ltd., 1996).

Sandra Coney, *The Menopause Industry: How the Medical Establishment Exploits Women* (Alameda, CA: Hunter House Publishers, 1994).

Susan Lark, M.D., *The Estrogen Decision* (Los Altos, CA: Westchester Publishing Company, 1994).

Marcus Laux, N.D., y Christine Conrad, *Natural Woman, Natural Menopause* (New York: HarperCollins Publishers, Inc., 1997).

John R. Lee, M.D., con Virginia Hopkins, *What Your Doctor May Not Tell You about Menopause* (New York: Warner Books, 1996).

John R. Lee, M.D., Jesse Hanley, M.D., y Virginia Hopkins, *What Your Doctor May Not Tell You about Premenopause* (New York: Warner Books, 1999).

Susan M. Love, M.D., con Karen Lindsey, *Dr. Susan Love's Hormone Book* (New York: Random House, 1997).

Susan Rako, M.D., *The Hormone of Desire* (New York: Three Rivers Press, 1996).

Carol Ann Rinzler, *Estrogen and Breast Cancer: A Warning to Women* (New York: Macmillan Publishing Company, 1993).

Lorilee Schoenbeck, N.D., con Cheryl A. Gibson, M.D., y M. Brooke Barss, M.D., *Menopause: Bridging the Gap Between Natural and Conventional Medicine* (New York: Kensington Publishing Corp., 2002).

Erika Schwartz, M.D., *The Hormone Solution* (New York: Warner Books Inc., 2002).

Shawn Talbott, Ph.D. *The Cortisol Connection: Why Stress Makes You Fat and Ruins Your Health — and What You Can Do about It* (Alameda, CA: Hunter House Publishers, 2002).

Elizabeth Lee Vliet, M.D., *Screaming to Be Heard: Hormonal Connections Women Suggest... and Doctors Ignore* (New York: M. Evans and Company, 1995).

Jonathan V. Wright, M.D., y John Morgenthaler, *Natural Hormone Replacement: For Women Over 45* (Petaluma, CA: Smart Publications, 1997).

## Salud en la Mediana Edad

Lonnie Barbach, Ph.D., *The Pause: Positive Approaches to Menopause* (New York: Penguin Books, 2000).

Alan R. Gaby, M.D., *Preventing and Reversing Osteoporosis* (Rocklin, CA: Prima Publishing, 1994).

Ann Louise Gittleman, *Before the Change: Taking Charge of Your Perimenopause* (San Francisco, CA: Harper, 1998).

Bernadine Healy, M.D., *A New Prescription for Women's Health: Getting the Best Medical Care in a Man's World* (New York: Viking Penguin, 1995).

George J. Kessler, D.O., P.C., con Colleen Kapklein, *Bone Density Diet: 6 Weeks to a Strong Body and Mind* (New York: Ballantine Books, 2000).

Christiane Northrup, M.D., *The Wisdom of Menopause* (New York: Bantam Books, 2001).

Morris Notelovitz, M.D., y Diana Tonnessen, *Menopause and Midlife Health* (New York: St. Martin's Press, 1993).

Pamela Peeke, M.D., *Fight Fat after Forty* (New York: Penguin Books, 2000).

## Cuestiones de la Mediana Edad

William Bridges, *Transitions: Making Sense of Life's Changes* (Reading, MA: Addison-Wesley Publishing Company, 1980).

Allan B. Chinen, M.D., *Once upon a Midlife: Classic Stories and Mythic Tales to Illuminate the Middle Years* (New York: Jeremy P. Tarcher/ Perigee, 1992).

Clarissa Pinkola Estes, Ph.D., *Women Who Run with the Wolves* (New York: Ballantine Books, 1992).

Lawrence C. Katz, Ph.D., y Manning Rubin, *Keep Your Brain Alive* (New York: Workman Publishing Company, 1999).

Sue Monk Kidd, *When the Heart Waits: Spiritual Direction for Life's Sacred Questions* (San Francisco, CA: Harper San Francisco, 1990).

Alice Miller, *The Drama of the Gifted Child: The Search for the True Self* (New York: Basic Books, 1997).

Letty Cottin Pogrebin, *Getting Over Getting Older* (New York: Berkley Books, 1997).

Gail Sheehy, *The Silent Passage: Menopause* (New York: Random House, 1992).

Dena Taylor y Amber Coverdale Sumrall, eds., *Women of the 14th Moon: Writings on Menopause* (Freedom, CA: The Crossing Press, 1991).

Judith Viorst, *Necessary Losses: The Loves, Illusions, Dependencies and Impossible Expectations That All of Us Have to Give Up in Order to Grow* (New York: Fawcett Gold Metal, 1986).

## Salud Femenina

Debbie DeAngelo, RNC, BSN, *Sudden Menopause: Restoring Health and Emotional Well-Being* (Alameda, CA: Hunter House Publishers, 2001).

Ann Louise Gittleman, M.S., *How to Stay Young and Healthy in a Toxic World* (Los Angeles: Keats Publishing, 1999).

Ann Louise Gittleman, M.S., con Melissa Diane Smith, *Why Am I Always So Tired?* (New York: Harper Collins Publishers, 1999).

Tori Hudson, N.D., *Women's Encyclopedia of Natural Medicine: Alternative Therapies and Integrative Medicine* (Lincolnwood, IL: Keats, 1999).

John R. Lee, M.D., David Zava, Ph.D., y Virginia Hopkins, *What Your Doctor May Not Tell You about Breast Cancer* (New York: Warner Books Inc., 2002).

Marianne J. Legato, M.D., y Carol Colman, *The Female Heart: The Truth about Women and Coronary Artery Disease* (New York: Simon and Schuster, 1992).

Michael Murray, N.D., y Joseph Pizzorno, N.D., *Encyclopedia of Natural Medicine* (Rocklin, CA: Prima Publishing, 1991).

Miriam E. Nelson, Ph.D., con Judy Knipe, *Strong Women Eat Well* (New York: G.P. Putnam's Sons, 2001).

Christiane Northrup, M.D., *Women's Bodies, Women's Wisdom: Creating Physical and Emotional Health and Healing* (New York: Bantam Books, 1998).

Linda Ojeda, Ph.D., *Her Healthy Heart: A Woman's Guide to Preventing and Reversing Heart Disease* Naturally (Alameda, CA: Hunter House Publishers, 1998).

Elizabeth Plourde, C.L.S., M.A., *Hysterectomy and Ovary Removal* (Irvine, CA: New Voice Publications, 2002).

Richard L. Shames, M.D., y Karilee Halo Shames, R.N., Ph.D., *Thyroid Power* (New York: A HarperResource Book, 2002).

## BOLETINES

*Berkeley Wellness Newsletter,* University of California at Berkeley, P.O. Box 10922, Des Moines, IA 50340.

*Dr. Andrew Weil's Self Healing: Creating Natural Health for Your Body and Mind,* editado por Andrew Weil, M.D., c/o Thorne Communications, Inc., 42 Pleasant St., Watertown, MA 02472.

*Dr. Christiane Northrup's Health Wisdom for Women,* editado por Christiane Northrup, M.D., c/o Phillips Publishing, 7811 Montrose Rd., Potomac, MD 20854.

*Health and Nutrition Letter,* Tufts University, P.O. Box 2465, Boulder, CO 80322.

*Hot Flash: Newsletter for Midlife and Older Women,* editado por Jane Porcino, Ph.D., School of Allied Health Professionals, State University of New York, Box 816, Stony Brook, NY 11790.

*The Lark Letter,* Susan Lark, M.D., Phillips Publishing, Inc., 7811 Montrose Rd., Potomac, MD 20859.

*Women's Health Watch,* Harvard Medical School, 164 Longwood Ave., Boston, MA 02115.

## HORMONAS NATURALES

**Bajamar Women's Health Care** (800) 255-8025

**FemGest (Women's Wisdom Nutritional)** (800) 705-5559

**Progest (Transitions for Health)** (800) 888-6814

**Women's International Pharmacy** (800) 279-5708

## PRODUCTOS DE SOJA

(Información) **U.S. Soyfoods Directory**; www.soyfoods.com

**Revival Soy** (800) 500-2055; www.revivalsoy.com

## EXÁMENES HORMONALES DE LA SALIVA

**Aeron LifeCycles Clinical Laboratory** (800) 631-7900; www.aeron.com

**ZRT Laboratory** (503) 466-2445; www.salivatest.com

## SITIOS WEB SOBRE LA MENOPAUSIA Y LA SALUD FEMENINA

**Hot Flash!:** www.families-first.com/hotflash

**Power Surge:** www.power-surge.com

**Dr. John Lee:** www.johnleemd.com

**Dr. Susan Lark:** www.drlark.com

**Women's health:** www.ivillage.com

**Dr. Erika Schwartz (Natural Hormone Pharmacy):** www.hormonesolution.com

**North American Menopause Society:** www.menopause.org

## PARA LOCALIZAR UNA FARMACIA FORMULADOR EN SU ÁREA

**International Academy of Compounding Pharmacists (IACP)**

P.O. Box 1365

Sugar Land TX 77487

(800) 927-4227

E-mail: iacpinfo@iacprx.org

Website: www.iacprx.org

## PARA LOCALIZAR UN MÉDICO EN SU AREA

**American Association for Advancement in Medicine (ACAM)**

23121 Verdugo Dr., Suite 204

Laguna Hills CA 92653

Fax: (949) 455-9679

Website: www.acam.org

# ÍNDICE

## A

aceite de prímula (AP)
acetato de medroxiprogesterona
acidófilo
ácido fólico
ácidos grasos esenciales (AGE)
- para piel y cabello
- y artritis
- y cáncer mamario
- y pérdida de sangre
- y SPM
ácidos grasos trans
acné
adaptógenas
aditivos
Aeron LifeCycle Clinical
   Laboratory
agripalma (motherwort)
agua
ajo
alcohol, y
- azúcar en la sangre
- cardiopatía
- infecciones de la vejiga
- osteoporosis
- SPM
- salud de la piel
- sequedad vaginal
ácidos grasos omega-3
alendronato (Fosamax)
alergias a las comidas
- y artritis
alfalfa
alga marina
amenorrea
amenorrea psicogénica
American Heart Association
   Cook Book
American Journal of
   Epidemiology
aminoácidos
andrógenos
- osteoporosis
androstenediona
anemia
- ácido fólico
- hierro
- vitamina B-12
Annals of the Rheumatic
   Diseases
anovulatorio

antiácidos
anticonvulsivos
antidepresivos
antioxidantes
arteriosclerosis
artritis
- alergias a las comidas
- tratamientos naturales para
- y terapia oral de enzimas
Arthritis Foundation Guide
   to Alternative Therapies
   (Horstman)
arrugas
aterosclerosis
Atkins, Robert
aumento de peso y menopausia
autoestima
- y depresión
autoimagen
- y menopausia
Austin, Denise
azúcar
- adicción a
- infecciones de la vejiga
- y cansancio
- y osteoporosis
- y sofocos
- y síndrome premenstrual
   (SPM)
- Véase también hipoglucemia
azúcar en la sangre y
- alcohol
- cafeína
- control de
- estrés
- fumar
- ejercicio
- humor
- problemas con el sueño
- suplementos nutricionales
-Véase también hipoglucemia

## B

Bailey, Covert
Barnes, Broda
Beiler, Henry
Benson, Herbert
B.E.S.T. (breast enhanced scin-
   tigraphy testing)
betacaroteno
- cáncer mamario

bioflavonoides
Bland, Jeffrey
Blewster, Kelley
bocio
boro
borraja
Boston Women's Health Book
   Collective
Brain Chemistry Diet, The
Brennan, Richard
Bridges, William
Brin, Myron
bromelia
Brown, Vera
Budoff, Penny
butano de disulfonato
Butterfield, Gail

## C

cambios sexuales
- cambios físicos
- y hormonas
cambios de la piel y menopausia
- acné
- alcohol
- arrugas
- ejercicio
- estrés
- exposición al sol
- herencia
- hormonas
- medicamentos
- pigmentación
cafeína
- azúcar en la sangre
- enfermedad fibroquística de
   los senos
- infección de la vejiga
- osteoporosis
- SPM
- sequedad vaginal
calcio
- absorción de
- fuentes de
- osteoporosis
- suplementos
camote silvestre mexicano
cáncer mamario
- dieta
- estriol

cambios sexuales, 96–114; cambios físicos, 99–101; y hormonas, 99–102

camote Mexicano silvestre, 44, 51, 70, 158, 165

cáncer mamario, 26–27, 220–239; y los antioxidantes, 230; y dieta, 225–227; y estriol, 44; exámenes preventivos, 237–238; factores de riesgo, 224–225; y progesterona, 50; y progestina, 47; y suplementos nutricionales, 230–235; y terapia de reemplazo de hormonas, 38, 220–221; y terapia de reemplazo de hormonas natural, 222–224

cansancio, 73–95; y anemia, 84; y hierro, 85; y remedio de hierbas, 94; y suplementos, 94

capacidad aeróbica, 274

carbohidratos, 297–298

carbohidrato, sensibilidad, 78

carcinógenos, 237

cardiopatía, 188–216; y alcohol, 193; y antioxidantes, 212; y componentes tóxicos de la sangre, 200; y dieta, 202–205; y la edad, 191; y ejercicio, 194; y estrés, 195; y etnicidad, 192; factores de riesgo, 191; y fibra, 209; y fumar, 192; y genética, 191; y semilla de linaza, 212; y la soja, 210–211; y suplementos nutricionales, 213–216

Cathcart, Richard, 232

Cherry, Sheldon, 18

Chinen, Allen, 121

Chlebowski, Rowan, 222

ciclo menstrual, 28–30; cambios durante la menopausia, 30; y dolores de ovarios, 166–167; y SPM, 167; terminación gradual de, 27; terminación irregular de, 28; termino abrupto, 27

*Cimicifuga racemosa,* 69

cinc, 90, 92, 93, 112, 113–114, 130

5-HTP, 127

Climara, 43

climaterio, 22. *Vea también* menopausia

Cluff, Sheila, 279

cobre, 93, 110; y osteoporosis, 161

coenzima Q10, 216

cohosh negro, 69, 158

colágeno, 138

colesterol, 198–200

*Consumer Reports,* 244

control de peso, 254–270

Cooper, Kenneth, 188

corpus luteum, 29–30

corteza de calambre, 167

corticosteroides, 62, 142

cortisol, 196

*Cortisol Connection, The* (Talbott), 92

Crinone, 50

cromo, 84

cuidado del cabello, 251

cuidado de la piel, 241–250

Cycrin, 48

**D**

Dalton, Katharina, 168, 363

D'Angelo, Debbie, 25, 142

DeBon, Margaret, 81

Denke, Margo, 205

densidad mineral ósea (DMO), 137

depresión, 115–133; y autoestima, 121–122; causas de, 115–116, 120–121; y dieta, 130; y ejercicio, 130; identificando, 119; posparto, 117

deseo sexual, factores que afectan, 97

DesMaisons, Kathleen, 78

Deutsch, Helene, 20

DEXA, 137

DHEA, 53–55, 92

DHEA-S, 53–99

diabetes, 26; y cardiopatía, 192–193; y osteoporosis, 142

Dice, Fred, 83

dieta, análisis de, 324–326; y artritis, 179, 180; baja en grasa, 202–204; y cáncer mamario, 225–229; y cardiopatía, 202–212; deficiencias nutricionales, síntomas de, 284; dieta Mediterránea, 130, 208–209, 287–289; diferencias culturales, 287–289; dolores menstruales, 166; y emociones, 122–123; y enfermedad, 283–285; y enfermedad fibroquística de la mama, 171–172; hábitos de alimentación, 262–265; y la memoria, 130–131; y osteoporosis, 142–146; y sequedad vaginal, 104–105; y los sofocos, 60, 67–72; y

SPM, 168–169; tipos de, 267

dihidroepiandrosterona (DHEA), 53–54

DiNublie, Nicholas, 148

diosgenina, 45, 51

diurético, 93, 105, 143

*Doctor's Vitamin and Mineral Encyclopedia, The* (Hendler), 335

dolor de coyunturas, 177–185

dolor de ovarios, 166–167

dong quai, 106, 171

dopamina, 124

*Dr. Atkins' Nutritional Breakthrough* (Atkins), 72

Dreher, Henry, 225

drogas antiinflamatorias no esteroides, 184

Dufty, William, 77

**E**

edad en la menopausia, 17

Edelstein, Barbara, 91, 264

ejercicio, 271–280; aeróbicos, 273–277; y el azúcar en la sangre, 82; y el cáncer de la mama, 236; y la cardiopatía, 194; y el control del peso, 268; y la depresión, 124; y los dolores menstruales, 166; flexibilidad, 278; el fortalecimiento muscular, 277, 347–355; y la memoria, 130–131; y la osteoporosis, 146–149; y los problemas al dormir, 177; y la salud de la piel, 246; y la salud sexual, 110–111; y los sofocos, 60, 67

ejercicio aeróbicos, 273–277

ejercicios con pesas, 277–278

ejercicios Kegel, 33, 110

endorfinas, 125, 268–269

energizantes síquicos, 125

enfermedad de Alzheimer's, 188

enfermedad fibroquística de la mama, 33, 171–172

estilo de vida y llegada de la menopausia, 23

estraderma, 43

estradiol, 43; y el cáncer de la mama, 227

estrase, 43

Estratest, 53, 103

estrés y azúcar en la sangre, 80; y cáncer mamario, 236–237; y cansancio, 91; y la cardiopatía, 194; hormonas, 259; y la llegada de la menopausia,

23; y pérdida del cabello, 252; y los sofocos, 61
estriol, 43–45; y la osteoporosis, 151; y la salud sexual, 102; y los sofocos, 72
estrógeno, 40–43; y la artritis, 177; y cáncer de la mama, 220–221, 235; y el humor, 117; importancia de, 31; natural, 42; y la osteoporosis, 149–150; y la salud sexual, 101; síntomas de deficiencia, 45; síntomas de exceso, 45; y los sofocos, 60, 72; tipos de, 43
estrógeno equino conjugado (EEC), 41
*Estrogen: The Natural Way* (Shandler), 67
estrógeno natural, 42
estrona, 32, 43
Estudio del Corazón Framingham (Framingham Heart Study), 195, 257
Estudio del Corazón y el Reemplazo de Estrógeno/Progestina (HERS), 37, 189, 190
Estudio de Enfermeras sobre la Salud (Nurses' Health Study), 193–194, 207, 215
Evans, Barbara, 18
*Everything You Wanted to Know about Sex* (Reuben), 13
evista, 152
examen de orina Pyrilinks-D, 138

**F**

factor de tolerancia a la glucemia, 84
farmacéutico formulador, 56
*Female Stress Syndrome, The* (Witkin-Lanoil), 95
fenilalanina, 128
fenogreco, 70
fibra, 209, 229, 299–301
fibrinógeno, 201
fibroma, 26
fibromas uterinas, 46
*Fight Fat after Forty* (Peeke), 259
*Fit Happens* (Greggain), 280
*Fit or Fat Woman, The* (Bailey), 280
fitohormonas, 17, 63–67
fitosteroles, 63–67, 158, 210
Folkers, Karl, 217
Follingstad, Alvin, 44

fósforo, 160
*Food Is Your Best Medicine* (Beiler), 282
Fosamax, 152
fracturas, 125
Friedman, Meyer, 195
fumar, 246; y azúcar en la sangre, 81; y la cardiopatía, 192–193; y cuidado de la piel, 246; y llegada de la menopausia, 26; y osteoporosis, 146; y síndrome premenstrual (SPM), 168; y los sofocos, 60

**G**

Gause, Ralph W., 111
*Get Fit While You Sit* (Torkelson), 178
*Getting Over Getting Older* (Pogrebin), 19
ginkgo biloba, 94, 132–133
ginseng, 70–71, 94, 132–133; y sequedad vaginal, 104
Gittleman, Ann Louise, 93
glándulas suprarrenales, 91–92
Glaser, Rebecca, 223
goitrogenos, 88
Golderg, Nieca, 190
gonadotrofina coriónica (hormona), 29
Gorbach, Sherwood, 225
grasa poliinsaturada, 208, 301
grasa saturada, 207, 301
grasas, 301–303; y aceite de pescado, 209; ácidos trans grasos, 207: y cáncer de la mama, 226–228; y la cardiopatía, 202–209; y elevación de peso, 265–266; monoinsaturados, 208; y osteoporosis, 144; poliinsaturados, 208; saturados, 207
Greenwood, Sadja, 116
Greggain, Joanie, 280
Greist, John, 125
grupos de Internet de intereses especiales, 9, 57

**H**

hábitos de alimentación, 262–285
haciendo dieta, 255–256
Hanley, Jessee, 165
Hausman, Patricia, 333
*Healing Power of Soy, The* (Rinzler), 67
*Health and Healing* (Weil), 290

Hendler, Sheldon, 335
herencia y enfermedad, 284; y cardiopatía, 191; y menopausia, 23; y osteoporosis, 140
*Her Healthy Heart* (Ojeda), 189
hespiridina, 68
hierba mora, 180; y artritis, 180
hierro, 85–86, 130; y pérdida de sangre, 164
hipericina (St. John's wort), 69
hipertensión, 191, 196–197
hipoglucemia, 62, 73–75; y cansancio suprarrenal, 91; diagnosticando, 76; pruebas para, 86
hipotiroidismo, 87–89; y cansancio suprarrenal, 91–92; y osteoporosis, 142; pruebas para, 86; y salud sexual, 111
histerectomía, 24
historial familiar y la llegada de la menopausia, 23
*Hite Report, The,* 96
hoja de diente de león, 70, 133
homocisteína, 200
hormona folículo estimulante, 29
hormona luteinizante, 29
hormona paratiroides, 161
hormonas, 36–57, 42–43; bioidénticas, 4, 43–49, 71; y los cambios de la piel, 242; estrés, 259; estriol, 43, 72, 102; estrógeno, 40–43, 72, 101–102; y la función cerebral, 117; metiltestosterona, 103; y osteoporosis, 149–151; paratiroides, 161; plantas, 68–71; progesterona, 36, 46–51, 72, 101–102; progestina, 33, 47–49; pruebas, 55–56; y la salud sexual, 101–104; y los sofocos, 59; testosterona, 52–53, 103–104
hormonas naturales. *Vease* hormonas bioidenticas
*Hormone of Desire, The,* (Rako), 103
Horstman, Judith, 179
*How Women Can* Finally *Stop Smoking* (Klesges y DeBon), 81, 322

**I**

*I Am Not in the Mood* (Reichman), 98

índice basal metabólico (IMB), 254
índice glucémico, 298
infecciones de la vejiga, 106–110; remedios naturales para, 110
Iniciativa para la Salud de la Mujer (WHI), 36, 37–40, 48, 189, 220–222
insomnio, 34, 173–176
insulina, 79, 266
Intervenciones Posmenopáusicas de Estrógenos y Progestina (PEPI), 49
intolerancia a la lactosa, 154, 296
ipriflavona, 157
isoflavonas, 64, 105, 157. *Vea también* soja

**J**

*John R. Lee, M.D., Medical Letter, The,* 39
*Journal of the American Medical Association,* 7, 36, 37, 43, 44, 48, 188, 290
jugo de arándano, 108
*Jump Start* (Austin), 280

**K**

Katz, Lawrence, 132
kava kava, 133
*Keep Your Brain Alive* (Katz), 132
Kells, John, 55
Keys, Ancel, 287–288
Kingsley, Phillip, 251
Klesges, Robert, 81
Koehler, Nan, 70
Kolata, Gina, 222
Kronenberg, Fredi, 17
Kunin, Richard, 162
Kwako, James, 91

**L**

Lark, Susan, 128
Lauersen, Niels, 100
lecitina, 309
Lee, John, 49, 55, 88, 102, 105, 150, 222
Lesser, Michael, 128
lignano, 235
lipoproteína (a), 202
lipoproteínas de densidad alta (LDA), 199
lipoproteínas de densidad baja (LDB), 198

lubricación, 102, 104
Lupron, 26

**M**

macronutrientes, 293
manchas por la edad, 240–241
magnesio, 83, 160, 176
manganeso, 161
mastitis fribroquística, 33, 171–172
*Maximizing the Arthritis Cure* (Theodosakis), 185
*Medical Secrets Your Doctor Won't Tell You* (Whitaker), 84
medicamentos y la llegada de la menopausia, 25–26, 113; y osteoporosis, 142; y problemas del sueno, 176; y salud sexual, 113
menopausia, actitud de las mujeres hacia, 14–15; y artritis, 176–186; y cáncer de la mama, 220–238; y cambios en el ciclo menstrual, 30–31; y cambios de la piel, 240–253; y cambios sexuales, 96–114; y cambios sicológicos durante, 32–34; y cansancio, 73–95; y cardiopatía, 187–219; y control del peso, 17, 253–270; definición, 22; y depresión, 115–133; y dieta, 17; edad en la llegada de, 17; y ejercicio, 271–280; y enfermedad fibroquística de la mama, 171–172; factores que influencian la llegada, 22–27; síntomas de, 16–17, 27–28; y los sofocos, 58–72; y el insomnio, 173–177; tipos de, 27–28; y los tipos de personalidad, 18–19; tratamiento histórico de, 12–13
menopausia, examen casero, 35
menopausia traumática, 25
menorragia, 163–164
Messina, Mark, 67
methyltestosterona, 103
milenrama, 158
Miller, Alice, 121–122
Minton, John, 172
*Moving Through Menopause* (Smith), 148, 280
MSM (metilsulfonilmetano), 186
mujeres africo-americanas y cáncer de la mama, 220; y cardiopatía, 191–192

mujeres asiáticas y cáncer de la mama, 227–233; y cardiopatía, 192
mujeres japonesas y la menopausia, 60, 156
mujeres maya y la menopausia, 15, 60

**N**

Naparstek, Belleruth, 178
*Neurology,* 131
neurotransmisores, 123
*New England Journal of Medicine,* 88, 201, 226–229
*New Our Bodies, Ourselves, The,* 25
*New York Times, The,* 222
niacina, 176, 183
nicotina. *Vease* fumar
Nolvadex, 25
norepinefrina, 124
Northrup, Christiane, 57, 102, 129, 138, 236
Notelovitz, Morris, 143
nutrientes, deficiencia de, 284, 326–328; guía de fuentes alimenticias, 326–328; recomendados, 340–341; y salud de la piel, 243; síntomas de deficiencia de, 342–344; y los sofocos, 67–72
nutrición, 282–292. *Vea también* dieta
*Nutrition and Physical Degeneration* (Price), 286

**O**

*Once Upon a Midlife* (Chinen), 121
ooferectomia, 25, 27, 102–103
Ornish, Dean, 203
osteoartritis, 177–178
osteopenia, 141
osteoporosis, 134–161, 291; y alcohol, 146, 322; y azúcar, 315; y cafeína, 145–146; y calcio, 153–156; y las canas, 141; y condiciones medicas, 142; y dieta, 142–144; y ejercicio, 146–148; factores de riesgo, 139–146; y fármacos no hormonales, 152–153; y fumar, 146; y herencia, 140; y hormonas, 149–151; y medicamentos, 142; y menopausia prematura, 142; y pigmento de la piel, 141; pruebas de, 136–139; síntomas de, 136; y la

soja, 156–157; y suplementos nutricionales, 158–161; y tamaño del cuerpo, 140; y testosterona, 52
*Osteoporosis "Epidemic", The* (Sanson), 153
ovariectomia, 25
ovarios, 25, 30–31
ovulación, 29

**P**

paja de avena, 133
panax, 70
papaina, 186
Passenbarger, Ralph Jr., 272
PDXA, 139
Pearson, Durk, 114
Peeke, Pamela, 259
pérdida de masa ósea, 34, 54. *Vea también* osteoporosis
pérdida de memoria, 130
perimenopáusia, 17, 22, 31, 46, 73; síntomas de, 34–35; y aumento de peso, 260
peso corporal y artritis, 179; y cardiopatía 194–195; y llegada de la menopausia 24, 178–179
Pickford, Kaylan, 97
Pinkham, Lydia, 69
Pogrebin, Letty Cottin, 19
potasio, 129; y cansancio, 84
Powell, Kenneth, 194
Power Surge sitio web, 8, 57
Premarin, 36, 41, 41–43, 54, 157, 220; y cáncer de la mama, 222
Prempro, 38, 190, 220, 222
*Prevention*, 17
Price, Weston, 286
primula nocturna, 169; y artritis, 180
Prior, Jerilyn, 151
problemas con el sueno, 18, 173–175
progesterona, 36, 46–50; y humor, 117–118; natural 48–49; y osteoporosis, 150–151; y salud sexual, 101–102; síntomas de deficiencia, 47; síntomas de desequilibrio, 47; síntomas de exceso, 47; y los sofocos, 72
progestina, 36, 46–48; y hemorragia, 163; y humor, 118; y osteoporosis, 150
Prometrium, 49, 163
prostaglandina, 166

proteína, 293–296
proteína C-reactiva, 201
Provera, 48, 150
Prozac, 120, 126

**Q**

quercetin, 69
quimotripsina, 186

**R**

radicales libres, 212
raíz de regaliz, 70
raíz india. *Vease* cohosh negro
Rako, Susan, 103
raloxifena (Evista), 152, 239
ración diaria recomendada (RDR), 292
reemplazo de estrógeno-andrógeno, 52
reemplazo de hormonas natural versus TRH, 4–5
Reichman, Judith, 35, 97
relajación, 61, 179
*Relaxation Response, The* (Benson), 61
remedios herbales para cansancio, 94–95; para depresión y perdida de memoria, 132–133; para dolores menstruales, 166–167; para la hemorragia, 165; para osteoporosis, 158–159; para sequedad vaginal, 104; para sofocos, 67–72
Remifemin, 69
resistencia a la insulina, 205
*Reversing Heart Disease* (Ornish), 204
*Revolution from Within* (Steinem), 121
Ridker, Paul, 202
*Right Dose, The* (Hausman), 333
Rinzler, Carol Ann, 67
ritmo del corazón, 274–275
ritmo percibido de esfuerzo, 275
Rosenman, Ray, 195
Rossouw, Jacques E., 38
Rubin, Lilian, 122
rutina, 69

**S**

sal, 318; y osteoporosis, 144
saliva, examen hormonal, 55–56, 223
salvado de avena, 211
SAMe, 129, 185–186

sangrado, 163
Sanson, Gill, 152
sauzgatillo (vitex agnus-castus), 71, 105, 133, 157, 165; para SPM, 171
Seaman, Barbara, 68
Seaman, Gideon, 68
selenio, 90–91, 184, 215; y cáncer de la mama, 233
semilla de linaza, 144, 212–213, 235–236, 253
sequedad vaginal, 97, 104–105
serotonina, 123–124, 174–175
Shames, Richard, 87
Shandler, Nina, 67
Shaw, Sandy, 114
Sheehy, Gail, 2
Sichel, Deborah, 119
*Silent Passage, The* (Sheehy), 2
silicio, 161
*Simple Soybean and Your Health, The* (Messina), 67
Sinatra, Stephen, 200, 218, 289
síntomas de la menopausia, 17–18, 27–28
Smith, Kathy, 147, 280
sodio, 318–319
sofocos, 58–72; y actividad sexual, 99; y azúcar, 62; causas de, 59;. y dieta, 61–66; y ejercicio, 60–61; factores influyentes, 59–60; y fito-hormonas, 62–66; y hormonas bioidenticas, 71–72; y relajación, 61; y soja, 64–67; tratamiento natural, 60–61
soja, 288, 303–311; aceite, 309; bebidas, 304; brotes de frijoles de soja, 309; y cáncer de la mama, 233–234; y cardiopatía, 211–212; frijoles de soja, 305; harina, 307; lecitina, 309; miso, 306; nueces, 305; y osteoporosis, 156–157; proteína de soja texturizada, 309; requisitos, 65–67; salsa de soja, 311; y sequedad vaginal, 104; y sofocos, 64–67; tempeh, 306–307; tofú, 306
Sommer, Bobbe, 258
sonómetro, 139
Stein, Gloria, 121
*Sudden Menopause* (DeAngelo), 25, 141
*Sugar Addict's Total Recovery Program, The* (DesMaisons), 78
*Sugar Blues* (Duffy), 77
sulfato de condroitrina, 184

sulfato de glucosalina, 184
sulfuro, 180
*Super Soy: The Miracle Bean* (Winter), 67
suplementos, 6, 333–337; y artritis, 181–183; y azúcar en la sangre, 81–84; pruebas de desintegración, 335; genéricos, 335; y la salud, 289–292; para la salud del corazón, 218; y el humor, 129–130; natural vs sintéticos, 334; y el síndrome premenstrual (SPM), 171; seguridad de, 333
*Sweet and Dangerous* (Yudkin), 62
Synarel, 26

## T

T-score, 137
Tagamet, 93
tai chi, 179
Talbott, Shawn, 92
tamoxifen, 26, 235
tempeh, 306
terapia de reemplazo de estrógeno (TRE), 45–46, 149–151
terapia de reemplazo de hormonas (TRH) y el cáncer de la mama 1, 36, 220–222; y cardiopatia, 189–190; y hipotiroidismo, 111; historial de, 37; y riesgos para la salud, 38
testosterona, 52–53; y actividad sexual, 99, 102–103; y osteoporosis, 150; síntomas de deficiencia, 53, 102; síntomas de exceso, 53
Theodosakis, Jason, 185
*Thyroid Power* (Shames), 87
tipos de personalidad y efectos sobre menopausia 18–20
tiroides, 87–90
*Today Show, The,* 35, 98
tofú, 296, 303, 306
Torkelson, Charlene, 148
*Transitions* (Bridges), 121
tripsina, 186

triptófano, 127–128, 173
*Type A Behavior and Your Heart* (Friedman and Rosenman), 195
tirosina, 90, 111, 124, 127

## U

ultrasonido y prueba de densidad ósea, 138–139
útero, extirpación, 24
Utian, Wulf, 14

## V

vagina, cambios en, 99–100
valerian, 178
vegetarianismo y osteoporosis, 142–143
*Vera's Natural Beauty Book* (Brown), 248
vitamina A y cáncer mamario, 230–231; y cansancio, 82; y pérdida de sangre, 164–165
vitamina del complejo B, 86–87, 114, 129–130; y artritis, 182–183; y cansancio, 81; y cardiopatía, 216; y enfermedad fibroquística de la mama, 173; y hierro, 85–86; y osteoporosis, 159; y pérdida de sangre, 165; para problemas con el sueno, 174–175
vitamina C, 108–109; y artritis, 182; y cancer mamario, 231; y cansancio, 83; y cardiopatía, 214–215; y hierro, 85–86; y osteoporosis, 159; y perdida de sangre, 164
vitamina D, 158–159
vitamina E, 113–114, 129, 130–131; y artritis, 182–183; y cáncer mamario, 232; y cardiopatía, 214; y enfermedad fibroquística de la mama, 173; y sofocos, 67–68
vitamina K, 159–160
vitamina, suplementos. *Vease* suplementos

vitex (árbol de caste), 71, 105, 133, 158, 165; para SPM, 171
Vivelle, 43

## W

Weil, Andrew, 178, 291
*What Your Doctor May Not Tell You about Breast Cancer* (Lee, Zava and Hopkins), 223
*What Your Doctor May Not Tell You about Menopause* (Lee and Hopkins), 151
*What Your Doctor May Not Tell You about Premenopause* (Lee, Hanley and Hopkins), 151
Whitaker, Julian, 84
*Why Am I Always So Tired?* (Gittleman), 93
Willet, Walter, 207
Williams, Juanita, 20
Williams, Roger, 129
Wilmore, Jack, 271
Wilson, Robert, 13
Winter, Ruth, 67
Witkin-Lanoil, Georgia, 95
*Woman Doctor's Medical Guide for Women, The* (Edelstein), 264
Women's Health Initiative (WHI). *Vease* Iniciativa para la Salud de la Mujer
*Women's Moods* (Sichel), 119
Wright, Jonathan, 45
Wurtman, Richard, 123
Wyeth-Ayerst, 36

## X

xenoestrogenos, 93–94

## Y

yodo, 89, 110
yogur, 107
Yudkin, John, 62

## Z

Zantac, 93
zarzaparrilla, 70
Zava, David, 223